# 존 로빈스의
# 음식혁명

FOOD REVOLUTION:
How Your Diet Can Help Save Your Life and the World by John Robbins

육식과 채식에 관한 1000가지 오해

# 존 로빈스의
# 음식혁명

**존 로빈스** 지음 | **안의정** 옮김

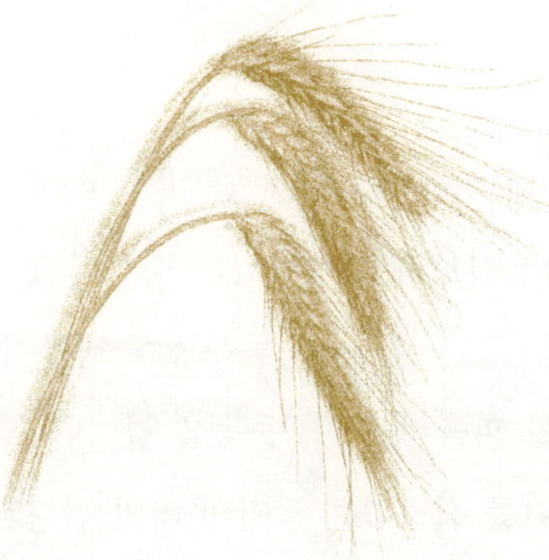

SIGONGSA

추천사

# 존 로빈스가 보여주는 음식혁명

딘 오니시 박사
캘리포니아대학 샌프란시스코 캠퍼스
의과대학 교수

우리는 신약, 새로운 수술방법, 레이저, 하이테크나 비싼 의료장비의 출현을 의학의 진보라고 생각하는 경향이 있다. 그러다 보니 매일 매일 결정하는 단순한 선택들, 즉 무엇을 먹을지, 스트레스에 어떻게 반응할지, 담배를 피울지 말지, 운동을 얼마나 할지, 사회관계에 어떻게 적응할지 따위를 결정하는 것이 우리의 건강과 행복, 더 나아가 생존에 막대한 영향을 미친다는 사실을 좀처럼 믿으려 하지 않아 왔다.

나는 내 직업 인생을 대부분 초급 기술(low-tech)과 저비용의 개입(low-cost intervention)을 평가하기 위해 최첨단 하이테크 테크놀로지를 사용하는 데 바쳐 왔다. 비영리단체인 예방의학 연구소에 몸담아 온 나와 내 동료들은 지난 25년 동안 다른 기관들과 공동으로 일련의 과학적 연구를 계속하는 한편, 무작위로 선별한 표본을 대상으로 임상실험을 실시해 왔다. 그 결과, 심각한 관상동맥성 심장질환조차 일상적으로 섭취하는 음식과 생활방식을 대폭 바꾸기만 하면 진행을 멈추게 하거나 호전시킬 수 있다는 사실을 밝혀냈다. 생활습관의 변화에는 저지방식 · 채식 · 자연식 위주의 식단, 스트레스 관리(요가와 명상 포함), 적절한 운동, 금연, 심리 사회적 그룹의 지원 등이 포함된다.

식단과 종종 건강 악화의 근본 원인이 되는 생활방식을 개선하면, 육체는 우리가 한때 가능하리라 생각했던 것보다 훨씬 빠르게 스스로 치료하는 경이로운 능력을 지니고 있다. 그와는 반대로, 질병의 근본 원인을 확인하지 않고 수술이나 의약품에 의존하여 사실상 그 문제를 우회하고자 한다면, 또 다른 문제에 부딪히거나 수도꼭지를 잠그지 않은 채 물이 넘쳐흐르는 싱크대를 닦는 것과 같은 고통스런 상황에 직면하게 될지도 모른다.

예방의학연구소에서 행한 우리 연구가 개인이 얻을 수 있는 건강상 이익을 비롯하여 식단과 생활방식의 선택에 따른 비용 효과에 초점을 맞추고 있는 동안, 생활방식을 대대적으로 바꾸어야 한다는 공감대가 형성되어 왔다. 존 로빈스는 우리가 개인적으로 행하는 선택의 결과가 더 넓은 차원에서 어떤 영향을 미치는지 오랫동안 설득력 있게 주장해 온 대변자다. 그가 이 책에서 주장하듯이, 개인과 세계는 뿌리 깊게 연결되어 있다. 즉 당신의 육체와 육체의 정치(body politic: 몸이라는 교차로에서, 갈등하는 여러 가지 양상과 힘들이 조절된다는 의미)는 다른 사람에게 좋건 나쁘건 영향을 미친다.

때로는 세상의 문제라는 것이 너무 엄청난 것들이라서, 우리가 할 수 있는 것이라야 나만의 삶, 가족이나 친구의 삶에 초점을 맞추는 것이 고작이라고 여기기도 한다. 당신은 정치에 나서거나, 책을 집필하거나, 연구를 하거나, 재단에 기부하는 행위 따위에 무관심할지도 모른다. 하지만 당신이 무엇을 먹을지 결정하는 것과 같이 기본적인 것에 대해 매일매일 선택하는 것은 당신 개인뿐만 아니라 전체 사회에 엄청나게 광범위한 파급 효과가 있다. 어떤 선택은 개인적으로든 전체적으로든 고통으로 연결되고, 또 어떤 선택은 치유로 연결되는 것이다.

개인적이냐 사회적이냐를 불문하고, 자각(awareness)은 치유의 첫 단계다. 인간이 고통을 당하는 것과 고통을 당하는 이유의 상관관계를 이해하는 것이야말로 지금까지와는 다른 선택을 내릴 자유를 향유하는 데서 가장 근본적인 단계다. 자각은 고통을 의미와 행동으로 전환하는 데 도움을 줄 수 있고, 더 나아가 치유의 촉매가 될 수도 있다. 이런 맥락에서 고통은 형벌이 아니라 정보와 동기가 된다.

공익 과학(Good science)은 우리의 자각을 증진하는 데 도움을 준다. 흡연이 심장질환, 폐암, 기종(氣腫), 선천성 기형과 관련이 있다는 과학적 연구 결과는 수많은 사람이 금연을 하는 계기가 되었다. 이러한 사회 변화는 수십 년에 걸쳐 서서히 진행되어 왔다. 우리가 얼마나 먼 거리를 달려왔는지 확인해 보라! 50년 전만 해도 모든 사무실과 회의실, 심지어 비행기 안까지 담배 연기가 가득 차 있었다. 용인하는 것은 물론, 멋이나 유행으로까지 여기던 흡연이 지금은 비난의 대상이 된 것이다.

많은 사람이 여기저기에서 들려오는 모순된 정보에 혼란스러워 한다. 예컨대 "마가린이 버터보다 좋다"는 말이 우리 귀에 들려오더니, 곧이어 "맙소사! 마가린 역시 좋지 않아. 트랜스 지방이 너무 많이 들어 있어"라는 말이 들려온다. 그러더니 고단백질 식단이 좋다느니 저단백질 식단이 좋다느니 하는 말들도 들려온다. 사람들은 때로 분노하기도 한다. "형편없는 의사들 같으니라고. 자기들도 어찌할 바를 모르고 있잖아. 차라리 베이컨과 달걀을 몽땅 버리고 고민하지 않는 게

낫지!"

언론은 새로운 사실을 보도할 때 논쟁적인 것들을 선호한다. 일례로, 수많은 연구 결과가 고지방 동물성 단백질이 건강에 좋지 않다고 주장하지만, 간혹 고지방 식단이 오히려 건강에 좋다는 연구 결과가 신문의 헤드라인을 장식하기도 한다. 그러한 연구는 대부분 불완전한 것들이다.

하지만 과학적 문헌을 검토해 본 결과, 고지방 음식이 건강에 좋지 않다는 주장은 논쟁적인 것이 아니라 거의 일관된 것이다. 동물성 단백질이 풍부한 고지방 식단과 설탕 같은 단순 탄수화물 중심의 식단에서 유기농 식품, 복합 탄수화물이 풍부한 채식 위주 식단으로 전환하는 것은 두 가지 면에서 장점이 있다. 콜레스테롤, 포화지방, 옥시던트(oxidant: 질소 산화물과 탄화수소가 빛 에너지에 반응하여 생기는 강산성 물질) 같은 질병 유발 요인의 섭취를 크게 줄이면서 질병 예방성 음식물의 섭취를 늘리게 되는 것이다.

음식에는 피토케미컬(phytochemical), 바이오플라보노이드(bioflavonoid), 카로티노이드(carotenoid), 레티놀(retinol), 이소플라본(isoflavone), 리코펜(lycopene), 제니스테인(genistein) 등 적어도 1,000가지 물질이 들어 있다. 이것들은 암과 심장병을 예방하고, 분노를 억제하는 효능이 있다. 그렇다면 이렇듯 중요한 물질을 어디에서 찾을 수 있단 말인가? 거의 예외없이 과일, 채소, 곡식, 콩 종류에 들어 있다.

새로운 연구 결과들은 식물성 위주 식단이 동물성 단백질이 풍부한 식단보다 건강에 더 좋은 이유를 설명하기 위한 부차적인 메커니즘과 통찰력을 제공한다. 예를 들어, 혈액 속에 호모시스테인(homocysteine)이라 불리는 물질의 수치가 상승하면 관상동맥 질환에 걸릴 확률이 높아진다. 유기농 곡식이나 푸른잎 채소에 많이 들어 있는 엽산(folate), 비타민 B6과 B12는 호모시스테인 수치를 낮추는 반면, 동물성 단백질의 수치를 높인다.

안타깝게도 질병의 세계화가 진행 중이다. 수많은 나라가 서양식 섭생과 생활방식을 택함으로써 서양식 죽음 방식을 복사하고 있는 것이다. 일본을 비롯하여 여러 아시아 국가에서는 얼마 전까지만 해도 극히 희귀하던 관상동맥 질환 같은 병이 만연하면서 대부분 피할 수 있었던 개인적 고통뿐만 아니라 경제적으로 엄청난 손해를 보고 있다. 요즘 일본 청소년의 콜레스테롤 수치는 미국 아이들 못지않게 높다. 우리에게는 이처럼 좋지 않은 경향을 상쇄할 만한 건강의 세계화가 필요하다.

나는 심심찮게 "인생은 즐기면 그만이다. 빨리 죽는 건 개의치 않는다"라고 말하는 사람을 만난다. 그들은 건강한 식단이 아주 지겨운 것이라고 믿고 있다.

무언가를 포기함으로써 그보다 더 좋은 것을 얻지 않은 한 30년 후가 아니라 고작 몇 주일 후부터 내가 즐기는 것을 포기하기는 어렵다. 식단을 바꾸고, 요가와 명상 같은 스트레스 관리법을 이행하고, 운동을 하고, 금연을 한다면 두뇌로 흘러드는 혈액이 늘어나게 된다. 그러면 생각이 더 또렷해지고, 기분이 좋아지고, 에너지가 더 넘쳐날 것이다(추수감사절 파티를 호화롭게 치른 후, 며칠 동안 녹초가 되어 비실거리던 일을 상기하라). 식단과 생활방식을 바꾸면 심장으로 흐르는 혈액량을 늘릴 수 있다. 우리는 연구를 통해 식단의 전환과 생활방식의 변화만으로 앙기나(angina: 가슴 통증)가 평균 91퍼센트나 줄어들었음을 밝혀냈다. 생식기로 흐르는 혈액량도 늘어났으니 성기능이 향상되는 것은 당연하다.

어디 그뿐인가. 저지방 식물 위주의 식단은 맛도 있고 영양가도 높다.

물론 우리는 모두 죽을 수밖에 없는 운명이다. 개인별 사망률이 100퍼센트라는 사실에는 변함이 없다. 따라서 나에게 가장 중요한 문제는 얼마나 오래 사느냐가 아니라 얼마나 잘 사느냐 하는 것이다. 삶을 한 번 돌이켜보자. 우리는 얼마나 많은 번민을 스스로 만들어냈던가? 고통은 얼마나 줄일 수 있었던가? 남에게 준 사랑은 얼마만큼이고 받은 사랑은 얼마만큼이었던가? 얼마나 많은 사람에게 도움을 주었던가? 심오한 영적 질문이다. 따라서 가장 의미 있는 질문이기도 하다.

식단에 얼마나 변화를 주느냐에 따라 우리는 건강을 향상시킬 수도 있고, 인생을 더 의미 있게 향유할 수도 있으며, 삶의 고통을 줄일 수도 있다. 우리는 하루도 빼놓지 않고 선택의 스펙트럼과 마주한다. 타협의 여지가 없는 셈이다. 동물성 단백질이나 기름진 음식을 포기하고 싶지 않을지도 모른다. 하지만 그러한 음식의 섭취를 줄임으로써 얻는 혜택, 그러한 혜택이 무척 빠른 시간 안에 나타난다는 사실, 그러한 현상이 광범위하게 퍼져나간다는 사실을 이해한다면, 그러한 음식의 섭취를 줄여나갈 수 있을 것이다.

존 로빈스는 후손에게 물려줄 이 세상을 더욱 좋은 곳으로 만들기 위한 탐험에 자신의 인생을 바쳐 왔다. 그는 때에 따라서는 우리의 관심을 모으기 위해 의도적으로 자극적인 언행을 하기도 한다. 우리가 이 책의 내용 하나하나에 동의하느냐(이 책의 노선을 잡는 데 맥도날드사가 큰 역할을 했다)는 그를 비롯하여 관련자들이 제시하는 데이터와 증거에 따라 우리가 스스로 결론을 이끌어내는 것보다 중요하지 않다. 나는 작가의 지성과 신념을 존경한다. 게다가 그의 비범한 열정을 높이 평가하며, 그것에서 여전히 많은 영감을 얻고 있다.

## Prologue
# 자연스러울 때 가장 아름답다

나는 아이스크림 속에서 태어났다. 실제로 그렇다는 것이 아니라 의미상 그렇다는 말이다. 내 아버지 어브 로빈스는 세계에서 가장 큰 아이스크림 회사를 창립하여 오랫동안 경영해 왔다. 배스킨라빈스 31이 그것이다. 아버지는 삼촌인 버트 로빈스와 함께 전 세계에 매장을 수천 곳이나 두었고, 판매고가 무려 수십억 달러에 이르는 아이스크림 제국을 건설했다. 우리는 아이스크림콘 모양의 수영장을 가지고 있었고, 아이스크림 맛의 이름을 따서 고양이들의 이름을 지었으며, 종종 아이스크림으로 아침을 대신할 정도였다. 당연하게도 우리 집안 사람들은 비만과 싸움을 벌여야 했다. 삼촌은 50대 초반에 심장마비로 사망했고, 아버지는 중증 당뇨병과 고혈압으로 고생했으며, 나도 병을 달고 살았다.

회계장부에 나타난 사실은 아니지만 아버지는 내가 그 사업을 이어받기를 원했고, 또 그렇게 나를 단련시켰다. 아버지는 외아들인 내가 당연히 당신의 가업을 이어받을 것으로 생각했다. 하지만 현실은 그렇게 돌아가지 않았다. 나는 나만의 험한 길을 택하기 위해 아이스크림 왕국과 그것이 나에게 안겨줄 엄청난 부를 택하지 않기로 결정했다. 부유하게 살 수 있는 기회를 버리고, 좀 더 다른 인생을 살기 위해 내 희망대로 내 가치관에 따라 다른 사람의 행복에 기여하는 법을 배우는 길로 접어들기로 한 것이다. 그것은 완전무결한 선택이었다. 금전적으로 큰 부자가 되겠다는, 위대한 아메리칸 드림 대신 더 심오한 꿈에 이끌려 내린 선택이었다.

보수적 공화당원으로서 롤스로이스 몰기를 좋아하고, 내가 기억하기로는 단 하루도 〈월스트리트 저널〉 읽기를 거르지 않던 아버지에게 내 계획을 설명한다는 것이 그리 쉬운 일은 아니었다. 아버지와 대화 중에 이렇게 말했다.

"아버지, 지금 세상은 아버지 어릴 적하고는 다르다는 걸 아셔야 해요. 인간의 행위 때문에 환경이 빠르게 파괴되고 있고, 음식물이 넘쳐나 쓰레기통으로 직행하는 곳이 있는가 하면 다른 곳에서는 어린이들이 굶주림으로 2초마다 한 명씩 죽어가고 있어요. 이런 상황에서 서른두 번째 맛을 만들어내는 것이 저에게 어울린다고 생각하세요?"

아버지는 내 말을 기분 좋게 받아들이지 않았다. 평생 열심히 노력한 끝에 대다수 사람이 꿈에서나 만져볼 엄청난 돈을 벌어들인 아버지는 자신의 성공을, 그 성공의 결과물인 회사를 나에게도 나누어주고 싶어했다. 아버지의 판단에 비추어볼 때 그런 황금 같은 기회를 제 발로 차버리는 아이는 미국 땅에서 나뿐이었을 것이다.

하지만 나는 아버지의 제의를 받아들이지 않았고, 1969년 아내 데오와 함께 자연과 더 심오한 삶의 리듬을 찾아 브리티시컬럼비아 해

안에서 조금 떨어진 작은 섬으로 이주했다. 그곳에서 우리는 한 칸짜리 통나무 집을 짓고, 10년 동안 식품을 직접 재배하여 조달하면서 살았다. 우리는 수년간 모두 합쳐 1,000달러가 안 되는 돈을 쓸 만큼 재정적으로 가난했지만 충만한 사랑을 느끼며 살았다. 섬 생활이 4년째로 접어들었을 때 아들 오션이 태어났다. 우리는 처음부터 지금까지 한결같은 사랑을 주고받으며 살고 있다. 요즘 세상에 드문 일이지만 말이다.

섬 생활을 하면서 우리는 《육식, 건강을 망치고 세상을 망친다》로 결실을 맺은 가치관에 의존하는 삶을 살기 시작했다. 나는 미국식 표준 식단 때문에 어마어마한 사람들이 사망하고 있다는 사실과 함께 건강식 식단으로 전환하는 데 따른 혜택을 배우고 있었다. 또 질병 예방에 큰 도움이 되는 음식 선택—생동감, 최강의 면역 시스템, 생명 연장을 선사하는—이 환경 파괴를 최소한으로 막고, 소중한 자연 보고를 보존하며, 인간과 같이 살고 있는 다른 동물들을 가장 동정적으로 대하는 행위임을 깨닫고 있었다. 나는 《육식, 건강을 망치고 세상을 망친다》에서 그 무엇이 나를 아버지가 꿈꾸고 준비한 길에서 벗어나 현재의 길로 접어들게 했는지 털어놓은 바 있다.

> 생명의 존엄성에 기초하여 모든 생물의 공존을 이루려는 꿈이다. 모든 생물을 존중하고 그들과 화합하는, 양심적인 사회에 대한 꿈이다. 창조를 통해 자연법칙과 조화를 이루며, 환경을 소중히 하고 보호하며, 환경을 파괴하기보다는 보존하려는 사람들에 대한 꿈이다. 진실로 건강하고 균형 잡힌 생태계를 유지하기 위해 현명하면서도 동정 어린 관리를 할 줄 아는 사회에 대한 꿈이다.

이것은 나만의 꿈이 아니다. 지구가 처한 곤경을 스스로 인지하고, 우리가 사는 세상을 존경하고 보호해야 한다고 느끼는 모든 이의 꿈이다. 정도의 차이는 있을지언정 우리는 모두 이런 꿈을 가지고 있다. 하지만 그런 결과를 얻기 위해 우리가 만족스러울 만큼 노력했다고 생각하는 사람은 거의 없다. 우리의 섭생방식이 그 꿈을 현실로 바꾸는 데 얼마나 강력한 영향을 미치는지 인식하는 사람도 거의 없다. 우리의 섭생방식이 이렇게 저렇게 그 과정에 상당한 충격을 가한다는 사실을 깨닫지 못하고 있는 것이다.

나는《육식, 건강을 망치고 세상을 망친다》에서 그러한 충격이 우리의 건강, 더 나아가 사회의 원동력, 지구의 건강, 지구 위에서 살고 있는 모든 생물의 행복에 미치는 영향을 상세하게 설명하려고 했다. 그 책을 집필할 당시에는 그 책이 베스트셀러가 되리라고는 전혀 상상하지 못했다. 그 책을 읽은 독자나 그 책에서 전하려 한 내 메시지를 들은 사람들에게서 무려 7만 5,000통이나 되는 편지가 날아들 것이라고도 생각하지 못했다. 그 책이 그토록 많이 읽히고, 또 많은 사람의 삶에 영향을 주게 되리라는 것을 알았다 하더라도, 그 책이 사람들이 섭생방식을 선택하는 데 그처럼 큰 도움을 주게 되리라고는 상상하지 못했다. 그 책을 출간한 지 5년 만에 미국에서는 소고기 소비가 무려 20퍼센트나 감소했다.

하지만 최근 몇 년 사이에 육류 소비가 다시 증가세로 돌아섰다. 베이컨과 소시지를 마음껏 먹으면서도 체중을 줄이고 최상의 건강을 유지할 수 있다고 주장하는 반짝 다이어트 서적들이 수백만 권씩 팔려나갔다. 미국 육류업계는 현대식 공장을 방불케 하는 목장에서 사육하는 동물들이 가히 상상하기 어려운 잔인성과 살육을 감내해야 한다는 데 우리의 시선이 쏠리지 못하도록 해왔다. 농무성이 나서서 공장식 목장과 도축장에서 번식하고 있는 O-157 같은, 치명적인 식인성 질환에 취약한 식품이 차츰 늘고 있음을 세상에 공개해야 한다고 제안하는 실정이다.

그런데도 미국 육류업계는 그런 병원균이 번식하는 데 적합한 환경을 정화하기보다는 부패할 우려가 있는 식품 생산에 대한 비판을 불법화하는 식품경시금지법(food disparagement law)을 적극 지원하면서, 소비자의 지갑을 조종하는 그들의 행위에 도전하는 사람들을 고소하기 위해 그러한 법률을 이용하고 있다. 심지어 그들은 미국에서 어떻게 육류를 생산하는지 알고 나서 다시는 햄버거를 먹지 않겠다고 말한 오프라 윈프리를 고소했다.

그뿐만 아니라 화공업계는 유기농 식품을 폄하하는 공격적인 캠페인을 전개해 왔다. 그러다 보니 지금은 대다수 국민에게 알리지도 않고 그들의, 동의도 받지 않은 채 슈퍼마켓 선반의 3분의 2를 유전자 조작 식품이 차지하고 있다.

육류 제품과 유전자 조작 식품이 인간의 건강과 지구에 미치는 영향에 관한 논쟁은 끝나지 않을 것이다. 법정과 언론에서 상반된 주장이 논쟁을 벌일 것이며, 사람들의 생각과 마음, 부엌에서도 갈등이 지속될 것이다. 그 과정에서 자신과 사회를 위해 더 인간적이고 안정된 생활방식을 추구하는 사람들은 인간과 지구에 해를 끼치는 행위로 이득을 취하는 산업계의 비난과 공격에 직면하게 될 것이다.

논쟁이 격렬해지면 자연스럽게 많은 정보가 노출되게 마련이다. 그 속에는 유효하고 이론적으로 타당한 정보들도, 해로운 식품을 팔고 지구를 착취하는 산업계의 홍보 시스템이 만들어낸 정보들도 포함될 것이다. 내가 이 책을 쓴 것은 대다수 사람들이 상품을 선전하고 팔기 위해 제작한 산업계의 선전과, 공익을 위한 연구자와 과학자들의 데이터를 구분할 능력을 지니고 있다고 믿기 때문이다.

나는 인간과 지구 공동체의 건강이 기업의 이익 창출보다 중요하다고 믿는다. 그렇기 때문에 인간의 기본적인 욕구가 기업의 탐욕보다 우선하는 세상을 이루기 위한 투쟁에 반드시 필요한 확실하고 근거 있는 정보를 제공하고자 이 책을 집필했다. 당신이 음식을 선택하는 데 근간이 될 확실한 정보를 얻을 수 있도록 이 책을 저술한 것이다. 이 책은 더 건강해지는 방법, 모든 생물체에 더 심도 있게 반응하는 법을 설명해 줄 것이다.

인간사회에는 아직도 생물과 자연계는 그것이 수익으로 전환될 수 있을 때에만 가치가 있으며 자연이 곧 상품이고 아메리칸 드림에는 무제한적 소비도 포함된다는 믿음이 팽배해 있다.

하지만 우리 중 많은 사람이 동물과 자연계는 그것들이 생존해 있는 것만으로도 가치가 있으며, 자연이란 우리가 속해 있고 삶을 의존해야 할 공동체이고, 더 심오한 아메리칸 드림에는 무한대의 동정심이 포함된다고 믿고 있다.

'온전함과 상식의 승리를 쟁취하기 위해 수만 가지 투쟁을 벌이고 있는 다수의 사람들'에게 《침묵의 봄Silent Spring》이라는 저서를 바친 바 있다. 나도 기회만 닿는다면 모든 사람이 온전함과 상식적인 삶을 택할 것이라 믿기에, 또 방법만 안다면 환경에 관심과 애정을 쏟는 삶으로 얼마든지 변화될 것이라 믿기에 이 책을 썼다.

나는 모든 인간의 마음속에 자신 · 자녀 · 인간을 둘러싸고 있는 지구와 그 지구가 붙들고 있는 모든 생명체가 더 건강해지는 데 도움이 되는 방향으로 나아가고자 하는 바람이 있다고 믿는다. 그러한 소망은 묻히고 왜곡되고 곡해되고 무너져 내리고, 때에 따라서는 영영 사라진 것처럼 보이지만, 아득히 먼 곳에 있으면서도 보이고 들리고 느껴지는 것에 갈증을 느끼도록 여전히 우리를 내몰고 있다.

언론 보도에 의존해서 사람들을 판단하면, 그들은 오직 사소한 관심거리에만 흥미를 느끼고, 햄버거를 가장 먹고 싶어하며 입에 들어오는 음식이 어떻게 생산되는지, 또 그것이 건강과 지구촌에 어떤 영향을 미치는지에는 관심이 거의 없는 천박한 사람들로 여겨지기 쉽다. 하지만 그러한 언론 보도는 개탄스러운 거짓말이자 인간의 존엄성을 욕되게 하는 것이다. 사실을 말하면, 사람은 대부분 지구촌 곳곳의 기아 문제에 관심을 기울이며, 지구 온난화를 우려하고 동물 학대를 혐오한다. 또 지구가 위기에 봉착했다는 사실을 알고 있으며, 유전자조작식품의 불확실성에 경악할 뿐 아니라 그러한 관심과 우려를 표현할 방법을 모색하고 있다.

나는 당신이 자신에게 베지테리언(vegetarian : 채식주의자)이나 비건(vegan : 유제품과 달걀조차 먹지 않는 극단적 채식주의자), 아스파라거스(asparagus : 백합과의 다년생 풀로 어린 싹을 먹는다. 여기서는 식용 풀을 주로 먹는 사람) 등 어떤 타이틀을 붙이든 상관하지 않겠다. 나는 단지 당신이 자신의 가치관에 따라 사는지, 정직하면서도 목적 있는 삶을 사는지, 당신의 자아와 모든 생물체에 동정적인 행동을 하는지에만 관심이 있을 뿐이다.

나는 당신이 이상적인 채식 위주 식단에 따라 음식을 먹는지에는 관심이 없다. 나는 당신이 자신의 사랑과 모순되지 않는 방향으로 음식을 선택하는지, 그 음식들이 당신을 건강하게 하고 기력을 돋워주는지, 당신의 참다운 자아 실현과 삶의 목적에 도움을 주는지에 관심이 있다.

귀에 못이 박히도록 듣는 말이지만, 진리는 우리를 자유롭게 한다. 하지만 진리가 당신으로 하여금 당신을 구속하는 습관적인 행위와 사고에 도전하게 한다는 사실은 별로 듣지 못했을 것이다. 그렇게 해야만 당신은 더 심오한 당신의 자아와 모든 생물체를 위해 자유를 사용해야 한다는 사실을 자각할 수 있다.

얼마 전까지만 해도 미국의 보통 어머니들은 자녀들이 담배를 피우는 것보다 채식주의자가 되는 것을 더 걱정했다. 어제까지만 해도 전문상점에 가야만 유기농 식품을 겨우 구할 수 있었다. 당시에는 혈중 콜레스테롤 수치가 데시리터(10분의 1리터)당 300밀리그램에 달해도 정상으로 취급했다. 병원이 관상동맥증으로 입원한 환자들의 아침식사로 베이컨과 달걀, 마가린 바른 흰 빵에 잼을 제공하던 때였다. 질병을 일으키고, 자원을 고갈시키고, 동물들의 극단적인 고통에 기반을 둔 음식을 먹는 것을 당연하게 여기던 시절이었다.

나는 인간과 식품, 지구의 관계를 새로 정립하는 것을 하나의 역사적 혁명이라고 생각한다. 이는 인간의 정신이 성숙할 때에만 일어나는 사건이기 때문이다. 150년 전만 해도 미국에서는 노예제도가 합법적이었다. 100년 전에는 여성에게 투표권조차 없었다. 80년 전에는 아동 학대를 금하는 법이 존재하지 않았다. 50년 전에는 인권법, 공기오염 방지법, 식수오염 방지법, 멸종위기생물 보호법 같은 것도 없었다. 지금은 노동을 착취하는 업소에서 만든 의류나 신발 같은 상품을 사지 않는 것은 물론이고, 더 건강하고 자연 친화적인 방법으로 삶을 영위하는 사람이 점점 늘고 있다. 지난 15년 사이에 미국인은 송아지가 얼마나 잔인하게 키워지는지 알게 되었고, 송아지 고기를 62퍼센트나 덜 소비하게 되었다.

나는 우리가 우리에게 생명을 주는 것에서 유리되어 이 지구를 더럽히도록 저주받은 존재가 아니라고 생각한다. 나는 우리가 결점이 있지만 배워나가고, 실패하면서도 지혜를 향해 발전해 나가며 무지하지만 자신과 다른 사람들과 지구 공동체를 존경하는 존재라고 믿는다.

나는 결점투성이인 인간에게는 여전히 모든 생명체가 번성하고 생존해 나갈 방법을 창조할 능력이 있다고 믿는다. 인간의 육체와 지구의 복구 능력은 무한대다.

내가 배스킨라빈스와 그에 따른 부를 버린 것은 그보다 더 심오한 이상이 내 안에 있음을 깨달았기 때문이다. 절망하게 하고 냉소하게 하는 것들에 둘러싸여 있으면서도 여전히 우리에게는 더 나은 삶과 더 사랑스러운 세상을 지향하는 공통된 꿈이 숨어 있기 때문이다.

세상을 둘러볼 때마다 나는 우리에게 파멸을 안겨줄 수도 있는 거대한 힘을 발견하곤 한다. 상상하기 힘든 잔인함과 무지라는 암흑상태를 보는 것이다. 그렇지만 나는 인간의 마음속을 들여다보며 그 안에 내재된 사랑스러운 그 무엇, 암흑의 세상을 걱정하며 찬란한 빛을 비춰주는 그 무엇을 같이 본다. 그리고 그 찬란한 빛을 볼 때마다 모든 생물체의 꿈과 기도를 몸으로 느낀다. 찬란한 횃불 속에서 더 나은 미래를 향한 소망, 우리가 이 세상에서 이루어야 할 사명에 대한 의무감도 함께 느끼는 것이다.

모든 생물체가 굶주리지 않기를, 모든 생물체가 치유받기를, 모든 생물체가 사랑받기를.

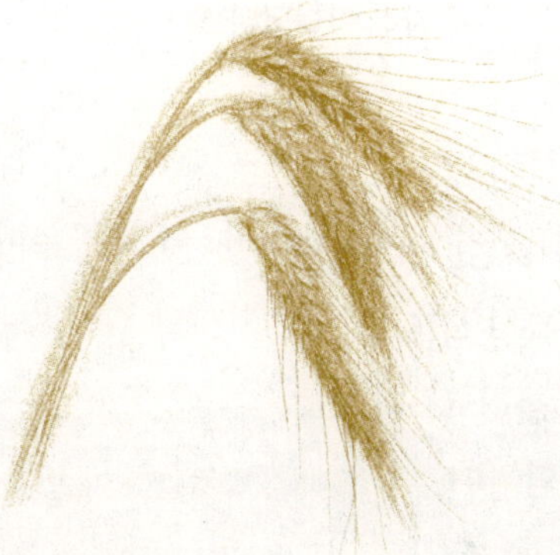

# Contents

Part I

# 음식과 사람

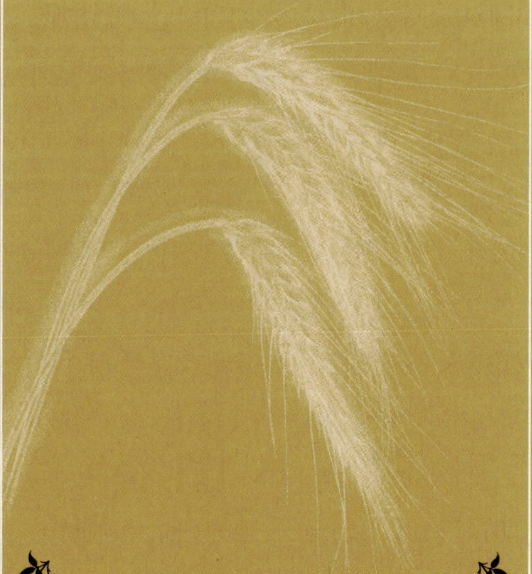

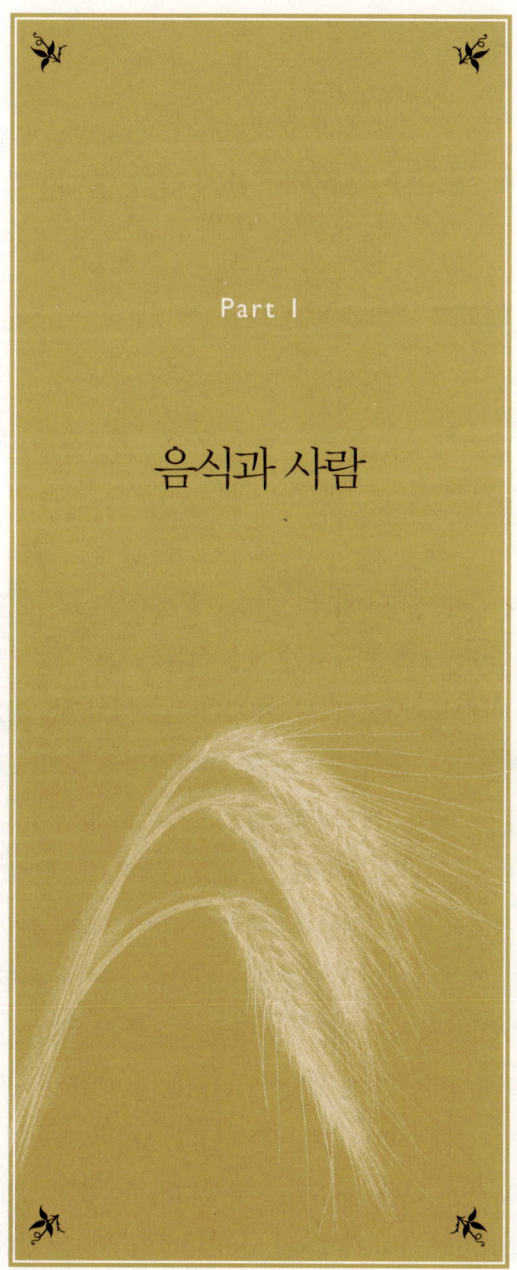

# 우리의 심장이 망가지고 있다

"치즈가 들어간
더블 와퍼 햄버거에 들어 있는 포화지방은
성인 기준 하루 권장 섭취량의 130퍼센트다."

당신 가족 중에 심장마비나 그 밖의 심장질환으로 고생한 사람이 있는가? 대답이 '예'라고 해서 당신만 겪는 고통이라고 생각하지 마라. 우리 사회에서는 사실 대부분의 사람이 그런 고통을 겪고 있다.

나도 마찬가지다. 내 삼촌에 대해 잠시 생각해 보기로 하자. 버턴 배스킨은 내 아버지의 배다른 형제로서 아버지의 사업 파트너였다. 그들은 함께 배스킨라빈스 아이스크림을 창립하고 운영해 왔다. 우리가 버치 삼촌이라 부른 그는 유행감각이 뛰어나고 재능이 많은 사람으로서 쉬지 않고 자신의 영역을 넓혀나갔다. 그에게 치명적인 심장마비가 급습한 때는 사랑스러운 아내와 소중한 두 아이가 곁에 있고, 모든 일이 희망적이던 50대 초반이었다.

나는 남의 비위를 맞추는 데 서툰 사람이어서 결코 이런 질문을 던져서는 안 되지만, 그런 일이 있고 몇 년 뒤 결국 아버지에게 삼촌이 먹은 아이스크림의 양이 치명적인 심장마비와 관련이 있다고 생각하는지 물어보았다. 삼촌의 체중이 100킬로그램 정도였고, 삼촌이 우리 가족이 생산하는 제품을 즐겼다는 점에서 내 질문은 당연한 것처럼 느껴졌다. 하지만 아버지는 그때 일을 떠올리고 싶지 않다는 듯 대답했다.

"아니. 삼촌의 심장은 너무 지쳐 있었어, 그래서 운동을 멈추었을 뿐이야."

지금은 아버지가 왜 그 질문에 대답하고 싶어하지 않았는지 이해할 수 있다. 아버지는 그때까지 지구상에서 산 사람 중 아이스크림을 가장 많이 생산하여 판매한 분으로서, 아이스크림이 삼촌의 죽음에 영향을 미쳤다는 것은 말할 것도 없고, 단 한 사람의 건강에도 해를 끼쳤다는 사실을 인정하고 싶지 않았음이 분명했다. 하물며 인간의 심장혈관에 포화지방과 콜레스테롤이 미치는 영향 등 당시에는 거의 알려지지 않은 사실에 대해서랴.

요즘 가족 중에는 내가 그런 사실을 세상에 알리는 걸 못마땅해 하며 화를 내는 이들이 많다. 내가 가족의 일을 공개하여 삼촌의 명예를 더럽힌다는 것이다. 그러나 나는 그들의 주장에 동의하지 않는다. 버턴 배스킨은 자신의 삶을 사랑했다. 따라서 많은 사람이 선택에 신중을 기하게 된다면, 그래서 더 나은 건강과 행복한 삶을 영위하는 데 이바지하게 된다면, 삼촌은 자기 이야기가 세상에 알려지는 것을 오히려 원할 것이라고 나는 믿는다.

내 삼촌과 비슷한 경우인데, 벤 앤드 제리 아이스크림의 공동 창업자 벤 코언은 2001년 심각한 관상동맥 질환으로 겨우 49세에 4중 관상동맥 우회수술을 받았다.

그렇다면 나는 지금 아이스크림콘 한 개가 당신의 목숨을 앗아간다고 주장하는 것인가? 물론 그렇지 않다. 내가 말하는 것은 아이스크림에는 포화지방과 설탕이 많이 들어 있어 이것들을 많이 섭취하면 할수록 그만큼 심장마비에 걸릴 확률이 높다는 것이다. 이는 하나의 가치 판단이지 내 의견이 아니다. 역사상 가장 포괄적이고 양심적인 의학 리서치팀이 내놓은 통계다. 우리가 섭취하는 음식은 그만큼 중요하다.

아버지 세대의 다수가 그랬던 것처럼, 식단과 건강의 관계가 매우 밀접하다는 걸 믿지 않은 아버지는 심각한 고혈압과 당뇨병으로 고생했는데, 그러한 증세가 아버지가 평생 섭취해 온 고포화지방, 고설탕 식단과 직접 연관되어 있다는 것은 아이러니가 아닐 수 없다. 하지만 아버지는 70대 후반에 들어서면서 다행스럽게도 내가 오랫동안 추구해 온 방향으로 식단을 바꾸었고, 그로써 건강이 전반적으로 좋아지는 것을 경험했다. 아버지가 나에게 이런 말을 들려주었을 때 내가 얼마나 고마워했는지 모른다.

"우리 중 몇이라도 새로운 사실을 배울 수 있게 오래 살아서 다행스럽구나."

하지만 앞으로도 많은 사람이 아침식사로 베이컨과 달걀, 점심으로 햄버거와 밀크 셰이크를 먹다가 건강을 망쳐 병원에서 일생을 마치게 될 것이다. 우리는 강한 충격을 받지 않는 한 결코 변하지 않는다.

고통을 겪어야만 깨닫는 사람들이 있다. 나 역시 새로운 사실을 습득하기를 고집스럽게 거부하면서 내 습관이 건강에 해롭다는 증거가 많은데도 생각과 행동 패턴을 고집하던 때가 있었다. 나는 폭넓고 다양한 상황 가운데서 하등 도움이 되지 않는다 하더라도 나에게 익숙한 행동에 나 자신을 맡겨왔다. 하지만 그런 식으로라도 많은 경험을 쌓아온 탓에 나는 이제 생명이 나에게 보내는 메시지를 이해하고, 구태여 지독히 고통스러운 과정을 거치지 않고도 적절한 변화를 수용하게 되기를 바란다.

철학자 니체는 이렇게 말했다.

"운명은 의지가 있는 사람을 인도하지만, 의지가 없는 사람은 억지로 끌고 간다."

무엇이 우리를 기존 것들에 집착하게 하는가? 무엇이 우리 영혼을 영예롭게 하고 삶을 풍족하게 하는 선택을 하지 못하게 하는 것일까? 무엇이 우리를 수동적으로 묶어두면서 위대해지는 것을 방해하는 것일까? 생동감 넘치고 창의적일 수 있는데도 그 무엇이 우리를 그렇게 하지 못하게 막는 것일까? 새장 문이 열려 있어서 얼마든지 날아갈 수 있는 새가 그렇게 하지 못하는 것은 무엇 때문일까? 인간이건 동물이건 간에 그렇게 할 수 없도록 하는 것은 바로 습관이다.

습관을 음식을 선택하는 데 적용해 보자. 실제로 습관처럼 엄청난 위력을 발휘하는 것도 없다. 입에 길들여진 음식은 안락감과 안정감, 정체성을 제공한다. 세상이 우리 편이 아닐지라도 그러한 음식은 우리를 위해 존재한다. 성실하고 진실하며 가장 친한 친구다. 동일한 것을 반복하기 위해 노력하거나 창의성을 발휘하지 않는 존재다. 우리가 항상 해온 일을 하는 데에는 용이함과 안락함이 숨어 있다. 그리고 주변 사회의 영향 탓에 지속적으로 강화되는 습관들은 그만큼 더 강력하고 유혹적인 존재가 된다.

한편, 전통적인 사고와 행동 방식이 정말로 우리에게 도움이 되는지 의문을 가지려면 상당히 노력해야 한다. 우리 삶이 기도와 심장 깊은 곳에 자리잡은 목적과 부합하는지 묻는 것도 만만찮은 일이다. 문화적인 규범에서 벗어나면서도 완전성과 참다운 건강에 더 가깝게 다가서도록 의식적으로 선택하는 데에도 많은 노력이 따른다.

음식을 신중히 골라 먹으면서도 아픈 사람이 있는 반면, 기존 방식으로 아무렇게나 먹으면서도 건강한 사람이 있다. 그렇다고 해서 좀 더 의식적으로 건강식품을 선택할 때 활력 넘치는 정신과 생동감 있는 육체를 보존할 확률이 더 높다는 사실마저 부인할 수 있을까?

A는 남자 2명 중 1명, 여자 3명 중 1명이 심장질환으로 사망하는 그룹이고, B는 심장질환으로 사망하는 자의 비율은 알 수 없지만 여러 가지 면에서 더 건강하게 사는 사람들의 그룹이라고 가정하자. 당신이라면 어느 그룹에 들어가겠는가? 물론 B일 것이다. A를 택한다면 어리석은 사람이다. 그런데도 우리 사회의 다수는 사실상 A그룹의 충실한 멤버다. 흰 밀가루와 백설탕, 육류와 유제품이 기본인 미국의 표준 식단을 고집하는 사람들은 남자의 경우 2명 중 1명, 여자의 경우 3명 중 1명이 심장질환으로 사망한다. 한편 의학 연구 결과는 채식주의자와 비건들이 심장질환뿐만 아니라 암, 고혈압, 담석증, 신장질환, 비만, 결장질환에 걸릴 확률이 현저히 낮다는 것을 보여준다. 그들은 다른 사람보다 평균 6년에서 10년 정도 더 사는데, 모든 방법을 다 동원하여 측정하더라도 그들이 다른 사람보다 더 건강하게 사는 것이 분명하다.

나는 당신이 어떤 생각을 하는지 잘 안다.

'말은 그렇게 하지만 채식주의자가 그렇게 오래 살지는 못할걸. 그 사람들의 삶은 지독히 권태로울 거야.'

당신은 채식주의자가 되는 것이 금욕주의자가 되는 것과 마찬가지라고 생각할 것이다. 다른 사람에게는 도움이 될지 모르지만 나에게는 그렇지 않다고도 생각할 것이다. 그렇다면 나는 당신에게 이런 질문을 던지고 싶다. 당신은 병중에 있을 때 얼마나 즐거워하는가? 몸에 좋으면서도 소박한 식품을 맛있게 조리하여 먹으며 건강하게 사는 사람과 스테이크와 아이스크림을 게걸스럽게 먹으며 과체중과 고혈압으로 고생하는 사람 중 누가 더 인생을 즐긴다고 생각하는가?

당신에게 이 말을 던지고 싶다.

"건강의 가치를 알고 싶으면 건강을 잃은 사람에게 물어보라."

## 과학적 데이터인가, 상업적 선전인가?

육류 생산업자와 유제품 생산업자들은 물론 내 말에 동의하지 않는다. 그들은 한결같이 자사 제품이 균형 잡히고 완벽한 식단의 시금석이라고 주장한다. 또 인간의 몸에 필요한 단백질, 칼슘, 철분, $B_{12}$, 리보플라빈(비타민 $B_2$, G의 별칭), 아연을 충분히 섭취하려면 그들이 생산하는 식품을 먹어야 하며, 동물성을 섭취하지 않으면 건강이 급격히 나빠진다고 주장한다.

제대로 생각하는 사람이라면 당연히 이런 질문을 던질 것이다. 여론은 그렇다 치고 과학적인 증거는 어떤가? 과학적 증거가 자신들이 심장질환에 걸릴 확률이 현저히 낮다는 채식주의자와 비건들의 주장을 뒷받침하면서, 우리 문화에 만연한 '풍요에 따른 질병'을 증언하는가? 채식주의자는 마르고 다른 사람보다 6년에서 10년 정도 더 살기에 적합한 체격을 지녔다는 주장에는 그럴 만한 과학적 배경이 있단 말인가? 아니면 과격한 극단주의자들의 엉터리 과장이란 말인가?

전국목축업자협회와 전국낙농업자협회는 우리가 자신들이 생산하는 제품을 먹지 않으면 건강과 안녕을 해치게 될 것이라고 거듭 주장한다. 하지만 세계보건기구, 미국 암연구소, 미국 심장협회, 책임 있는 의료행위를 위한 내과의사협회, 국립암연구소, 공익을 위한 과학센터 같이 공정하고 비영리적인 건강기구들은 다른 시각을 제시한다.

논쟁을 불러일으킬 수 있는 주장들이다.

> 채식주의자가 고기를 먹는 사람들보다 건강하다는 것은 신화에 불과하다.
>
> -전국목축업자협회

> 연구 결과들은 채식주의자가 병에 걸리거나 질병으로 사망할 확률이 낮다고 지적한다. …… 채식주의자는 그렇지 않은 사람보다 관상동맥 질환으로 사망할 확률이 낮을 뿐만 아니라 그 질환을 치유할 확률도 높다고 한다. …… 과학적 연구들은 채식 위주 식단과 비만 · 관상동맥 질환 · 고혈압 · 당뇨병 · 각종 암에 적게 걸릴 확률 사이에 긍정적 상관관계가 성립함을 시사한다.
>
> -채식요법에 관한 미국 식이요법협회 세미나의 대표 연설문

더 객관적인 자료들과 그것을 정면으로 통박하는 관련 업계의 주장을 동시에 놓고 보면, 양측의 견해가 대비되어 그 차이점을 알 수 있을 뿐만 아니라, 어느 쪽 주장이 더 사실에 가까운지 평가할 수 있다. 하지만 생활에 쫓겨 살다보면 자기가 생산한 식품의 판매를 촉진하기 위해 업계에서 보내오는 메시지들을 더 믿을 만한 자료에 바탕을 둔 메시지들과 비교할 기회가 거의 없다.

육류업계와 낙농업계의 주장은 중요한 판단 자료가 된다. 비록 그

것들이 광고 이상의 의미를 내포하지 않더라도, 우리 의식에 자리잡을 가능성이 큰 문화 속으로 파고들기 때문이다. 육류 · 낙농 업계는 광고뿐만 아니라 소비자의 사고와 소비 패턴에 영향을 줄 수 있는 수천 가지 방법에 연간 수십억 달러를 지출한다. 교육계에 교육자료를 무료로 제공하고, 라디오와 텔레비전 방송국을 이용하여 자신들이 공익에 관심이 있다고 선전한다. 신문과 잡지에 홍보자료를 대대적으로 배포하고, 의사와 간호사, 영양사들을 겨냥하여 자사 제품을 집중적으로 홍보한다. 소비자의 건강을 위해 그러한 행동을 한다는 가면을 쓰고 말이다.

음식문화에 지출하는 돈의 액수는 천문학적이다. 인간이 그 돈에 탐욕을 느끼는 건 당연하다. 따라서 업체들은 자사 제품을 팔기 위해 엄청난 예산을 쏟아붓는다. 그들은 자사 제품이 건강 지향적이고 정말로 좋은 제품이냐 아니냐에 따라 각기 다른 판매전략을 수립한다. 그들은 건강에 가장 해로운 식품을 선전할 때 특히 거금을 들인다. 그들은 소비자들이 건강에 도움을 주는 것에 관심을 보이기보다는 유행하는 것이나 다른 사람이 어떻게 행동하는지에 더 관심을 쏟기를 원한다. 그들은 당신 건강에 도움이 되지 않는 식품조차 건강식품이라고 거침없이 말할 것이다.

이는 단순히 오보(誤報) 문제가 아니다. 인간의 생명, 어쩌면 당신 생명에 관한 문제다. 당신을 무지하게 만들고, 혼란스럽게 하고, 잘못 알게 해서 당신이 당신이나 당신이 사랑하는 사람들에게 불필요한 고통이나 죽음을 초래하는 제품을 구입하여 소모하게 함으로써 이익을 취하는 기업들이 있다.

오늘날 심장질환은 미국인의 첫 번째 사망 원인으로 손꼽힌다. 다른 사망 원인을 모두 합친 것보다 심장과 혈관 질환으로 사망하는 사람의 수가 더 많다.

심장질환과 관련하여 가장 위험한 요인은 무엇일까? 혈중 콜레스테롤 수치가 바로 그것이다. 그렇다면 혈중 콜레스테롤 수치를 높이는 가장 중요한 요인은? 포화지방 섭취가 정답이다. 콜레스테롤 수치, 포화지방의 섭취와 심장질환의 상관관계처럼 세계 의학연구에서 가장 뚜렷하고 일관된 결과를 나타내는 것도 없다. 미국 심장협회, 세계보건기구, 국립심장 · 폐 · 혈액 연구소 같이 세계적으로 권위 있는 보건기구들이 한목소리로 포화지방의 섭취를 줄여야 한다고 주장하는 것이 바로 그러한 이유 때문이다.

하지만 육류업계와 낙농업자들은 새롭게 밝혀지는 그러한 사실들을 못마땅하게 생각하기도 한다.

햄버거를 예로 들어보자.

공익을 위한 과학센터의 과학자들은 오랫동안 미국인이 일상적으로 섭취하는 음식을 연구해 왔으며, 건강한 음식 선택에 필요한 정보를 국민에게 제공해 왔다. 또 그들은 햄버거에 포화지방이 과도하게 들어 있음을 인정하는 한편, 그러한 음식이 건강에 미치는 영향에 대해 솔직한 입장을 취해왔다. 그들은 1999년에 시사통신문에서 "미국인의 섭생에 심각한 피해를 주는 음식을 하나만 선택한다면, 단연 잘게 다진 소고기(ground beef)일 것이다"라고 주장했다. 타코(고기와 양상추를 넣고 튀긴 옥수수빵), 미트로프(다진 고기를 구운 덩어리), 라사녜(넓적한 국수로 만든 이탈리아 요리, 치즈, 토마토 소스, 다진 고기 따위로 맛을 낸다), 흔해 빠진 햄버거 중 어떤 것을 먹든 간에, 미국인들은 다진 고기 섭취가 어떤 영향을 미치는지 깊이 생각하지 않은 채 자기 몸에 그 음식을 마구 집어넣고 있다. 그런 음식 섭취에 수십억 달러를 소비한다는 것은 진료비와 치료비로 수십억 달러를 소비한다는 것을 의미한다.

그렇다면 미국 육류업계는 지금까지 어떤 반응을 보여왔을까? 그들은 공익을 위한 과학센터를 '식품 파시스트'나 '주방 독재자', 혹은 그와 비슷한 이름으로 불러왔다. 바로 이 점이 나를 심란하게 한다. 그러한 험담은 결코 쓸모 있는 논쟁법이 아니다. 그러한 태도는 자사 제품을 지지하는 과학적 연구 결과가 줄어드는 데 따른 업계의 좌절감을 암시하는 것인지도 모른다. 그렇더라도 나는 강제로 식품을 선택하도록 요구하는 것과 식단과 건강에 관한 과학적 연구 결과를 교육하는 것 사이에는 엄청난 차이가 있음을 그들이 인식하고 있으리라 믿고 싶다. 그렇게만 된다면 당신은 자신의 건강에 영향을 미치는 것들을 좀더 전문적으로 선택할 수 있다.

조금 더 사려 깊은 척하는 사람들은 콜레스테롤 수치를 높이지 않는 포화지방도 존재한다고 주장해 왔다. 예를 들어서 레드미트(red meat : 소, 양 따위의 고기)는 콜레스테롤 수치에 거의 영향을 미치지 않는 스테아르산(酸) 형식의 포화지방을 포함하고 있다는 것이다. 하지만 비교적 드문 그러한 포화지방도 보통 콜레스테롤 수치를 높이는 다른 종류의 지방을 동반한다. 레드미트에는 팔미트산 같은 다른 종류의 포화지방이 상당히 많이 들어 있는데, 이는 콜레스테롤 수치를 높이는 것으로 악명이 높다.

식단과 심장질환의 관계를 많이 알면 알수록, 오늘날과 같은 동물성 지방 소비를 지지하기란 쉽지 않다. 미국 육류연구소와 전국 낙농업자협회조차도 미국인이 섭취하는 포화지방의 출처가 주로 소고기, 치즈, 버터, 닭고기, 우유, 돼지고기, 달걀, 아이스크림 같은 동물성 식품이라는 것을 인정한다. 그런데도 그들은 자기 제품만 희생양이 될 수는 없다고 주장한다. 물론 야자수, 야자수 열매 기름, 경화 오일(hydrogenated oil), 마가린, 초콜릿 같은 식품에도 포화지방이 상당히 많이 들어 있다.

그런 점에서 그들의 말은 사실이다. 그러나 초콜릿 생산업자들은 자사 제품이 우리 식단의 대들보라고 주장하며 당신과 나, 그 밖의 대중에게 이 사실을 납득시키려 하지는 않는다. 당신은 배우나 유명 인사가 값비싼 광고에 출연하여 야자수 열매 기름이 '살아 있는 사람을 위한 살아 있는 음식'이라고 주장하는 것을 보지 못했을 것이다. 제임스 가너는 미국 육류 산업을 위한 연설에서 소고기에 대해 언급했다. 하지만 그것은 소고기를 특히 좋아하던 그 배우가 관상동맥 우회수술을 받기 전이었다.

사람들은 대부분 동물성 단백질이 식물성 단백질보다 우수하다고, 동물성 단백질을 섭취하지 않으면 위험하다고 믿으며 자랐다. 이런 믿음은 특히 동물성 단백질이 콜레스테롤 수치를 높인다는 점에서 아이러니라 하지 않을 수 없다. 그와는 반대로, 콩단백질은 콜레스테롤 수치를 낮추는 것으로 밝혀졌다.

그런데도 미국의 육류 · 낙농 · 달걀 생산업체들은 자사 제품을 섭취해야 한다고 지속적으로 주장한다. 하지만 의학자들도 다른 주장을 지속적으로 펴고 있다.

나는 새로운 진실은 다음과 같은 세 단계를 거친다는 사실을 알고 있다. 첫 번째는 무시당하는 단계다. 두 번째는 격렬한 반대에 부딪히는 단계다. 마지막으로 세 번째는 사실로 받아들여지는 단계다.

심장질환을 예방하는 데 식물성 위주의 식단이 이롭다는 우리 주장은 오늘날 격렬한 반대에 부딪히는 단계에 있다.

지금 육류 · 낙농 · 양계업자들은 어려운 시기를 맞고 있다. 달걀, 조개류, 닭고기, 소고기, 돼지고기, 치즈, 버터, 우유에 콜레스테롤이 많이 들어 있다는 사실에 그들은 반론을 제기하지 못한다. 식물성 식품 중 그 어떤 것에도 콜레스테롤이 들어 있지 않다는 사실에 그들은 꿀먹은 벙어리다. 양계업자들은 간혹 달걀이 소고기보다 콜레스테롤을 덜 함유하고 있다는 암시를 흘리려 할 것이다. 하지만 단적으로 말해서 그것은 사실이 아니다. 닭고기는 소고기 못지않게 콜레스테롤을 함유하고 있다. 따라서 육류 소비와 콜레스테롤 수치의 상관관계는 피할 수 없다.

물론 혈중 콜레스테롤 수치만이 심장질환을 일으키는 식이(食餌)적 요소라고 말할 수는 없다. 하지만 그 수치를 낮추는 것으로 얻는 유익함은 엄청나다. 프라밍햄보건연구소의 윌리엄 카스텔리 소장은 콜레스테롤 수치를 150 이하로 낮추면 사실상 심장마비에 걸릴 가능성이 없다고 주장한다. "지난 35년간 콜레스테롤 수치를 150 이하로 유지한 프라밍햄 주민 가운데 심장마비에 걸린 사람은 단 한 명도 없었다."

심장질환을 앓는 사람이 저지방 비건식 식단에 따라 식사를 하면 건강이 놀랄 만큼 빠르게 좋아진다. 캘리포니아주 산타로사에 있는 세인트헬레나 종합병원의 맥두걸 프로그램에 등록한 환자들은 저지방 비건식 식단에 따라 생활하면 2주 만에 건강이 눈에 띄게 좋아지는 것을 지속적으로 보여준다.

이러한 증거가 있는데도 육류 · 낙농 · 양계업자들은 줄기차게 자사 제품을 옹호하려고 노력한다. 때로 그들은 책임을 소비자의 유전 요인에 떠넘기려 한다. 건강을 유지하는 데 가장 중요한 것은 무엇을 먹느냐가 아니라 DNA이니 스테이크를 마음놓고 먹으라고 부추긴다.

육류 · 낙농 · 양계업자들은 자사 제품이 심장질환을 일으킨다는 연구 결과가 지속적으로 발표되면서 어려움을 겪고 있다. 그들은 자사 제품에 대한 부정적인 인식을 희석하기 위해 여러 방면으로 노력해 왔지만 사실 그런 노력은 별 쓸모가 없었다. 〈내과학회지Archives of Internal Medicine〉 1999년호에 발표된 한 연구 보고서는 미국 육류산업의 대대적인 찬사를 받았다. 그들은 그 연구 보고서로 레드미트가 건강한 식단의 일부분을 차지하고 있음이 '증명'되었다고 주장했다.

그들이 그 연구 결과에 그토록 집착한 이유는 그 연구에 참여한 사람들이 기름기 없는 레드미트를 먹고 콜레스테롤 수치를 1퍼센트 낮추었기 때문이다. 하지만 비건에 가까운 저지방 채식 위주 식단을 유지하는 사람들은 콜레스테롤 수치를 10퍼센트에서 35퍼센트 정도 낮추는 것이 보통이다. 심장질환을 유발하는 또 다른 위험 요소는 HDL(high-density lipoprotein, 양성 콜레스테롤인 고밀도 단백질) 대 전체 콜레스테롤의 비율이다. 이상적인 HDL 대비 전체 콜레스테롤의 비율은 3.0에서 1 혹은 그 이하다. 미국 남성의 평균 비율은 5.1에서 1 사이다. 반면에 채식주의자들의 평균 비율은 2.9에서 1 사이다. 동물성 식품이 심장질환에 영향을 미친다는 증거는 많은 육류 사업장 벽에 낙서되어 있을 정도로 확고부동하다. 피터 R. 치키 박사는 오리건주립대학 동물과학 교수이자 〈동물과학 저널Journal of Animal Science〉과 〈동물 사료학과 기술Animal Feed Science and Technology〉의 편집자다. 그는 자신이 썼고, 널리 사용되는 동물과학 교과서에서 다음과 같이 주장했다.

수십만 명이 참여한 많은 연구 결과는 관상동맥성 심장질환과 혈중 콜레스테롤 수치 사이에 긍정적인 상관관계가 존재함을 증명한다. 혈중 콜레스테롤 수치가 높으면 높을수록 관상동맥성 심장질환에 걸리기 쉽다. 평균 혈중 콜레스테롤 수치가 낮은 사람들은 소득 대비 육류 소비가 적은 사람들이고, 혈중 콜레스테롤 수치가 높은 사람들은 동물성 식품을 많이 섭취하는 사람들이다. 육류산업에 종사하는 사람과 동물과학자들은 포화지방과 콜레스테롤 섭취가 관상동맥성 심장질환과 관계가 없다고, 의료계가 동물성 식품 제조업체를 음해하려 한다고 주장하기보다는 그러한 요인들 사이에 상관관계가 존재한다는 증거에 귀를 기울이는 것이 더 바람직하다.

## 심장질환 치료하기

수많은 심장마비 환자를 관찰한 결과, 치명적인 심장마비가 오기 전에 미미한 고통이 첫 번째 증상으로 나타난다. 운이 좋은 사람은 사전에 뚜렷한 증상을 경험한다. 그들은 앙기나(angina)라고 하는 흉부 통증이나 심각한 문제가 있음을 암시하는 그 밖의 증상을 경험한다. 동맥이 위험할 정도로 막혔거나 산소와 영양분의 흐름이 심장혈관에서 심각하게 방해받는 증상들이 그것이다.

2001년 한 해만 해도 백만 명이 넘는 미국인이 고통을 줄이기 위해 관상동맥 우회수술이나 막힌 혈관을 넓히는 혈관 재생수술을 받기 위해 전국적으로 156억 달러에 이르는 비용을 지출한 것으로 보인다. 환자와 그 가족이 경험할 고통과 불안은 또 얼마나 클 것인가. 예상하지 못한 부작용과 정신적인 쇼크로 고통을 받을지도 모른다.

환자들이 우회수술이나 혈관 재생수술을 받는 가장 큰 이유는 앙기나 증상을 완화하고 혈액이 심장으로 더 잘 흐르게 하기 위해서다. 하지만 수술 후 혈관이 다시 막힐 확률이 25~50퍼센트에 달하고, 흉부 통증이 재발할 확률도 높다. 육식 위주 식단을 지속할 것으로 예상되기 때문이다. 반면에 캘리포니아대학교 샌프란시스코 캠퍼스 의과대학 교수 딘 오니시 박사가 심장질환을 예방하기 위해 개발한 혁신적인 프로그램을 따른 환자들은 무려 4분의 3이 수술을 받지 않고도 장기적으로 앙기나의 고통을 눈에 띄게 줄일 수 있었다. 오니시 프로그램은 다음과 같은 다섯 가지 기본 요소로 이루어진다.

1. 지방 비율이 매우 낮은 완전식품들
2. 하루 30분 정도의 산책이나 운동
3. 하루 30분 정도의 스트레칭, 명상, 레크리에이션
4. 심리적 · 정서적 지원 그룹
5. 금연

물론 심장질환 환자 중에서도 이러한 가이드라인을 따르고 싶어하지 않는 사람들이 있다. 그들은 좀 더 쉬운 방법을 원한다. 그들은 자신의 생활방식에 큰 변화가 일어나지 않기를 바란다. 그들의 요구에 부응하기 위해 미국심장협회는 저지방 동물 식품과 콜레스테롤 수치를 낮추는 약품 위주의 프로그램을 소개했다. 나는 오니시 박사의 프로그램과 미국심장협회의 프로그램을 비교하면서 흥미로운 사실을 발견했다.

- 미국심장협회 프로그램을 따른 환자 6명 중 1명이 동맥경화 증세를 완화할 수 있었다.
- 오니시 박사의 프로그램을 따른 환자 4명 중 3명이 동맥경화 증세를 완화할 수 있었다.
- 5년 동안 미국심장협회의 프로그램을 따른 환자들은 동맥경화증 발병 가능성이 28퍼센트 상승했다.
- 5년 동안 오니시 박사의 프로그램을 따른 환자들은 동맥경화증 발병 가능성이 8퍼센트 감소했다.

지금까지 40곳이 넘는 보험회사가 오니시 박사의 프로그램을 지침으로 사용하는 것도 위와 같은 이유 때문이다. 오니시 박사의 프로그램을 1년 이상 따른 심각한 동맥경화증 환자 가운데 80퍼센트 정도가 우회수술이나 혈관 재생수술을 받지 않고도 증세를 호전시킬 수 있었다.

이처럼 놀라운 결과가 나타났는데도 바로 그러한 이유 때문에, 오니시 박사의 프로그램은 엄청난 논쟁의 대상이 되고 있다. 어떤 사람들은 그의 방법이 너무 극단적이라며 의학적으로 좀 더 보수적인 방법에 의존해야 한다고 주장한다. 그에 대한 오니시 박사의 반론은 너무 단순해 재반론하기 힘들 정도다.

"사람의 몸을 열어젖히고, 콜레스테롤 수치를 낮추는 독하디독한 약품을 평생 먹어야 한다고 주장하면서도 균형 잡힌 채식 위주 식단이 극단적으로 위험하다고 주장하는, 의학적으로 보수적인 사람들의 태도를 이해할 수 없다."

육류업이나 낙농업에 종사하는 사람들이 오니시 박사의 접근방법을 좋아할 리 없다. 아마 그들은 〈뉴스위크〉가 오니시 박사의 사진을 표지에 싣고 혁신적인 방법이라며 그의 이론을 소개했을 때 위축되었을 것이다. 그가 어쩌면 의무감(Surgeon General)에 임명될지도 모른다는 소문이 돌았을 때도 그들은 불쾌하게 생각했을 것이다. 그들은 가능한 한 모든 방법을 동원하여 그의 프로그램을 비판해 왔다. 예컨대 그들은 아프지 않은 젊은이들은 식단과 생활방식에 변화를 주는 것만으로도 건강을 지킬 수 있다고 말한다. 그런 주장은 노인이나 심각한 심장질환을 앓고 있는 사람에게는 해당하지 않는다.

그와는 반대로, 오니시 박사의 프로그램을 따르는 사람들은 얼마나 늙었느냐, 얼마나 아프냐와 상관없이 지속적으로 놀라운 건강 증진을 보였다.

오니시 박사의 프로그램을 비판하는 사람들은 환자가 건강을 회복하는 것이 식단 때문인지, 그의 프로그램에 포함되어 있는 건강을 회복시키는 방법들 때문인지 분명하지 않다고 주장한다. 그들의 말은 사실이다. 오니시 박사의 접근방법은 원칙적으로 홀리스틱(holistic : 육체와 정신을 하나로 보는)한데, 이는 의도한 효과를 거두기 위해서는 프로그램을 구성하는 모든 요소가 결합해야 한다는 것을 의미한다. 그에게는 다양한 요소를 소외시키려는 의도가 전혀 없었다.

흥미롭게도 클리블랜드 의무감과 콜드웰 B. 에셀스틴 박사가 오니시 박사의 프로그램에 포함된 다른 요인들을 빼고 지방이 적게 들어가고 비건에 가까운 식이 요인만을 이용하여 비슷한 결과를 내놓았다. 에셀스틴 박사는 〈미국 심장학회지〉에 게재한 논문에서 이렇게 주장했다. "이 연구에 참여한 환자들은 실제로 심장마비 경험이 있다. 체계적인 운동과 명상, 스트레스 관리, 그 밖에 생활방식의 전환 같은 요인들을 배제한 채 우리는 놀라운 결과를 얻을 수 있었다."

그러나 반대자들은 쉽게 포기하지 않았다. 육류와 유제품, 닭고기를 옹호하는 사람들은 그런 결과가 장기적으로도 나타날 수 있는지 확실하지 않으며, 게다가 연구 참여자가 어쩌면 처음부터 환자가 아니었을지도 모른다고 주장하면서 에셀스틴 박사의 연구에 비판을 가했다.

하지만 천만의 말씀이다! 에셀스틴의 연구에 참여한 사람들은 예외 없이 처음부터 중증 심장마비 증세를 보인 환자들로, 12년 동안 이 프로그램에 의존한 결과 95퍼센트가 건강하게 살고 있다. 그렇다면 환자들은 이 프로그램에 참여하기 전에 얼마나 심각한 증세를 보였을까? 에셀스틴 프로젝트에 참여한 사람 중 48명이 프로그램에 참여하기 전 8년 동안 심각한 심장마비를 경험했다고 한다. 하지만 12년간 이 프로그램을 충실히 이행한 사람 중 다시 심장마비 증세를 일으킨 사람은 없었다.

그렇다. 육류업계에서는 식단이 기간과 상관없이 너무 제한적이기 때문에 사람들이 이를 제대로 이행하기가 거의 불가능하다고 주장한다. 사람들에게 제한적인 식단을 강요하면서 모든 사람이 그것에 순응하기를 바란다는 것 자체가 무리라는 것이다.

이는 그럴듯한 주장이다. 그렇다면 12년에 걸친 에셀스틴 박사의 프로젝트에 얼마나 많은 사람이 순응했을까? 95퍼센트다!

그의 프로그램이 사람들에게 너무 많은 것을 요구하는가? 철저한 채식 위주 식단이 너무 과격한가? 에셀스틴 박사는 그렇게 생각하지 않는다. "비판자들은 철저한 채식 위주 식단을 극단적이거나 가혹한 것이라고 주장한다." 에셀스틴 박사는 또 이렇게 말한다. "웹스터 사전은 'draconian'이라는 단어를 '비인간적이고 가혹한'으로 정의하고 있다. 하지만 자세히 고찰해 보면 '극단적인' 혹은 '비인간적이고 가혹한'이라는 설명은 채식 위주의 영양상태를 정의한 것이 아니라, 오히려 작금의 서구식 식단이 초래한 결과를 설명한 것으로 보인다. 우회수술을 하기 위해 흉골(胸骨)을 열고, 뇌졸중으로 의식불명 상태가 되는 것보다, 암을 치료하기 위해 유방 · 전립선 · 결장 등을 제거하는 것보다 비인간적이고 가혹한 처사가 있을 수 있을까? 이러한 질병들은 채식 위주 식단을 취하는 사람에게서는 거의 볼 수 없는 것들이다."

어떤 시각으로 보든 이것을 증명하는 사례는 얼마든지 있다. 25년 전만 해도 북부 카렐리아와 동부 핀란드는 심장질환이 가장 많이 발생하는 지역이었다. 하지만 오늘날 심장질환 발생률이 가장 크게 떨어진 지역으로 북부 카렐리아가 꼽힌다. 과연 그곳에서 어떤 일이 일어난 것일까? 정부가 후원하는 언론 캠페인을 벌여 콜레스테롤 수치를 낮추고 금연을 장려하는 '몸 관리(get fit)' 프로그램을 채택했기 때문이다. 이 프로그램은 육류를 비롯한 식품에 포화지방과 콜레스테롤 수치를 명시하도록 하고, 동물성 식품을 생산하는 업체들에게 각종 비타민이 풍부한 과일과 채소를 생산하도록 장려했다. 그렇다면 그러한 정책으로 어떠한 변화가 일어났을까? 25년 만에 북부 카렐리아에서는 심장질환 발생률이 무려 65퍼센트나 떨어졌다.

## 혈압을 낮추는 방법

서구인들은 대부분 아침식사로 베이컨과 달걀을 먹으면서 심장질환에 걸리지 않기 위해 콜레스테롤 수치를 낮추는 약을 복용한다. 그러면서도 생활습관을 바꾸려 하지는 않는다. 먹는 음식에 의문을 가지려 하지도 않는다.

의식이 있다는 사람들조차 자신이 자기 몸에 어떤 짓을 저지르고 있는지 깨닫지 못할 뿐 아니라, 언제 자신에게 해를 끼치는 행동을 하는지 알려고 하지도 않는다.

나는 여기에서 우리 시대를 대표하는 위대한 영적 지도자 중 한 사람이자 《바로 여기에서Be Here Now》의 저자 램 다스에 대해 잠시 언급하고자 한다. 다스는 내가 쓴 《육식, 건강을 망치고 세상을 망친다》를 통독하고 나에게 이렇게 말한 적이 있다. "당신 때문에 나는 닭고기를 마음대로 먹을 수 없게 됐습니다. 나는 닭고기광이었거든요. 하지만 당신은 나에게 어떤 반론도 펴지 못하도록 만들었습니다. 당신은 내가 어떻게 행동해야 하는지 정확히 지적했습니다." 그는 내 책의 추천사에서 "존 로빈스의 특별한 저서는 우리의 문화적인 섭생습관이 영적으로나 육체적으로 우리를 죽이고 있다고 단정하면서 행동의 변화가 피할 수 없는 것임을 지적하고 있다"라고 적었다. 다스는 《육식, 건강을 망치고 세상을 망친다》에 호응하는 일반 대중과 긍정적이면서도 효과적으로 의견을 교환하기 위해 내가 설립한 비영리조직인 어스세이브의 고문을 거의 10년 동안 맡을 만큼 봉사정신이 투철한 사람이다.

하지만 대다수 사람들처럼 다스도 자신에게 가장 유익한 방법과는 어울리지 않는 섭생습관을 지니고 있었다. 그는 종종 닭고기와 아이스크림 따위를 먹었는데, 이는 그의 육체가 감당하기 힘든 것이었다. 더욱이 혈압이 위험 수위까지 올라가고 몸무게가 늘어나는데도 그는 그런 습관을 버리지 못했다.

그렇다고 해서 이런 사실이 많은 사람에게 소중한 사람으로, 참으로 인간적인 사람으로 인정받는 그의 됨됨이에 손상을 입히지는 않는다. 그 역시 자신을 보호하는 방법을 배우고, 최상의 건강과 안녕을 유지하기 위해 적절하게 먹는 방법을 어렵사리 터득하지 않을 수 없는 존재이기 때문이다. 다스가 수많은 사람에게서 인정을 받고 오랫동안 그들에게 강력한 메시지를 전달할 수 있었던 것은 그가 자신을 완벽한 인간이나 하나에서 열까지 옳은 행동만 하는 사람인 것처럼 위선을 떨지 않았기 때문이다. 그 점과 관련하여 나는 항상 그를 높이 평가한다. 자신의 고투(苦鬪)에 정직했던 그의 인간적인 자세는 나에게 많은 것을 가르쳐주었다.

결국 그는 불행하게도 뇌일혈로 병상에 눕게 됐다. 다스를 몹시 사랑하는 나로서는 그가 뇌일혈로 고생하는 것이 못내 안타까웠다. 하지만 고통에서 의미를 찾아 그것을 성장으로 전환하기 위해 투쟁하는 그의 용기에 감탄을 금할 수 없었다. "어려움 속에서도 최선을 다하는 사람들에게는 좋은 결과가 나타난다"라는 격언은 바로 그를 두고 하는 말인 듯하다.

다스는 병환 중에도 인생의 말년을 감동적으로 안내하는 《아직 여기 있음에 Still Here》라는 저서를 집필했다. 그 저서에서 그는 자신을 휠체어에 묶어두고, 언어장애를 일으키게 한 뇌일혈에 대해 언급했다. "나에게 뇌일혈이 찾아온 원인 중 하나는 내가 육체를 무시하고 소홀히 다루었기 때문이다. 나는 지금까지 살아오면서 의식이 '육체와 분리된' 존재라는 태도를 유지했다. 그때는 정말 그렇게 생각했다. 하지만 지금은 내가 내 육체를 무시하고 소홀히 다루었다고 생각한다. 혈압약 복용을 잊었다는 것은 내가 내 육체를 얼마나 가볍게 생각했는지 알려주는 예다."

다스의 혈압이 높아진 원인과 그의 식단이 뇌일혈에 미친 영향을 끝내 밝혀내지 못할 수도 있다. 그가 몸에 좋은 음식을 섭취하는 상황에서도 뇌일혈이 발생했을지 대해서도 말할 수 없다. 하지만 혈압이 높은 사람이 뇌일혈에 걸릴 확률은 그렇지 않은 사람보다 7배나 높으며, 심장마비에 걸릴 확률은 4배, 울혈성 심부전으로 고생할 확률은 5배나 높다.

기존 방식과 다른 섭생습관으로 충분히 예방할 수 있다는 사실을 모르고 고혈압 때문에 고생하는 사람이 너무 많다는 사실이 안타깝다. 지금까지 인류 역사에 출현한 질병 중 고혈압만큼 많은 사람이 약을 복용하는 질병은 없다.

## 속박에서 해방되기

오늘날 우리는 심장마비를 예방하는 식단이 고혈압도 막아준다는 사실을 알고 있다. 그리고 이 식단이 유감스럽게도 이미 그러한 문제점을 안고 있는 사람들에게도 놀라운 효과를 보인다는 사실 역시 알고 있다. 이는 엄청나게 많이 발생하는 불필요한 고통을 예방할 방법이 우리 손에 있다는 놀라운 소식이 아닐 수 없다.

하지만 이러한 지식이 퍼지는 것을 모든 사람이 좋아하는 것은 아니다. 아마도 자기 자신의 이익을 위해 편견을 가진 사람들이 그럴 것이다.

아직도 많은 사람이 균형 잡힌 식단과 건강을 위해 육식이 필요하다고 생각하는 것은 아이러니가 아닐 수 없다. 심장마비와 고혈압으로 고생하는 것을 안타까워하면서도 그것을 행복한 삶과 노화에 따른 어쩔 수 없는 증세쯤으로 생각하는 것이다. 그러곤 혈압강하제를 복용하는 것이 심장마비를 예방하는 가장 좋은 방법이라고, 혈압을 조절하는 약품을 복용하는 것이 고혈압을 방지하는 가장 좋은 방법이라고 생각한다. 미국에서는 관련 기관이 생겨날 정도로 이런 질병이 미국인의 삶에 깊숙이 침투해 있다. 우리는 우리 운명이 어느 정도까지 우리 손에, 다시 말해 음식 접시에 달려 있는지 실감하지 못한다. 우리가 어떤 음식을 선택하느냐에 따라 우리가 그러한 질병에 가까이 다가서느냐, 멀어지느냐가 결정된다.

많은 사람이 갈피를 잡지 못하고 있다. 우리 주변에는 다이어트와 건강에 관한 정보가 지나치게 많이 널려 있다. 그것들을 어떻게 분류할 것인가. 심장질환과 고혈압을 유발한다고 알려진 식품을 생산하는 업자들이 우리 생각과 섭생방법에 영향을 주기 위해 수십억 달러를 쏟아붓는 상황이다 보니 그러한 작업을 한다는 것이 결코 쉽지 않다.

우리는 혼돈과 무력감에 빠져 종종 심장 혈관계의 건강을 극적으로 증진해 주고, 심장질환과 고혈압의 발병 확률을 낮춰 결과적으로 삶의 질을 크게 높이는 식품 선택을 포기하기도 한다. 우리는 고통을 호소하고, 불쾌한 느낌을 받고, 병에 걸리면서도 내면에서 뿜어져 나오는 생동감을 만끽하고 혈액이 자유롭게 움직이도록 하는 조치를 취하지 않는다.

다른 사람이나 업체가 우리를 혼돈스럽게 하고 고유한 능력을 사용하지 못하게 방해하도록 방관한다는 것은 유감스러운 일이다. 그들이 더 건강한 채식 위주 식단으로 전환할 때 얻을 수 있는 건강상의 엄청난 장점을 무시하도록 내버려두는 것도 유감스러운 일이다.

인간이 이룰 수 있는 최상의 건강에 도달하게 해주면서 우리의 육신과 삶이 더 풍족한 경험을 할 수 있도록 인도하는 삶의 방식과 섭생 방법을 깨달아가는 사람이 날이 갈수록 늘어나는 것은 다행이라 하지 않을 수 없다. 우리는 심장 혈관계와 심장의 건강을 유지하고, 그로써 건강한 혈압 수치를 유지하는 기쁨을 경험할 수 있을 것이다. 우리는 혈관이 포화지방과 콜레스테롤로 막히는 일 없이 최상의 삶을 누릴 수 있도록 해주는 완전한 자연식품을 육신에 공급할 수 있을 것이다. 우리는 그들의 주장에 순응하면서 그들에게 우리 자신을 맡기는 습관을 깨뜨려버리고, 우리의 고통으로 이득을 챙기는 산업체의 거짓말에 단호히 '노'라고 말할 수 있을 것이다.

우리는 우리에게 능력과 에너지, 생동감을 주는 것들을 행할 수 있다. 우리는 우리의 생명력과 열정에 '예스'라고 말할 수 있다. 미국의 표준적인 육식 위주 식단을 버리고 건강한 채식 위주 식단을 택한다는 것은 구속의 고리를 끊어버리고 진정한 자유를, 아마도 처음으로 누릴 기회를 얻자는 것일 수도 있다.

인권운동가이자 충실한 채식주의자인 딕 그레고리는 음식을 신중하게 섭취하고 몸에서 독소와 공포를 몰아낸다면 진정 놀라운 일을 경험하게 된다고 말한 바 있다. "그렇게 되면 어머니 자연(Mother Nature : 대자연을 의인화한 이름)과 한지붕 밑에 같이 있는 셈이며, 어머니 자연의 세상에서 평온한 삶을 영위하는 셈이다. 그렇게 되면 우리에게 익숙한 자유에 관한 문장을 외칠 수 있게 되는데, 이 문장은 우리가 깨달았을 때에만 의미가 있다. '마침내 자유!'"

## 암을 유발하는 동물성 식품

"유제품을 많이 소비하는 남자가
전립선암에 걸릴 확률은
그렇지 않은 남자보다 70퍼센트 더 높다."

나는 자기 건강은 자기가 책임져야 한다는 주장의 옹호자다. 말할 것도 없이, 나는 우리를 최상의 상태로 올려놓는 음식 선택을, 우리를 자연적인 행복으로 인도하는 음식과의 관계 증진을 지지한다. 나는 지금 이 사회에서 우리가 먹는 음식에 관해 진지하게 성찰하지 않고도 충분히 동정적이고 의식 있는 존재가 될 수 있다고 믿지 않는다.

그렇다고 해서 앓고 있는 질병 때문에 우리 자신이 비난받아 마땅하다는 말은 아니다. 내가 여기에서 언급하고자 하는 것은 더 큰 죄책감을 느껴야 한다는 것이 아니라 더 큰 책임감을 느껴야 한다는 것이다. 누구도 병에 걸렸다고 해서, 치료에 실패했다고 해서 비난받아서는 안 된다. 누구도 병에 걸렸다고 해서 자신이나 다른 사람이 우울해져서는 안 된다. 몸에 좋은 식품을 먹으면 행복하게 살 확률은 그만큼 높아진다. 질병에 걸릴 확률이 크게 줄고, 몸속에서부터 샘솟는 기쁨과 열정, 당신의 몸이 진정으로 원하는 것을 경험하도록 인도하는 문이 열리게 된다. 그렇다고 해서 우리가 결코 병에 걸리지 않는다는 말은 아니다.

내가 진정한 능력에 관해 배운 것이 있다면 바로 이것이다. 진정한 능력은 우리의 의견에서 나오지 않는다. 진정한 능력은 서로 반응하면서 삶을 풍요롭게 하는 데서 비롯한다.

우리의 아름다움은 지배하고 정복하고 승리를 쟁취하는 것으로는 얻을 수 없다. 아름다움은 축복하고 감사하고 사랑할 때 얻을 수 있다. 우리의 영광은 정당해지거나 책임을 지는 것만으로는 얻을 수 없다. 영광은 우리 자신에게서 얻어지는 것이다.

우리가 영위해 나가는 삶이 고난의 길일 수도 있지만, 그렇다고 해서 잘못된 것을 찾아내는 것이 삶의 목적은 아니다. 삶은 살아 움직이는 영혼을 영광스럽게 할 삶의 방식을 찾아가는 길이다. 비난하기 위한 것이 아니다. 당신이 누구인지와 당신 안에 존재하는 사랑과 능력을 더 깊이 이해하기 위한 길이다. 삶은 손가락질하는 것이 아니다. 가능한 한 풍족하고 건강하고 동정적인 삶의 태도를 유지하며 살아가는 길을 찾는 과정이다.

우리는 역사적으로 지나칠 정도로 죄책감을 조장하는 유대-기독교 문화 속에서 살고 있다. 우리는 대부분 하나님이 벌을 내리시는 아버지라고 배워 왔다. 병에 걸리면 잘못된 행동이나 생각 때문에 벌을 받았다고, 다시 말해 병을 당연히 받아야 할 고통의 하나로 인식하기 쉽다. 고통을 자기의 탓으로 돌리고, 고초를 자기가 죄를 지은 증거로 받아들이는 것이다.

솔직히 말해 이러한 자세는 너무 잔인하다. 우리는 병에 걸린 것만으로는 충분히 고통스럽지 않다는 듯 병에 걸린 책임까지 지려 안달한다. 암에 걸리면 틀림없이 분노를 억눌렀기 때문이요, 건강해지려고 하지 않았기 때문이요, 잘못된 음식을 먹었기 때문이라고 믿는다.

우리는 구태여 이런 자세를 가질 필요가 없다.

트레야 윌버는 암에 걸린 환자나 가족에게 무료로 후원 그룹과 교육 프로그램, 특별 이벤트를 제공하는 비영리기관인 '암 환자를 위한 지원 그룹'을 다른 사람들과 함께 설립했다. 그녀는 그 조직의 취지와 함께 자신이 겪은 고통을 감동적으로 피력한 바 있다.

5년 전, 나는 친구와 부엌 탁자에 앉아 차를 마시다가 그가 몇 달 전 갑상선암에 걸렸다는 말을 들었다. 나는 그에게 내 어머니도 15년 전에 결장암 수술을 받았지만 지금까지 건강하게 살고 있다고 말해 주었다. 그러고 나서 어머니가 암에 걸린 원인에 대해서 나와 내 여동생이 생각한 것들을 들려주었다.

"많은 생각을 주고받았는데 우리가 가장 그럴듯하다고 인정한 결론은 어머니가 아버지에게 헌신하느라 자신을 위한 삶을 영위하지 못했다는 것이었지요. (목장을 하는 아버지와 결혼하지 않았다면 어머니는 채식주의자가 되었을 것이고, 따라서 결장암과 관련이 있는 식이지방질을 피할 수 있었을 것이다.) 또 어려움이 있어도 감정을 드러내지 않는 가족의 특성도 한몫했을 거라는 결론을 내렸습니다."

그러자 자신의 병을 깊이 생각했을 게 분명한 친구가 이렇게 지적했다.

"당신은 자신이 어떤 행동을 하는지 모르지요? 당신은 어머니를 갖가지 이론의 대상으로 취급하고 있습니다. 다른 사람들이 갖가지 이론으로 당신을 분석하려 든다면 당신은 그러한 행동을 폭력으로 간주할 것입니다. 내 친구들이 내가 암에 걸린 원인을 분석하는 것을 하나의 의무이자 부담으로 여긴다는 것쯤은 나도 알고 있습니다. 하지만 나는 그들이 진심으로 나를 걱정하기 때문에 그런다고는 여기지 않습니다. 오히려 내가 암에 걸린 것에 겁을 먹고, 그것의 원인이나 그것을 설명할 이론과 의미를 찾으려 할 것입니다. 그러한 이론들은 내가 아니라 그들 자신을 위한 것이며, 나에게는 더 큰 고통을 안겨주는 것입니다."

나는 충격을 받았다. 나는 이론을 만드는 것이 어떤 영향을 미치는지 한 번도 생각해 본 적이 없었을 뿐만 아니라, 그렇게 만든 이론들이 어머니에게 어떤 영향을 미치는지도 고려해 본 적이 없었다. 우리 가족 중에 자기 생각을 어머니에게 말한 사람은 없었지만, 어머니는 틀림없이 우리 생각을 감지했을 것이다. 나는 그러한 분위기가 신뢰와 솔직함을 진작하는 데 전혀 도움이 되지 않는다는 것을 깨달았다. 그러자 갑자기 그러한 태도가 일생일대의 위기를 맞고 있는 어머니와 나 사이를 멀어지게 한다는 판단이 들었다.

그 친구와 대화하면서 나는 새로운 사실을 깨달았다. 병든 사람에게 더 동정심을 느끼게 하고, 그들의 정직성에 더 큰 존경심을 느끼게 하고, 더 친절한 태도로 대하게 하는 것은 물론, 내 생각에 대해서는 더욱더 겸손한 자세를 취하게 하는 계기가 된 것이다. 나는 사태를 이론화하는 이면에 숨어 있는 판단을 부분적으로 보기 시작했고, 더 깊은 곳에 잠재되어 있는 알려지지 않은 두려움을 인정하기 시작했다. 그러한 이론화 이면에 숨어 있던 묵시적인 메시지가 노골적으로 실체를 드러내기 시작한 것이다. "나는 당신을 걱정하고 있어요. 내가 도울 게 없을까요?"라고 말하는 게 아니라 실제로는 "당신은 무슨 잘못을 저지른 거지요? 어디서 그런 실수를 저지른 겁니까? 어떻게 실패했죠?", 혹은 흔하지는 않지만 "어떻게 나를 지킬 수 있을까?"라고 말해온 것이다.

월버는 자신이 암에 걸린 환자로서, 자신을 진정으로 책임지는 방법을 알고자 하는 사람으로서 글을 썼다. 그녀의 글은 다음과 같이 이어진다.

내가 병에 걸리는 데 자신이 대개 무의식적이고 고의가 아닌 어떤 역할을 감당했다는 것을 확신한다. 그리고 행복하고 안정적인 삶을 누리는 데 나 자신이 매우 의식적이고 의도적인 어떤 역할을 감당했다는 것도 알고 있다. 나는 지금 내가 할 수 있는 것에 집중하려 노력한다. 과거 규명은 너무 쉽게 자책으로 이어져 현재 건강하고 의식적인 선택을 내리는 데 도움을 주기는커녕 더욱 어렵게 만든다.

우리가 더 강한 존재의 자비에 의존하는 존재라는 것과 질병이라는 외적 요인이 우리의 운명을 결정한다는 믿음에 수정을 가하기 위한 하나의 방법으로서, 우리가 우리 자신의 현실을 창조하고 결국 병도 만들어낸다는 생각은 중요하고도 필요한 것이다. 하지만 이는 너무 지나친 표현이다. 과잉반응일뿐더러 지나치게 단순화한 것이다. 우리가 우리 현실에 영향을 미친다고 표현하는 것이 더 정확하다. 이 표현은 효율적인 인간의 활동과 놀랍도록 풍부한 삶의 미스터리를 모두 포용하는 것이다.

나는 심각한 것들을 너무 심각한 것으로 기억하지 않으면서, 다른 사람들과 나 자신을 위한 동정심을 발전시키기 위해 내 결점과 약점과 질병을 이용한다. 나는 극심한 고통의 한가운데에서, 스스로 연민을 자아내게 할 만큼 고초를 당하면서도 나를 둘러싸고 있는 심리적 · 영적 치료의 기회에서 시선을 떼지 않으려 노력한다.

애석하게도, 이 글의 저자인 월버는 유방암으로 사망했다. 지금 이 순간에도 암으로 사망하는 사람 수는 늘어나고 있다.

## 치료방법을 찾아서

리처드 닉슨 대통령이 암 치료 방법을 찾아내기 위해 모든 수단을 다 동원하겠다고 서약하면서 암과의 전쟁을 선포한 것이 1971년이었다. 당시는 인간이 처음으로 달에 발을 딛는 데 성공한 터라, 과학기술에 대한 믿음이 최고조에 달해 있던 때였다. 항생물질의 위력은 어떤 질병도 올바른 약품을 발견하기만 하면 극복할 수 있다고 암시하는 것 같았다. 그로부터 수년 동안 화학요법과 치료에 수천억 달러가 투입되었다. 화학요법을 받은 환자들도 극심한 고통을 겪기는 마찬가지였지만, 주로 청소년에게 많이 발생하는 호지킨병(Hodgkin' disease)과 거의 대부분 급성 임파선성 백혈병인 소아암의 증상을 완화하는 데 소기의 성과를 거둘 수 있었다. 그뿐만 아니라 화학요법은 버킷 림프종, 융모 상피암, 림프 육종, 빌름스 종양, 유잉 육종 등을 비롯하여 희귀한 암을 성공적으로 치료하는 데 이바지하였다. 고환암을 치료하기 위한 화학요법도 비약적으로 발전했는데, 그것은 또한 난소암을 앓는 환자의 생명을 연장하는 약속이기도 했다.

재정을 충분히 투입하기만 한다면, 과학자들이 결국 가장 많이 발병하는 암들과 고형성 종양을 정복하게 되리라는 믿음이 널리 퍼졌다. 분명, 암은 몰락의 순간에 몰려 있는 것처럼 보였다. 세계적인 화학요법 권위자는 암을 퇴치하려는 노력을 '단 하나의 질병을 퇴치하기 위한 지상 최대의 자원 동원'이라고 했다.

엄청난 희망이 꿈틀대던 시기였다.

세월이 많이 흘렀지만 불행하게도 암 치료는 극히 제한적인 종류에서만 가능하다. 암을 연구하기 위해 자금을 모금하는 캠페인들은 '터널의 끝을 볼 수 있을 것'이라고 말하지만 그 빛은 지금도 늘어만 가는 수백만의 암환자들과 그 가족에게는 미치지 못하며, 암에 대한 승리가 항상 '코앞에 다가왔다'고들 말하지만 그 꿈은 여전히 현실이 되지 못하고 있다.

모든 수단을 동원하고도 암의 종류와 상관없이 암환자의 생존율을 높일 수는 없었다. 분명한 사실이지만 암을 치료하기 위해 화학요법을 받는 환자들은 대부분 여전히 실의에 빠져 있다. 과학자들이 결코 속일 수 없는 분명한 사실은 단 하나의 암세포까지 박멸하기 위해 필요한 화학요법의 양이 인간의 몸 자체를 죽이고도 남을 만큼 치명적이라는 점이다.

세월이 흐르면서 좋지 않은 소식들이 학술지에 게재되기 시작했다. 1985년, 하버드 보건대학 교수 존 케언스 박사는 〈사이언티픽 아메리칸Scientific American〉에 발표한 세미나 논문에서 화학요법으로 생명을 구한 암환자가 고작 2~3퍼센트에 지나지 않는다고 주장했다. 의료계가 엄청난 돈을 화학요법에 쏟아부었지만, 보편적인 암 중 어떤 것도 퇴치할 수 없었다는 것이다.

그 다음 해에 〈국립 암연구소학회지Journal of the National Cancer Institute〉의 전 편집장 존 C. 베일라 박사는 〈뉴잉글랜드 의학 저널New England Journal of Medicine〉에 기념비적인 연구 결과를 발표했다. 베일라 박사는 데이터를 꾸준하게 사실에 입각해 보기만 해도 화학요법으로 암을 이길 수 있다는 믿음을 잃게 된다고 주장했다. 그는 "암 치료 방법을 향상시키기 위해 지난 35년 동안 계속되어 온 집중적인 투자—지금도 점점 늘어만 가는—는 전체적으로 그리 큰 효과를 보지 못했다. 종합적으로 판단한다면 암을 통제하기 위한 노력은 아직 목적을 달성하지 못했다"라고 적었다.

한때 화학요법에 걸었던 큰 희망과 지금까지 발생하고 있는 암울한 현실의 고통스러운 대비를 점차 무시하기 어려워지고 있다.

그러는 사이에 암으로 사망하는 사람은 지속적으로 증가해 왔다. 1990년대 중반까지의 자료에 따르면, 미국에서 암 때문에 사망하는 사람은 매년 50만 명이 넘는다. 인구 증가와 노령화를 감안하더라도, 그 수치는 의미가 있을 정도로 지속적으로 늘고 있다.

화학요법으로 큰 발전을 보인 분야는 대부분 소아암과 관계된 것들이다. 그런데도 1977년까지 미국에서 어린이가 질병으로 사망한 원인 중 가장 큰 비중을 차지한 것이 바로 암이었다.

암 발생률이 상승하고, 아무리 긍정적으로 생각해도 치료법를 발견해 내는 것이 회의적인 상황에서 암을 예방하는 것만큼 급한 것은 없다.

## 예방에 전념하면

1997년, 미국 암연구소는 국제적인 제휴 기관인 세계 암연구기금과 공동으로 「음식, 영양 그리고 암 예방:범세계적인 관점에 입각한 고찰Food, Nutrition and the Prevention of Cancer: A Global Perspective」이라는 대단히 중요한 국제적 연구 결과를 발표했다. 이 보고서는 세계보건기구,

유엔 식량농업기구, 국제 암연구소, 미국 암연구소에서 차출한 참여자를 포함하여 120명에 이르는 연구자와 평가자들이 4,500건의 연구 보고서와 결과물을 분석한 것이다. 출간 이래 전 세계 학자들의 환호를 받아온 이 보고서는 암 예방 연구와 교육을 위한 새로운 원칙을 수립하는 데 도움을 주어 왔다.

이 보고서는 모든 암의 60~70퍼센트는 예방이 가능하다면서, 예방책으로 활발한 육체적 움직임, 금연과 함께 가장 중요한 것으로 다음과 같은 식이요법을 꼽았다. "다양한 채소와 과일, 콩 종류, 최소한으로 가공 처리한 농산물 등으로 구성된 채식 위주 식단을 택하라."

이 보고서에 참여했으며, 음식과 암에 관해 세계적으로 권위를 인정받고 있는 학자 15명은 과일과 채소, 암의 상관관계에 관한 200여 건이 넘는 통제연구(controlled studies) 결과를 분석했다. 놀랍게도 연구 결과물 중 78퍼센트가 하나 혹은 그 이상의 암을 예방하는 데 채식 위주 식단이 통계적으로 의미가 있을 만큼 효과적임을 보여주었다. 통계적으로 의미가 없다고 밝힌 결과물은 22퍼센트에 불과했다. 채식 위주 식단이 암 발생과 관련이 있다는 보고서는 단 한 건도 없었다.

세계 암연구기금과 미국 암연구소는 채식 위주 식단과 암에 관한 보고서에서 그 결과를 이렇게 간단 명료하게 요약했다. "채식 위주 식단이 암의 발병 확률을 떨어뜨린다."

미국 암연구소에서 상임 과학 고문으로 일한 바 있는 T. 콜린 캠벨은 식단과 질병의 관계에 대해 솔직한 입장을 표명해 온 인물이다. 그는 "암, 심장 혈관계 질환, 퇴행성 질환들은 거의 대부분 채식 위주 식단을 유지하는 것만으로도 간단히 예방할 수 있다"라고 주장한다.

하지만 육식 옹호자에게도 나름의 논리가 있게 마련이다.

미국을 비롯한 선진국에서 심장질환과 암이 첫 번째와 두 번째 사망 원인으로 꼽히는 이유는 그곳 사람들이 다른 나라 사람들에 비해 오래 살기 때문이다. 그러한 질병에 걸릴 만큼 장수할 수 있게 해주는 것은 무엇일까? 단연코 육류다.

–전국목축업자협회

몇몇 사람이 채식주의자를 조소하지만, 그들이 암에 걸릴 확률은 보통 사람의 40퍼센트에 불과하다. 그들은 우리보다 더 오래 산다. 남자들의 경우 평균 6년 정도 더 오래 산다.

–윌리엄 카스텔리(프라밍햄연구소 소장, 국립 심장 · 폐 · 혈액 연구소)

연구자들은 채식주의자가 80세까지 살 가능성이 일반인—그들이 흡연 문제를 조절했다 하더라도—보다 1.8배나 높다는 사실을 밝혀냈다. 채식주의자가 암에 걸릴 확률은 일반인—그들이 담배, 체질량 지수(BMI : body mass index), 사회경제적 위치를 조절했다 하더라도—보다 25~50퍼센트 낮았다.

이 점을 인정하여, 미국 암협회는 1966년 암의 발병률을 낮추려면 육류 섭취량을 줄이라는 내용의 가이드라인을 발표했다. 이에 미국 육류연구소는 이렇게 반박했다. "강제적이다시피 음식 선택을 강요하는 가이드라인은 도를 넘어서는 것이다."

하지만 아무도 음식 선택을 강요하지 않는다. 미국 암 협회는 단지 사람들에게 암 발생 확률을 낮추는 방법을 말했을 뿐이다. 사실은 그저 사실일 뿐이다. 그로부터 몇 년 후 〈영국 의학 저널British Medical Journal〉도 같은 내용을 반복했다. "식단과 암의 관계에서 놀라운 점은 특정 식품군이 종류와 상관없이 암의 발병률을 낮추는 데 일관되게 중요한 요소로 등장한다는 사실이다. 사람들이 육류를 덜 섭취하고 대신 과일과 채소를 더 많이 먹는다면 연간 수백만 건의 암 발생을 막을 수 있을 것이다.

## 암 예방과 탐욕

1998년, 미국 암연구소는 암을 예방하는 혁신적인 방법을 발견했다고 만천하에 떠들썩하게 발표했다. 20년 동안 화학요법에 사용해 온 타목시펜(Tamoxifen)이란 약품이 유방암에 걸릴 확률이 높다고 판단되는 여성 1만 3,388명의 유방암 발생률을 45퍼센트나 줄일 수 있었다고 주장한 것이다. 미 식품의약국의 대변인은 상기된 표정으로 "수천만 명에 이르는 여성이 타목시펜을 사용할 수 있을 것이다"라고 발표했다.

그러나 불행하게도 타목시펜은 그리 대단한 약품이 아닐지도 모른다. 최근 데이터에 따르면, 그 약을 5년간 복용한 여성이 유방암을 피할 확률은 1,000명당 17명꼴이다. 그러나 여성 1,000명당 12명에게는 자궁암, 또 적어도 10명에게는 치명적인 혈병(血餠: 혈액을 채취하여 시험관에 방치해 두면 시험관 바닥에 침전하여 생기는 핏덩어리)의 원인이 된다. 게다가 골절 발생률을 낮추는 대신, 뇌일혈과 백내장 발생률을 높인다.

타목시펜이 암 예방약으로 갈채를 받고 있지만, 비판자들은 오래전부터 독약으로 사람을 치유하고자 하는 이상한 예방법이라고 주장해 왔다.

놀바덱스라는 브랜드로 타목시펜을 판매하는 제네카 사는 유방암 예방약이라면서 그 약품에 대한 판촉활동을 대대적으로 펼치고 있다. 한 사람이 타목시펜을 1년간 복용하려면 최소한 1,000달러가 필요하다. 수천만 명의 여성이 그 약을 복용한다면 그 약품으로 제네카의 연간 판매고는 수백억 달러에 이를 것이다.

당신은 세상에 널리 알려진 연례 행사 '유방암 자각의 달'을 후원하는 제네카가 유방암 예방과 관련하여 무언가 알고 있으리라 생각할 것이다. 그러나 내막을 자세히 들여다보면 생각이 달라지게 될 것이다.

'유방암 자각의 달' 행사는 1987년 제네카의 모기업인 ICI(Imperial Chemical Industries)가 시작했다. 이 유명한 행사는 매년 10월에 열리는데, 여성들에게 유방암 조기 발견을 교육하는 데 초점—특히 모노그램(monogram : 유방 X선 촬영 방법)으로—을 맞추고 있다. '조기 발견이야말로 최선의 예방법'이라는 대표적인 슬로건은 처음에는 그럴듯하게 들리지만, 사실은 어처구니없는 것이다. 암이 발견되었다면 이미 암이 존재한다는 의미다. 따라서 예방하기에는 너무 늦었다는 의미이기도 하다. '유방암 자각의 달' 행사는 예방을 말하지만, 모노그램에 지나치게 초점을 맞춤으로써 수많은 사람으로 하여금 참다운 예방법에서 시선을 돌리게 한다.

그렇다면 유방암 자각의 달 행사를 통해 진정한 예방법에 대한 관심을 다른 곳으로 돌린 사람들은 누구란 말인가? ICI/제네카는 처음부터 그 행사의 유일한 재정적 후원자였다. 그 회사는 그 행사에 수백만 달러를 투자하는 대가로 모든 포스터와 팸플릿, '유방암 자각의 달'이 사용하는 모든 광고를 승인하거나 거부할 권한을 부여받아 왔다.

문제는 ICI가 살충제와 플라스틱을 제조하는 세계 굴지의 업체 중 하나로서, 악명 높은 화학물 오염 업체라는 점이다. ICI의 자회사로서 독점적으로 유방암 자각의 달 행사를 재정적으로 지원하고 통제하는 제네카는 암 치료제로는 세계에서 가장 많이 팔리는 타목시펜 판매에 열을 올리면서도, 한편으로는 발암물질인 제초제를 판매해 연간 3억 달러 이상을 벌어들이고 있다.

암 발생 증가에 대한 관심이 고조되고 있으면서도, 여성들이 유방암 연구 기금을 마련하기 위해 행진도 마다하지 않으면서도, 여성에게 모노그램을 독려하는 캠페인을 대대적으로 펼치면서도, 모든 사람이 암을 퇴치하기 위해 단결을 호소하는 핑크빛 리본을 달면서도 암 발병률을 낮출 수 있는 참다운 방법을 거의 모든 사람이 모른다는 사실이 유감스러울 뿐이다. 참으로 안타깝게도, 유방암 자각의 달 행사에서는 암을 예방하는 데 식단이 어떤 역할을 하는지 일언반구도 하지 않는 것은 물론이고 암 유발 물질에 노출되지 않는 방법들도 전혀 소개하지 않는다.

하지만 사람들은 환경 발암물질이 인간의 몸으로 들어가는 가장 기본적인 루트가 음식, 특히 동물성 식품이라는 사실을 인식할 필요가 있다. 인간이 오늘날 먹이연쇄(food chain)에 의존하여 살고 있는 것이 사실이라면, 인간은 지구상에 전혀 존재하지 않던 환경적 독성에 어느 정도 노출된 채 살아가는 셈이다.

암을 유발하는 환경적 요소는 사방에 널려 있다. 방사성 물질, 살충제, 제노에스트로겐(xenoestrogens:인간의 몸 안에서 에스트로겐을 모방하거나 그것의 생성을 방해하는 합성 화학물질) 등 너무도 많다. 독성이 매우 강하고 오랫동안 체내에 잔류하는 체내 축적성(bio-accumulative) 화학물질인 POPs(Persistent Organic Pollutants:잔류성 유기 오염물질)에 의한 피해도 엄청나다. 오래 효력이 지속되는 화학물질로 인한 부작용은 노출되고 나서 몇 년(경우에 따라서는 몇 세대) 후에 나타나기 때문에 최근 들어서야 비로소 밝혀지기 시작한 것이다.

> 10년 전만 해도 전문가들이 별것 아니라고 무시하던 화학물질로 인한 피해가 사실은 사람과 동물에게 돌이킬 수 없을 만큼 심각한 수준임을 과학자들이 밝혀내기 시작한 것은 최근의 일이다. POPs로 인한 피해 항목은 암과 재발성 건강 문제에서부터 학습장애와 면역력 감소에 이르기까지 무척 다양하며, 그 항목도 계속 늘고 있다. 사람들은 이러한 화학물질의 90퍼센트를 동물성 음식에서 섭취한다. 예를 들어 맥도날드의 빅맥 햄버거 하나에는 다이옥신이 세계보건기구가 정한 하루 최대 흡입 허용량의 30퍼센트나 들어 있다.
>
> –월드워치연구소

다이옥신(Dioxin)은 강력한 발암물질일 뿐만 아니라 인류와 환경의 건강이나 생물학적 순수성(biological integrity)에 극히 위험한 물질이다. 1998년에 한 저명한 독일 과학자 그룹은 산업사회에서 발생하는 암의 12퍼센트가 다이옥신 때문이라는 결론을 내렸다. 환경보호청(EPA) 산하 독극물영향조사국 국장인 다이앤 코트니 박사는 하원에서 "다이옥신은 인간이 알고 있는 그 어떤 물질보다 독성이 강한 화학물질이다"라고 말했다. 다이옥신은 분명 우리 식탁에 올라서는 안 될 물질이다. 환경보호청은 인간이 다이옥신에 노출되는 경우는 95퍼센트가 레드미트, 생선, 유제품을 통해서라고 말한다.

그것을 증명이라도 하듯, 1998년 6월 〈컨슈머 리포츠Consumer Reports〉는 대형 이유식 브랜드에서 판매하는 유아용 고기 음식에 경악할 만한 정도의 다이옥신이 들어 있다는 조사 결과를 발표했다.

더 건강한 식품을 생산하기 위해 노력하는 육류 · 낙농 기업들조차 오늘날 완전한 식품을 제공하는 것이 거의 불가능하다고 느낄 정도로 축산업의 다이옥신 오염은 심각한 수준이다. 일례로 벤 앤드 제리는 환경적인 면에 관심을 기울여 가족 단위로 운영하는 농장에서 생산한 우유만 사용한다. 그 회사의 광고 책자나 웹사이트에는 이런 문구가 있다. "다이옥신은 암, 유전적 결함이나 생식기능 이상, 학습장애를 일으키는 것으로 알려져 있다. …… 노출되어도 안전한 다이옥신 수치는 전혀 노출되지 않는 것뿐이다."

하지만 1999년 11월에 실시한 조사에 따르면, 벤 앤드 제리에서 생산하는 바닐라 아이스크림에 포함된 다이옥신 수치가 미 환경보호청이 결정한 다이옥신 안전 복용량의 200배에 이를 만큼 유제품, 육류, 생선 등의 다이옥신 오염은 심각하다. 2000년 8월에 개최된 '다이옥신 2000' 회의에서 발표한 한 연구 결과는 샘플로 사용한 벤 앤드 제리 아이스크림의 다이옥신 수치가 토스코정유사에서 샌프란시스코만으로 흘려 보내는 폐수의 다이옥신 수치보다 2,200배나 많다고 밝혔다.

이러한 결과물들과 관련하여 육류 · 낙농 · 화학 기업들에게는 일반 시민이 묻지 않았으면 하는 질문이 있다. 그러나 내가 생각하기에 그것은 중요한 질문이다. 만약 사람들이 여성에게 모노그램을 권장하고 화학요법 연구 기금을 마련하기 위해 노력하는 열정과 관심으로 진정한 예방책에 관한 정보를 세상에 알린다면, 암 발생률을 얼마나 줄일 수 있겠는가. 그에 따른  고통은 또 얼마나 줄어들겠는가.

## 유방암

미국에서 유방암 발생률은 1970년대 초반 이후 꾸준하게 상승하여 지금은 인류 역사상 그 유례를 찾아볼 수 없을 만큼 최고조에 달해 있다. 미국에서만 매년 5만 명에 달하는 여성이 유방암으로 죽어간다. 이 비극을 목도하면서 우리는 그 원인을 찾기 위해 유전적인 요인에 상당한 관심을 기울여왔다. 하지만 BRCA-1이라 불리는 유방암 감수성 유전자(breast cancer susceptibility gene)로 유방암에 걸릴 확률은 5퍼센트에 지나지 않는다.

운동은 유방암 발생 확률을 낮추는 데 매우 중요하다. 일주일에 4시간을 운동이나 산책에 할애하는 여성의 유방암 발생률은 그렇지 않은 여성보다 33퍼센트 낮다. 그보다 더 많은 시간을 운동에 할애하는 여성은 발생률을 더욱더 낮출 수 있다.

하지만 그보다 음식이 더 중요한 요인이라는 것이 밝혀졌다.

## 폐암

나에게는 패트릭 레이놀즈라는 친구가 있는데, 그는 담배와 알루미늄으로 엄청난 부와 명성을 이룩한 R. J. 레이놀즈의 손자다. 레이놀즈의 할아버지는 폐기종으로, 아버지는 폐암으로 사망했는데, 자기 회사에서 생산한 담배가 병의 원인이었다. 레이놀즈는 가지고 있던 담배 관련 주식을 몽땅 팔아치우고 하원 청문회에 참석하여 담배의 폐해를 고발하고 금연운동의 기치를 들어 가족의 분노를 샀다.

나는 그와 많은 텔레비전 프로그램에 출연해 왔다. 사람들은 우리에게 '이유 있는 반항아들'이라고 한다.

한번은 텔레비전 사회자가 그에게 그의 가족 회사에서 생산한 담배 때문에 수백만 명이 건강을 잃은 것에 죄책감이 드냐고 물었다. 그는 조금도 망설이지 않고 이렇게 대답했다. "천만의 말씀! 나는 죄책감 따위는 창문 밖으로 던져버렸습니다. 내가 이 자리에 와 있는 것은 지금 당장 변화시키기 위해섭니다!"

나는 레이놀즈가 말한 "죄책감 따위는 창문 밖으로 던져버렸다"라는 말을 좋아한다. 죄책감은 문제를 해결하는 데 하등 도움을 주지 못한다. 레이놀즈처럼 행동을 취할 때에만 변화를 일으킬 수 있다.

능력을 펼치는 것과 죄책감은 아무 상관이 없다. 그것은 책임 있는 자들의 특권이다. 그것은 활기찬 삶에 관한 것이며, 우리가 꿈꾸는 최상의 삶에 대한 비전과 우리 인생이 부합하도록 노력하는 것이다. 그것은 과거를 후회하는 것이 아니라 긍정적인 미래를 창조하기 위한 것이다.

나는 아직도 담배 피우는 사람들을 우습게 볼 마음이 없다. 나는 그들의 삶이 더 심하게 꼬이는 것을 원치 않을 뿐이다. 그런 마음은 문제 해결에 도움이 되지 않기 때문이다. 또 나는 아직도 끼니마다 고기를 먹어야 직성이 풀리는 사람들을 판단하거나 비판하는 데 관심이 없다. 아무도 그래야 할 이유가 없으며, 아무도 그렇게 하는 것을 원치 않으며, 그런 행동으로 도움을 받을 사람이 하나도 없기 때문이다.

그렇다고 해서 다른 사람의 방식을 존경한다는 것이 우리가 반대하는 식으로 행동하는 사람들과 공모한다는 의미는 아니다. 다른 사람의 방식을 존경한다는 것은 우리와 다른 사람의 마음을 존경한다는 의미다. 그 사람들의 삶의 가치를 존경하고 인정하기 위해 그 사람들의 결정을 이해하고 동의할 필요까지는 없다.

내가 좋아하지 않는 방식을 선택하는 사람을 사랑하기는 쉽지 않다. 하지만 그렇게 하는 것이 매우 중요하다는 사실을 알고 있다. 그리고 나에게는 다른 사람이 선택한 결과를 통해 알게 된 분명하고도 정확한 정보를 다른 사람에게 제공하는 것이 중요하다. 내 역할은 사람들이 신뢰할 만한 정보를 이용하여 자신들의 선택을 이해하고 명확히 하도록 돕는 것이다. 나는 누군가의 선택을 자신의 선택에 이용해 온 인간 여정의 위대함과 신비에 엄청난 경외심을 느낀다. 다른 기도도 있지만, 나는 항상 우리가 할 수 있는 것이라면 그것을 바꿀 수 있는 용기를 갖게 해달라고, 할 수 없는 것이라면 현실을 인정하는 평온함을 갖게 해달라고, 이 둘의 차이점을 알 수 있는 지혜를 갖게 해달라고 기도한다.

짐작하겠지만, 육류업체와 낙농업체는 식단과 암 발생률이 관련되어 있다는 증거가 드러나는 것을 전혀 달가워하지 않는다. 과학을 자기 편으로 끌어들이지 못했으면서도 그들은 자기 의견을 방송에 내보내기 위해, 우리의 생각과 느낌과 행동에 영향을 주기 위해, 미국의 식품정책에 지배권을 유지하기 위해 하루에도 수백만 달러를 쏟아붓고 있다.

물론 그들에게도 자기 생각을 피력할 권리는 있다. 그러나 나는 그들의 말을 들으면 들을수록 "이발사에게 당신이 머리를 깎아야 하는지 물어 보지 말라"라는 격언이 생각난다.

## 전립선암

루돌프 줄리아니 뉴욕 시장에게 2000년은 잊을 수 없는 한 해였다. 연방 상원의원에 입후보한 그는 힐러리 클린턴에 맞서 선거운동을 하고 있었다. 하지만 그는 중도에 후보를 사퇴하고 말았다. 전립선암에 걸렸기 때문이다. 삐걱거리는 그의 결혼생활에 관한 뉴스가 신문의 헤드라인을 장식했다. 그리고 입 가장자리에 우유가 묻은 그에게 "전립선암에 걸렸어요?"라고 묻는 풍자적이고 반유제품적인 빌보드가 등장했다.

시장은 자신을 엄습한 암과 자신이 먹는 유제품의 관련성을 부인하였고, 심지어 그러한 논쟁 때문에 열린 공식행사에 참석하면서 우유가 든 컵을 곁에 두기도 했다.

자신이 자신에게 불행을 안겨주었다고 생각하고 싶어하는 사람은 없다. 하긴 그렇다. 줄리아니의 섭생 습관과 그를 엄습한 질환의 관계에 대해서 우리가 확실히 알고 있는 것은 없다. 과거를 낱낱이 파헤쳐 병의 원인을 분명하게 알아낸다는 것은 거의 불가능하다. 일상적으로 섭취하는 음식 외에도 성장과정, 유전 요인, 독극물에 대한 노출 등 수많은 요인이 질환 발생과 관련되어 있기 때문이다. 그 목록은 끝이 없을 정도다. 그러나 데이터가 동물성 지방의 소비와 고혈압, 뇌일혈 사이에 강력한 상관관계가 존재한다고 지적하는 것처럼, 유제품 소비와 전립선암 발생의 놀랄 만한 상관관계를 암시하는 증거들이 있다.

우리가 특정 암의 원인을 정확하게 꼬집어낼 수는 없을지 모른다. 하지만 거의 틀림없는 사실을 하나 알고 있다. 육류업계와 낙농업계가 앞으로도 그들의 생산품과 암 발생률의 관계를 규명하는 의학계에

도전장을 낼 것이라는 점이다.

그들은 과거에도 그랬고, 앞으로도 그럴 것이다. 지독한 고통을 안겨주는 질병의 원인 제공자라는 비난을 받고 좋아할 사람은 없다. 물론 그들에게도 지켜야 할 자신들만의 몫이라는 것이 있다. 하지만 암으로 고통을 겪으며 배우고, 그 고통을 완화하고 예방하기 위해 필요한 조치를 취할 생각이라면, 육류업계와 독립적인 과학자 중 누구의 말을 들어야 할 것인가?

> 소고기가 암을 유발한다는 것은 신화다.
>
> –전국목축업자협회

> 잠시 일손을 놓고 소고기와 암에 관한 데이터를 한 번 보기만 해도, 당신이 먹기에 가장 적절한 레드미트의 수치가 제로라는 사실을 알게 될 것이다.
>
> –월터 윌렛 박사(하버드 보건대학원 영양학과 학과장)

## 결장암

결장은 소화관 하부에 있는 장기로 대장의 다른 이름이다. 말할 것도 없이 우리가 먹는 음식은 결장의 건강에 엄청난 영향을 미친다. 수많은 암 중에서 결장암처럼 식단과 밀접한 것도 없다.

- 미국에서는 매년 5만 5,000여 명이 결장암으로 사망한다.
- 매일 레드미트를 먹는 여성이 결장암에 걸릴 확률은 한 달에 한 번 이하 먹는 여성보다 250퍼센트 높다.

- 일주일에 한 번 레드미트를 먹는 사람이 결장암에 걸릴 확률은 전혀 먹지 않는 사람보다 38퍼센트 높다.
- 일주일에 한 번 사육 조류(닭, 칠면조, 오리 따위)를 먹는 사람이 결장암에 걸릴 확률은 전혀 먹지 않는 사람보다 55퍼센트 높다.
- 일주일에 네 번 사육 조류를 먹는 사람이 결장암에 걸릴 확률은 전혀 먹지 않는 사람보다 250퍼센트 높다.
- 일주일에 두 번 콩, 완두콩, 렌즈콩을 먹는 사람이 결장암에 걸릴 확률은 이러한 식품을 피하는 사람보다 50퍼센트 낮다.
- 비타민 B의 합성물인 엽산(葉酸)이 풍부한 음식을 주로 섭취하는 사람이 결장암에 걸릴 확률은 그렇지 않은 사람보다 75퍼센트 낮다.
- 엽산을 가장 많이 함유한 식품은 진녹색잎 채소, 콩, 완두콩 등이다.
- 남아프리카공화국의 백인 남자가 결장암에 걸릴 확률은 남아프리카공화국 흑인 남자의 17배에 달한다.

이렇듯 큰 차이는 다음과 같이 설명할 수 있다(〈미국 소화기병학 저널 American Journal of Gastroenterology〉에 따름). 남아프리카공화국 흑인들은 동물성 지방과 단백질 부족 덕분에 결장암으로부터 자신을 지킬 수 있었다. 박테리아성 발효 여부가 결장암 발생률 차이의 원인이다.

## 진리의 음성

다행스럽게도, 육류업에 종사하면서 사실을 직시하자는 주장을 펴는 사람들이 있다. 그들은 고기 소비와 암의 연관성을 안타까워하면서도 그 사실을 인정한다. 오리건 주립대학 동물과학 교수이자 《현대 축산업의 문제Contemporary Issues in Animal Agriculture》라는 책의 저자인 피터 R. 치키 박사는 다음과 같이 적었다.

> 여러 나라에서 대장암 발생률은 레드미트나 동물성 지방 소비와 밀접한 관계가 있었으며, 섬유질 식품 소비와는 반비례 관계에 있었다. 헌신적인 동물과학자 혹은 육류 옹호자들도 고기 소비가 결장암을 일으키는 병인(病因)과 관계가 있다는 엄청난 양의 증거에는 당황하지 않을 수 없을 것이다.

하지만 치키 박사와 같은 사람들의 주장은 미국인의 귀에 거의 들어가지 않는다. 당신과 나를 포함해 전국민은 여전히 육류업계와 낙농업계에 일방적으로 유리한 주장만 집중적으로 듣고 있다. 그들은 빌보드, TV 광고, 잡지 광고, 신문 광고 등에서 우리에게 말한다. 그들은 다양한 방법으로 돈을 써가며 신문에 사설이나 기사를 가장한 글을 무더기로 싣게 하고, 사람들이 계속해서 자사 제품이라는 미끼를 물도록 교묘한 방법으로 광고를 해댄다.

그들의 끈질긴 노력에 찬사를 보낸다. 항상 진실을 모면할 수 있었던 것은 아니지만, 그들은 아무 일도 일어나지 않은 것처럼 용케도 자신을 추슬러온 것처럼 보인다.

## 내 친구 마이크

다른 사람의 음식 선택을 판단하지 않겠다는 내 신념은 친구가 결장암으로 쓰러졌을 때 심하게 흔들렸다. 마이크와 거리낌 없는 관계를 유지해 온 탓만은 아니었다. 솔직히 말해 그는 나에게는 걱정거리였다. 같이 외식이라도 나갈라치면, 내가 채식주의자로서 그런 방면의 책을 쓴다는 것을 잘 알면서도 일부러 나에게 스테이크나 햄버거를 먹고 싶지 않냐고 물어보곤 했다. 식사를 하면서도 그는 자기가 먹는 고기와 아이스크림이 얼마나 맛있는지 모르겠다며 허풍을 떨었고, 나에 대한 애정과 내 건강에 대한 끝없는 관심 때문에 그런다는 듯 같이 먹자면서 자기 음식을 나에게 슬쩍 내밀곤 했다.

그런 일이 레스토랑에서만 일어난 것은 아니었다. 우리는 종종 꽤 먼 거리를 뛰었는데, 그는 나를 앞지르면서 자기 힘은 전적으로 아침마다 먹는 베이컨에서 나온다고 자랑스럽게 말하곤 했다. 그는 그라놀라(granola, 납작귀리에 건포도나 누런 설탕을 섞은 아침식사용 건강식품)로 아침을 때운 날에도 그런 말을 했을 것이다.

하지만 나는 염소 같은 섭생방법을 포기하지 않았다. 나는 그저 미소 지으면서 속으로 다음에는 내가 이겨야지 하고 다짐했다. 그렇다고 내가 정말 그를 이겼다는 것은 아니다. 그는 고등학교 시절에 크로스컨트리 챔피언을 했을 정도로 탁월한 운동감각을 타고난 친구였다. 반면에 나는 그저 열심히 노력하는 축에 속했을 뿐이다. 그런데도 나는 그를 염려했다.

체력에 자신이 있어서였을까, 그는 건강에도 자신 있어 했다. 하지만 그는 달리는 것 외에는 운동을 그리 많이 하지 않았다. 게다가 세월이 흐르면서 체중이 꽤 많이 늘고, 달리기에도 점점 흥미를 잃어가더니 그마저도 아주 그만두고 말았다. 나는 그가 나에게 지게 될까 봐 두려워하고 있으며, 반드시 일어날 그 사건을 피하고 싶어하는 게 틀림없다고 그를 놀렸다. 하지만 그는 민감하게 반응하지 않았다. "아침마다 콩나물이나 먹는 멍청한 친구! 내가 한 발로만 뛰어도 넌 나를 못 이겨." 물론 그가 틀렸다. 나는 한 번도 아침으로 콩나물을 먹은 적이 없다.

나는 그에게 비폭력운동이자 자비심을 바탕으로 모든 동물과 함께 살아가고자 하는 운동인 아힘사(ahimsa)에 대해 말해 주었다. 그가 말했다. "그거 대단히 듣기 좋은 소리군. 나도 아힘사에 관심을 두어야겠어. 그거야말로 내게 딱 어울려. 앞으로 나는 두툼하고 먹음직스러운 로스트비프 조각을 먹지 못하게 하는 폭력을 내 자신에게 저지르지 않을 거란 말이야. 어때, 지금 같이 먹어 볼래?"

"사양하겠어." 나는 조용히 대답했다. 그러곤 더 말하지 않았다. 그와 논쟁을 벌일 기분이 아니었다. 그와 헤어질 빌미를 만들고 싶지도 않았다. 나는 그가 모든 면에서 너무 독단적이라고 생각했다.

"그러든지." 그가 말했다. "하지만 식물에게도 자의식이란 것이 있다는 걸 잊지 말라고." 그는 내가 먹는 샐러드를 가리켰다. "너는 지금 이 불쌍한 상추잎을 죽이고 있는 거야."

또 다른 자리에서 나는 그에게 진심으로 그의 건강이 염려된다고 말해 주었다. "난 네가 병상에 눕는 모습을 보고 싶지 않아." 나는 마이크처럼 식사하는 사람들에게 암 같은 만성 질환이 자주 발생한다는 이야기를 들려주었다.

"그럴지도 모르지. 여러 번 건강식품을 파는 가게에 간 적이 있는데, 거기에서 만난 사람들은 한결같이 깡마르고 허약해 보이더군. 병들어 봤자 그 정도겠지 뭐."

마이크가 운동을 완전히 그만두고 나서 체중이 더 늘자 그의 아내

캐럴이 걱정하기 시작했다. "마이크는 이제 자기 일을 행복해 하지 않아요. 날이 갈수록 점점 더 짜증을 잘 내고 성질도 급해지고 있어요. 게다가 자기 느낌을 남에게 말하려고도 하지 않고, 시간만 나면 컴퓨터로 달려가요."

나와의 만남도 뜸해져 갔다. 그러던 어느날, 마이크가 나에게 전화를 걸어 대화를 나누고 싶다는 뜻을 전했다. "올 수 있어?" 그때 나는 할 일이 있었지만 그의 목소리가 평소와 다르게 들리는 것이 마음에 걸렸다. "그래, 금방 갈게" 나는 그렇게 대답했다.

마이크의 집에 도착하니 분위기가 무겁고 어두웠다. 마이크와 캐럴이 입을 열었다. 마이크가 병원에 갔다왔는데, 매우 심각한 결장암 진단을 받았다는 것이다. 상태가 4기로 암세포가 이미 온몸에 상당히 번졌다고 했다. 이 진단 결과는 절망적인 것이다. 5년 이상 생존율이 5퍼센트에 불과하고, 수술해서 간장으로 전이된 부분을 제거해도 생존율이 기껏 20퍼센트 정도였다.

그들은 두려움에 떨고 있었다. 나는 조용히 듣고 있었지만 가슴이 찢어지는 것처럼 아팠다. '오, 마이크! 오, 마이크! 왜 내 말을 듣지 않았어? 내가 누누이 말했잖아' 하고 속으로 외쳤다. 겉으로는 그들의 말을 들으면서 기운을 북돋우려는 듯 행동했지만, 속으로 나는 분노하면서도 아파했다. 나는 자기 몸을 잘 돌보지 않은 마이크에게 분노했고, 그런 일이 벌어지도록 방관한 신에게 분노했고, 그런 일을 막지 못한 나 자신에게 분노했다.

나는 되도록 집중하여 그들의 말을 들으면서 몇 가지 질문을 던졌다. 그들은 치료방법과 자신들에게 닥친 재정적 압박에 대해서 얘기했다. 식단에 대해서는 일언반구도 없었다. 나는 그들과 저녁을 같이 먹기로 했다. 마이크는 두터운 비프스테이크를 먹었다. 마이크는 그날 나에게 비프스테이크를 권하지 않았다. 진실을 말하면, 그날 밤 나는 처음으로 그가 그렇게 해주기를 바랐다. 그렇다고 해도 나는 그걸 먹지 않았겠지만. 나는 그저 그가 자신이 고루하고 어리석고 자학적이었음을 알게 되기를 원했던 것이다. 그는 바보 멍청이일지 모른다. 하지만 우리는 단짝이고, 불알친구이고, 동지이고, 벗이었다. 오, 마이크.

나는 마음이 아팠고 그 사실을 믿고 싶지 않았다. 그런 상황에서 벗어나고 싶었다. 바보라도 좋으니 나는 마이크가 그저 건강해지기만을 바랐다.

그 후 몇 주가 흐르는 동안 마이크는 수술을 받았고, 화학요법을 받았다. 그는 복부 통증, 구토, 설사 외에도 여러 가지 번민으로 무척이나 고통스러워했다. 그러나 그와 캐럴은 치료의 희망을 의약품에만 걸고 있었다. 대체치료에 대해서는 말조차 하기 싫다는 뜻을 분명히 했다.

나는 시종일관 판단을 유보하고 그를 대하기가 힘들었다. 마이크가 절망을 호소할 때, 나는 그를 이해하고 그가 현명하고 근거 있는 선택을 내리는 데 도움이 되기를 바라면서도 속으로는 '이 친구야, 왜 진작 그런 생각을 하지 않은 거야? 무슨 생각으로 그런 식으로 음식을 먹은 거야?' 하고 말했다. 그가 자기 식의 섭생 습관을 포기한다고 말했을 때도 나는 그 말을 확신하지 않았다. 그가 앞으로도 맥도날드나 버거킹을 드나들 것이라 생각했기 때문이다.

마이크의 마지막 날은 쾌적함이나 안락함과는 거리가 있었다. 지금 그때를 생각해 보면 그날 있었던 일 중 하나가 눈앞에 삼삼하게 그려진다. 그 일을 과장하고 싶은 생각은 없지만 나에게는 중요한 일이다.

마이크는 마지막 순간에 나에게 이렇게 말했다. "나는 네가 내 여행에 동참하지 않은 게 얼마나 고마운지 몰라. 나는 채소를 싫어해. 네 여행길에는 채소만 있을 뿐이잖아."

"나도 동감이야. 하지만 마이크, 나는 너에게 더 독단적으로 나가지 않은 것이 후회스러워. 그랬다면 좋았을 텐데."

"아니야, 결코 그런 일은 벌어지지 않았을 거야. 나는 내 방식대로 밀고 나갔거든. 나는 항상 내 마음대로였지. 네가 아무리 권했어도 나는 네 말을 듣지 않았을 거야." 그는 말을 멈추고 손을 뻗어 내 손을 잡았다. "네 사랑이 느껴져, 존. 네 사랑이 느껴져. 내가 무슨 말 하는지 알지?"

"아니."

"네가 알게 될 것보다 더 많이 네 사랑이 느껴져. 이 당근 머리야!"

그 이후의 대화 내용은 기억나지 않는다. 단지 내가 주체할 수 없을 정도로 울었다는 것밖에.

# 아찔한 '다이어트' 롤러코스터

"과도한 단백질 섭취로 인한 주요 질병으로는
골다공증과 신장질환이 있다."

《육식, 건강을 망치고 세상을 망친다》를 출판한 지 얼마 되지 않아서, 그러니까 러시 림바우와 로라 박사가 유명해지기 바로 전에 라디오 쇼를 하나 책임지고 있다는 사람이 나에게 전화를 걸어왔다. 그는 로스앤젤레스 지역을 대상으로 하는 '톰 레이키스 쇼'를 담당하고 있다면서 나를 게스트로 초청하고 싶다고 했다. 나는 그 제안이 마음에 들었지만, 로스앤젤레스에는 가고 싶지 않았다. 그곳은 공기가 나쁜 데다 교통 체증이 심하고, 각종 이미지와 화려함으로 치장된 도시였기 때문이었다.

내가 대답도 하기 전에, 그는 톰이 전국의 토크쇼 진행자 중 가장 많은 청취자를 확보하고 있다고 말했다. 그 순간 갑자기 내가 오랫동안 로스앤젤레스에 가보기를 갈망해 왔다는 사실을 기억해 냈다. 아주 멋진 도시. 사람과 생동감으로 가득 찬 도시. 그곳에서 사는 사람들은 얼마나 위대한가. 그들은 심각하고 어려운 것에 매달리지 않으며 즐기는 방법을 알고 있지 않은가.

우리는 내 출연에 관해 얘기를 나누었다. 그는 방송을 시작하기 전에 나와 시간을 보내고 싶다면서 스튜디오에 일찍 나와 달라고 요청했다. 그는 이런 경우는 한 번도 없었다면서, 전국의 모든 작가가 자기 쇼에 출연하기를 갈망하지만 그가 게스트로 작가를 초대하기는 이번이 처음이라고 했다.

나는 그의 쇼에 대해 들어본 적이 없었다. 나는 톰 레이키스가 당시 전국에서 가장 유명한 토크쇼 사회자라는 것과 섹시하고 자극적이며, 경우에 따라서는 망설이지 않고 역겨운 태도를 취하는 것으로 사람들의 입에 자주 오르내리는 인물이라는 것조차 모르고 있었다. 그는 가수 캣 스티븐스가 발표한 성명이 마음에 들지 않는다면서, 캣 스티븐스의 음반을 산더미처럼 쌓아놓고 트랙터를 빌려 방송 중에 그것을 깔아뭉개는 장면을 연출한 사람이다.

하지만 나에게는 매우 친절하게 대했다. 사실 그는 나를 존경한다는 자세로 대했다. 그의 스태프들이 의심 어린 눈으로 쳐다보았다. 그들은 그가 손님을 그처럼 정중하게 대하는 것을 보지 못한 듯했다.

그는 미국에서 40위 안에 들어가는 유명 디제이 케이시 카셈과 대화를 나눈 적이 있는데, 그때 케이시가 내 책을 읽었다면서 그것을 자기에게 주었다고 말했다. 톰은 내 책을 감명 깊게 읽었다고 했다. 톰이 어떤 사람이냐 하는 것은 논외로 하더라도, 그에게 엄청난 홍보력이 있다는 것은 사실이었다. 그러다 보니 모든 작가가 그에게 자기 책과 자기 재능을 떠벌리면서 자기 책을 선전해 달라고 안달한다는 것이다. 하지만 케이시는 자기 일을 위해, 자기 책을 선전하기 위해 톰을 이용하는 대신, 엉뚱하게도 내 책을 권한 것이다. 톰은 그의 그런 자세를 마음에 들어 했다.

그는 나와 청취자들에게 《육식, 건강을 망치고 세상을 망친다》를 읽기 전까지는 점심으로 68그램짜리 스테이크를 간단히 먹어치우곤 했는데, 내 책을 읽은 후부터는 얼굴 있는 동물의 고기로 만든 음식은 절대 먹지 않기로 결심하게 되었다고 털어놓았다. 솔직한 얘기였다. 그는 청취자들에게 그런 결정을 내린 뒤, 그러니까 내 책을 읽고 그 속에 담긴 충고를 받아들이고 나서 체중을 37킬로그램 감량할 수 있었다고 밝혔다.

그 쇼에 출연한 지 2~3일 만에 나는 내 책을 구입하고 싶다는 사람, 체중을 줄이고 싶다는 사람들에게서 1,000통이 넘는 편지를 받았다. 그리고 그 후 내 책을 읽고 과체중에서 벗어날 수 있었다는 사람에게서 1만 통이 넘는 편지를 받았다. 수치에 밝은 친척 한 분은 그 일로 몇 가지 결론을 얻을 수 있었다고 말해 주었다. 내가 받은 편지에는 내 책을 읽고 살을 빼기는 했지만 나에게 편지를 보내지 않은 사람들의 의견도 들어가 있는 것이라면서, 내가 그들의 몸에서 수천 톤의 기름 덩어리를 떼어낸 사람이라고 말했다.

그러나 솔직히 말하지만, 내 일의 최우선 목적은 체중 감량에 있지 않다. 건강하고 자비롭고 자각적인 식사를 겨냥하고 있을 뿐이다. 하지만 비만으로 고통받던 많은 사람이 내 주장을 따름으로써 오랫동안 그토록 원하던 체중 감량에 성공할 수 있었다는 것은 사실이다.

출판사에서 내 첫 번째 책에 '새로운 미국을 위한 다이어트(Diet for a new America, 국내 출간명 '육식, 건강을 망치고 세상을 망친다')'라는 제목을 붙이려 했을 때, 나는 사실 반대했다. 특히 다이어트라는 단어가 마음에 들지 않았다. 그 단어는 나에게 엄격함, 구속성, 상실감, 체중을 더 줄이지 않으면 시계추처럼 되돌아오는 후유증, 호들갑, 게걸스러운 탐식, 감량한 살이 다시 찌는 일 따위가 반복해서 일어나는 현상을 상기시켰다. 또 시장 규모가 300억 달러에 달하는 체중 감량 업계와 그들이 제공하는 프로그램으로 감량한 사람들이 머지않아 다시 원래대로 뚱뚱해진다는 사실을 생각나게 했다.

게다가 다이어트라는 단어는 자기 몸을 문화적으로 이상적인 수준에 맞추지 못한 사람들과 특히 여성들에게 우리 사회가 얼마나 잔인할 수 있는지 깨닫게 해주었다.

우리는 여자가 매력적이고 사랑스럽게 보이기 위해서는 어쩔 수 없이 날씬해져야 한다고 떠벌리는 텔레비전, 영화, 잡지를 비롯하여 모든 종류의 광고에 현혹당하고 있다. 여자들이 자기 모습에 만족하지 못하게 하는 것이 그들의 최대 전략이다. 자기 몸을 부정적으로 바라보게 하고, 섭식장애(eating disorders)를 일으키는 데 〈베이워치 Baywatch〉(파멜라 앤더슨을 비롯하여 몸매 좋은 배우들이 출연하는 텔레비전 시리즈) 같은 프로그램을 만들어내는 것보다 더 좋은 방법은 없을 것이다. 그 문화적인 미의 기준에 자기 몸을 맞춰보고 자신과 자신의 몸에 만족해 할 만한 소녀와 여인이 얼마나 될까? 그러한 영화에 출연하는 배우들만큼 날씬한 여자들은 과연 얼마나 될까? 더욱이 많은 여자가 자기가 입는 수영복 사이즈를 인생에서 가장 중요한 것으로 생각하도록 조장하는 것이 바로 언론이라는 사실에 나는 분노하지 않을 수 없다.

그만큼 나는 다이어트라는 단어에 혐오감을 느끼고 있었다. 하지만 출판사에서는 개의치 않아 했다. 그들은 단지 책을 더 많이 파는 데 도움이 되는 제목을 붙이고 싶어했다. 다이어트를 다룬 책의 판매 실적이 좋다는 것이 그들의 변이었다. 그들은 다이어트라는 단어가 들어간 제목을 붙이기로 했고, 결국 '새로운 미국을 위한 다이어트'라는 제목이 나왔다.

나는 졸지에 '다이어트' 책의 저자가 된 셈이었다. 하지만 결과가 그리 나쁜 것만은 아니었다. 내 책의 제목만 듣고서 그 애국적인 체중 감량 프로그램의 의미를 묻는 사람들에게 나는 아마 1,700만 번쯤 대답을 해주었을 것이다.

하지만 나는 체중 감량을 위한 단계적이고 규칙적인 프로그램을 가르치지 않는다. 몸을 가다듬기 위한 강박적인 시도에는 흥미를 느끼지 못하기 때문이다. 내가 제시하고자 하는 것은 건강하지 못한 과체중이 저절로 사라지도록 육체와 음식의 건강하고도 완전한 관계를 증진하는 것이다

그것은 중요한 문제로서 외모 따위와는 상관이 없다. 여기에서 잠시 외모 문제는 논외로 하자. 비만해서는 안 되는 매우 중요한 건강상의 이유가 있기 때문이다. 매년 비만으로 일찍 세상을 떠나는 미국인의 수는 흡연으로 인한 사망자 수에 육박한다. 하지만 그 둘 사이에는 큰 차이가 있다. 미국인 한 사람이 피우는 담배의 양은 감소하는 반면, 비만 현상은 점점 더 심각해지고 있기 때문이다. 비만 관련 질병으로 사망하는 사람의 수가 흡연으로 인한 사망자 수를 앞지르는 것은 시간문제일 뿐이다.

지방흡입술로 유명한 한 의사와 대화를 나누면서, 나는 채식주의자들이 상대적으로 날씬하다는 것을 새삼스럽게 깨달았다. 수술로 지방을 제거하는 지방흡입술은 오늘날 미국 성형외과 분야에서 가장 많이 시행하는 수술이다. 미국에서만 하루에 1,000건 이상 지방흡입 수술을 시행한다고 한다. 스콧 존스 박사는 오랫동안 이 분야에 종사해 온

전문가다. 그는 이렇게 말했다. "나는 오랫동안 매일 환자들을 대상으로 지방흡입 수술을 시행해 왔습니다. 수술 중 환자와 대화를 나누는 것이 보통이지요. 채식주의자에게 그런 수술을 시행한 경우는 단 한 건도 없었습니다."

## 체중 감량 프로그램

단 하루도 빼놓지 않고 엄청나게 많은 미국인이 체중을 줄이기 위해 먹는 것을 조절하려 한다. 체중 문제로 고민하는 사람들을 신중하고도 동정적으로 도와온 작가 제닌 로스는 자신의 경험담을 다음과 같이 피력한 바 있다.

> 나는 대학시절에 다이어트를 한 적이 있는데, 그때 한 친구가 나에게 하루 세 끼 치킨만 먹으라고 권했다. 아주 이례적인 체중감량법처럼 느껴졌지만, 마침 모노푸드(mono-food: 한 가지 음식만 먹는)가 체중을 감량하는 방법 중 하나라는 말을 들은 터라 그 제안이 구미가 당기는 그럴듯한 소리로 들렸다. 이 접근방법에 따라 아이스크림, 퍼지(설탕 · 버터 · 우유 · 초콜릿으로 만드는 과자), 포테이토 칩, 바나나 등 무엇이 되었든 간에 단 하나의 음식만 먹으면 몸무게를 줄일 수 있다는 것이다. 내 남자친구 리는 비만하지 않으면서도 나를 끔찍히도 사랑했는데, 그는 나와 함께 아침식사로 프라이드 치킨을 제공하는 레스토랑을 찾아다니곤 했다. 점심과 저녁 식사로 프라이드 치킨을 파는 식당은 더 쉽게 찾을 수 있었다. 그 다이어트를 시작한 지 닷새쯤 되자, 내 체중은 오히려 1.3킬로그램가량 늘었고, 치킨 비슷한 것

만 보아도 구역질이 날 지경이 되었다. 그런데 나에게 그 다이어트법을 가르쳐준 친구가 잘못된 정보를 알려준 것 같다고 하는 게 아닌가. 역시 다이어트 중이던 그녀는 프라이드 치킨이 다이어트를 하는 사람이 먹어서는 안 되는 음식이라는 소리를 들었다고 했다. 그러고는 이렇게 말했다. "미안해. 네 체중이 그 방법 때문에 더 불지 않았으면 좋았을 텐데."

그 비슷한 내용으로 나에게 전화를 걸어오는 여성이 일주일에 10명에서 25명은 된다. 워크숍이 열릴 때마다 강의실은 최신식 체중감량법을 시도하고도 자기 몸에 만족하지 못하는 여성으로 가득 찬다. 그들의 관심은 온통 음식에만 쏠려 있다. 체중이 얼마냐와 상관없이 자기 체중이 정상 체중보다 더 나간다고 생각하지 않는 사람이 없다. 모두 자기 몸을 미워하는 것이다.

"그들은 비정상적인 사람들이다."

자기 몸에 만족하지 못하는 사람은 최신 유행 다이어트 방법을 내거는 사기꾼들의 먹잇감이 되기 쉽다. 불행하게도, 과학적이거나 합리적인 근거가 없는, 하지만 수백만 권씩 팔려 나간 책을 집필한 작가라는 사람들이 자칭 전문가 행세를 하는 세상이다.

나는 체중 감량을 꿈꾸며 다이어트를 시도하는 사람들을 비난할 생각이 전혀 없다. 나의 공격목표는 자기 몸을 더 매력적으로 꾸미고 싶어하는 사람들이 결코 아니다. 더 상쾌한 기분을 느끼기 위해, 더 건강해지기 위해 다이어트를 시도하는 사람들도 내 공격대상이 아니다. 오히려 나는 새로운 것을 시도해 보고 새로운 방법으로 먹어도 보면서 육체가 어떤 반응을 보이는지 혹은 어떤 기분이 드는지 알아보라고 권하는 사람이다.

유행처럼 지나가는 다이어트 책을 집필하는 사람들도 비난대상이 아니다. 나는 그런 사람을 많이 만나 보았는데, 그들은 대부분 자신이 내거는 주장을 철석같이 믿고 있었다. 하지만 그들이 순수하다고 해서 그들의 다이어트 방법마저 그만한 효력이 있다는 뜻은 아니다. 역사적으로 진실한 선의의 열광자들 때문에 폐해가 엄청났다는 사실을 기억할 필요가 있다.

내 공격대상은 다이어트에 관한 자신만의 신념과 의견만 있을 뿐, 그것을 뒷받침할 만한 합리적이고 과학적인 기반을 갖추지 못한 다이어트 무리다. 잠깐 효력을 보이는 것 같지만 장기적으로는 건강에 심각한 악영향을 미치는 다이어트 무리도 내 공격대상이다. 나는 그럴듯한 약속만 나열하다 끝내 엄청난 폐해만 안겨주는 유행성 다이어트를 문제 삼고자 하는 것이다.

유행성 다이어트는 '단기간 체중 감량'이니 '2주 만에 지방 분해'라는 식의 말을 가장 많이 내건다. 그들은 지속적인 건강이 식단과 생활방식의 점진적이고도 장기적인, 균형 잡힌 조정으로 유지된다는 진실을 무시한다. 유행성 다이어트는 사람들로 하여금 자제력을 잃게 하고, 진실로 효력 있는 식이요법 창조의 기쁨을 누리지 못하게 한다.

지난 수십 년 동안, 고지방 · 고단백질 · 저탄수화물 다이어트가 미국에 찾아왔다가 흔적도 없이 사라졌다. 그중에는 상당히 인기를 모은 것도 있었다. 그러나 고집스럽게 그 방법들을 따라 한 사람들은 장기적으로 건강에 큰 피해를 보고 말았다. 앳킨스 박사의 새로운 다이어트 혁명, 비벌리힐스 다이어트, 프로테인 파워, 탄수화물 중독 다이어트, 스카스데일 다이어트, 찰스 헌트의 다이어트 발전, 속성 체중 감량 다이어트 등이 그 예다.

이러한 다이어트에는 몇 가지 공통점이 있다. 저칼로리 다이어트라는 점을 절대 드러내지 않으려 하지만 100퍼센트 그렇다는 점이다. 이것들은 한결같이 하루 평균 필수 칼로리 수치에서 한참 밑도는 칼로리를 처방한다.

그 결과 단기적으로는 효과가 있는 것처럼 보이지만, 장기적으로는 건강을 유지하지 못하게 한다. 이러한 다이어트는 특정 비타민, 미네랄, 비타민 결핍을 막는 피토케미컬(protective phytochemical)뿐만 아니라 식이섬유질, 탄수화물 등의 결핍을 초래한다. 게다가 이 방법들은 육체를 저칼로리 테두리 안으로 밀어넣어 롤러코스터를 탄 것처럼 정신없이 끌려가게 만들어서 몸무게를 줄이기는 하지만, 신진대사를 늦추고 칼로리 연소율을 낮춰 결국에는 생존마저 위협받는 상황까지 불러온다. 따라서 칼로리 양을 원래대로 회복하면 빠진 체중이 무섭게 원래대로 되돌아오게 되는 것이다.

WHO, 미국심장협회, 미국 암협회, 미국 영양학협회, 미국 의무감, 미국 암연구소를 비롯하여 많은 조직이 고단백질 · 고지방 · 저탄수화물 다이어트에 반대 입장을 표명하고 있다.

이러한 다이어트들은 변비, 여러 가지 위장 장애, 심장질환, 신장질환, 골다공증을 비롯하여 각종 암의 위험성을 높이는데, 영양학협회는 이러한 다이어트 방법들을 '악몽'이라고까지 비난했다.

## 앳킨스 다이어트의 실체

앳킨스 박사의 저서 《새로운 다이어트 혁명》의 표지에는 '고플 때도 치즈버거를 마음대로 먹을 수 있는, 기적 같은 체중 감량 플랜'이라는 글이 있다. '마음껏 먹는 것이 바로 체중 감량의 길'이라는 것이다. '14일 만에 기적 같은 효과'를 볼 수 있다는 글도 적혀 있다. 이 책은 지금까지 600만 권 이상이 팔렸다고 한다.

유행성 다이어트의 전형적인 사기행각은 이렇다. 먹고 싶은 것은 무엇이든 먹을 수 있다고 약속하고, 이것이야말로 새롭고 기적 같고 혁명적인 방법이라 속삭이며, 전혀 힘들지 않음을 공언하고, 모든 사람이 할 수 있는 아주 쉬운 방법이라고 장담한다. 그 주장이 사실이라면 얼마나 좋겠는가.

사실 체중을 감량한다는 앳킨스 다이어트의 기본 메커니즘은 칼로리 억제와 케토시스(ketosis : 혈액 중에 동물의 체내에서 지방산이 산화 분해하는 과정에서 생기는 케톤체가 증가하여 오줌 중에 생성 · 축적된 상태로, 심하면 혼수상태에 빠지고 생리기능이 저하되면서 생명을 잃게 된다)다. 케토시스는 당뇨병에 걸렸거나 기아선상을 헤맬 때처럼, 지방 신진대사가 불균형을 이룰 때 발생한다. 케토시스 상태에서는 몸이 지방 대신 근육조직을 신진대사하기 시작한다. 그런데 다이어트 책 작가들은 체중을 줄이기 위해 케토시스 상태를 이용해야 한다는 것이다.

앳킨스 박사의 프로그램은 전부 케토시스에 근거를 둔 것이다. 그의 주장은 이러하다. "케토시스는 앳킨스 센터에서 어떤 사람이 지금 다이어트 중인지가려내는 지표로 사용한다. ……앳킨스 다이어트는 영구적인 영양 철학이다. ……중요한 것은 당신이 케토시스 상태에 들어가 있는 것이다."

하지만 그는 케토시스 상태가 지속되면 근육 파열, 구역질, 탈수, 두통, 현기증, 초조감, 호흡 곤란, 신장 이상, 심장질환에 걸릴 확률이 높다는 것을 말하지 않았다. 또 그는 임신 중에 케토시스 상태가 지속되면 태아 기형과 사망을 초래할 수 있다는 것도 언급하지 않았다. 그리고 그는 당뇨병 환자의 경우 케토시스 상태가 지속되면 사망할 수 있다는 것도 언급하지 않았다.

미국 암연구소는 앳킨스 다이어트를 분석한 뒤, 그 결과를 토대로 분명한 의견을 내놓았다. "앳킨스 다이어트는 심장에 좋지 않은 영향을 줄 정도로 급격한 체중 변화를 일으킨다. 게다가 케토시스 상태 중에 발생하는 지방산의 분해는 심장질환의 원인이 될 수도 있다. 앳킨스 다이어트의 기본 신조 중 하나는 설탕이 암을 일으킨다는 것이다. 이 잘못된 의견은 다이어트하는 사람들을 앳킨스의 방법으로 끌고 들어가기 위한 경악스러운 전략에 불과하다. 마지막으로, 이 프로그램 어디에도 다이어트를 하는 사람으로 하여금 포션 컨트롤(portion control : 영리를 목적으로 한 식당업체에서 이용하는 관리방법으로, 식음료의 원가를 통제하고 모든 고객에게 균등한 양을 제공하기 위한 통제수단)이나 서빙 사이즈(serving size : 1인 1회 분량)처럼 평생 균형 잡힌 영양상태를 유지하기 위해 필요한 기술을 개발하도록 유도하는 것과 같은, 가장 기본적인 체중 관리 전략을 습득하도록 권장하는 내용이 포함되어 있지 않다."

앳킨스는 "내 다이어트 방식은 심장질환을 일으키는 요인을 대부분 제거해 줄 것이다"라고 공언했다. 하지만 〈미국 영양학협회 학술지 Journal of the American Dietetic Association〉를 통해 발표된 한 연구 결과는 그와는 정반대 주장을 하고 있다. 앳킨스 다이어트를 12주 동안 이행한 사람들을 조사한 결과 LDL(저밀도 지단백질. '나쁜' 콜레스테롤)은 상당히 증가한 반면 HDL(고밀도 지단백질. '좋은' 콜레스테롤)은 상당히 줄어드는 것으로 드러났는데, 이는 심장마비에 걸릴 확률이 상당히 높아졌음을 의미한다.

지난 30여 년 동안 앳킨스는 자신의 다이어트 방법이 심장질환을 예방한다고 주장해 왔다. 하지만 그의 주장을 뒷받침하는 연구 결과는 단 한 편도 발표된 적이 없다.

사실을 말하건대, 앳킨스는 의학지에 논문을 단 한 편도 발표한 적이 없다. 하지만 딱 한 번 어떤 연구를 재정적으로 지원한 적이 있는데, 불행하게도 그 연구 결과조차 앳킨스 다이어트를 행한 사람의 70퍼센트가 변비에 걸렸고, 65퍼센트가 고질적인 입냄새에 시달린 것으로 나타났다.

앳킨스의 조리법과 추천 음식에 정기적으로 등장하는 음식이 두 가지 있다. 바로 돼지 비계와 소시지다. 세상 사람들이 깜짝 놀랄 만큼 성공적인 심장질환 예방 및 치료 방법을 개발한 바 있는 딘 오니시 박사는 그러한 음식으로 심장병을 치료할 수 있다는 앳킨스의 주장에 경악했다. 그는 "돼지 비계와 소시지가 사람 몸에 좋다는 주장은 책을 팔아먹기 위한 소름 끼치는 전략이다. 그것은 책임감 없는 주장으로서, 그의 말을 따르는 사람은 아주 위험한 상황에 처할 수 있다"라고 경고했다.

앳킨스 다이어트에서 추천하는 음식에는 그 밖에도 베이컨, 돼지고기, 스테이크, 해산물, 달걀, 버터, 크림, 화학 당분(artificial sweeters) 등이 있다. 그 자신이 시인한 바처럼 "앳킨스 다이어트는 달걀, 고기, 닭고기, 생선에 많이 의존한다." 앳킨스 다이어트에서 권장하는 대표적인 아침식사는 베이컨이나 소시지를 곁들인 치즈 또는 브로콜리 오믈렛이다.

유유상종이라고, 건강을 위험에 빠뜨리는 섭생 습관을 바꾸려 하지 않는 사람들은 이 같은 식이요법을 좋아한다. 하지만 동료 학자들의 평가와 의학지에 발표되는 수천 편의 논문이 보여주는 연구 결과는 명확하다. 앳킨스 다이어트에 포함된 바로 그 음식들은 우리 시대에 가장 많이 발생하는 질병, 육체적 장애, 사망에 크게 이바지하는 것들이다.

앳킨스 다이어트로 일시적이나마 체중을 줄인 사람은 많다. 하지만 그 대가로 그들의 장기적인 건강에 엄청난 희생을 강요한다. 제임스 앤더슨 박사는 켄터키주립대학의 의학 및 임상영양학 교수다. 그가 앳킨스 다이어트를 분석하고 내린 평가는 솔직하기 그지없다.

> 사람들은 단기적으로나마 체중을 감량한다. 하지만 이것은 장기적으로 비만, 심장질환, 암 등을 유발하는 최악의 다이어트다. 자기 건강을 망칠 다이어트를 모색 중인 사람이라면 앳킨스 다이어트보다 더 악질적인 다이어트를 찾을 수 없을 것이다. 미국에는 1,800만 명에 이르는 당뇨병 환자와 5,000만 명의 고혈압 환자가 있다. 그들은 신장질환 발병 개연성을 안고 있는데, 고단백질 섭취는 그렇게 되는 것을 가속화한다. 또 이 다이어트는 혈전증을 유발할 수 있다. 지방은 식사 후 인간의 몸 안에 지방질 입자를 형성하는 성향이 있으며, 이는 심장마비나 뇌일혈을 의미하는 응혈(凝血)로 연결될 수 있음을 뜻한다. 우리가 이 방법에 우려를 표명하는 이유는 이 다이어트를 좋아하는 사람 중 다수가 고기를 좋아하는 40대와 50대란 사실 때문이다. 5년 안에 심장마비가 그들을 덮칠 수도 있기 때문이다. 이보다 더 나쁜 상황은 상상할 수 없다. 당신은 심장마비로 사망하는 남자의 50퍼센트가 처음 발병한 치명적인 심장마비 때문에 사망하는 것을 알고 있는가? 그들은 앳킨스 다이어트가 그들을 그쪽으로 끌고 가고 있다는 것을 결코 알지 못하리라.

뉴욕 주 쿠퍼스타운에 있는 바셋연구소의 의사들은 2000년에 앳킨스 다이어트와 체중 감량에 관한 연구 보고서를 발표했다. 그들은 앳킨스 다이어트로 체중을 감량하는 것은 전보다 칼로리를 덜 소모했기 때문임을 밝혀냈다. 사실, 앳킨스 프로그램을 따른 사람들은 하루에 평균 1,500칼로리만 먹었고, 더 제약이 심한 단계에서는 그보다 더 적게 먹었다. 그 연구의 수석 책임자인 버나드 밀러 박사는 환자들이 앳킨스 프로그램을 이행하면서 피곤함과 구역질을 느꼈다고 말했다. 앨런 그린 연구소장은 "그것으로 인한 체중 감량은 칼로리가 들어왔다가 나가는 것에 따라 결정되는 것에 불과했다. 우리는 이 다이어트를 아무에게도 권하지 않는다"라고 말했다.

앳킨스 다이어트의 체중 감량에 대한 오니시 박사의 의견도 동일하게 단도직입적이다. "당신은 건강하지 못한 방법으로 체중을 감량할 수는 있을 것이다. 화학요법을 받거나, 암에 걸리거나, 에이즈에 걸리거나, 알코올중독자가 되어도 체중은 감량할 수 있다. 고동물성 단백질로 체중을 줄이는 것은 생명을 담보로 체중을 감량하는 것이라는 점에서 문제가 있다."

앳킨스 스토리에는 이해할 수 없는 아이러니가 있다. 2000년, 앳킨스는 자신이 36년간 다이어트를 해왔다고 말했다. 하지만 그는 연방정부 가이드라인이 정한 바람직한 체중의 한계를 넘어설 정도로 과체중 상태에 있다.

## 존 다이어트의 실체

배리 시어스의 《그 지역에 들어가기Entering the Zone》는 고단백질과 비교적 고지방 다이어트를 옹호하는 또 다른 베스트셀러다. 앳킨스의 섭생방법만큼 극단적이지 않아 얼핏 건전한 것처럼 보인다. 하지만 앳킨스 다이어트 못지않게 심각한 결함을 안고 있다.

시어스는 지방을 적게 먹으라는 보건 전문가들의 충고 때문에 최근 유행하는 비만이 비롯되었다고 주장한다. 그는 다음과 같이 적었다.

> 저명한 과학자와 영양학자, 정부의 메시지는 간단하다. 미국인은 지방을 적게 먹고, 탄수화물은 더 먹어야 한다는 것이다. …… 우리는 15년째 실험을 해왔는데, 그들의 주장이 옳지 않다는 것을 증명하기 위해 구태여 일류 과학자가 될 필요는 없었다. …… 이 나라의 비만율은 꾸준히 높아지고 있다. …… 사람들이 지방을 적게 먹고 있고, 그래서 뚱뚱해지고 있는 것이다.

하지만 진실은 위의 내용과 조금 다르다. 비만율이 빠르게 높아지고 있는 것은 사실이다. 영양 전문가들이 사람들에게 지방을 적게 먹으라고 권하는 것도 사실이다. 하지만 건강 전문가들의 주장이 속속 등장하는데도, 보통 미국인이 지방으로 칼로리를 채우는 현상은 지난 15년간 별로 달라진 것이 없다. 비만과 과체중이 급격하게 증가하는 원인은 사람들이 매일 평균적으로 섭취해야 하는 하루 필요량에서 수백 칼로리를 더 먹으면서 1980년대 중반보다 오히려 덜 운동하기 때문이다.

시어스는 계속해서 미국인이 날이 갈수록 지방을 적게 먹는다고 주장한다. 하지만 농무성에 따르면, 1989년 이래 미국 남자의 하루 지방 섭취량은 89그램에서 101그램으로, 여성은 62그램에서 65그램으로 오히려 늘어났다고 한다.

앳킨스와 마찬가지로 시어스는 자신의 다이어트 프로그램을 따르기만 하면 칼로리를 제한할 필요 없이 영구적인 체중 감량을 달성할 수 있고, 에너지를 높일 수 있으며, 따라서 건강이 좋아진다고 주장한다. 하지만 객관적으로 보면, 존(Zone) 다이어트 방법은 매일 1,200에서 1,600칼로리를 제공하는데, 이는 몸무게가 45킬로그램인 여성이 하루에 섭취해야 하는 적정량보다 훨씬 적은 수준이다.

시어스의 주장은 얼핏 그럴듯하게 들린다. 하지만 그의 책에는 주석이라는 것이 전혀 붙어 있지 않아서 도대체 그의 주장을 뒷받침하는 자료를 추적할 방법이 없다. 그리고 그도 자기 주장을 뒷받침할 만한 연구 결과를 발표한 적이 없다.

시어스가 탄수화물을 많이 먹으면 혈중 인슐린 지수가 높아져 체중이 늘기 때문에 체중을 줄이려면 단백질을 더 많이 섭취하고 대신 탄수화물을 줄여야 한다는 자신의 이론을 뒷받침하기 위해 인용한 전문가는 스탠퍼드대학의 제럴드 리번 박사다. 하지만 리번 박사는 시어스의 이론에 동의하지 않는다. 그는 다음과 같이 주장한다.

> 나는 고혈중 인슐린만으로도 체중이 는다는 생각에 강력히 반대한다. 지방이 되었든, 단백질이 되었든, 탄수화물이 되었든 간에 칼로리를 적게 섭취하면 체중이 줄어든다는 것을 증명하는 연구 결과는 너무도 많다.

시어스의 주장에는 도무지 과학적 근거에 입각한 것처럼 보이는 대목이 없다. 일례로, 시어스는 "인류는 유전적으로 곡식을 소화할 능력을 갖추지 못했다"라고 주장한다. 대부분의 인종이 수천 년 동안 식품 에너지원을 곡식에 의존해 왔다는 의심할 여지가 없는 진실을 그가 어떻게 그토록 쉽게 간과할 수 있는지 상상이 안 될 정도다.

시어스가 내거는 신조들은 대부분 한결같이 몽상적이다. 그는 거듭하여 "심장 혈관 질환 환자에게 고탄수화물 다이어트는 위험하다"라고 주장한다. 심장질환 환자들이 오니시 박사, 에셀스틴 박사, 맥두걸 박사를 비롯하여 수많은 과학자가 개발한, 거의 비건식에 가까운 고탄수화물 다이어트를 해서 건강을 회복할 수 있었다는 분명한 증거들을 그가 어떻게 쉽게 무시할 수 있었는지 미스터리가 아닐 수 없다.

터프츠대학에 있는, 농무성 산하 '나이에 관한 인간 영양 연구소'의 앨리스 리히텐슈타인은 시어스의 주장이 과학적으로 타당하냐는 질문을 받았다. 그녀의 의견은 간단명료하다. "시어스는 숨기고 있지만, 그의 책은 저칼로리 다이어트를 옹호하고 있습니다. 시어스는 출판된 적도 없고, 동료 과학자들에게 평가를 받거나 적절하게 통제되지 못한 결과에 의존하고 있을 뿐입니다. 한마디로 공상과학 소설이지요. 그는 마음이 흔들리기 쉬운 사람들을 먹잇감으로 삼고 있는 것입니다."

시어스의 식이요법에 관한 조언은 종종 머리를 망치로 치는 것 같은 충격을 안겨준다. "당신은 음식을 마약처럼 취급하지 않으면 안 된다." "음식을 먹을 때는 정맥주사를 맞는 것 같은 각오로 임해야 한다. ……음식을 먹기 가장 좋은 때는 바로 배가 고프지 않을 때다." 책 뒤표지에는 제멋대로인 데다 부끄러움조차 모르는 그의 주장이 거침없이 실려 있다. "당신은 운동을 하는 것보다 텔레비전을 보면서 더 많은 지방을 연소시킬 수 있다."

그뿐만 아니라 시어스는 특정량의 단백질 소비에 이상할 정도의 강박 관념을 가지고 있는 듯하다. "내 하루 단백질 섭취량은 정확하게 100그램으로 계산되어 있다. 그보다 적게 섭취하면 나는 단백질 부족 상태에 처할 것이다. 그보다 더 많이 먹으면 물론 단백질 과잉 상태에 처할 것이다."

존 다이어트를 칭찬한다면, 앉아서 일을 하는 과체중인 사람들이 체중을 줄일 수 있도록 도와주었다는 점이다. 조금씩 자주 먹고, 설탕 소비를 줄이라는 말에 동의한다. 그런 점에서 미국식 표준 식단에 공헌한 점도 없지 않다. 하지만 그의 다이어트가 특히 한 가지 면에서 상당히 해롭다는 것이 내 생각이다.

존 다이어트에서 요구하는 단백질은 총량의 70퍼센트를 동물성이 차지한다. 시어스의 책과 그의 이론은 동물성 단백질만이 충분한 수준의 활성 · 비활성 아미노산을 공급하며, 채식주의자들은 그들의 단백질을 배합하는 데 신중을 기해야 한다는 세간의 오해를 증폭시켜 왔다. 그는 "미국인의 3분의 1이 단백질 부족으로 고통받고 있다"라고 주장한다.

미국 영양학협회는 그 문제를 주제로 한 공식 논문에서 그러한 믿음이 비록 널리 퍼져 있기는 하지만 전혀 과학적 근거가 없는 것임을 분명하게 밝혔다. "식물성 단백질만으로도 활성 · 비활성 아미노산을 충분히 공급할 수 있다. 단백질 상호 보충(complementary protein)에 관한 주장들처럼 정해진 식사량 안에서 이러한 음식들을 신중하게 배합하는 것은 불필요하다."

시어스가 최근에 발간한 서적(《콩의 지역 The Soy Zone》)에서 채식주의자가 자신의 섭생방법을 따를 수 있는 방법을 제시하기는 했지만, 고단백질 부하(high protein loads)에 대한 그의 요구는 결국 자신의 조언에 귀를 기울이는 사람들로 하여금 동물성 식품을 먹도록 조장하는 역할을 한다. 유감스럽지만, 그 사람들은 해로운 영향으로 고통을 겪을 것이다. 시어스가 당신이 섭취하는 칼로리의 30퍼센트를 단백질에서 얻어야 한다고 주장한다는 사실을 기억하라. WHO는 "동물성 단백질로 에너지의 비중을 높이는 것이 건강에 좋다는 증거는 없으며, 오히려 동물성 단백질을 많이 먹으면 몸에 해롭다"면서 시어스의 방법이 좋은 아이디어라고는 생각하지 않는다고 밝혔다.

저명한 연구기관인 월드워치연구소는 시어스가 옹호하는 방식으로 단백질을 소비할 때 발생하는 폐해를 다음과 같이 간결하게 정리했다.

> 지나친 육식이 건강에 미치는 부정적인 영향은 부분적으로 '엄청난 단백질 대실패'—단백질을 많이 소비해야 한다는 서구인들의 잘못된 믿음—에서 비롯했다. 이러한 신화는 미국을 비롯한 산업국가 국민에게 필요 수준보다 두 배나 많은 단백질을 섭취하도록 하는 결과로 나타났다. 육류와 유제품에 들어 있는 단백질에는 포화지방도 포함되어 있기 때문에 풍요로운 사회에서의 단백질 신화는 사실 위험천만한 것이다. 그러한 지방은 풍요로운 사람들이 걸리는 대부분의 질병과 관련이 있는데, 산업국가에서의 주요 사망 원인인 심장질환, 뇌일혈, 유방암, 결장암 등과도 관계가 밀접하다.

시어스는 자신이 내세운 다이어트 방법의 가치를 입증하기 위해 전설적인 3종 경기 선수 데이브 스콧의 업적을 인용한다. "내 방법(존 다이어트)에 가까운 다이어트가 트라이애슬론의 아버지라 불리는 데이브

스콧이 5년의 공백 기간을 극복하고 나이 마흔에 게토레이드 철인 트라이애슬론 경기에서 2등으로 입상할 수 있도록 도와주었다"라고 자랑한다.

우연하게도 스콧이 친구라서 시어스의 말이 사실인지 물어보았다. 그는 단도직입적으로 말했다. "그것은 역사상 가장 야비한 거짓말일세. 난 시어스의 책도 본 적이 없는걸. 내가 시어스의 다이어트를 했다니 말도 안 돼. 지난 5년 동안 그의 거짓말에 반박하느라 지긋지긋했네. 그에게 전화를 걸어 답신을 바란다는 메시지를 남기고, 이메일을 보내도 전혀 반응을 보이지 않는다네."

시어스가 신뢰성 없는 인물이라는 것은 그가 연구 성과를 단 한 편도 학술지에 게재하지 못했기 때문만은 아니다. 그의 베스트셀러 저서 《그 지역에 들어가기》의 겉표지에는 그 책이야말로 '영구적인 체중 감량으로 인도하는 식이적 지도책'이라는 글이 적혀 있고, 뒤표지에는 당신이 '영구적인 지방 감소'를 성취할 수 있을 것이라는 약속의 글도 적혀 있다. 역설적이게도 시어스는 자기 책에서 자신이 과체중임을 시인했다.

## 혈액형 다이어트의 실체

피터 J. 다다모(Peter J. D'Adamo)는 《혈액형에 따라 적절하게 먹는 방법Right for Your Type》에서 혈액형—A형, B형, AB형, O형—에 따라 네 가지 각기 다른 다이어트 방법이 존재한다고 주장한다. 그는 '혈액형에 맞춘 올바른' 식단에 따라 음식을 섭취하면 체중을 감량할 수 있을 뿐 아니라 귓병을 치료할 수도 있고, 암과 싸워서 이길 수도 있고, 만성적인 피로증후군도 스스로 치료할 수 있고, 그 밖에도 많은 병을 고칠 수 있다고 말한다. 다다모는 우리에게 선사시대 사람들처럼 먹을 것을 강조한다.

하지만 이는 매우 소름 끼치는 주장이다. 자연적인 섭생방법에서 한참 벗어나 있는 상태라면 선사시대의 조상들처럼 먹는 방법이 큰 도움이 될 수도 있을 것이다. 그리고 사실 그의 약속에 현혹된 사람이 한둘이 아니다.

그러나 《터프츠대학의 건강 및 영양 보고서Tufts University Health and Nutrition Letter》에 따르면 다다모의 혈액 분류는 완전히 잘못된 것이다. 터프츠대학의 영양학적 인류학자인 스티븐 베일리 박사는 혈액형이 인류의 시작과 함께 등장한 것이 아니기 때문에 '본래적인 O형이나 본래적인 A형'이라고 말하는 것은 오류라고 반박했다. "혈액은 인간이 등장하기 오래전인 생물학적 무대 때부터 진화되어 온 것이다. 게다가 모든 선사시대 사람이 혈액형에 따라 동일한 음식을 먹었다는 증거는 눈을 씻고 보아도 찾을 수 없다."

다다모는 혈액형에 따라 16개 식품군을 만들고, 그것을 다시 '매우 좋음' '중간' '피해야 함' 등으로 세분했다. 예를 들어 혈액형이 A형인 사람은 채식주의 식단을 취하는 것이 좋기는 하지만, 많은 식품 중에서 양배추 · 감자 · 가지 · 올리브 · 후추 · 토마토 등은 먹지 말아야 한다는 식이다. 하지만 그들에게 달팽이는 권장 식품이다.

그와는 반대로 혈액형이 O형인 사람은 레드미트에 상당히 큰 비중을 두는 식단을 유지해야 한다고 말한다. 그들에게 오렌지 · 사과 · 밀가루 음식 · 땅콩 버터 · 아바카도 · 양배추 · 토마토는 기피 식품이고,

송아지 고기 · 곱게 간 소고기 · 소의 염통 등은 장려 식품이다.

B형인 사람에게는 냉동 요구르트 등 유제품을 많이 먹어야 한다고 말한다. 또 B형인 사람에게는 해바라기씨 · 가르반소콩(garbanzo beans) · 강낭콩 · 홀휘트(whole wheat : 밀기울을 빼지 않은) 빵 · 옥수수 · 서양호박 · 두부 · 템페(tempe : 콩을 쪄서 발효시켜 만든 인도네시아 음식) · 토마토는 좋지 않지만, 토끼고기와 양고기는 좋다고 한다.

AB형인 사람에게는 옥수수 · 후추 · 올리브 · 해바라기씨 · 참깨 · 리마콩은 좋지 않지만, 잼 · 젤리 · 토끼와 칠면조고기는 좋다는 것이다.

다다모의 다이어트를 시도한 사람 중 상당수가 실제로 체중을 감량할 수 있었는데, 거기에는 다다모가 밝히지 않은 한 가지 원인이 숨어 있다. 그가 추천한 식단들은 혈액형과는 전혀 상관없이 사실상 극히 저칼로리였다. 어떤 날의 식단은 겨우 1,000칼로리에 불과했는데, 이는 성인 여성이 섭취해야 할 칼로리의 절반에 해당한다.

그런데도 다다모는 삶의 모든 것이 사람의 혈액형이 A형이냐 B형이냐 AB형이냐 O형이냐에 따라 달라진다는 것이다. 그의 주장은 다음과 같다.

> (ABO)형은 너무나 많은 것을 결정할 수 있다. 얼마나 많이, 얼마나 자주 먹어야 하는가. 우리에게 가장 좋은 식단 스케줄은 어떻게 짜야 하는가. 우리에게 가장 좋은 수면 · 휴식 패턴은 어떠해야 하는 것인가. 스트레스는 우리에게 어떤 영향을 미치고, 우리는 그것을 어떻게 극복할 것인가. 어떻게 건강을 최대로 강화할 것인가. 질병은 어떻게 극복할 것인가. 노화는 어떻게 늦출 수 있는가. 어떻게 정서적인 행복의 수준을 높일 것인가.

다다모는 O형과 B형인 사람이 건강해지기 위해서는 반드시 매일 고기를 먹어야 한다고 믿는다. 채식주의자들이 암 · 심장질환 · 고혈압 · 당뇨병 · 담석 · 신장병 · 비만 · 결장질환 등에 덜 걸리고, 더 오래 건강하게 산다는 사실을 접한 그는 A형인 사람들이 채식 위주 식단에 적합하다고 설명한다. 하지만 채식주의자들이 누리는 건강상의 혜택을 A형인 사람들만 누릴 수 있는 것으로 설명하는 그의 논리는 수학적으로 설명이 불가능하다. 적십자사 혈액은행에 따르면, 미국민의 39퍼센트가 A형, 46퍼센트가 O형, 11퍼센트가 B형, 4퍼센트가 AB형이다. 세계적인 연구기관들이 거듭해서 밝혀온 채식주의 식단의 일관된 우수함을 채식 위주 식단이 소수 그룹인 A형 사람들에게 건강상 도움을 주기 때문이라고 설명하는 데는 할 말을 잊을 수밖에 없다.

위와 마찬가지로, 다다모는 고기를 완전히 배제하고 거의 비건에 가까운 식단 등으로 약해진 심장을 건강하게 되돌려놓은 딘 오니시 박사의 성공은 혈액형이 A형인 사람에게만 적용될 뿐이라고 주장한다. 다시 말하면 O형, B형, AB형인 사람에게는 효과가 없다는 것이다.

나는 다다모의 말이 사실인지 오니시 박사의 예방의학연구소 부소장이자 의료 책임자인 리 립센탈 박사에게 문의해 보았다. 그는 다음과 같이 대답해 주었다.

> 어떤 과학적 문헌에도 혈액형과 필요한 영양소의 관계를 보여주는 증거는 존재하지 않는다. 심장질환을 앓는 사람들은 미국심장협회의 권고사항을 잘 따를 때조차 상태가 악화되는 것이 일반적인데, 우리 환자들은 대부분 심장의 건강상태를 실제로 호전시켰을 뿐만 아니라 다른 방면—체력 테스트를 통해 나타난 신체기능의 호전, 심장혈관으로 흐르는 혈액량의 증

가, 쾌활한 마음과 생동감, 콜레스테롤 수치의 호전, 혈압의 호전, 수면상태의 호전, 사회기능의 호전 등—에서도 객관적으로 좋아지는 것을 보여주었다. 수백 명에 이르는 환자의 상태가 극적으로 좋아졌고, 그러한 현상은 모두 객관적인 테스트로 측정되었다. 나는 혈액형이 O형과 B형인 사람에게는(합치면 미국민의 60퍼센트) 오니시 프로그램이 효과가 없다는 단서를 찾을 수 없었다.

다다모는 심장질환을 앓고 있으며 혈액형이 O형인 사람은 육식을 해서그 위험성을 낮출 수 있다고 믿는다. 하지만 세계 어느 학술지에도 그런 주장을 뒷받침하는 증거는 실려 있지 않다. 사실, 다다모의 이론을 지지할 만한 증거를 찾는다는 것은 무척 어려운 일이다. 시어스와 마찬가지로 그의 책에는 주석이 붙어 있지 않아 그가 그렇게 주장하는 근거나 지지하는 문헌을 추적할 수 없다. 또 시어스와 마찬가지로, 그는 공인받은 의학지나 학술지에 단 한 편도 논문을 발표한 적이 없다.

그는 자신의 혈액형 다이어트를 설명하면서 O형인 사람이 고기를 먹어야 하는 이유를 "O형인 사람은 동물성 식품과 단백질 위주 식단을 잘 견디는데, 그러한 음식을 적절하게 소화시키기 위해서는 더 많은 위산이 필요하다"라고 말한다. 사실, 다다모는 O형인 사람들은 대체로 고위산(high stomach acid) 내용물을 가지는 경향이 있기 때문에 고기를 잘 소화시킨다는 주장을 펴고 있다.

하지만 혈액형이 O형인 모든 남자와 여자가 염산(위산)을 더 생산해내는 것은 아니다. 평균치의 염산을 생산하는 사람도 있고, 그보다 조금 덜 생산하는 사람도 있다는 것은 널리 알려진 사실이다. 게다가 고기 단백질을 소화하기 위해 필요한 것은 염산이 아니라 펩신(pepsin)이다. 염산을 많이 생산하는 사람들의 위는 비정상적인 위산 과다에 시달리게 될 것이다. 위산이 많으면 사실 단백질 소화에 도움이 되는 펩신을 제대로 생산해 내지 못한다.

따라서 선사시대 조상님들의 식생활에 관한 그의 신념은 근거가 희박해 보인다. 그는 다음과 같이 주장했다.

> 기원전 4만 년경, 우리 조상 크로마뇽인의 등장은 인간을 지상에서 가장 위험한 포식자로 만드는 계기가 되었으며 …… 그 어떤 동물도 두려워하지 않게 되었으며 …… 그들 자신보다 더 무서운 포식자가 없는 …… 즉 인간이 먹이사슬의 최정상에 올라서는 계기가 된 것이다. 단백질—고기—이 그들의 연료인 셈이었다. 기원전 2만 년경까지 크로마뇽인은 게임을 즐기듯 엄청난 짐승 떼를 죽였다.

다다모의 혈액형 이론은 기원전 4만 년경에서 2만 년경까지 살았던 크로마뇽인의 혈액형이 전부 O형이었으며, 그들이 주식으로 고기를 먹었다는 신념에서 비롯된 것이다. 그는 A형과 B형, AB형은 나중에 생겼으며, 혈액형이 그러한 사람들은 곡식을 포함한 식단에 적합한 유전적인 요소를 갖췄다고 주장한다. 그러나 크로마뇽인의 거의 대부분 혹은 전부가 O형이었다는 증거는 어떤 과학적 문헌에서도 찾아볼 수 없다. 그 대신, 네 가지 혈액형이 크로마뇽인 시대에도 존재했다는 증거는 상당히 많다.

크로마뇽인은 다다모의 말처럼 지독한 육식주의자였을까? 인간의 먹을거리 변천에 관해서는 세계 최고 학자로 인정받고 있는 고생물학자 리처드 리키에 따르면 그렇지 않다고 한다. 리키는 "인간은 손으로 살을 가를 수 없으며, 손으로 가죽을 벗겨낼 수 없다. 우리 조상의 치아 또한 짐승의 살이나 가죽을 찢는 데 적합하지 않았다. 우리(그리고 크로마뇽인)는 동물들처럼 날카로운 치아를 갖추지 못했기 때문에, 크고 날카로운 치아가 필요한 음식 조달 행위는 할 수 없었을 것"이라고 말한다.

리키는 설사 크로마뇽인이 크고 날카로운 치아를 가지고 있었다 해도, 고기는 여전히 어쩌다가 한 번 먹는 음식이었을 거라고 주장한다. 그들의 식생활은 유전학상 우리와 가장 가까운 친척 관계인 침팬지와 흡사했으리라는 것이 그의 생각이다.

리키에 따르면 분자생물학자와 유전학자들이 단백질과 DNA, 거의 모든 생물학적인 특성을 비교해 본 결과 인간과 침팬지의 관계가 말과 당나귀의 관계보다 더 가깝다는 신빙성 있는 사실을 밝혀냈다고 한다. 말과 당나귀가 짝을 이루어, 비록 생산성이 없기는 하지만, 새끼인 노새를 낳을 수 있다는 점에서 그 연구 결과는 놀라운 것이 아닐 수 없다. 인간과 침팬지의 큰 차이점은 침팬지에게는 먹이를 찢을 수 있는 크고 날카로운 이빨이 있을 뿐 아니라, 인간보다 힘이 세고 빠르다는 점이다. 고기를 먹을 수 있는 장점을 두루 갖추고 있기는 하지만 침팬지는 다른 영장류들과 마찬가지로 주로 채식 위주의 식사를 한다. 침팬지만을 대상으로 연구에 전념한 제인 구달 박사는 침팬지는 고기를 전혀 먹지 않고 몇 달씩 지내기도 한다고 말했다. 실제로 그녀는 "1년 동안 침팬지가 소비하는 육류의 양은 전체 음식의 양 가운데 극히 일부분에 지나지 않는다"라고 지적한 바 있다.

다다모의 이론은 전적으로 우리 조상의 혈액형과 식생활에 관한 가설에 의거한 것이다. 그의 가설이 전체적으로 잘못된 것이기는 하지만 그의 다이어트는 자연요법 커뮤니티로부터 인정을 받았고, 심지어 자연의학을 가르치는 학교에서는 그의 이론을 커리큘럼에 포함시키기도 했다. 결과적으로, 일부 자연요법주의자들은 혈액형이 O형이거나 B형인 채식주의자나 비건들에게 매일 고기를 먹으라고 권한다. 하지만 일부 자연요법주의자들은 그들의 행동에 명확한 반대 입장을 표명하고 있다. 자연요법의 창시자인 베네딕트 러스트 박사는 '고기를 먹는 습관들을 버릴 것'을 요구했다. 마찬가지로, 자연 요법 대학들에서 많이 읽히는 저서를 집필한 바 있는 헨리 린들라 박사는 자연요법을 '엄격한 채식 위주 식단'을 취하는 것으로 정의했다. 현대적인 자연요법주의자인 디어드리 B. 윌리엄스 박사와 존 맥마흔 박사는 혈액형 다이어트의 기본 사항을 상세하고도 충분히 검토하고 나서 "혈액형 다이어트 이론은 존재할 만한 근거가 없다"라고 결론지었다.

자연요법 측에는 불행한 일이지만, 그 커뮤니티 중에서 일부나마 혈액형 다이어트 이론을 받아들였다는 사실은 주류 과학 커뮤니티에 속한 사람들 사이에 '자연요법은 기만적이고 무지한 것'이라는 인식을 더욱 강화하는 역할을 했다. 다다모의 다이어트는 정부 보건기구, 주요 대학, 그것에 대한 글을 싣고 있는 의학 저널지 등을 포함하여 모든 주요 과학조직으로부터 비난을 받았다(다다모가 여러 가지 방법으로 자신의 프로그램을 위해 기금을 마련하는 것을 보고, 어느 풍자적인 비평가는 '자신의 고소득층 과세 기준 소득에 따라 적절하게 먹는 법'이라고 비아냥거렸다).

〈터프츠대학의 건강 및 영양 보고서〉는 실제로 혈액형 다이어트에 최하점을 주었다.

작가는 책의 처음부터 끝까지 자신의 '논문'이니 '연구'니 하는 단어를 많이 사용했지만, 학술지에 실린 연구 결과는 단 한 편도 언급하지 않았다. 사실상 다다모의 '논문'이라는 것은 자기가 좋아하는 환자들의 일화(그는 의사가 아니다)와 자신이 직접 만들어서 글을 출판하는, 동료 작가들의 평가 절차를 거치지 않는 잡지에 실은 글을 모은 것에 지나지 않는다. 추천 대상이 아니다. 터프츠대학이 줄 수 있는 최하점이 적당하다.

수잔 하발라는 정식 영양사로서 미국 식이요법협회가 1988년과 1993년에 채식주의 식단에 관한 세미나에서 발표한 연설문의 대표 작성자다. 나는 그녀에게 혈액형 다이어트에 대한 의견을 물었고, 그녀는 다음과 같은 회신을 보내주었다.

전통적 사고의 상자를 벗어난 아이디어라고 해서 반드시 그것을 기만이라고 할 수는 없다. 하지만 나는 혈액형 다이어트를 뒷받침할 만한 신뢰성 있는 연구 결과에 대해서는 아는 바 없다. 그것을 뒷받침할 만한 과학적 근거가 전혀 없는 것이다. 나는 사람들에게 그저 즐기는 수준에서 그것을 생각하라고 조언하고 싶다.

나는 많은 사람이 혈액형 다이어트의 도움을 받았을 것으로 확신한다. 비록 그 사람들이 다다모가 주장하는 방식대로 했는지에 대해서는 회의적이지만. 이 다이어트로 체중을 감량했다는 사람들은 사실 감량한 것이 아니다. 그것은 혈액형에 따라 양배추 대신 달팽이를 먹어야 했기 때문이 아니다. 그 대신 자신을 위해 좋은 무엇, 적어도 당분간은 칼로리를 더 적게 먹겠다는 각오가 있었기 때문이다.

시어스나 앳킨스와 마찬가지로 다다모의 다이어트는 크게 유행했고 책도 수백만 권씩 팔려 나갔다. 하지만 다다모는 시어스나 앳킨스와 마찬가지로 많은 사람을 동물성 식품으로 끌고 가는, 공공을 대상으로 몹쓸 짓을 저지른 것이다. 그것이 작가의 의도는 아닐지라도, 그들의 책을 읽은 많은 사람이 채식주의 식단을 부정적으로 인식하게 되었기 때문이다. 의료계가 매일 식물성 위주 식단에 대한 인식을 새롭게 하는 상황에서, 육식 위주 식단과 비교했을 때 식물성 식단에 오늘날 사람들을 괴롭히는 대다수 질병의 발생률을 낮추는 데 기여하는 장점이 무척 많다는 사실이 속속 밝혀지고 있는 상황에서 불행한 일이 아닐 수 없다.

하지만 유행성 다이어트 서적들이 꼬리를 물고 세상에 나오고 있는 상황에서도 세계적인 스포츠맨이면서 채식주의자인 사람들의 이름은 시간이 갈수록 늘어만 가고 있다.

# 건강한 식물성 식단

"미국 낙농업계가
밀크수염(입가에 우유가 묻은 사진) 광고에 쓰는 비용은
1년에 1억 9,000만 달러다."

최근 유행하는 저탄수화물 다이어트가 건강을 지켜주고 과도한 체중을 줄여주는 믿을 만한 방법이 아니라면, 왜 그토록 많은 사람이 그쪽으로 쏠리는 것일까?

그 이유는 중요한 것 못지않게 단순하다. 미국식 표준 식단을 따른 많은 사람이 과체중에 건강을 잃은 탓에 쉽게 건강을 증진해 주는 것이라면 무엇이든 시도할 의사가 있기 때문이다. 전통적인 미국 식단은 사람들을 실패로 이끈다. 가공 처리한 음식, 설탕과 건강하지 않은 지방으로 가득 찬 그런 방법은 사람들이 원하는 육체를 경험하지 못하게 한다. 그런 점에서 비극이라 하지 않을 수 없다.

유행성 다이어트는 몸에서 빠져나가기 쉬운 탄수화물의 소비에 중점을 둔다. 당신의 식단에 포함된 탄수화물이 주로 백밀(white flour)과 백설탕에서 비롯되는 것이라면, 그것을 덜 섭취하는 것이 바람직하다. 유감스럽게도 대다수 미국인은 주로 그 두 가지 음식에서 탄수화

물을 섭취한다.

백밀과 백설탕은 영양가가 거의 없을 뿐만 아니라, 더 건강한 식품들을 식단에서 밀어낸다. 설탕과 잘 도정한 곡식을 많이 먹으면 먹을수록, 그만큼 필수 비타민과 그 밖의 미량 영양소(micronutrients)를 제공하는 영양학적으로 완전한 식품을 덜 먹게 되는 것이다.

한편 과학자들은 홀그레인(whole grain: 완전히 도정하지 않은 곡식)의 섭취를 늘리면 암 발생 위험을 줄일 수 있다는 것을 지속적으로 발견해 왔다. 그와는 반대로, 백밀처럼 잘 가공 처리한 곡식은 구강암, 위암, 결장암, 후두암, 식도암의 발생 확률을 높인다.

〈미국 보건 저널American Journal of Public Health〉에 실린 아이오와주 여성들의 건강에 대한 연구 논문은 하루에 홀그레인을 적어도 한 번 먹는 여성이 그렇지 않은 여성에 비해 암, 심장 혈관계 질환으로 사망할 확률—다른 원인으로 사망할 확률을 포함하여—이 현저하게 낮다는 것을 지적했다. 하루에 한 번 홀그레인을 섭취해 얻는 장점인 것이다. 하지만 유감스럽게도 미국인은 대부분 그렇게 하지 않는다. 사실, 밀가루를 먹는 미국인 중 98퍼센트는 백밀을 먹는다. 완전히 도정하지 않은 통밀가루를 먹은 사람들의 비율은 2퍼센트에 불과하다.

세월이 흐르면서 음식에 관한 어리석은 짓이 더 어린 나이부터 시작되는 것 같다. 당신은 요즘 어린이들이 설탕 범벅인 시리얼, 캔디, 소다수, 그 밖의 정크푸드(쓰레기 같은 음식) 광고에 대책 없이 휘말리고 있는 것을 볼 수 있을 것이다. 미국의 보통 어린이들은 매주 1,000번 정도 광고를 보는데, 그것은 감수성 강한 어린이들에게 업체에서 생산하는 건강하지 못한 음식을 평생 먹게 하려는 단 하나의 목적을 위해 비싼 돈을 들여 가며 일류 광고회사들이 제작한 것이다.

| 통밀가루를 도정하는 과정에서 손실되는 영양분 | |
|---|---|
| 단백질 | 25% |
| 섬유질 | 95% |
| 칼슘 | 56% |
| 철분 | 84% |
| 인 | 69% |
| 칼륨 | 74% |
| 아연 | 76% |
| 구리 | 62% |
| 망간 | 82% |
| 셀렌 | 52% |
| 티아민(비타민 B1) | 73% |
| 리보플라빈(비타민 B2) | 81% |
| 니아신(니코틴산, 비타민 B3) | 80% |
| 판토텐산(비타민 B5) | 56% |
| 비타민 B6 | 87% |
| 엽산 | 59% |
| 비타민 E | 95% |

• 통밀가루를 백밀로 도정하는 과정에서 사라지는 25가지 영양소 중 화학적으로 보충(강화)되는 영양소는 5가지다.

• 가장 전통적인 식생활을 통해 얻는 전체 에너지에서 홀그레인(Wholegrain)이 차지하는 비율은 세계적 · 역사적으로 75 ~80퍼센트다.

• 미국식 표준 식단으로 얻는 전체 에너지에서 홀그레인이 차지하는 비율은 1퍼센트다.

그러는 동안, 전국적으로 5,000군데가 넘는 학교가 식당과 자판기에 음식을 제공해 달라며 패스트푸드 업체나 정크푸드 업체와 계약을 맺었다. 코카콜라를 비롯한 소프트 드링크 업체들은 학교에서 독점 판매권을 따내기 위해 재정이 쪼들리는 교육구에 수백만 달러씩 쏟아붓고 있다. 일례로 콜로라도의 한 교육구에서는 코카콜라 판매고가 떨어지면 교사들이 교실에서 그 제품 판매를 독려할 정도다. 과도한 설탕 섭취가 비만, 신장결석, 골다공증, 심장질환, 충치 등과 관련이 있다는 것을 알면서도 그런 일이 실제로 벌어지고 있는 것이다.

오늘날 미국인의 하루 평균 설탕 소비는 경악스럽게도 티스푼으로 53숟가락에 달한다. 이 정도면 모든 성인 남자와 여자, 어린이 한 명이 열흘에 평균 2킬로그램짜리 설탕 봉지를 하나씩 비우는 셈이다.

그러한 식이 패턴이 그리 해가 되지 않기라도 하듯 미국의 회사들과 그들의 판매전략이 전 세계로 급속히 퍼져나가고 있다. 일례로, 배스킨라빈스는 로스앤젤레스보다 도쿄에 아이스크림 판매점을 더 많이 두고 있다. 또 멕시코의 1인당 코카콜라 소비가 미국을 앞지른 상태이기도 하다. 코카콜라 회장은 시장을 확장하기 위해 제3세계 국가들에도 군침을 삼키고 있다. "인구가 1억 8,000만 명이나 되는 적도 국가로서, 평균 나이가 18세에 불과할 뿐만 아니라 모슬렘이 술을 금지하는 인도네시아를 생각할 때마다 나는 천국을 보는 느낌이 든다."

과연 천국이다. 나는 천국이라는 느낌을 주는 아이디어라면 모든 국민에게 안전한 식수, 좋은 먹을거리, 쾌적한 집, 깨끗한 공기, 교육을 비롯하여 삶의 의미를 느끼게 할 만한 기회를 제공할 수 있어야 한다고 생각한다.

사정이 이렇지만, 그래도 희망은 있다. 캘리포니아 버클리공립학교 어린이들은 건강한 섭생법을 배우고 있으며, 학교 정원에서 먹을거리를 직접 재배하고 있다. 버클리 교육당국이 그 안을 1999년 승인하면서 전국에서 처음으로 학교식당에 유기농 식품을 제공하기 시작하자 다양한 반응이 나오기 시작했다.

## 육류업계가 긴장하기 시작하다

육류업계가 어린이들이 점심식사로 먹을 식품을 유기농법으로 직접 키우게 하는 프로그램에 대해 왜 그토록 적대적으로 나오는지 궁금할 것이다. 혹시 육류업계는 어린이들이 고기가 아닌 다른 것을 먹어서는 안 된다고 생각하는 것은 아닐까? 혹시 그들은 미국인의 지갑에서 나오는 돈 중에서 자신의 몫이 줄어들까 봐 그렇게 반대하는 것은 아닐까? 그 외에 어린이의 건강 증진을 목적으로 한 그 안을 공격할 만한 다른 이유라도 있다는 말인가? 그렇지 않다면 시간이 남아돌아 건강에 관한 신화적인 사례를 추가하고, 그 신화가 엉터리라는 것을 증명하기 위해서인가?

일례로, 미국 육류업계는 어떤 때에는 엄청난 시간을 쏟아부어 가며 채식주의자와 비건 어린이들의 발육이 부진하다고 고발하듯 열을 올리기도 하고, 어떤 때에는 그저 단순하게 말하기만 한다. 사실을 말하건대, 다양한 음식에서 칼로리와 비타민 $B_{12}$(핵단백질과 수초 합성, 세포 재생산, 성장 및 적혈구 조혈을 정상으로 유지하는 데 필요)를 충분히 섭취하는 채식주의자와 비건 어린이들의 성장과 발육에는 특별한 문제가 없다.

육류업계는 많은 시간을 할애하여 철분 결핍에서 오는 빈혈이 채식주의 어린이들에게 흔하다고 빗대어 말한다. 그러나 다시 강조하지만, 소비자가 믿어주기를 바라는 업계의 광고 내용은 진실과는 동떨어진 것이다. 현실적으로 채식주의자 어린이들이 철분이 부족해 빈혈에 걸릴 확률은 다른 어린이들과 다름이 없었다.

육류업계가 끈질기게 내세우는 말 중 하나가 어린이는 적절한 두뇌 발달을 위해 반드시 고기를 먹어야 한다는 것이다. 전국 목축 및 육류 위원회는 "하루에 두세 차례 고기를 먹는 것이 중요한데 …… 인식 기능 발육을 위해 더욱 그렇다"라고 주장한다. 이는 과학적인 데이터와 비교해 봤을 때 놀랄 만한 발언이라 하지 않을 수 없다. 〈미국 영양협회 저널Journal of the American Dietetic Association〉과 그 밖의 다른 저널에 발표된 논문들에 따르면, 미국 어린이의 평균 IQ가 99인데 반해, 채식주의자 어린이는 116이었다.

육류업계가 약간은 놀라운 생각을 하기도 한다. 댄 머피는 미국과 캐나다를 아우르는 육류 가공업계의 잡지인 〈육류 판매와 테크놀로지 Meat Marketing and Technology〉의 편집장이다. 그는 2000년에 육류업계를 대상으로 소비자를 더 효과적으로 설득하는 방법을 조언하는 글을 그 잡지에 게재했다.

> 육식의 영양적 영향에 대한 이슈가 등장하게 되면 …… 나는 조금도 주저하지 않고 그러한 이슈를 육류업계의 입장으로 돌려놓을 수 있다. …… 여러분은 PETA(동물을 윤리적으로 보호하기 위한 사람들)들이 영적으로 자연에 보조를 맞추는 방법의 일환으로 숭배하는 미국 인디언을 예로 들어 육류 생산과 소비가 역사적으로 줄곧 모든 문화의 일부분이었음을 지적해야 한다. …… 그렇다고 인디언을 살해할 수는 없다. …… 인디언은 환경 보호 같은 이슈에 관해서는 채식주의자들의 역할 모델(role model)이다. …… 확

실히, 여러분은 여러분을 향한 조소를 경험하게 될 것이다. 그래서 어떻다는 말인가? 핵심은 그러한 논쟁을 무시하는 것일 뿐…….

나는 그러한 논쟁이 있다는 사실을 멕시코 북중부 코퍼 캐니언에 살고 있는 타라후마라 인디언들에게 전하고 싶은 생각이 없다. 이 인디언들은 지구상에 살고 있는 어떤 종족보다 육체적으로 잘 발달되어 있다. 우리 기준으로 볼 때에도 그들의 인내력은 불가사의할 정도로 대단하다. 그들은 오락으로 킥볼(kickball) 게임을 즐기는데, 여러 날 계속하는 것이 보통이며 그때마다 남자들은 평균 320킬로미터, 여자들은(여자들도 이 게임을 한다) 160킬로미터를 달린다.

그렇다면 타라후마라 인디언의 심장질환과 암 발생률은? 실제로 전무하다. 그들의 평균 콜레스테롤 수치는 125이다.

그렇다면 가공할 정도로 건강을 유지하는 그 사람들은 무엇을 먹을까? 그들의 식단은 거의 대부분 옥수수, 콩, 채소, 과일로 구성된다.

나는 아는 것이 많아질수록 더욱 의아하게 생각되는 것이 있다. 의학계에서 지속적으로 육류가 인간의 몸에 상당히 해를 끼치고 있다는 사실을 밝혀내고 있는 상황에서 육류업계는 무슨 마음으로 그토록 공격적인 판촉활동을 펼치는 것일까? 육류업계의 지도자들과 의료계가 각기 다른 견해를 갖고 있다는 것이 그 대답의 일부가 될지 모른다.

나는 맥도날드에 대해 말할 때마다 종교에서와 같은 믿음을 느낀다. 나는 흔히 하나님, 가족, 맥도날드를 믿는다고 말하지만 내 사무실에 들어서면 맥도날드, 가족, 하나님을 믿는다고 순서를 바꾸어 말한다.

– 레이 크룩(맥도날드 창설자)

골든 아치(맥도날드 상표)를 보고 있다면 당신은 아마 지금 진주문(천국으로 들어가는 자격을 심사하는 문)으로 향하고 있을 것이다.

– 윌리엄 카스텔리 박사(프라밍햄보건연구소 소장)

## 맥도날드는 신뢰할 만한 '친구'인가

고기를 지속적으로 당신의 식탁에 올리지 못한다면, 육류 · 낙농 업체들은 아무 힘도 쓰지 못할 것이다. 그들은 목적을 달성하기 위해 충격적인 말을 서슴지 않고, 또 그런 일을 저지르고 있다.

맥도날드의 최근 메모에는 '판매 실적이 하락하고 있다'는 경고성 내용이 적혀 있다. 그 회사의 판매 담당 수석 이사인 레이 버골드는 그에 대한 해결책으로 "고객들이 맥도날드가 '신뢰할 만한 친구'라는 것을 믿게 하는 캠페인을 펼쳐야 한다"라고 말했다.

그렇다면 그 목적은 어떻게 달성할 수 있을까? 고객들로 하여금 맥도날드가 '나에게 관심'이 있으며, '나를 알고 있다'고 느끼게 하는 '나의 맥도날드 캠페인'을 통해서다. NBA, 올림픽위원회, 월트디즈니와 판매 제휴를 맺은 것은 모두 맥도날드에 대한 긍정적 이미지를 고취하기 위한 것이다. '미니밴 부모(minivan parents)'를 겨냥한 광고들은 자녀를 차에 태워 맥도날드에 데려다주는 것이 좋은 부모가 되는 아주 쉬운 방법이라는 느낌이 들게 하기 위한 것이다.

나는 좋은 부모가 되는 것은 자녀들에게 건강한 환경과 사랑, 건강한 음식을 제공하는 것이라는 믿음을 줄곧 지켜왔다.

불행하게도 맥도날드는 미국 어린이의 식생활에 지대한 영향을 끼쳐왔다. 보건연구소는 2000년에 오늘날 십대의 3분의 1이 30대 초반에 당뇨병, 심장질환, 각종 암에 걸릴 상황에 처해 있다는 보고서를 발표한 바 있다. 맥도날드는 자신이 신뢰할 만한 친구라는 것을 믿게 하면서 젊은이들을 포화지방 덩어리인 자사 제품을 먹게 하는 방법으로 하나의 제국을 건설해 왔다.

사실 나는 우정이란 단어를 맥도날드 판매전략의 근간을 이루는 계산적이고 이기적인 시장 조작과 정반대 개념으로 해석한다.

나는 지금 줄리아 버터플라이 힐이라는 평생을 같이할 친구를 생각하고 있다. 그녀는 자신의 신념과 용기에 따라 살아가는 모습을 보여줌으로써 유명해진 사람이다.

힐은 1999년 12월 18일, 2년 만에 처음으로 발을 땅에 디딜 수 있었다. 그녀는 캘리포니아 훔볼트카운티에 있는 천년 묵은 삼나무 '루나(Luna)'에 오른 후, 2년이 넘는 긴 시간 55미터 높이에 지은 판잣집에서 살았다. 그녀의 행동은 삼림을 파괴하는 벌목을 중단시키고, 특히 고대부터 살아온 얼마 남지 않은 삼나무들을 지키기 위한 것이었다.

힐은 루나 위에서 738일 동안 낮밤을 보내면서 엘리뇨 현상에 따른 폭풍, 야만스러운 헬기의 방해, 목재 회사에서 고용한 '경비원'들의 지속적인 포위 등을 무사히 견뎌냈다. 그 모든 일이 지상에서 18층 높이(55미터)에 지은, 작고 애처로울 만큼 무방비 상태에 놓인 판잣집에서 사는 동안 벌어졌다.

그 유명한 나무 위 농성(tree-sit)을 시작할 때, 그녀의 나이는 스물세 살이었다. 그 당시만 해도 그녀는 자신이 환경운동의 로자 파크스(Rosa Parks:1955년 버스 백인 전용석에 앉아 있다가 자리를 양보하라는 백인 남성의 요구를 거절하여 경찰에 체포당하면서 흑인 인권운동의 불꽃을 피우게 한 흑인 여성)로 불리게 되리라는 것을 전혀 상상하지 못했다. 그녀는 또 자신이 홈 매거진 〈굿 하우스키핑Good Housekeeping〉에 의해 '가장 존경할 만한 여성' 중 한 명으로 선정되는 영광을 누리게 되리라는 것도 예상하지 못했다. 그 밖에 〈조지George〉는 그녀를 '정치 분야에서 흥미로운 여성 20명' 중 한 명으로, 〈피플〉은 '올해 가장 관심을 모은 25인' 중 한 명으로 선정하고 특집 기사로 그녀를 상세히 소개하였다. 그뿐만 아니라 그녀는 매주 전 세계 젊은이들에게서 수백 통씩 편지를 받았다.

그녀는 또 자신이 목재 회사와 육류 기업들에게 악의적인 비난을 받는 인물이 되리라고는 상상하지 못했다. 그녀가 루나에 오르면서 생각한 것은 단 하나였다. '행동하지 않으면 안 된다. 우리가 몸담고 살고 있는 이 지구가 파괴되는 것을 막아야 한다.' 그보다 10년 전 그녀는 또 다른 결정을 내린 바 있었다. 그것은 바로 채식주의자가 되는 것이었다. 그녀는 자신의 여정을 담은 편지를 나에게 보냈다.

배우면 배울수록, 저는 먹는 습관을 그만큼 더 바꿀 수밖에 없었답니다. 먹는 습관을 바꾸면 바꿀수록, 그만큼 더 많은 것을 배우게 되더군요. 저는 채식주의자에서 비건으로 변해왔습니다. 우리 사회에는 고기와 우유를 먹지 않으면 살아가기 힘들다느니, 영양실조에 걸릴 확률이 높다느니, 만족스럽게 사는 맛을 잃게 된다느니 하는 헛된 말이 떠돌더군요. 하지만 저는 오히려 먹는 습관을 건강한 쪽으로 바꾸면서 음식의 향기와 맛을 더욱 즐길 수 있게 되었답니다. 지금 저는 그 어느때보다 건강할 뿐 아니라, 더 강한 스태미나와 삶의 재미를 느끼고 있습니다. 비건이 되는 과정에서 정신과 마음, 영혼까지 치유되었고 날이 갈수록 강건해지고 있답니다. 제가 이 아름다운 지구에 충격을 덜 주게 되었다는 사실을 하루하루 인식하면서 얻는, 상상할 수 없을 만큼 큰 기쁨은 고기와 유제품이 결코 줄 수 없는 것입니다. 그리고 앞으로도 영영 줄 수 없을 것입니다.

이 두 가지 패러다임들의 대비는 현저하다. 맥도날드는 자기가 당신에게 신뢰할 만한 친구라는 것을 인식시키기 위해 천문학적인 돈을 쏟아부어 가며 교묘한 광고전략을 펼침과 동시에, 한편으로는 철두철미하게 당신의 건강을 해치는 음식을 팔고 있다. 그와는 대조적으로 힐은 목재업자를 비롯하여 모든 사람의 행복을 기원하면서 자신의 안전보다는 위험에 처한 오래된 삼나무와 숲에 관심을 더 많이 쏟고, 자신에게 고초가 따르더라도 긍정적인 자세로 사람들의 공격을 견뎌내면서 아름다운 지구를 구하기 위해 그 오래된 삼나무 위에 위험하게 쪼그리고 앉아 2년이란 세월을 보낸 것이다.

한 육류회사의 간부가 힐에게 전화를 걸어 '환경 테러리스트(eco-terrorist)'라고 비아냥거렸다고 한다. 그런데도 그녀는 거듭 비폭력적인 태도를 유지하며 살아 있는 것들을 해치는 모든 행동을 포기하겠다고 선언하였다. 나는 자기 이익을 위해 지구를 멸망으로 몰고 가는 육류 · 낙농 업계 사람들이 그런 말을 하리라고는 기대하지 않는다.

여기 두 사람이 있다. 한 명은 돈을 목적으로 건강하지 못한 음식을 팔기 위해 우정이라는 가면을 쓰고 있는 사람이요, 다른 한 명은 환경이 파괴되는 것을 막기 위해 자기 생명을 내거는 사람이다. 당신은 누가 더 좋은 친구라 말할 것인가?

말이 나온 김에 당신에게 다른 질문을 던지고자 한다. 맥도날드는 당신이 자기를 '신뢰할 만한 친구'라고 믿게 하려 온갖 노력을 다하면서, 자신이 파는 음식이 건강에 어떤 영향을 주는지는 전혀 말하지 않는다. 당신은 그 사실을 알고나 있는가? 맥도날드를 비롯하여 미국의 전체 육류업계가 고기가 건강에 미치는 영향을 정당화하기가 점점 힘들어진다는 것을 알고 있기 때문은 아닐까?

의료계는 고기가 거의 혹은 전혀 들어가지 않은 식단이 건강에 어떻게 좋은지 속속 밝혀내고 있다. 이러한 건강상의 이점은 흡연과 운동이라는 변수를 제외하더라도 문화, 사회, 경제적인 그룹, 지리적인 위치 등과 상관없이 현실로 나타나고 있다.

연구에 참여한 채식주의자와 비건들이 대부분 때때로 상당량의 백밀, 백설탕, 정크푸드를 먹는다는 사실을 알게 된다면, 의료계가 채식주의와 비건, 그 밖에 식물 중심의 식단에서 발견한 건강상의 이점들은 당신에게 더욱 강한 인상을 주게 될 것이다. 그러한 섭생방식을 유지하는 사람들도 때로는 인공색소와 향료, 방부제가 들어 있지 않는 한 지방이 많은 식재료나 소금이 많이 들어간 치즈를 비롯하여 마가린, 달걀, 버터를 식단에 포함시키기도 한다. 우리는 어차피 우리에게 트윈키스(과자 상표), 원더 브레드(식빵 상표), 치즈-휘즈를 먹이려는 사회에서 살고 있다. 식단에 고기가 없다고 해서 반드시 건강이 보장되는 것은 아닌 셈이다.

현재로서는 완전식품(whole foods), 고섬유질, 식물 중심의 식단을 취하는 사람들의 건강이 어떻게 그렇게 좋은지 감탄만 할 수 있을 뿐이다. 인간을 대상으로 그러한 실험을 대대적으로 행한 적이 없기 때문이다. 그런데도 우리가 확실히 아는 것이 하나 있다. 슈퍼마켓에 들어가 유제품, 달걀, 생선, 닭고기, 레드미트를 모조리 먹어치우더라도 섬유질이나 복합 탄수화물을 단 1그램도 먹지 못할 수도 있다는 것이다.

## 식물성 위주의 건강한 식단

식물성 위주의 건강한 식단은 어떤 모양새를 갖춘 것일까?

• 신선한 채소와 과일은 많이 포함시킨다.

• 가공 · 정제한 음식과 설탕은 적게 포함시킨다.

• 수소 처리한 지방(hydrogenated fats)과 전이 지방(trans-fats: 마가린 종류와 백밀 패스트리에 많이 들어 있음)은 전혀 포함시키지 않는다.

• 잇꽃 · 옥수수 · 해바라기 · 면화씨에서 뽑은 기름과 같은 식물성 기름과 동물성 포화지방은 적게 포함시킨다.

• 물은 많이, 소다수는 적게, 구운 감자는 많이, 프렌치 프라이는 적게, 홀그레인은 많이, 정제된 밀로 만든 식품은 적게 포함시킨다. (미국 암연구소는 40개의 연구 결과를 인용하여 정기적인 홀그레인 소비가 특정 암의 발생률을 10퍼센트에서 60퍼센트까지 떨어뜨리는 것과 관련이 있다고 밝혔다.)

• 가능하면 지역 특산물과 유기 재배로 키운 식품을 포함시킨다.

• 글루타민산(msg), 인공방부제, 색소, 혹은 다른 화학첨가물은 포함시키지 않는다.

• 아무리 강조해도 지나친 말이 아니지만, 갓난아기에게 어머니의 젖보다 좋은 식품은 없다.

• 비건에게는 비타민 $B_{12}$나 비타민 보충제들을 포함시키는 것이 중요하다. 임신했거나 아기를 키우는 비건 여성에게는 비타민 $B_{12}$ 보충이 필수적이다.

이런 질문을 던지는 사람들이 있을 것이다. 비건식 다이어트가 건강에 좋다면, 그것이 인간과 지구의 자연적인 관계를 유지할 수 있게 해주는 것이라면, 왜 건강에 필수적인 비타민 $B_{12}$가 하필이면 동물성 식품에만 존재한단 말인가? 좋은 질문이지만 대답은 간단하다.

동물성 식품에만 비타민 $B_{12}$가 들어 있는 이유는 동물이 식물을 먹고, 비타민을 생산하는 미생물이 들어 있는 물을 마시기 때문이다. 비타민 $B_{12}$는 환경 구석구석에서 박테리아가 지속적으로 생산해낸다. 만약 당신이 선사시대 조상들처럼 야생에서 산다면, 마시는 물에서 비타민 $B_{12}$를 충분히 얻을 수 있다. 하지만 요즘에는 오염 가능성이 있기 때문에 강이나 개천, 호수에서 바로 물을 마시는 것이 안전하지 않으며 대개 염화처리한 물을 마시고 있다. 선사시대 조상들처럼 사는 사람이라면 당근 표면에 있는 작은 홈을 비롯하여 감자나 깨끗이 씻어내지 않은 식물의 껍질에 붙어 있는 먼지나 흙과 함께 비타민 $B_{12}$를 섭취할 수 있을 것이다. 그러나 요즘 경작지에는 화학비료와 살충제를 뿌려서, 한때 풍부했던 $B_{12}$가 완전히 고갈되었다. 게다가 채식주의자들이 키우는 식품에 비타민 $B_{12}$가 흙과 함께 묻어 있다 하더라도 위생처리하는 과정에서 씻겨나가기 때문에 얻을 수 없다. 비건들이 비타민 $B_{12}$에 특별히 신경을 써야 하는 이유는 바로 그런 데 있다. 미국 영양권장량이 권하는 비타민 $B_{12}$ 양은 하루에 2마이크로그램으로 극히 적다. 1그램의 200만분의 1 분량인 것이다.

사람들은 채식주의자들이 단백질을 충분히 섭취하기 어렵다고 생각할 것이다. 하지만 그렇지 않다. 채식주의자들은 대부분 단백질을 충분히 섭취하고 있다. 하지만 문제가 될 수도 있는 영양소가 있는데, 오메가 3 지방이 바로 그것이다. 이러한 필수 지방산을 충분히 섭취해야 건강을 적절히 유지할 수 있는데, 이것은 오늘을 살아가는 모든 사람의 숙제이기도 하다. 예전 사람들은 오메가 3가 넉넉히 들어 있는 동물을 먹을 수 있었지만, 요즘 사람들은 필요한 영양소가 그전보다 덜 들어 있는 고기와 유제품, 계란을 먹기 때문이다. 들판을 마음껏 돌아다니는 닭이 낳은 달걀에 들어 있는 만큼 오메가 3를 섭취하려면 슈퍼마켓에서 파는 달걀을 무려 20개나 먹어야 한다.

오메가 3는 아마인, 아마인유, 연어 · 청어 · 정어리처럼 지방이 많은 생선에 풍부하게 들어 있고, 그보다는 적지만 호두, 삼〔麻〕씨, 푸른잎 채소, 캐놀라유에도 들어 있다. 아마인유가 미국에서 인기를 끈 지는 얼마 되지 않지만, 유럽에서는 일찍부터 널리 사용해 왔다. 아마인유는 어유(魚油)에 비해 장점이 많다. 오메가 3 중에서도 몸에 꼭 필요한 ALA가 많이 들어 있기 때문이다. 어유와 달리, 아마인유는 한꺼번에 많이 그리고 쉽게 섭취할 수 있는 방법인 샐러드 드레싱용으로 사용할 수 있다. 게다가 정제하지 않은 아마인유는 어유와 달리 유방암과 결장암, 전립선암 감소와 관련이 있는 식물성 섬유질 리그난(lignan)을 함유하고 있다.

인간의 신체는 오메가 3 지방을 모든 사람에게 필요한 영양소로서, 특히 태아나 신생아의 두뇌 발달에 중요한 DHA로 전환시킨다. 하지만 인간의 몸이 오메가 3 지방을 얼마나 효율적으로 DHA로 전환하느냐 하는 것은 개인에 따라 다르다. 이러한 이유 때문에 나는 생선을 먹지 않기로 한 임산부나 젖으로 아기를 키우는 부인들에게 아마인유를 충분히 먹어(하루에 티스푼으로 두 스푼) DHA를 보충하라고 조언한다. 지방이 많은 생선에는 DHA가 풍부하여 좋긴 하지만 아기에게 특히 더 해로운 독성 철분이나 환경오염 물질이 많이 함유되어 있을 확률이 높다.

물론 식물성 위주의 건강한 식단을 고려 중인 사람들도 아직 궁금증과 우려를 털어내지 못하고 있다. 완벽하고도 실질적인 조언을 담은 책으로, 저명한 영양학자인 수잔 하발라가 지은 《바보라도 알 수 있는 채식주의자가 되는 방법Being Vegetarian for Dummies》을 포함하여 그녀의 저서들을 추천한다. 그 밖에도 유명한 영양학자인 베산토 멜리나와 브렌다 데이비스가 지은 《채식주의자 되기Becoming Vegetarian》와 《비건 되기Becoming Vegan》를 적극 추천한다.

물론 필요한 영양소만 얻으면 최적의 식단이 되는 것은 아니다. 포만감도 같이 느껴야 한다. 내가 생각하는 가장 훌륭한 식단은 우리를 건강하게 지켜주면서 기쁨도 주는 식단이다. 우리의 세포들에게 영양분을 공급해 주는 것은 물론, 다양하고 맛있는 음식을 먹는 기쁨을 줌으로써, 우리를 계절(봄, 여름, 가을, 겨울), 지구, 다른 사람들과 연결해 줌으로써 영혼을 풍족하게 해주는 것이어야 한다.

시대와 장소를 막론하고, 인간은 식사 때 서로 모이는 습성이 있다. 숲속이건, 산속이건, 초가집이건, 고급 맨션이건, 별이 빛나는 하늘 밑이건, 땅속이건, 어디에 있든지 간에 우리는 음식을 먹을 수 있다는 사실에 고마워했다. 내가 생각하는 가장 좋은 식단은 우리를 인류애로 인도하고, 삶이라는 선물에 고마워하도록 해주는 식단이다.

## 분명한 태도 취하기

나에게는 1998년 〈영국 의학 저널〉에 여성 간호사 9만 명을 대상으로 한 연구 결과를 발표한 완벽에 가까운 연구원 친구가 있다. 간호사들이 그 연구에 참여하기 시작한 것은 1980년이었다. 1994년까지 그중 861명이 심장마비에 걸렸으며 394명이 관상동맥성 심장질환으로 사망했다. 간호사들은 음식에 관한 설문지를 1980년, 1984년, 1986년, 1990년에 작성해 주었다. 데이터 분석에 따르면, 견과류를 일주일에 140그램 이상 먹는 간호사가 28그램 이하를 먹는 간호사보다 관상동맥성 심장질환과 심장마비에 걸릴 확률이 35퍼센트 낮다고 한다. 질병 발생 확률이 현저하게 낮은 것과 그들이 견과류 외에 과일과 채소, 섬유질이나 식이지방을 얼마나 섭취하느냐와는 관련이 없었다. 게다가 흡연, 음주, 운동, 신체질량지수(body mass index, BMI), 비타민 E를 비롯한 다른 영양소의 보충 여부와도 관계가 없었다. 데이터가 모든 것을 확실하게 증명했다는 식의 주장을 하지 않을 정도로 항상 양심적이고 신중한 내 친구는 "이 연구 결과는 견과류 섭취와 심장질환 발병 확률 감소 사이에 관련성이 있을지도 모른다는 가설을 지원한다"라고 적었다.

당신도 짐작하겠지만, 내 친구는 과학자답게 극히 제한적인 방법으로 말하는 경향이 있다. 나는 그를 끔찍이도 사랑하지만, 때때로 그가 그렇게 말하는 방식에서 벗어나야 할 때가 있다고 생각한다. 나는 우리가 완전식품, 식물성 위주 식단에 관한 분명하고도 확실한 신념을 가지고 말할 수 있을 만한 지식을 이미 갖추었다고 생각한다. 나는 현재까지 축적된 증거가 우리 식단을 식물성 위주로 전환하도록 유도할 수 있는 공공 정책과 개인적인 결정에 영향을 주는 수준을 넘어섰다고 확신한다.

유행병 관련 학자들은 식단에서 차지하는 동물성 식품의 비율과 더 건

강함 사이에 부정적인 상관관계가 존재한다는 것을 지속적으로 발견하고 있다. – 앤드루 웨일 박사

나는 정확성과 지적인 엄격함을 존중한다. 그리고 그 어떤 의학적 · 과학적 연구도 스스로 명확할 수 없다는 사실을 잘 알고 있다. 동시에 줄곧 적정선을 유지하려는 학문적 관성에 빠지지 않는 것이 매우 중요하다고 느낀다. 너무 신중하면, 현 상태에 갇혀 그 안에서 놀 수밖에 없다. 그리고 음식에 관해서라면 미국은 물론 세계적으로도 건강한 편이 아니다. 「영양과 건강에 관한 미 의무감 보고서 US Surgeon General's Report on Nutrition and Health」는 미국의 사망자 중 3분의 2가 일상적으로 섭취하는 음식과 관련이 있다고 밝혔다. 심장질환은 미국에서만 시간당 100명의 생명을 앗아간다. 인간은 어느 시점에서건 증거가 충분할 만큼 완벽해야 행동을 취해도 좋다는 확신을 얻게 된다. 나는 완전식품, 식물성 위주 식단의 장점에 대해서는 이미 확신의 선을 넘어섰다고 생각한다.

미국 암연구소의 과학 수석 자문위원인 T. 콜린 캠벨 박사는 내 의견에 동의한다. 캠벨 박사는 세계 의학 역사상 가장 포괄적인 건강 연구 조사인 '중국-코넬-옥스퍼드 프로젝트'의 디렉터이기도 하다. 〈뉴욕타임스〉는 다이어트와 질병 발생 가능성의 관계에 관한 이 프로젝트를 '그랑프리'라고 일컬었다. 캠벨은 결론에서 "동물성 위주의 음식 소비와 심장질환과 암, 그와 유사한 질병 발생의 상승 추세 사이에 매우 중대한 상관관계가 있음을 발견했다"라고 적었다.

나는 분명한 태도를 취할 시기가 왔다고 믿는다. 앞으로도 배울 것은 항상 있게 마련이고, 서로 모순되는 것처럼 보이는 연구 결과들도

항상 있게 마련이다. 100퍼센트 확실해질 때까지 기다릴 수도 있다. 하지만 우리가 지엽적인 문제에 골몰하는 동안 사람들은 지속적으로 고통을 받으며 죽어갈 것이다. 모든 세부 사항이 명확해지고, 모든 모순이 해결될 때까지 기다릴 수는 있다. 하지만 그렇게 하는 것은 우리 시대에 제기된 가장 위대한 윤리적 · 사회적 이슈들에 반응할 권리를 포기하는 것이다.

나는 현실과 일정한 거리를 유지하려는 과학자를 많이 알고 있다. 그들은 그렇게 하는 것이 객관성을 유지하는 태도라고 한다. 그들은 학문적인 기준을 위해서는 깐깐한 태도를 취하면서도, 자기 자신에게 도움과 아이디어를 주고, 추함도 같이 맛볼 수 있는 세상의 현실적이고 급박한 문제에는 쉽게 개입하려 하지 않는다. 이럴 때 나타나는 문제는 일반 대중이 앞으로도 몸에 해로운 제품을 판매하려는 관련 기업들이 조성한 혼돈 속에 머물러 있어야 한다는 점이다(기업들이 수억 달러를 쏟아붓는 광고는 전체적인 진실을 말해야 할 때 특히 신중하지 않다).

박사 한 명이 나오면, 그 사람과 동등하면서도 반대에 서는 또다른 박사가 나온다는 말이 있다. 하지만 그런 데이터는 만족할 만큼 명확하지 않다. 완전식품, 식물성 중심 식단으로 전환하는 문화적 변화는 엄청난 이로움을 안겨준다. 이는 대부분의 사람이 더 건강한 삶을 누릴 수 있게 됨을 의미한다. 심장질환, 암, 발생 가능성과 비만해질 확률이 감소하고 생동감과 성장 능력, 원기, 창의성이 더 많이 샘솟게 되는 것을, 노화에 대한 두려움, 사랑하는 이의 이른 죽음에 따른 가족 간 이별이 줄어드는 것을 의미한다. 그리고 엄청나게 많은 사람에게는 고통이 줄어드는 대신 기쁨이 늘어나는 것을 의미한다.

오늘날 선진 산업국가 중에서도 오직 미국만이 시민들에게 기본적인 건강 서비스를 제공하지 않는다는 사실은 부끄럽고 비극적인 일이다. 하지만 채식주의 방향으로 진행되는 폭넓은 문화적 변화는 천문학적인 의료비를 절약해 줄 것이며, 이에 따라 모든 미국인에게 기본적인 건강 서비스를 제공할 수 있게 될 것이다.

완전식품, 식물성 위주 식단으로 문화적 전환을 해서 얻는 이득이 엄청나다는 것은 많은 사람에게 아주 좋은 소식이다. 하지만 그러한 사실을 조금도 좋아하지 않는 사람들과 그룹이 있는데, 당신이 해로운 음식을 사서 먹을 때마다 이득을 취하는 기업들이 특히 그러할 것이다. 그들이 엄청난 광고비를 사용하고, 미국의 식품 · 농업 정책에 막강한 영향력을 행사하기 때문에, 당신은 앞으로도 그들이 전하는 메시지를 듣게 될 것이다. 그들은 이 문제 혹은 저 세부 사항에 대한 논쟁이 있고, 건강 전문가들이 결국 생각을 바꿀 것이며, 고기에 씌운 불명예는 억울한 것이라는 점 등을 끈질지게 당신에게 말할 것이다. 그리고 앞으로도 마음껏 돼지 비계와 소시지를 먹으면서도 살을 뺄 수 있다는 책을 써서 억만금을 벌어들이는 사람들이 나올 것이다. 그들은 동물성 식품의 소비를 절대로 줄일 필요가 없다고 말할 것이다.

그들이 그렇게 말하지만 다행스럽게도 우리 주변에서 조용하고 분명하게, 그러면서도 전문적인 목소리로 심장질환 발병률을 훨씬 낮춰 주면서 더 활기차고 건강하게 기쁨으로 가득 찬 삶을 영위할 수 있도록 다른 길로 갈 것을 권하는 사람들이 있다.

중국과 미국이 공동으로 진행한 차이나 건강 프로젝트는 1978년 경제계획 이후의 변화가 중국인의 식단에 미치는 영향을 분석하고, 늘어나고 있는 유방암과 대장암, 심장 혈관 질환과 비만이 고기 소비의 증가와 밀접하게 연관되어 있다고 결론을 내렸다. 미국이나 유럽 사람이 섭취하는 육류 소비량의 몇 분의 일에 불과한 육류 소비에도 질병에 이런 변화가 일어난 것이다. …… 차이나 건강 프로젝트의 책임자인 코넬 대학의 콜린 캠벨 박사는 미국에서 과도한 고기 섭취로 연간 600억에서 1,200억 달러를 의료비로 지출하는 것 같다고 조심스럽게 추산했다. 육류업계가 1997년 국내에서만 벌어들인 수입이 대충 1,000억 달러였다. 만약 캠벨의 추산이 정확하다면, 육류업계야말로 미국 경제의 하수도 구멍이라는 말이 가능하다.

– 브라이언 핼웨일, 월드워치연구소

# 뼈 손상과 단백질

"유제품을 가장 많이 소비하는 나라는
핀란드, 스웨덴, 미국, 영국 순이고,
골다공증이 가장 많이 발생하는 나라도
핀란드, 스웨덴, 미국, 영국 순이다."

사람들은 자주 나에게 유제품에 관한 질문을 던진다. 칼슘을 충분히 섭취하려면 유제품을 먹어야 하지 않을까? 우유를 마시는 건 중요하고도 꼭 필요한 일이 아닐까?

곳곳에서 볼 수 있는 '우유 수염' 광고—최근 그 광고가 없는 곳이 없을 정도다—를 믿는다면 당신은 틀림없이 그렇게 생각할 것이다. 하지만 그 광고는 몇 가지 문제점을 안고 있다.

미국의 수많은 명사가 골다공증을 줄이자는 취지에서 우유 소비를 촉진하고자 그런 우유 수염 광고에 등장하고 있다. 여배우 우피 골드버그, 영화 감독 스파이크 리, 모델 타이라 뱅크스, 농구 선수 패트릭 유잉과 데니스 로드먼, 테니스 선수 비너스 윌리엄스와 세레나 윌리엄스 자매를 비롯하여 수많은 명사가 그 광고를 거쳐갔다. 명사가 미치는 영향은 상당한데, 그들은 그러한 광고에 출연하는 것이 공공 서비스에 도움을 준다고 확신하고 있는 듯하다. 그러나 미 식품의약국에 따르면, 미국 흑인을 대상으로 조사한 결과 우유를 통한 칼슘 섭취의 증가가 골다공증을 줄여준다는 증거는 없다고 한다.

빌 클린턴 전 대통령, 전 축구 스타 스티브 영, 홈런왕 마크 맥과이어를 포함하여 수많은 남자 명사가 골다공증을 예방하기 위해 우유를 마시자는 우유 수염 사진 광고에 등장했다. 다시 말하지만 거기에는 문제가 있다. 식품의약국은 우유를 통한 칼슘 섭취의 증가가 남자들의 골다공증 발생률을 낮춰준다는 주장을 뒷받침하는 증거를 발견하지 못했다.

당신도 아마 우유 수염 광고에 등장하여 고혈압 발생률을 낮추기 위해 우유를 마시자고 호소하는 텔레비전 쇼 사회자 래리 킹을 보았을 것이다. 하지만 그러한 광고들은 우유 섭취가 고혈압 발생 확률을 낮춘다는 증거를 식품의약국이 아직 찾지 못했다는 사실을 말하지 않는다.

그렇다면 여자들에게는 어떨까? 수십 개의 우유 수염 광고는 우유에 들어 있는 칼슘이 여성의 뼈를 더 강하게 하여 골다공증에 걸릴 확률을 낮춰준다고 말한다. 하지만 12년 동안 진행된 '간호사들의 건강 연구(Nurses' Health Study)'에 따르면 이는 사실이 아니다. 7만 8,000여 명이 참여한 그 연구는 우유가 골다공증이나 골절 현상을 줄여준다는 증거를 찾지 못했다고 밝혔다. 실제로 그 연구는 하루에 우유를 두 잔이나 그 이상을 마시는 여성의 골반뼈 골절률이 일주일에 한 잔이나 그 이하를 마시는 여성의 그것보다 1.45배나 높다는 사실을 밝혀냈다.

그렇다면 소녀들은 어떨까? 미국 소아학회가 발행하는 의학 저널 〈소아과Pediatrics〉 2000년호에 실린 한 논문은 열두 살짜리 소녀들이 열여덟 살이 될 때까지 6년 동안 추적 조사한 연구 결과를 소개했다.

여성들의 경우 평균적으로 뼈의 40~60퍼센트가 그 시기에 생성되기 때문에 청소년기는 뼈의 건강에 상당히 중요한 시기라 할 수 있다. 과학자들의 결론은 다음과 같다. "하루에 500~1,500밀리그램의 칼슘 섭취는 …… 열여덟 살짜리 여성의 골반뼈 골밀도 혹은 전체 골밀도와 상관이 없다." 다시 말하면, 그전의 연구 결과들과 마찬가지로 칼슘을 적게 섭취하는 소녀들이 골절을 경험할 확률이 칼슘을 많이 섭취하는 소녀들보다 높지 않다는 것이다. 낙농업계의 주장과 달리, 칼슘을 필요 이상으로 섭취해도 별다른 차이는 없었다. 과학자들은 자신의 연구 결과가 뼈를 튼튼하게 하려면 칼슘을 많이 섭취해야 한다는 지금까지의 통념에 정면으로 배치된다는 사실을 알아챘다. 그 연구에 공동으로 참여한, 펜실베이니아 주립대학 톰 로이드 교수는 솔직하게 털어놓았다. "우리는 칼슘을 더 많이 섭취하면 청소년의 뼈가 더 튼튼하게 된다는 가설을 세웠다. 말할 필요도 없이, 우리 가설이 틀렸다는 사실에 우리는 충격을 받았다."

2000년에는 책임 있는 의료행위를 위한 내과의사협회가 연방거래위원회에 우유 수염 광고가 건강상 그럴 만한 타당성에 근거를 두고 있는지 즉각 조사해 줄 것을 요구했다.

의사들이 그전에도 그런 광고에 반대하지 않은 것은 아니었다. 하지만 그들이 당국에 청원서까지 제출하게 된 것은 우유가 히스패닉계 사람의 골다공증을 막아준다고 암시하는 일련의 우유 수염 광고에 라틴계에게서 많은 사랑을 받고 있는 마르크 앤터니가 나온 것이 계기가 되었다. 의사들은 앤터니의 팬들에게 히스패닉계 사람이 우유를 마셔서 건강이 좋아진다는 증거는 거의 혹은 전혀 없다고 한다. 거기에 더하여, 미국에 살고 있는 아시아인, 흑인, 인디언과 마찬가지로 히스패닉계 대부분이 우유를 마심으로써 유당분해효소결핍증(유당을 함유한 우유나 유제품을 섭취했을 때 유당 분해 효소인 락토오스가 분비되지 않아 유당이 포도당과 갈락토오스로 소화되지 못하고 수소, 이산화탄소, 단쇄 지방산 등으로 바뀌면서 오심, 복부 팽만, 복통, 설사 등을 일으키는 증상)과 위장 장애를 경험했다는 사실을 알아야 한다고 말한다.

책임 있는 의료행위를 위한 내과의사협회의 회장 닐 바너드 박사는 유제품 광고에 강력히 반대한다고 밝혔다. 그는 "낙농업계가 소의 젖에 백색 도료를 입히는 위험한 짓을 계속하고 있다. 산재한 '우유 수염 광고'들이 골다공증을 예방하고 혈압을 낮추며 운동감각을 높인다는, 우유에 관한 잘못된 주장을 거침없이 전하고 있다. 하버드대학 간호사들에 관한 연구를 포함하여 최근의 연구 결과들은 우유가 골절로 인한 부상을 막아주지 못한다는 점을 밝혔다. 의사의 처방이 있어야만 구할 수 있는 약품과 달리, 우유를 판매하기 위해 만든 광고는 우유의 부작용은 전혀 언급하지 않고 있다. 부작용이 수없이 많은데, 그 중 전립선암, 난소암, 당뇨병, 비만, 심장질환 발생 위험 등을 우선 꼽을 수 있다"라고 말했다.

낙농업계가 광고에서 전하고자 하는 주장을 조사해 보는 것이 중요하다고 생각한다. 그러한 광고가 업계의 주장을 우리 영혼에 교묘하게 침투시켜 생각과 행동에 영향을 미치기 때문이다. 그들이 우리에게 끼치는 영향은 엄청나다. 낙농업계가 자사 제품 광고를 우리에게 보여주기 위해 1년에 수억 달러를 쏟아붓는 것은 바로 이 때문이다.

## 칼슘에 관한 음모

오랫동안 낙농업계는 우유가 자연이 준 완전식품이라고 광고해 왔다. 물론 그 광고들은 우유가 40킬로그램짜리 송아지를 1년 만에 200킬로그램짜리 황소로 키워주는 자연이 준 완전식품이라는 사실은 말하지 않는다.

낙농국은 일부 의사가 환자들에게 우유를 마시지 말라고 권하는 것은 무책임한 행동이라고 주장한다. 그러나 저명한 작가 프랭크 오스키 박사(존스홉킨스 의과대학 소아과장이자 소아병동 수석의를 지낸 전직 의사), 벤저민 스폭 박사, 닐 바너드 박사, 존 맥두걸 박사, 마이클 클래퍼 박사, 로버트 크라지안 박사, 찰스 애트우드 박사 등 많은 의사가 공개적으로 또 단호하게 낙농제품 섭취를 반대하고 있다.

물론 낙농제품 광고의 핵심은 칼슘을 충분히 얻으려면 유제품을 먹을 필요가 있다는 것이다. 낙농국은 인간이 유제품을 섭취하지 않고 다른 음식만으로 칼슘을 충분히 얻기는 매우 어렵다고 주장한다. 흡수율이 그 이유 중 하나다. 과일이나 채소, 콩류에 들어 있는 칼슘은 인간의 소화기로 흡수하기 어렵다는 것이다. 즉 칼슘이 '흡수적'이지 않다는 것이다.

그럴듯한 말이다. 그렇다면 채소보다는 우유를 먹어야 칼슘을 더 잘 흡수할 수 있다는 말인가?

또 다른 우유 광고는 이렇게 주장한다. "물론 칼슘은 우유 외의 식품에도 들어 있다. 하지만 그런 음식으로 하루에 필요한 칼슘양을 채울 수 있을까? 매우 어려운 일이다. …… 흡수 가능한 300밀리그램의 칼슘(우유 한 잔에 포함된)을 얻기 위해서는 열한 잔에 해당하는 강낭콩을 먹거나, 여덟 잔에 해당하는 조리한 시금치를 먹거나, 두 잔 반에 해당하는 참기름을 먹거나, 칼슘 처리한 큼지막한 두부 두 모를 먹거나, 두 잔 반에 해당하는 브로콜리를 먹어야 한다."

그럴듯한 말이다. 그러나 《식품 가치와 영양분에 관해 가장 많이 이용하는 참고서적Bowes and Church's Food Values of Portions Commonly Used》에 따르면, 그들의 주장이 사실과 전혀 다르다는 것을 알게 된다. 우유 한 잔에 칼슘이 300밀리그램 들어 있기는 하지만 흡수되는 것은 겨우 32퍼센트(96밀리그램)에 불과하다. 낙농업계의 주장과 달리, 우리는 그 정도의 칼슘을 반 잔에 해당하는 칼슘 처리한 두부, 한 잔 반에 해당하는 조리한 브로콜리, 3분의 1잔에 해당하는 참기름에서 얻을 수 있다.

낙농국은 우리에게 유제품을 먹지 않으면서 다른 음식만으로 하루에 300밀리그램이 넘는 칼슘을 얻기는 매우 어렵다고 말한다.

그러한 주장을 지지하는 증거가 전혀 없기에, 그 말은 상당히 충격적이다. 실제로 비건들의 칼슘 섭취에 관한 연구 조사가 많이 있었다. 하지만 그들이 하루에 섭취하는 칼슘양이 300밀리그램에 못 미친다고 밝힌 결과는 한 건도 없었다. 오히려 10건의 연구결과는 비건들이 하루에 적게는 437밀리그램에서부터 많게는 1,100밀리그램까지, 평균 627밀리그램의 칼슘을 섭취한다는 사실을 밝혀냈다.

비건들이 그들의 식단만으로 당신이 믿어주기를 바라는 것보다 더 많은 칼슘을 얻기는 하지만, 그렇다고 해서 일반적으로 그들이 연방정부가 정한 하루 섭취 권장량만큼 칼슘을 섭취하는 것은 아니다. 그러나 그 권장량은 낙농업계의 정치적 압력에 밀려 높게 책정된 것으로 논쟁의 소지가 있다. 비건뿐만 아니라 미국인 90퍼센트가 권장량을 채우지 못하기 때문이다.

| 칼슘 흡수율(〈미 임상영양학 저널 American Journal of Clinical Nutrition〉에 따름) | |
|---|---|
| 방울양배추 | 63.8% |
| 겨자잎 | 57.8% |
| 브로콜리 | 52.6% |
| 순무잎 | 51.6% |
| 케일 | 50% |
| 우유 | 32% |

모든 사람에게 동일한 권장량을 적용하는 것은 잘못이다. 동물성 단백질과 소금을 적게 섭취하는 사람이라면 보통 미국인이 섭취하는 칼슘양의 반 정도만 섭취해도 무방할 것이다. 앉아서 일하며 콜라 같은 소다수를 많이 마시고 소금을 지나치게 많이 섭취하면서 동물성 단백질을 많이 섭취하는 사람이라면 뼈 질환으로 고생할 확률이 높은데, 그런 경우에는 낙농업계의 영향을 크게 받는 정부가 권하는 만큼 칼슘을 섭취하는 것이 바람직할지도 모른다. 그렇게 하는 것이 약간 도움이 될지는 모르지만, 칼슘을 많이 섭취하는 것이 나쁜 습관을 상쇄해 주기를 기대하지는 마라. 건강과 뼈의 강도를 걱정하는 사람이라면 정기적으로 운동하고, 콜라를 피하고, 소금을 적당히 먹고, 고기와 동물성 단백질을 끊을 수 없다면 줄이는 것이 훨씬 바람직하다. 그렇게만 한다면 기분이 더 상쾌해질 것이고, 뼈도 강해질 것이며, 여러 면에서 전체적으로 건강이 좋아질 것이다.

실제로 쟁쟁한 과학자들이 버티고 있는 기관에서 칼슘 마니아들을 해로운 미치광이라고 개탄하는 상황을 염두에 둘 때 이런 요인들, 특히 정기적인 운동은 뼈의 건강에 상당히 중요하다. 나는 칼슘에 대한 지나친 열기가 우리의 관심을 더 중요한 이슈에서 멀어지게 한다는 그들의 주장에 동의한다.

나는 앞으로도 낙농업계 광고가 얼마나 자주 새로운 사실을 말해줄지 경이로워하며 지켜볼 것이다. 아마 당신도 유제품 섭취가 노년기에 뼈를 강화해 줄 것이라는 낙농업계의 광고를 보았을 것이다. 하지만 1994년 〈미국 전염병학 저널American Journal of Epidemiology〉에 발표된 노년층 여성과 남성에 관한 연구 결과는 전혀 다른 내용을 담고 있다. 유제품을 가장 많이 섭취한 노인이 가장 적게 섭취한 노인에 비해 골반뼈가 골절될 위험성이 두 배나 높았다.

전국낙농업자협회는 추가로 탈지유를 15밀리리터짜리 컵으로 석 잔 마시는(하루에 섭취하는 총 칼슘양은 1,500밀리그램) 폐경 이후 여성과 그렇게 하지 못하도록 통제한 폐경 이후 여성을 비교하는 연구를 재정적으로 후원한 바 있다. 그러나 전국낙농업자협회는 〈미 임상 영양학 저널American Journal of Clinical Nutrition〉에 게재된 그 결과를 결코 좋아할 수 없었다. 연구 결과가 우유를 더 마신 여성이 그렇지 않은 여성보다 자기 뼈에서 더 많은 칼슘을 잃은 것으로 나타났기 때문이다.

그 연구에 참여한 과학자들은 왜 우유 섭취가 칼슘 손실과 관련이 있는지 알았다. 많은 연구 결과가 동물성 단백질을 많이 섭취하면 할수록, 그만큼 더 칼슘이 빠져나간다는 사실을 밝혀낸 것이다

동물성 단백질의 칼슘 손실 효과는 과학계에서는 논쟁의 여지가 없을 만큼 명확한 사실로 받아들여지고 있다. 33개국에서 다이어트와 골반뼈 골절의 상관관계를 연구한 학자들은 동물성 음식을 섭취하는 비율과 골절의 관계가 절대적이라고 할 만큼 아주 밀접하다고 밝혔

다. 식물성 식품(특히 과일과 채소)을 많이 먹으면 먹을수록 그만큼 뼈가 단단해져 골절도 적게 경험하지만, 동물성 식품을 많이 먹으면 먹을수록 그만큼 뼈가 약해져 골절도 더 많이 경험한다는 것이다.

그와 마찬가지로, 〈미 임상영양학 저널〉 2001년 1월호에는 노년층 여성의 식단에서 나타난 동물성 단백질 대 식물성 단백질의 비율과 뼈 손실의 상관관계를 규명한 연구 결과가 게재되었다. 국립보건연구소의 재정 지원으로 7년에 걸쳐 실시한 연구에서는 나이가 65세부터 80세 사이인 1,000명 이상의 여성을 식물성 단백질에 비해 동물성 단백질을 많이 섭취하는 여성, 비슷하게 섭취하는 여성, 적게 섭취하는 여성 세 카테고리로 구분했다. 그런데 '많이 섭취함'에 속한 여성이 뼈 손실을 입을 확률이 '적게 섭취함'에 속한 여성의 3배나 되었고, 골반뼈 골절 위험성은 거의 4배에 달했다.

혹시 식물성 단백질 대비 동물성 단백질의 비율이 아니라 다른 요인 때문에 이런 현상이 일어나는 것은 아닐까? 이 연구를 주도한 캘리포니아 대학 샌프란시스코 캠퍼스 골밀도 클리닉 연구소장 데보라 셀마이어 박사에 따르면 연구자들이 나이, 체중, 에스트로겐 사용, 흡연, 운동, 칼슘 복용, 총단백질 섭취량 등을 조절하고 나서도 결과가 동일하다는 사실을 밝혀냈다고 했다. 그녀는 "우리는 동물성 단백질 섭취와 뼈 손실 또는 골반뼈 골절의 관계에 영향을 줄 수 있는 모든 요인을 조절했지만 결과는 마찬가지였다"라고 말했다.

그렇다 해도 나는 유제품이 골다공증을 일으킨다고는 믿지 않는다. 하지만 동물성 단백질과 뼈 손실의 관계를 볼 때 유제품 소비가 늘어남으로써 칼슘 균형이 악화되는 결과를 보여주는 연구 결과들은 유제품이 뼈를 강하게 하는 유일한 방법이라는 광고가 얼마나 근거 없는 것인지 확인시켜 주고 있다.

## 우유(Cow's Milk) 대 두유(Soy Milk)

최근 낙농업계는 자신들에게만 밀크(milk)라는 단어를 사용할 수 있는 권리가 있다며 두유 생산업자들을 고소하는 전쟁을 시작했다. '소 밀크'라는 단어를 사용하지 않는 한, 그들도 밀크라는 단어를 사용해서는 안 된다고 소송을 제기할 수도 있기에 이 케이스는 아이러니컬하다.

라벨에 대해 말하자면, 모든 우유 상자 겉면에 '소 밀크'라고 적혀 있어야 한다. 과연 현실적으로 그러한가?

수잔 하발라는 미국 영양학협회가 1988년과 1993년에 내놓은 채식주의 식단에 관한 정책 의견서의 대표 집필자이자 7,000여 명의 회원 중에서 단지 1퍼센트에게만 자격을 부여하는 특별 회원이기도 하다. 그녀는 우리를 이렇게 일깨우고 있다.

"젖(milk)은 종(種)에 따라 구분해야 한다. 동물은 자신의 종만을 위해 젖을 생산한다. 그렇다면 인간은 어떻게 소젖을 마시기 시작한 것일까? 성장한 소도 소젖을 마시지 않는데 말이다. 왜 소는 계속해서 소젖을 마시지 않는 것일까? 인간은 왜 개의 젖을 마시지 않는 것일까? 곰의 젖은 왜 마시지 않는 것일까?"

곰의 젖은 논외로 하고, 전국 우유생산연합은 2000년 슈퍼마켓에서 콩음료를 우유와 같은 선반에 진열하지 못하도록 시도한 적이 있다. 그 조직의 대변인은 우유업계가 그 문제에 분노를 표명하고 있다는 사실을 분명히 하였다. "콩음료를 유제품과 나란히 진열해 판매하겠다는 것은 유제품과 경쟁하겠다는 의도가 분명하다."

이는 하늘이 말릴 일이다.

낙농업계는 우유와 두유의 차이점을 부각하기 위해 홍보비로 연간 수억 달러를 쓰면서 자신들이 진실을 왜곡하는 것에 대해서는 개의치 않는다.

일례로, 낙농국이 우유와 두유를 영양학적으로 비교한 것을 들어보자. "우유 한 잔과 비교해 보았을 때, 안전 처리하지 않은 두유 한 잔에는 인(phoshorus)이 50퍼센트, 리보플라빈은 40퍼센트, 비타민 A는 10퍼센트, 칼슘은 3퍼센트만 들어 있을 뿐이다."

여기에서 잠시 그 주장에 대해 고찰해 보자.

두유에는 우유에 비해 인이 겨우 50퍼센트만 들어 있을 뿐이라고? 브렌다 데이비스는 공인영양사이자 미국 영양학협회 채식주의 실천 그룹의 책임자다. 그녀는 낙농업계의 주장에 동요하지 않는다. 그녀는 "우리는 채식주의 식단에서 충분한 인, 아니 그 이상을 섭취하고 있다. 우유를 먹는 것에 비해 겨우 반 정도에 불과한 인을 섭취한다는 것은 우리에게 해로운 것이 아니고 오히려 바람직한 것이다"라고 말했다.

리보플라빈은 겨우 40퍼센트라고? 안전 처리하지 않은 콩이 우유에 비해 겨우 반 정도의 리보플라빈을 함유하고 있다는 그들의 주장은 사실이다. 하지만 리보플라빈은 영양가 많은 이스트(빵효모), 푸른 잎 채소, 견과류, 씨앗들, 홀그레인, 콩류에 풍부하게 들어 있을 뿐 아니라, 건강식을 다양하게 섭취하는 사람들은 리보플라빈 결핍을 전혀 걱정할 필요가 없다. 실제로 비건은 락토오보(lacto-ovo : 유제품은 먹지만 달

같은 먹지 않는) 채식주의자나 비채식주의들 못지않게 리보플라빈을 충분히 섭취하고 있다. 레드 스타 뉴트리셔널 이스트(상표 이름) 1티스푼에는 우유 한 팩(1리터)과 같은 양의 리보플라빈(1.6밀리그램)이 함유되어 있다.

비타민 A는 겨우 10퍼센트라고? 지나치게 많은 비타민 A는 독이라서, 그 정도의 함유량은 오히려 바람직하다. 비타민 A 결핍은 식물성 위주의 식단을 유지하는 미국인이나 유럽인에게는 거의 발생하지 않는다. 게다가 비타민 A가 우유에 풍부한 것은 처리과정에서 추가했기 때문인데, 그렇게 하는 것이 바람직하다면 비유제품에도 그렇게 하지 말라는 법이 없다.

칼슘은 우유에 비해 겨우 3퍼센트만 들어 있을 뿐이라고? 낙농업계는 어디서 그런 정보를 얻었단 말인가? 미국에서 잘 팔리는 콩음료는 모두 낙농국이 주장하는 3퍼센트보다 훨씬 많은 칼슘을 함유하고 있다. 소이무(두유 제조사) 제품은 우유에 비해 116퍼센트에 해당하는 칼슘을 제공하며, 웨스트소이 플러스 제품은 100퍼센트, 비타소이 인리치드 제품도 100퍼센트, 퍼시픽 소이 인리치드 제품도 100퍼센트, 에덴소이 엑스트라 제품은 67퍼센트를 제공한다. 처리과정에서 칼슘을 보충하지 않은 콩음료에도 낙농국이 주장하는 것보다 2배에서 9배 많은 칼슘이 들어 있다.

그 외에도 우유와 두유 사이에는 영양학상 차이점이 많은데, 다음은 낙농업계가 밝히고 싶어하지 않는 예 가운데 일부분이다.

- 우유는 두유에 비해 9배나 많은 포화지방을 함유하고 있다. 따라서 심장질환에 기여할 확률이 훨씬 높다.

• 두유는 우유에 비해 10배나 많은 필수지방산을 함유하고 있다. 따라서 훨씬 건강에 좋은 지방을 제공하는 셈이다.

• 우유는 한 컵당 콜레스테롤 34밀리그램을 함유하고 있는 반면, 콩음료에는 없다. 이는 우유가 심장이나 심장 혈관계에 훨씬 해롭다는 것을 의미한다.

• 우유가 전체 콜레스테롤 수치와 LDL(악성 콜레스테롤) 수치를 높이는 반면, 콩음료는 전체 콜레스테롤 수치와 LDL 수치를 낮춘다. 두유가 건강에 더 좋은 이유가 바로 이런 데에 있다.

• 우유와 달리, 콩음료는 심장질환과 암 발병 확률을 낮추는 피토에스트로겐(phytoestrogen:식물에 있는 호르몬 유사 물질로, 혈액과 에스트로겐 공급을 원활하게 도와 가슴의 조직이나 모양을 아름답게 유지하고 성장하도록 도와주는 역할을 한다)을 제공한다.

• 하루에 두 번 두유를 마시는 남자는 그렇지 않은 남자에 비해 전립선암에 걸릴 확률이 70퍼센트나 낮다.

낙농업계는 콩음료가 미국인을 위한 식이권장사항에 포함되지 않도록 오랫동안 힘들게 투쟁했다. 그러나 식이권장사항 심사위원회—구성원 상당수가 전국 낙농 홍보 및 연구위원회로부터 연구비를 지원받았거나 전국낙농업자협회의 방문 교수를 지낸 바 있지만—는 2000년에 콩음료를 하나의 옵션으로 밀크군에 포함시킬 것을 추천했다.

## 위협을 느끼는 낙농업계

만약 당신이 낙농업계가 이 책을 쓰는 나에게 불만을 가지고 있지 않느냐고 묻는다면, 나는 맞다고 대답할 것이다. 그러나 그들이 그러한 불만에 눈이 멀어 내 주장을 인식하지 못하는지도 모른다고 생각한다면, 당신은 내가 그랬던 것처럼 잘못 생각하는 것이다.

《육식, 건강을 망치고 세상을 망친다》를 출판하고 몇 년 뒤, 그러니까 언론매체가 나를 '낙농업계의 공적 제1호'라고 칭하면서부터 나에게는 좋지 않은 일이 일어나기 시작했다. 결코 좋을 수 없는 일이었지만, 나는 마침내 누군가 내 말에 귀를 기울이기 시작했다는 신호 같아서 처음에는 오히려 기분이 좋았다.

그런데 어느 날 미국에서 가장 큰 낙농업체의 하나인 모 회사 이사회의의 회의 기록이 익명의 우편물로 나에게 날아들기 시작했다. 내가 봐주기를 기대하면서 그 회의록을 보낸 사람이 누구였든지 간에, 그는 자신의 신분이 드러나지 않기를 바랐다. 발신자 주소조차 적혀 있지 않은 봉투는 평이했으며, 편지나 부연 설명은 전혀 들어 있지 않았다.

나는 나를 미혹하거나 혼란시킬 수 있는 잘못된 정보가 들어 있을지 모른다는 생각에 처음에는 대수롭지 않게 생각했다. 그러나 회의록은, 이사회 회의라는 것이 원래 그렇듯이, 내가 '운영상의 잡다한 일(adminis-trivia)'이라 부르는 조직 운영에 관한 것들을 주로 다루었고, 관심을 끌 만한 내용은 아주 조금 포함되어 있을 뿐이었다. 거기에서 나는 그 우편물이 나를 속이기 위한 것이 아니라 실제 회의 내용을 기록한 것일 확률이 높다는 결론에 이르렀다.

사실 그 회의록은 일부분을 제외하면 매우 지루한 것이었다. 전체

회의록이 나에게 소중하게 받아들여진 것은 어떤 주제에 관한 긴 토의 내용 때문이었다. "존 로빈스를 어떻게 하지?"

그전에 나는 나 자신에 대해 특별히 해야 할 일이 있다는 사실을 알지 못했다. 솔직히 말하지만, 나는 잘 기억나지도 않는 중학교 시절의 교장 선생님에게서 "존 로빈스를 어떻게 하지?"라는 말을 들은 뒤에는 한 번도 그런 말을 들어본 적이 없었다. 그런데 그 잘난 이사들이 나에 관해서 상당히 심각하게 토론을 벌였고, 나에게 어떤 조치를 취해야 할지 의논한 것이었다. 나는 그 기록을 통해서 그들이 나에 대해서 진지하게 생각할 뿐 아니라, 미국인이 내 주장에 실제로 귀를 기울이게 될까 봐 두려워하고 있다는 사실을 알게 되었다.

그 회의록에는 나에 대한 아이디어들이 들어 있었다. 나는 당신이 그 사람들의 우려를 과소 평가하지 않도록 그 내용의 극히 일부만 여기에 옮겨 적는다. 그들은 이렇게 말했다. "존 로빈스를 그냥 내버려 두면 안 됩니다. 사람들이 그의 말을 듣고 있어요. 허여멀쑥한 게 잘생기고 언변이 좋은 데다 카리스마도 있고, 신뢰성도 있는 인물이지요. 이 친구를 어떻게 하지요? 사람들이 이 친구가 하는 말을 들으면 안 되는데……."

나는 그런 사실, 특히 나보고 '잘생겼다'고 한 부분을 아내에게 전화로 알려주면서 다시는 그 봉투를 열지 말아야겠다고 생각했다. 당신은 내 외모에 대한 언급은 잊어버리고, 그들이 내 주장이 진실이 아니라고 말하지 않았다는 사실, 사람들이 내 말을 듣게 해서는 안 된다는 그들의 말에 주목해야 한다.

그들이 나에게 조바심을 내는 것이 우습기도 했지만, 한편으로는 내가 낙농업계의 위협이 된다는 것이 아이러니컬하게 받아들여졌다.

내 아버지와 삼촌은 세상에게 가장 큰 아이스크림 회사를 운영했을 뿐만 아니라, 할아버지는 워싱턴주 타코마에서 낙농업을 했다. 다른 아이들과 마찬가지로, 나는 우유를 하루에 석 잔씩이나 마셔댔다. 그뿐만 아니라 나는 단 하루도 빼놓지 않고 엄청난 양의 아이스크림을 먹어치움으로써 가족의 사업에 일조했다. 대부분 당신이 걱정할 정도로 지독히 먹은 것은 아니었지만, 그래도 여러 번 스넥과 함께 적어도 두 번의 식사 때에는 아이스크림을 먹었으며 어떤 날에는 아침, 점심, 저녁을 모두 아이스크림으로 해결하곤 했다.

내가 아이스크림 한 스푼 한 스푼을 사랑했다는 것은 기록으로 남아 있다. 사실 나는 배스킨라빈스 아이스크림 포스터의 주인공이었다. 아버지는 더블스쿠프콘 아이스크림을 행복하게 먹으면서 미소 짓는 내 대형 사진(내 여동생들과 조카 둘과 함께 찍은)을 전국 모든 지점에 붙이도록 했다.

어린 나는 배스킨라빈스라는 기업에 특이한 것들이 포함되어 있다는 사실을 알지 못했다. 모든 사람이 뒷마당에 콘 모양으로 생긴 풀장을 가지고 있을까? 모든 사람이 숫자가 1에서 12까지 적힌 시계가 아니라 31까지 적힌 시계를 구석구석에 걸어두고 있을까? 그리고 모든 사람이 애완용 개와 고양이에 아이스크림 이름을 붙일까?

부모님은 내 이름을 '자모카 아몬드 훠지'라 짓고도 남을 만한 분들이었지만, 내가 태어날 당시만 해도 그런 향은 개발되지 않았다.

## 당신이 결코 예상하지 못하는 것

삶은 확실히 우리를 엉뚱한 방향으로 인도하기도 한다. 어느 회사의 이사회가 나에게 관심을 가지고 있다는 사실을 알려준 회의록을 받고 나서 2년쯤 흘렀을 때, 당신이 결코 예상할 수 없을 것 같은 일이 일어났다. 나는 로스앤젤레스에서 강연 중이었다. 그때까지 나는 25년이 넘도록 배스킨라빈스와 관련된 일을 전혀 한 적이 없고 아버지도 은퇴한 지 오래되었던 터라 그 회사와 관련된 사람을 전혀 모르는 상태였다.

강연장에는 내가 일일이 시선을 던질 수 없을 만큼 많은 사람이 들어차 있었는데, 이상하게 뒤편에 앉아 있는 한 커플에게 시선이 갔다. 여자는 정신을 집중하여 내 말에 귀를 기울이는 것 같았지만, 남자는 처음에는 경계하는 듯 팔장을 끼고 앉아 있었다. 하지만 시간이 지나면서 그 남자는 팔장을 풀었고, 나는 그의 자세에서 그가 내 강연에 흥미를 느끼고 있다는 것을 알아차렸다.

어느 시점에선가 한 사람이 나에게 배스킨라빈스를 떠난 이유와 부유하고 명예롭게 살 수 있는 기회를 버린 이유를 물어왔다. 나는 간단하게 대답해 주었다. "그때 떠나지 않았다면 저는 지금 거울에 비친 부유하지만 행복하지 않은 뚱뚱한 내 모습을 보고 있을 겁니다." 건방진 대답이었다고 생각한다. 그러고 나서 나는 어떻게 우리가 개개인의 순수성에 진실해야 하는지, 어떻게 우리 영혼의 부름에 따라야 하는지를 비롯하여 지금도 갈피를 잡지 못하는 주제들에 관한 토론을 시작했다.

강연이 끝나자 사람들이 내 저서에 사인을 받기 위해 앞으로 몰려 나왔는데, 나는 뒤에 앉아 있던 그 커플도 앞으로 나오리라 확신했다. 실제로 그 남자가 나를 향해 똑바로 걸어왔다. 나는 그가 입을 열기 전에 벌써 만만찮은 인물이라는 것을 감지할 수 있었다. 맨 앞줄에 선 그는 확고하고 강한 음성으로 나에게 말했다. "선생께서는 지금 배스킨라빈스의 회장이 되었다면 뚱뚱하고 부유하면서도 불행한 사람이 되어 있을 거라고 말씀하셨습니다. 그런데 제가 바로 배스킨라빈스의 회장입니다. 저는 뚱뚱하지도 않고, 부유하지도 않고, 불행하지도 않습니다."

나는 거의 기절할 뻔하였다. 하지만 어찌어찌해서 정신을 가다듬고 나서 그 커플, 그러니까 배첼러 부부와 대화를 나눌 수 있게 되었다. 그는 정말 배스킨라빈스의 회장이었고, 부인인 에이미는 영양사였다. 그리고 두 사람 모두 채식주의자로서 《육식, 건강을 망치고 세상을 망친다》의 열렬한 팬이었다. 남편 글렌은 회사에 있을 때에만 직업상 아이스크림을 먹지 집에서는 입에도 대지 않는다고 했고, 에이미는 비건이었다. 그녀는 남편이 사무실에서 아이스크림 먹은 날을 알 수 있다면서, 잠결에 코를 골면 그렇다는 것이었다. 그는 부인의 말이 맞다는 듯 고개를 끄덕이고는 내 강의 내용에 전적으로 동의한다고 말했다.

그 일이 있고 나서 나는 그들과 아주 가까운 친구가 되었다. 에이미는 오랫동안 어스세이브의 디렉터로 일해 주었다. 그리고 두 사람 모두 그 조직에 실질적인 조언과 도움을 아끼지 않았다. 나와 만난 지 얼마 되지 않아 글렌은 배스킨라빈스를 떠났고, 유제품을 전혀 먹지 않게 되었다. 그는 나중에 주문형 과일주스를 파는 기업으로 빠르게 성장하던 잼바 주스의 회장으로 취임했다. 그는 직장을 옮긴 것에 만족해했다. 배스킨라빈스의 사람들이 좋기는 하지만, 자신의 가치와 배치되는 상품을 생산하는 회사를 위해 일하는 것에 싫증을 느낀 탓이었다.

글렌이 배스킨라빈스를 떠나고 내 친구가 되었다는 것만이 인생이 예상하지 못한 방향으로 흐른다는 것을 말해 주는 것은 아니다. 최신 유행 따위에는 끄떡도 하지 않던 아버지, 완고하고 보수적인 태도에 자긍심을 느끼면서 콘크리트처럼 단단하게 당신의 길을 걷던 아버지가 설탕을 완전히 끊어버리고, '나는 채식주의자입니다'라는 이름표는 붙이고 다니지는 않았지만 생각보다 훨씬 그쪽으로 다가갔다는 사실을 상상할 수 없었을 것이다.

이는 아무도 앞으로 무슨 일이 벌어질지 예상할 수 없다는 것을 보여주는 예다. 글렌과 내 아버지는 모두 꽤나 건강이 좋아졌다. 글렌은 자기 건강이 좋아진 것은 전적으로 식단에서 유제품을 배제했기 때문이라고 했는데, 사실 유제품을 포기한 후 극적으로 건강이 좋아졌다는 사실을 나에게 편지로 알려온 사람만 해도 수천 명이 넘는다. 진실을 말하지만, 너무도 많은 사람이 유제품이 먹어서는 안 되는 식품이라는 사실을 모르고 있다.

내가 유제품을 비난하는 이유는 바로 이런 데 있다. 나는 아이스크림과 요구르트, 치즈를 즐기는 사람을 비난하지 않는다. 내 비난은 기만적이고 진실이 아닌 광고를 내보내며, 사람들을 속이면서 그들로 하여금 유제품이 건강식 식단에 꼭 필요한 식품이라고 믿도록 하는 낙농업계를 겨냥하는 것이다. 나는 사람들이 상업적인 목적에 현혹당하는 것을 그냥 지켜보고만 있을 수 없다. 나는 유제품을 먹지 않으면 뼈가 틀림없이 약해질 거라고 떠벌리는 광고를 더 보고 싶지 않다. 아시아에 살고 있는 사람들의 예가 보여주는 것처럼 그러한 주장은 사실이 아니다. 그들은 최근까지 유제품을 거의 먹지 않았는데도 골다공증에 걸릴 확률이 미국인보다 훨씬 낮다. 그들의 뼈가 미국인보다 강한 이유는 여러 가지가 있다. 미국인보다 채소를 더 많이 먹고, 운동을 더 많이 하며, 콜라 같은 소다수를 거의 마시지 않기 때문이다. 그뿐만이 아니다. 그들은 미국인보다 동물성 단백질을 덜 섭취하고, 유제품은 거의 먹지 않는다. 그래서 뼈가 더 단단할 수 있었던 것이다.

단순히 골다공증을 피하기 위해서라면 유제품은 필요 없다. 전혀 도움이 되지 않는 식품이다. 저명한 과학자들이 밝혀낸 사실이다. 하버드 보건대학원 영양학 과장인 월터 윌렛 박사는 미국 간호사 7만 5,000명에 관한 공동 연구 조사에서 유제품에서 많은 칼슘을 섭취한 여성들이 우유를 적게 마신 여성들보다 오히려 골절 위험성이 높다는 것을 밝혀낸 바 있다. 나와 마찬가지로, 그도 우리로 하여금 자사 제품을 사도록 유인하는 낙농업계의 광고를 불쾌하게 생각한다.

당신은 낙농업계가 우유가 골다공증 예방에 필요한 식품이라는 광고는 내보면서 정작 제품에는 그런 주장을 적지 않는다는 사실을 눈치챈 적이 있는가? 당신은 왜 그 사람들이 우유 포장지에 그런 문구를 인쇄하지 않는다고 생각하는가? 미 식품의약국이 허락하지 않기 때문이다! 광고는 상대적으로 조심성이 없는 연방거래위원회의 규제를 받는 반면 식품 포장지에는 진실이 아닌 내용은 포장에 붙이지 못하게 하는 식품의약국의 규제를 받는다.

# 안전한 식품 그릇이 없다

"O-157의 주요 감염원은
햄버거와 그라운드 비프다."

1991년, 언론의 집중 조명을 받으면서 과학자 8명이 애리조나 사막 한복판에 건설한 거대한 버블(유리 구조물) 속으로 들어갔다. 유리로 단단히 밀폐한 1만 2,700제곱미터 공간에 2년 동안 머물기로 한 것이다.

일반 대중은 버블이 그 자체로 완벽한 세계인 것으로 믿었다. 즉 버블 속에 용감한 개척자 8명이 생명을 유지하는 데 필요한 것이 모두 갖추어져 있는 것으로 알았다. 공간이 몇 제곱미터에 이를 정도로 넓었고 그 안에 사막, 목초지, 열대숲, 심지어 미니 바다까지 들어 있었기 때문이다. 또 고심 끝에 선별한 4,000여 종에 이르는 다양한 식물과 동물을 자생적인 환경 세계를 창조할 수 있도록 버블 안에 투입했다. 환경 시스템 기능을 유지하기 위해 선별한 곤충, 매개 곤충(pollinator), 파충류, 포유동물이 과학자들과 동행하기로 한 것이다.

사람들은 그 버블에 생활권이라는 의미의 바이오스피어 II라는 이름을 붙였다(지구는 바이오스피어 I이다). 사람들은 인간이 영구히 살 수 있을 만큼 바이오스피어 II가 정교하고도 훌륭하게 디자인되었다고 믿었다. 태양에너지만으로 물이 생성 · 정화되고, 산소가 발생하며, 이산화탄소가 흡수되고, 쓰레기는 재활용되며, 식품도 마련할 수 있다고 믿었다. 그것은 '별나라 여행에 비견되는 엄청난 사건의 전조'로 여겨졌다.

그런데 그 안에서의 일은 바람대로 되지 않았다. 각고의 노력과 계획에 따라 디자인했지만 버블 내의 산소 수치가 1만 7,000피트까지 떨어져 안에 들어간 사람이 산소 부족으로 고통을 호소할 지경이었다. 질소 수치도 과학자들의 두뇌에 손상을 줄 수 있을 정도로 상승하였다. 그와 동시에 매개 곤충 역할을 해줄 것으로 기대한 곤충도 대부분 죽었는데, 이는 식품과 공기와 정수(淨水)를 위해 필요한 식물들의 운명을 예시하는 것이었다. 하지만 바퀴벌레는 미친 듯이 번져나갔다.

결국 과학자들은 바이오스피어 II에서 나올 수밖에 없었다. 그 시도가 실패한 것은 노력이 부족해서가 아니었다. 2억 달러가 넘는 거금이 그 프로젝트에 투입되었고, 과학자들은 최악의 상황까지 버텼다.

바이오스피어 II의 실패 원인은 버블을 받치고 있던 콘크리트 받침이 마르면서 산소를 고갈시켰기 때문이었고, 토양 유기체와 박테리아, 그 밖의 미생물이 뒤섞여 엉뚱한 가스를 발생했기 때문이었다. 인간에게 겸손을 가르친 엄청난 교훈이었다. 그리고 티스푼 하나 분량의 흙 속에 살지만 이 지구상에 살고 있는 인간의 수보다 많은 미생물이 지구에 얼마나 소중한 존재인지를 일깨워주는 사건이었다.

유전학자로서 CBS TV에서 〈자연의 세계The Nature of Things〉라는 프로그램을 진행하는 데이비드 스즈키는 바이오스피어 II의 실패에 대해 언급하면서 "우리는 가장 고귀하고, 가장 소중하고, 가장 중추적이고, 가장 가치가 있는 것으로 큰 생물을 생각하도록, 우리 자신이 가장 큰 생물이라고 생각하도록 훈련받아 왔다. 우리는 개미와 박테리아, 생존의 가장 실제적인 토대를 제공하는 곰팡이처럼 작은 생물과 큰 생물의 관계를 무시해 왔다"라고 말했다.

지구의 첫 거주자는 박테리아를 비롯한 미생물이다. 생물이 지구에서 살아온 시간의 절반이 넘는 기간에 그것들만이 이곳을 지켜온 셈이다. 너무 작아서 눈에는 보이지 않지만, 그것들은 이 지구에 가장 큰 힘을 발휘하는 유기체들이다. 실제로 그것들의 종합적인 생물량(biomass : 어느 지역에 현존하는 생물의 총량)은 모든 원시림, 포유동물 무리(인간 포함), 새 떼, 엄청난 생선군, 끝도 없을 것 같은 곤충군을 모두 합친 것보다 더 많다.

미생물은 환경 안의 모든 곳, 생명이 있는 곳이라면 어디든 존재한다. 심지어 인간의 몸속에서도 살고 있다. 사방 1센티미터 넓이의 피부에는 무려 10만 개의 미생물이 살고 있다. 특히 우리 창자 속에는 이 지구상에서 살았던 모든 인간을 합친 것보다 훨씬 많은 박테리아가 살고 있다. 우리 체중의 10퍼센트는 박테리아를 합친 무게다. 사실 인간 개개인은 수천조 개에 이르는 박테리아의 집합체다.

미생물은 대부분 해롭지 않다. 오히려 인간의 삶에서 중요한 기능을 한다. 특정 미생물의 도움이 없다면, 우리 인간은 음식을 소화시켜 영양분을 흡수할 수 없다. 그 밖에 병원균이 침입하면 싸우는 미생물들도 있다.

그러나 우리를 병들게 하고, 경우에 따라서는 죽게도 하는 미생물이 몇 개 있다. 그러한 것 중에 음식을 통해 우리 몸 안으로 침투하는 미생물로는 O-157, 캄필로박터, 살모넬라, 리스테리아 등이 꼽힌다.

## 식인성 질병

미생물과 식인성 질병(Food-Borne Disease)의 위험성은 언급하기가 그리 쉬운 주제는 아니다. 우리는 이미 우리 삶에 상당한 두려움을 가지고 있지 않은가. 항균성 스프레이, 살균 비누, 항균성 스폰지 등을 이용하여 집이나 몸에서 박테리아를 모조리 없애려는 강박적이고 무익한 노력에서 드러나는 것처럼, 인간은 자기 자신의 생명을 지키기 위해 지나치게 걱정하고 있다. 이러한 물건들은 나름대로 쓸모가 있어서 적절하게 사용하면 심지어 생명까지도 구해줄 수 있다. 하지만 오늘날 우리는 그런 물건들을 마구잡이로 사용한 탓에 피부와 내장에 기생하는 세균들의 균형을 파괴해 더 강력하고 내성 강한 병원균을 새롭게 창조해 내고 있다.

박테리아를 박멸하려는 시도는 결코 승리를 거둘 수 없다. 그것들은 어떤 유기체도 생존할 수 없을 만큼 극단적으로 뜨겁거나 차가운 곳에서도 살아남아서 번성한다. 그것들은 남극의 깊은 얼음 덩어리 속에서도, 바다 깊은 곳에서도, 분출하는 용암 속에서도 아주 행복하게 살아왔다. 그리고 바이오스피어 II 탐험가들이 터득한 것이지만, 그것들은 언제나 인간의 눈에 띄지 않으면서도 인간의 삶에서 아주 중요한 역할을 해내고 있다.

과거에는 식인성 질병이 주로 위경련 · 구토 · 설사를 일으키고 오염된 음식을 먹은 지 2시간에서 6시간 뒤 발생하는 것이 보통이다 보니 오염원을 추적하기가 비교적 쉬웠다. 하지만 인간의 행태는 최근 들어 세상을 엄청나게 변화시켰다. 최악의 식인성 질병을 일으키는 병원균들은 즉시 그러한 증상을 일으키지 않는다. 예를 들어, O-157은 사람이 오염된 음식을 먹은 후 3일에서 7일이 될 때까지 질병을 일으키지 않는다. 따라서 의심이 가는 식품을 추적하는 것이 그전보다 쉽지 않다.

지효성 부작용(delayed effect)의 또 다른 예로는 임산부에게 특히 위험한 미생물인 리스테리아를 들 수 있다. 임산부가 리스테리아에 감염되면 태아가 손상을 입거나 사망할 수도 있지만, 감염된 지 70일이나 되어서야 질병이 발생하기 때문에 식인성 병원균을 추적하기는 사실상 불가능하다.

요도 감염을 포함하여 수많은 질병이 근원을 추적당하지 않는 식인성 미생물로 발병할 수 있다. 크론씨병(Crohn's disease)이 우유에 존재하면서 저온살균법으로도 죽지 않는, MAP(Mycobacterium avium subspecies paratuberculosis)라고 알려진 미생물 때문에 발병한다는 것은 최근에야 알려졌다.

미국에서만 연간 2,000만에서 8,000만 건의 식인성 질병이 발생하는 것으로 공식 추정하지만, 그러한 추정 건수는 당국에 보고되거나 확인된 사례만을 근거로 계산한 것이기 때문에 실제 발생 건수는 그보다 훨씬 많을 것으로 보인다. 대부분 결코 정확하게 확인하기 어렵다는 점에서, 질병통제연구센터의 모리스 포터는 미국의 경우 1인당 1년에 한 번 이상 발병하는지도 모른다고 주장했다.

식중독은 대부분 부정확하게 '배가 아픈 감기(stomach flu, 우리나라에서는 위경련이라고 함)'로 부르는 것이 보통이다. 사실, '배가 아픈 감기'는 존재하지 않는다. 감기(인플루엔자)는 바이러스 때문에 발생하는 호흡기 질병이다. '배가 아픈 감기'로 잘못 불리는 질병은 보통 식인성 혹은 수인성 박테리아로 생기는 장관 질환(intestinal disease)이다.

우리는 어린이들이 경험하는 이른바 '배가 아픈 감기'라고 일컬어지는 질병이 사실은 그들이 먹은 음식에서 비롯한다는 사실을 인식하지 못하고 그저 얼마나 많은 어린이가 위경련과 구토, 설사로 고통받는지 추측만 할 뿐이다. 다시 말해 안전하다고 생각하지만 사실은 그렇지 않은 음식 때문에 사람들이 얼마나 고통을 견뎌내야 하는지 추측만 할 뿐이다.

1998년 12월, 사라 리(Sara Lee)의 식품을 먹고 21명이 리스테리아에 감염되어 사망했다. 그때 사라 리는 1,500만 톤에 이르는 볼 파크 프랑크, 미스터 터키, 콜드 컷츠(각종 얇은 냉고기와 치즈의 모듬요리), 하이그레이드 프랑크를 비롯하여 다른 브랜드의 핫도그와 런천 미트(틀에 넣고 조리한 뒤 햄이나 소시지처럼 포장하여 바로 먹게 만든 고기)를 리콜하여 폐기처분했다. 1997년에는 허드슨 푸드가 자회사의 햄버거가 O-157 발생과 연관되었다는 사실이 밝혀진 후 2,500만 톤의 그라운드 비프(ground beef) 제품을 리콜하여 폐기처분했다. 2000년에는 치명적인 O-157 발원지가 추적 결과 밀워키에 있는 시즐러 스테이크하우스라는 것이 밝혀지기도 했다.

이러한 사실을 알게 된 수많은 소비자가 사라 리나 허드슨, 시즐러 레스토랑에 문제가 있어서 그런 질병이 발생했다고 믿고 그곳의 고객이 되지 않는 한 자신들은 안전하리라는 결론을 내렸다. 하지만 현실적인 위험성을 고려할 때, 그 책임을 한두 회사에만 떠넘기는 것은 자기 만족만 불러올 뿐이다. 그 회사에 조심해야 할 기업이라는 타이틀을 붙임으로써, 소비자들은 자신도 모르게 다른 모든 육류 · 낙농 · 양계 기업의 얼굴에 화색이 돌도록 해주는 꼴이 된 것이다. 한 기업을 희생양으로 삼아 전체 업계의 문제를 뒤집어씌우는 것은 쉬운 일이지만, 그러한 행위는 우리로 하여금 더 중요한 문제점들을 보지 못하게 한다. 질병통제연구센터 과학자들이 계속해서 주장하는 사실이지만, 지금과 같은 가축 사육과 도살 방법이 허용되는 한 사실상 모든 육류 · 낙농 · 양계 업계는 항상 질병의 위험을 안고 있을 수밖에 없다.

식인성 질병의 근원지가 대개 동물성 식품이라는 것은 놀라운 사실이 아닐 수 없다. 간혹 생사과주스와 방울양배추, 가축 오물이나 인간의 배설물로 오염된 물에서도 O-157이 발견되는 예가 있기는 하지만, 이 병원균이 가장 많이 발견되는 식품은 그라운드 비프다. '햄버거 질병'이라 불리는 이 질환은 그라운드 비프가 원인일 때가 많다.

그와 비슷하게, 살모넬라균이 오염된 토마토, 무순, 콩나물, 캔털루프(멜론의 일종), 수박이 원인이 되어 발생할 때도 있지만, 대개 달걀이나 그 밖의 동물성 식품 때문에 발생하는 경우가 훨씬 많다. 마찬가지로, 캄필로박터균이 채소에서 발견되는 사례도 아주 없진 않지만, 미국 양계 제품에 널리 퍼져 있는 것 또한 사실이다. 그와 유사하게, 리스테리아균 역시 콜슬로(날양배추를 잘게 썰어서 드레싱한 샐러드)에서 발견되기도 한다(리스테리아균에 오염된 동물 배설물을 비료로 사용한 밭에서 자란 양배추의 경우). 하지만 그보다는 소프트 치즈와 가공 처리한 고기에서 훨씬 많이 발견된다.

식물성 식품 중에서는 샐러드 바가 가장 의심스러운데, 그것은 냉장고보다 높은 온도에서 빛과 공기에 노출되면서 세균이 번식할 수 있기 때문이다. 방울양배추도 마찬가지다. 하지만 방울양배추와 샐러드 바가 식인성 질병의 원인이 될 확률은 고기, 유제품, 양계 제품이 비하면 극히 낮다.

육류 · 낙농 · 양계업자들은 자사 제품이 병원균에 쉽게 감염된다는 사실을 잘 알고 있다. 하지만 그들은 병원균으로 생기는 문제는 자기들의 실수가 아니라 동물성 식품을 적절하게 조리하고 처리하는 소비자의 책임이라고 주장하면서 그러한 책임에서 벗어나려고 한다. 소비자는 손을 닦는다는지, 남은 음식물을 적절하게 냉동한다든지, 동물성 식품을 충분히 익힌다든지, 교차 오염 방지 같은 부엌에서 지켜야 할 식품 안정성 규칙을 배운다든지 할 필요가 있다. 그러나 더 인간적으로, 더 위생적인 상태에서 동물을 키우는 나라에서는 식인성 질병 때문에 문제가 그렇게 많이 발생하지 않는다.

예를 들어 미국에서는 닭들이 캄필로박터와 살모넬라균에 감염되는 사례가 많지만, 스웨덴이나 노르웨이에서는 그런 일이 한 번도 발생한 적이 없다. 그러한 나라에서는 가축을 더 동정적으로 대하며 더 넓은 공간에서 사육한다. 그 결과, 그 나라에서 사육한 가축은 미국에서 사육한 가축보다 더 건강하게 마련이고 병원균도 그만큼 덜 퍼뜨리게 된다. 그러나 미국에서 발전해 온 공장식 낙농 방법은 최대 이윤을 목표로 하는 반면 동물의 안락함이나 식품 안전 따위는 고려하지 않는다.

〈월드워치 저널〉은 1998년에 다음과 같이 질병의 경향에 관한 글을 게재했다.

> 처음에는 E. coli와 살모넬라균의 유해성이 문제더니, 그다음에는 광우병, 지금은 홍콩 감기가 문제로 대두하고 있다. …… 점점 늘어나고 있는 이러한 전염성 병균에는 어떤 공통점이 있을까? 공장식 농장에서 사육한 닭과 다른 동물들을 통해 인간에게 전염된다는 것이다. 의심의 여지가 거의 없는 사실이다. 더럽고 비좁은 우리에서는 독성이 없는 미생물도 치명

적인 병원균으로 변한다. 습관적인 항생제 복용은 병원균들이 인간의 생명을 구할 최후의 약에도 내성을 가지게 한다. 그러한 경향은 인간으로 하여금 육류가 심장질환, 뇌일혈, 암, 당뇨병, 동맥경화증 같은 병에만 관련되었던 좋은 시절을 그리워하게 만들 것이다.

인간을 병들게 하고, 불구로 만들고, 때로는 죽게도 하는 살모넬라와 캄필로박터, E. coli 같은 박테리아들은 공장식 농장에서 비롯된 것이다. 놀랍게도 미국에는 아직까지 농장이 그러한 병원균 검사를 의무적으로 받아야 한다는 조항이 없다. 그 결과 매일같이 비위생적인 고기와 달걀이 처리 공장으로 옮겨지고 있는데, 그곳에서 오염된 식품이 위생적인 다른 식품까지 오염시켜 결국 인간의 음식을 전반적으로 오염시키게 되는 것이다.

한편 미국 육류업계는 모든 농장에 식인성 질병의 원인이 되는 박테리아에 관한 조사를 의무화하자는 법률안을 적극적으로 반대하고 있다. 더 안전한 식품을 보장하기 위한 법률안을 고집스럽게 반대하고 있는 셈이다.

1998년 6월 니타 로이 민주당 하원의원(뉴욕)은 농무성에 육류 포장 공장의 위생 상태가 불결하면 벌금을 매길 수 있는 권한을 부여하도록 하는 농업 예산안에 관한 수정안을 제출했다. 그러나 하원 예산위원회는 그 안을 25 대 19로 부결시켰다. 그 후에 실시한 한 조사는 로이의 안을 거부한 의원 25명이 선거 기간 중 육류 · 양계 업계로부터 받은 후원금 액수가 찬성표를 던진 의원 19명이 받은 후원금의 6배에 달한다는 사실을 밝혀냈다.

이러한 이슈에 관심을 기울여 온 몇 년 동안, 나는 관련 업계가 자신들이 생산한 식품 때문에 인간이 아픔과 고통을 겪는 현실에 냉담한 자세를 보인다는 사실에 종종 슬픔을 느껴왔다. 1993년, 워싱턴 주에 살고 있는 어린이 수백 명이 잭 인 더 박스(Jack in the Box) 햄버거를 먹고 O-157에 감염되어 그중 여러 명이 사망하는 사건이 발생했다. 그 후 육류 처리 과정을 개선하라는 일반 대중의 목소리가 극에 달한 상황에서 미국 육류연구소는 같은 해 11월 1일 우리의 눈을 의심케 하는 냉소를 흘리며 농무성이 햄버거를 대상으로 실시하는 O-157 검역을 영원히 중지시켜야 한다는 안을 제출했다.

어떻게 그러한 비극을 그런 식으로 정당화할 수 있단 말인가? 그들의 변은 만약 햄버거에 검역을 실시하게 되면 소비자들이 자신들의 육류 제품을 안전한 식품으로 간주하여 제품 라벨에 표시한 조리와 처리 과정에 관한 지시 사항을 무시할 수도 있다는 것이었다.

아이러니컬하게도 그 지시 사항이란 것은 그 사건이 벌어지기 전까지 육류업계가 소비자들이 그 라벨에 경악할까 봐 두려워 자사 제품에 붙이지 못하게 하려고 오랫동안 투쟁해 온 바로 그 내용이었다.

## 소비자보호단체의 목소리

식인성 질병의 책임이 거의 육류업계에 있다고 주장하는 내가 불공평한 것일까? 퍼블릭 시티즌은 자칭 워싱턴을 향한 소비자의 눈과 귀라 불리는 비영리기관이다. 우리는 15만 명 이상의 지원을 받아 더 안전한 의약품과 의료 정책, 더 깨끗하고 안전한 에너지, 더 청결한 환경, 공정한 거래, 더 개방적이고 민주적인 정부를 위해 투쟁하는 것을 목표로 한다고 밝힌 바 있다.

퍼블릭 시티즌은 채식주의나 애니멀 라이트(animal right:보호받아야 할 동물의 권리)에 관한 의제는 다루지 않는다. 그런데도 그 조직은 육류업계의 공장식 농장들이 대부분 식인성 질병의 원인이라고 단언해 왔다. 퍼블릭 시티즌은 다음과 같이 주장한다.

> 소들은 배설물과 그 밖의 오물을 몸에 붙이고 살 수밖에 없을 정도로 불결한 데다 거대한 도시 규모의 비육장에서 사육된다. 그러한 조건에서 자란 소들은 신속한 공정이 생명인 도축장으로 옮겨진다. 그곳 근로자들은 손놀림을 빨리해야 한다는 압박감에 시간당 평균 330여 마리를 죽여 내장을 꺼내고 손질을 한다. 그 집약적인 처리과정에서 소의 몸이 잘려지는데, 절개 과정에서 실수라도 발생할라치면 창자에 구멍이 뚫리면서 배설물이 쏟아져 나온다. 잘려진 몸통은 즉시 냉탕에 던진다. 그렇게 되면 그 물은 배설물탕이 되고 만다. 나중에 고기 덩어리는 잘게 갈려 햄버거 패티로 탈바꿈하는데, 이는 우리가 햄버거를 먹을 때 소 여러 마리의 다양한 부위를 입 안에 넣게 된다는 것을 의미한다. 고기 한 덩어리가 오염되면 세균은 수천 톤에 이르는 다른 고기 덩어리들을 오염시킬 정도로 빠르게 번진다.

퍼블릭 시티즌은 육류 검사원의 수가 줄고 있는 데다 관련 당국이 근본적으로 업계에 타협적인 태도를 취하기 때문에 시장에 오염된 고기를 출하하지 못하게 하려는 자신들의 노력이 극히 제한적일 수밖에 없다고 주장한다.

이익 극대화에 눈이 멀어 처리과정을 오물이나 병균에 노출시키기는 양계업계도 마찬가지다. 그들은 5만 마리나 되는 조류를 한 사육장에 집어넣은 후 오염되거나 쥐에 노출된 사료와 물을 주고, 박테리아의 내성을 더욱 키움으로써 병에 대한 닭의 저항력을 떨어뜨리는 항생제를 투입하고, 도축장으로 보내기 며칠 전부터는 사료와 물을 전혀 주지 않는 등 세균이 번지기에는 거의 완벽에 가까운 조건을 스스로 조성하고 있다.

도축장으로 이송하는 과정 또한 청결이나 위생과는 거리가 멀다. 퍼블릭 시티즌은 "닭들은 큰 트럭에 실려 도축장으로 가며, 그 과정에서 서로 몸을 부대끼며 대변이나 소변을 묻히게 된다. 도축장에 도착하면 닭들은 거꾸로 매달린 채 기절하게 되고, 피를 쏟으며 도살된다. 그러고 나서 껍질을 벗겨낸 몸통을 마모되고 갈라진 고무손이 달린 거대한 기계로 자르는데, 이 과정에서 잠복해 있던 세균이 다른 닭으로 번진다"고 지적한다.

결코 유쾌한 장면은 아니지만, 그렇다고 이 정도로 끝나는 것이 아니다. 퍼블릭 시티즌의 고발은 계속된다.

> 금속 고리가 달린 기계로 닭의 내장을 일일이 적출하는데, 이 금속 고리가 종종 창자를 뚫어 닭의 내부를 오염시킨다. 그러한 일이 벌어지면 그 닭을 즉시 처리과정에서 제외해야 하지만, 실상은 그렇지 않다. 그 후 닭의 몸통을 씻어 냉탕에 한 시간 동안 담가놓는데, 이로서 몸통은 더욱 무거워진다. 과학자들은 이 냉탕 처리과정이 배설물에 노출되거나 세균에 오염되는 가장 큰 원인이라고 지적한다. 그뿐만 아니라 이 과정에서 물이 닭에 흡수되게 마련이고 …… 그로써 미국 최대의 닭고기 공급 회사인 타이슨 푸드는 추가로 연간 4,000만 달러의 불로소득을 챙기고 있다.

미국 육류업계는 퍼블릭 시티즌의 주장에 어떤 반응을 보였을까? 〈육류 판매와 테크놀로지〉의 편집자인 댄 머피는 퍼블릭 시티즌의 보고서를 정독하지 않았는지, 그 주장을 대수롭지 않게 받아들이였는지 다음과 같은 글을 썼다. "내가 접한 보고서 중 퍼블릭 시티즌의 주장처럼 조악하고, 과장되고, 뻔뻔스러울 정도로 편향적인 사이비 과학은 없었다. 여섯 쪽을 채 읽을 수 없었지만, 나는 보고서 사본을 수천 매 구해 육류업계 사람들에게 읽힌 다음 …… 워싱턴 어딘가에 그 보고서를 쌓아놓고 불을 지르고, 언론인들을 초대하여 그 불꽃에 핫도그를 구워 먹고 싶은 심정이다."

《육식, 건강을 망치고 세상을 망친다》가 출간된 후 한 저명한 육류업자가 이런 글을 썼다. "나는 평생 처음으로 《육식, 건강을 망치고 세상을 망친다》라는 책을 불사르고 싶었는데, 이 나라에서 책을 불사르는 것을 허용하지 않는다니 안타깝다."

인간은 때때로 비판에 반응을 보이는 방식으로 자신을 드러내기도 한다.

## 방사선 조사법

미국 육류업계는 동물성 식품에서 발생하는 O-157과 다른 병원균이 초래할 수 있는 문제들과 죽음에 대해 분명히 알고 있다. 그들이 식인성 질병에 관한 이슈에 촉각을 곤두세우고 있는 것은 법률상의 책임과 소송 가능성 때문이다. 따라서 그들은 나름대로 해결책을 마련해 두고 있다. 그렇다고 해서 감염의 주요 원인인 불결한 공장식 목장과 도축장을 개선하겠다는 것이 아니다. 그들이 해결책으로 찾은 것은 방사선 조사법(照射法)이다. 곧 병원균을 죽이기 위해 식품을 핵 방사선에 노출시키겠다는 것이다.

목축업자들은 방사선 조사법에 적극적인 지지를 보내고 있다. 반면 보건기관들은 대부분 그 안에 반대한다. 보건기관들은 방사선 조사법이 식인성 질병을 신속하게 제거한다는 점에는 동의하지만, 박테리아를 비롯한 병원균이 번식하는 환경을 근본적으로 정화하지 못한다는 점에서 그것을 위험한 발상이라 생각하는 것이다. 그뿐만 아니라 방사선 조사법은 분뇨, 소변, 고름 범벅이 되었다가 나중에 햄버거로 바뀌어 우리 입안으로 들어오는 소의 몸을 깨끗이 하는 데 하등 도움을 주지 못한다.

목축업자들은 식품에 대한 방사선 조사를 그 어떤 집단보다 열렬하게 지지하면서도 그 테크놀로지에 일반 대중이 받아들이기 힘든 문제가 있음을 인정한다. 그렇기 때문에 식품에 방사선 처리 라벨을 붙이지 못하게 하는 투쟁을 벌이는 것이다. 그 대신 그들은 방사선 처리 과정을 '냉살균(cold pasteurization)'이나 '전자 빔 살균(electron beam pasteurization)'으로 고쳐 부를 것을 요구하는 로비를 공격적으로 펼치고 있다. 비록 얼마나 정확하게 실시할지 의문이 들기는 하지만, 250만 당량(當量, equivalent)의 흉부 X-레이와 비슷한 방사선을 쪼인 음식이라는 라벨이 붙는다면 건강을 배려한 적절한 조치가 될 것이다.

당신은 방사선에 노출된 패스트푸드 햄버거를 먹고 싶지는 않을 것이다. 하지만 목축업자들이 각고의 노력을 한 덕에 당신은 벌써부터 그런 음식을 먹고 있다.

2000년 2월 22일, 농무성은 소고기와 다른 육류에 대한 방사선 조사를 합법화했다. 그리고 3개월 후부터 방사선 처리한 육류가 모든 식품점에서 소비자에게 팔리고 있다. 더욱이 식품점에서 팔리는 고기에는 방사선 처리를 했다는 사실을 알리는 라벨을 붙이도록 했지만, 음식점이나 학교 식당에서 제공하는 고기에는 그럴 필요가 없다. 그러한 지식을 갖추지 못한 맥도날드와 버거킹의 고객, 학교 카페에서 점심을 먹는 어린이들이 극히 위험할 수도 있는 테크놀로지의 실험용 쥐로 이용되고 있는지도 모른다.

그런데도 육류업계는 방사선 조사가 안전하다고 주장한다.

> 나는 그러한 기우들이 전혀 납득이 가지 않는다. 육류에 방사선 조사를 실시하는 것은 E. coli와 그 밖의 박테리아를 죽여 더 안전한 식품을 내놓기 위한 것이다. 우리의 배려에 소비자들은 기뻐해야 한다. 이것은 우리가 좋은 일을 하고도 욕을 먹은 예 중 하나에 불과하다. '건강 증진식 처리과정을 거쳤음'이란 라벨이 붙어 있다면, 소비자는 그저 안심하고 우리가 하는 일을 신뢰하기만 하면 된다. 내 말을 믿으라! 방사선 조사를 거친 식품은 안전하다.
>
> –도미니크 제노킨스(한 대형 육류업체의 최고경영자)
>
> 방사선 조사는 식품 안에서 불가사의하고 예측할 수 없는 화학반응을 많이 일으킨다. 이러한 화학 결합에 무지한 탓에, '우리가 알기로는' 일반 대중을 향해 방사선 조사를 거친 식품은 안전하다고 주장하는 기만이 거침없이 시도되고 있다. 방사선 조사를 거친 식품을 사도록 현혹하는 것은 비열한 짓이다.
>
> –존 W. 고프먼 박사(캘리포니아 대학 버클리 캠퍼스 분자생물학 명예교수이자 의과대학 교수, 로렌스 리버모어 국립연구소의 생의학부 창설자)

수많은 일류 업체가 모든 육류에 방사선 조사를 하려고 할 만큼 요즘 육류의 세균 감염은 보편적이고 심각할 뿐 아니라 급격하게 악화되고 있다.

실정이 이런데도 식품의 방사선 조사에 관한 장기적인 연구를 한 번도 실시한 적이 없다. 단기적인 연구 조사들은 방사선 조사가 식품에 들어 있는 비타민 A, B1, C, K와 E를 파괴할 뿐만 아니라, 잠재적으로 암 유발 가능성이 있는 새로운 화학물질을 합성한다는 사실을 밝혀냈다. 게다가 변종 박테리아와 바이러스마저 새롭게 만들어낼 가능성이 매우 높다고 한다.

## O-157, 햄버거 질병

그러한 위험이 잠재되어 있는데도 육류에 대한 방사선 조사가 승인을 받았는데, 악명 높은 O-157을 제거한다는 것이 가장 큰 이유였다. 에스케리키아 콜리(Escherichia coli. E. coli로 쓰며, 대장균을 말함)는 막대 모양의 박테리아로 대개 내장에서 평화롭게 살면서 인간과 동물의 소화기능에 도움을 준다. 1990년대까지만 해도 대장균은 대부분 해롭지 않다는 것이 일반적인 견해였다. 하지만 O-157의 등장으로 그러한 견해가 일시에 바뀌고 말았다.

O-157은 인간의 내장에서 살기보다는 결장 안쪽을 공격하고, 혈관에 침투하여 출혈을 일으킨다. 그에 따른 첫 번째 증상으로는 복통과 피가 섞인 설사가 나타난다.

그렇다면 O-157 감염 실태는 어느 정도일까? 질병통제연구센터에 따르면 공식적으로 매일 200여 명에게 발병하여 그중 서너 명이 사망한다고 한다. 하지만 질병통제연구센터가 현실을 아주 과소 평가하고 있을 확률이 높다. 오리건 주에 사는 전염병 학자 윌리엄 킨은 O-157로 인한 발병 건수 가운데 당국에 보고되는 것은 실제의 2퍼센트에 지나지 않는다고 주장한다.

치명적일 수 있는 O-157 박테리아에 대처하는 수단으로, 육류업계는 식품 방사선 조사와 함께 소비자들에게 육류를 완전히 익혀 먹을 것을 요구하고 있다. 그들의 주장은 그럴듯하게 들리지만 한편으로는 비극적인 모순점을 안고 있다. 덜 익힌 고기 때문에 O-157에 감염될 가능성이 있다면, 너무 익힌 고기는 암을 유발할 가능성이 있기 때문이다.

메리 히어싱크의 열두 살 난 아들 다미온은 덜 익힌 햄버거를 먹고 거의 사경을 헤맨 적이 있다. 가슴이 미어지는 그녀의 경험담을 들어 보자.

> 제 아들은 작은 햄버거 한 조각을 입에 넣자마자 그것이 곤죽처럼 풀어진 날고기였음을 알았다고 하더군요. 그것을 곧바로 뱉어내는 친구들을 보면서 아들은 당황하지 않을 수 없었다고 했어요. 그로부터 정확히 6일 후, 결국 지옥 같은 일이 벌어지게 된 거죠. 피가 섞인 설사가 시작되면서 아들의 혈소판 수치가 떨어졌습니다. 혼수상태에 빠진 아들은 사람도 알아보지 못했어요. 신부전 증세가 나타나 투석을 하게 되었고, 수술을 받아야 할 처지에 이르렀습니다. 설상가상으로 폐에도 문제가 생겼답니다. 폐에 물이 차서 인공 호흡기에 의존해 숨을 쉬면서 폐에 구멍을 뚫어 튜브를 박아 놓고 물을 빼내야 했어요. 거기에서 끝난 것이 아니었어요. 심장에도 문제

가 발생했어요. 심장이 괴기스러울 정도로 부풀어오른 거예요. X선 검사를 해보니 크기가 정상보다 2.5배나 커진 것이 아니겠어요. 의사들이 심장 부위에서 세 번이나 물을 빼냈답니다. 의사들은 물을 빼낼 때마다 한 번에 1리터나 되는 물이 심장 부위에서 나온다는 사실이 믿어지지 않았다고 하더군요. 의사들은 심장 주변의 피막(皮膜)에 작은 창문을 뚫고 싶어했어요. 몸을 열어보니 액낭(液囊)은 갈기갈기 찢겼고, 그 안에는 고름이 가득 들어차 있었어요. 의사들은 그것들을 몽땅 들어냈어요. …… (얼마 후) 우리는 아들에게 마실 것을 주었답니다. 아들은 한두 번 홀짝거리더니 다시 기절하고 말았어요. 극심한 고통 속에서 우리를 쳐다보다가 그만 정신을 잃고 만 거죠. …… 우리는 아들의 창자에 구멍이 뚫려 있다는 사실을 알았어요. …… 내장 속의 내용물이 복강(腹腔) 쪽으로 흘러 들어간 것이었지요. 그 병은 너무나 무섭고 악질적이었어요. 이제 당신도 그 병의 원인을 알아야 합니다. 미국 도살장의 불결함이 바로 그것이에요. 나는 그 사실을 알고 너무나 화가 나서 가만히 있을 수 없었답니다.

분노할 타당한 이유가 히어싱크 부인은 O-157에 희생당한 어린이의 부모들이 설립한 식품안전그룹인 '안전한 식단을 최우선으로 하는 모임'에 가입했다. 그 그룹은 새로운 희생자를 위해 핫라인을 제공하고, 새로운 정보를 교환하고, O-157 발생 건수를 정확히 파악하여 보고하는 일을 하고 있다.

그렇다면 미국 육류업계에 O-157이 얼마만큼 번져 있다는 것인가? 육류업계는 그리 보편적인 현상이 아니라고 주장한다. 하지만 농무성의 행정관 톰 빌리는 전국 목장의 50퍼센트 정도에서 O-157을 발견할 수 있다고 주장한다.

그렇다면 포장까지 마친 식품은 어떨까? 물론 이는 상당히 중요한 사안이다. 잘게 갈아 햄버거로 만드는 소고기는 O-157에 얼마나 오염되어 있는 것일까? 말할 필요도 없이 육류업계는 이 문제에도 나름의 견해를 가지고 있다.

미국 육류업계가 육류 제품의 O-157 오염 정도를 과소 평가하는 주장을 정기적으로 펼치는 바람에 수많은 소비자가 그 문제의 심각성을 제대로 간파하지 못하고 있다. 니콜스 폭스는 연구자 겸 언론인이며, 식인성 질병을 널리 알리는 계기가 된 책의 작가다. 그녀는 다음과 같이 쓴 바 있다.

> 미국인치고 잭 인 더 박스의 햄버거 사건을 모르는 사람은 별로 없을 것이다. 그리고 그들 중 대부분은 그 일을 유례가 없을 만큼 강하게 식품 안전 방침을 실시하고 있을 때—정부 규제, 기술 혁신, 과학적 생산 및 검사 방법, 업계의 책임 등이 결합되어 우리 입에 결코 해로운 식품이 들어올 수 없도록 보장하는—에 발생한 이례적이고 일시적인 사건쯤으로 받아들일 것이다. 그들은 불행한 일이 발생했더라도 일단 시정되면 그러한 일이 다시는 발생하지 않으리라 가정한다. 하지만 그 어떤 것도 진실에서 벗어날 수는 없다. …… 무시해서는 안 될 전국적인 사건의 일부분이 아닌 한, 일반 대중은 그러한 사건에 대해서는 소문조차 듣지 못하는 것이 현실이다.

오늘날 식인성 질병이 얼마나 번져 있고, 얼마나 심각한지 안다는 것은 참으로 괴로운 일이다. 나는 진실을 파헤치는 과정에서 현실에서 도피하여 더 안전하고 안락한 무언가에 시선을 돌리고픈 마음이 든 적이 한두 번이 아니었다. 하지만 나는 현실을 직시하는 것이 얼마나 중요한지 알고 있다. 현실을 있는 그대로 관찰하게 되면, 우리는 현실을 더 잘 이해할 수 있게 되고 또 그것을 극복하기 위해 무언가를 실행하게 된다.

우리 자신과 우리 가족의 안전이 무엇보다 중요하기 때문에 그러한 문제를 논하는 것이 참으로 중요하다는 생각이 든다. 마찬가지로 터널 끝을 밝히는 빛만 볼 수 있다면 고통스러운 현실를 직시하는 괴로움에는 그만한 값어치가 담겨 있을 것이다. 우리 자신과 우리의 보호를 받는 사람들을 위해 내릴 수 있는 결정에는 여러 가지가 있다. 많이 알면 알수록 우리는 더 완벽한 결정을 내릴 수 있게 된다.

## 캄필로박터

O-157이 주로 햄버거와 그라운드 비프 같은 식품에서 문제를 일으키고 있지만, 미국에서 가장 많이 감염된 식품을 뽑는 콘테스트를 연다면 닭고기가 우승을 차지하게 될 것이다.

미국에서 팔리는 닭고기의 몸통과 각종 부위가 대부분 캄필로박터에 오염되어 있다는 사실에는 양계업계조차도 이의를 달지 않는다. 질병통제연구센터의 보고에 따르면, 해마다 캄필로박터에 감염되어 죽는 미국인의 수가 O-157에 감염되어 죽는 수보다 많을뿐더러 그 수가 급격하게 증가하고 있다고 한다.

캄필로박터는 인간의 내장 점막층을 파고들어 종종 피가 섞인 설사를 일으키며 고열과 몸살, 복통을 수반하는 질병을 일으킨다. 과거의 식중독 현상과 달리, 캄필로박터 감염은 음식에 노출된 지 일주일이 지나도록 아무런 증상을 보이지 않기 때문에 그 원인을 추적하기가 매우 어렵다. 발병하면 일주일 정도 증상이 계속되다가 20퍼센트는 저절로 없어지지만, 심한 경우 생명이 위독한 상태에 이르게 한다.

길랑바레 증후군(Guillain-Barrésyndrome: 생명을 위협하는 진행성 마비 질환)의 약 40퍼센트는 공식적으로 캄필로박터 감염에 기인한 것이다. 또 식인성 질병은 정체를 파악하지 못하는 경우가 상당히 많은데, 진단 자체가 고통스럽고 어려운 자기 면역 질환 중 상당수는 사실 이러한 병균의 감염에 따른 것이다.

• 미국에서 발생하는 가장 주된 식인성 질병의 원인은 캄필로박터다.

• 미국에서 캄필로박터에 감염되어 병에 걸리는 사람의 수는 매일 5,000여 명 이상이다.

• 미국에서 생산하는 닭고기 중 병을 일으킬 정도로 캄필로박터에 감염된 닭고기의 비율은 70퍼센트 정도다.

• 미국에서 생산하는 칠면조 고기 중 병을 일으킬 정도로 캄필로박터에 감염된 칠면조 고기의 비율은 90퍼센트 정도다.

• 위스콘신대학 연구원들이 양계장 세 곳에서 골라낸 캄필로박터에 감염된 암탉은 2,300마리였다. 그때 캄필로박터에 감염되지 않은 암탉은 8마리뿐이었다.

나는 미국인이 사서 먹은 조류 식품이 얼마나 더러운지 배워가면서 계속해서 놀라고 있다. 농무성에서 일한 바 있는 미생물학자 제럴드 쿠에스터는 가공 처리한 닭고기에 대해 이렇게 말한다. "최종 상품으로 시장에 진열된 닭고기는 그것을 변기에 처박았다가 바로 먹을 때처럼 더럽기 짝이 없는 것이다." 이 말을 처음 들었을 때, 나는 그가 과장하고 있다는 느낌을 받았다. 그의 은유법으로 사실이 오히려 왜곡되었다고 생각한 것이다.

하지만 틀린 쪽은 나였다. 사실 그의 말은 상당히 자제하여 현실을 표현한 것에 불과했다. 애리조나대학 연구팀은 화장실 가장자리에서보다 미국인의 부엌에서 더 많은 칼리폼(caliform) 박테리아가 발견되었다고 밝혔다. 식인성 질환의 권위자 니콜스 폭스는 그러한 오염 정도에 대해 이렇게 말한다. "그러한 병균은 사람들이 부엌으로 가지고 들어오는 동물성 식품에 덤으로 따라붙는 보너스인 셈이다. 화장실이 그나마 현 상태를 유지할 수 있는 것은 사람들이 닭고기를 화장실에서 씻지 않기 때문이다."

요리해서 먹기 위해 정기적으로 집으로 가져오는 닭고기가 세균 덩어리라는 사실은 믿기 어렵다. 그러나 〈타임〉의 한 기사는 닭고기가 정말 좋지 않은 식품이라는 사실을 확인해 주었다. "현대식 처리 기술로 닭고기를 20년 전에 비해 3분의 1 가격으로 먹을 수 있다는 것은 좋은 소식이다. 하지만 조리하지 않은 닭고기만큼 미국 가정에서 위험스러운 물건이 없다는 것은 불길한 소식이다."

병균에 감염된 육류와 접촉하는 주방 기구, 도마, 인간의 손이 그 병균을 퍼뜨린다. 고기를 조리하는 부엌에서 그러한 세균들은 쉽게 샐러드 채소로 번진다. 샐러드는 조리하지 않기 때문에 그것을 먹는 사람은 자연스럽게 병에 걸리게 된다. 그리고 병균은 조리되었다 할지라도 감염된 육류와 접촉한 손이 닿은 사발, 접시, 칼을 거쳐 우리 입으로 들어간다. 따라서 세심하게 주의를 기울이지 않으면 식인성 질병은 집이건 레스토랑이건 공공 기관의 부엌이건 가리지 않고 쉽게 번져나가게 된다.

우리가 이러한 세균들에 얼마나 쉽게 노출되고 있는지 안다면 두려움에 떨게 될 것이다. 또 육류업자들이 그 사실을 알면서도 감염 가능성을 줄이기 위해 노력하지 않는다는 사실을 알게 된다면 분노에 휩싸일 것이다. 일례로, 닭고기가 캄필로박터에 오염되는 원인 중 하나로 감염된 바닥 쓰레기(양계장 바닥에 깔리는 물질)를 들 수 있다. 바닥 쓰레기는 쌀겨나 대팻밥, 혹은 그와 비슷한 물질일 수 있는데 무엇을 사용하든 그곳에는 닭의 분비물이 떨어지게 되어 있다. 유럽에서는 몇 주일마다 그 바닥 물질을 새것으로 바꾼다. 하지만 미국에서는 무려 1년 혹은 2년 동안 내버려둔다.

캄필로박터 문제와 그것이 일으키는 질병을 염두에 두고 나는 한 양계업자에게 왜 바닥 물질을 자주 교환해 주지 않느냐고 물었다. 그의 대답은 설득력이 없었다. "우리는 캄필로박터 문제에 심혈을 기울이고 있습니다. 자신이나 가족이 병에 걸린 사람에게는 진심으로 죄송하다는 말씀을 드립니다. 믿어주실지 모르겠지만 우리는 청결한 식품을 생산하기 위해 최선을 다하고 있습니다."

그에 대해 나는 "저도 당신의 그런 노력을 믿고 싶습니다. 하지만 왜 자주 바닥 물질을 갈아주지 않는 겁니까?"라고 물었다.

"오, 그거야 돈이 꽤 들기 때문이지요."

마찬가지로 O-157만 해도 비육장에 갇혀서 사료를 받아먹는(자연적인 먹을거리가 아닌) 가축의 감염도가 들판에서 풀을 뜯어먹는 가축의 수백 배에 달하지만, 육류업자들은 곡물 사육 소고기에 대한 집착을 버리지 않고 있다.

육류업계의 한 간부가 나에게 이렇게 말한 적이 있다. "우리도 E. coli에 대해 상당히 염려하고 있고 그것을 극복하기 위해 최선을 다하고 있습니다."

나는 "그렇다면 동물들을 들판에서 방목하는 것이 어떻겠습니까?" 하고 물어보았다.

"그렇게 할 수는 없습니다. 그랬다가는 수익률이 떨어지거든요."

그의 변을 들으면서 나는 톨스토이가 한 말을 떠올렸다.

"나는 누군가의 등에 업혀 가면서 그에게 미안한 마음이 들었다. 그래서 모든 수단을 강구하여 그의 짐을 덜어주고 싶었다. …… 단 그의 등에서 내려오는 것 말고."

## 살모넬라균

미국에서 생산하는 닭고기는 캄필로박터에만 감염되어 있는 것이 아니다. 주기적으로 살모넬라균에도 감염된다. 한 전문가는 미국에서 생산되는 닭고기 중 20~80퍼센트가 살모넬라에 감염되었다고 추정한다. 살모넬라균에 감염되었을 때 나타나는 증상으로는 복통, 고열, 두통, 구역질, 구토, 설사 등을 들 수 있다. 특히 유아나 임산부, 노인, 이미 병에 걸렸거나 면역체계에 이상이 있는 사람에게는 심각한 증상을 유발할 수 있다.

살모넬라는 〈60분〉(CBS TV의 시사 프로그램)이 미국 슈퍼마켓에서 팔리는 조류 식품의 반 이상이 병균에 감염되었다고 보도한 1987년 이후 미국 양계업계의 가장 큰 문제로 부상했다. 하지만 살모넬라균이 오늘날 미국 동물성 식품 전반의 문제로 부상했다는 사실은 일반 대중에게 그리 널리 알려져 있지 않다. 질병통제센터의 미첼 코언 박사는 이렇게 주장한 바 있다. "살모넬라균이 일으키는 질병은 거의 모든 동물성 식품을 통해 발생한다. 그러한 식품에는 조류 식품, 소고기, 돼지고기, 달걀, 우유, 유제품이 포함된다."

그리고 세균은 달걀에서 특히 문제점으로 부각되고 있다.

영화 〈록키〉를 보면 주인공 복서가 타이틀매치를 앞두고 집중적으로 훈련하면서 컵에 날달걀을 10여 개나 깨뜨려 넣은 뒤 마시는 장면이 나온다. 만일 그 복서가 영화 속 인물이 아니고 현실의 인물이라면 심각한 질병에 걸리지 않고 과연 링에 오를 수 있었을지 의문이 들 정도다. 질병통제센터는 소비자에게 날계란을 이용한 조리법을 피하라고 강력하게 조언하고 있다.

과거에 정기적으로 소비하던 수많은 달걀 위주 음식을 지금은 살모넬라균 때문에 질병통제센터에서 안전하지 못한 음식으로 분류하고 있다. 안전하지 못한 달걀 위주 음식으로는 반숙 달걀, 포치드 에그(달걀을 깨어 끓는 물에 떨어뜨려 삶은 것), 서니사이드업 에그(한쪽만 지진 반숙 달걀), 무스(거품을 낸 크림 · 달걀흰자 · 젤라틴 따위에 감미료 · 향료를 넣어서 얼린 크림 과자), 시저 샐러드(채소에 네모 모양으로 구운 빵조각인 크루통과 파마산 치즈를 곁들인 샐러드), 집에서 만든 에그노그(우유와 달걀에 브랜디 따위를 넣은 음료), 네덜란드 소스(달걀 노른자 · 레몬즙 · 버터 · 식초 따위를 넣어 만든 소스), 날쿠키 반죽, 그리고 여러 전통적인 방식으로 만든 케이크 프로스팅을 꼽을 수 있다.

사정이 이런데도 흔히 있는 일이지만, 업계와 공공 보건기관들은 다른 의견을 가지고 있다.

어딘가에서 어떤 사람에게 질병이 발생했다고 해서 의회가 흔들려서는 안 된다고 생각한다. 달걀이나 살모넬라와 관련된 문제는 지나치게 불풀려져 있다.

– 프랭클린 새리스(한 대형 달걀 회사의 대변인)

해마다 달걀업계는 의회를 대상으로 보건증진정책을 철회하도록 로비를 벌인다. 달걀은 식인성 질병을 일으키는 식품 리스트 맨 앞부분에 있다.

– 공익을 위한 과학센터

## 리스테리아

리스테리아는 지난 20~30년 사이에 부각되기 시작한 또 다른 식인성 병원균이다. 이 세균에 감염된 사람들 중 92퍼센트는 꼼짝없이 병원 신세를 져야 한다. 그중 20퍼센트는 사망하고 만다.

리스테리아는 냉장고 벽에 붙어서 번식하는데, 세포 두서너 개가 수주일 만에 수백만 개로 불어날 만큼 번식력이 강하다. 특히 임산부나 태아에게 위험하다. 임산부에게 감염되면 종종 수막염과 균혈증(혈액 중에 세균이 존재하는 상태)을 일으키기도 하며, 그 박테리아가 혈류에 들어가 자궁에까지 침투하여 유산을 일으키기도 한다. 태아는 살아남는다 하더라도 두뇌 손상이나 뇌성마비에 걸릴 수 있다. 리스테리아의 위험성 때문에 공익을 위한 과학센터는 임산부들에게 그 세균이 생존할 만한 음식을 피하라고 조언하고 있다. 그러한 식품으로는 소프트 치즈, 덜 익힌 고기나 조류 식품, 날달걀이 들어간 음식, 날조개류, 미리 조리해 바로 먹을 수 있는 핫도그, 런천 미트, 저온 살균하지 않은 주스 등이 꼽힌다.

리스테리아가 이러한 식품에 너무 쉽게 침투하고, 또 상당히 위험한 세균이기 때문에 많은 공익 단체가 2000년에 미리 조리한 핫도그와 델리 미트(소매점에서 썰어서 파는 바로 먹을 수 있는 고기) 포장에 그 식품이 리스테리아에 감염되어 있을지도 모른다는 경고 라벨을 붙여 일반 대중에게 알리는 것을 의무화할 것을 요구했다.

이에 대해 미국 육류연구소가 보인 반응을 알게 되더라도 당신은 아마 놀라지 않을 것이다. 그들은 미국인의 건강을 최우선으로 고려한다느니 하며 이것저것 지리하게 나열하고는 식품에 그러한 경고 라벨을 붙이는 것에는 절대 반대한다는 의사를 분명히 했다.

소비자 그룹은 또 리스테리아 감염 여부를 판단하기 위해 식품에 대해 의무적인 검역을 실시하라고 요구했다. 예상대로 미국 육류연구소는 그 안에도 반대했다. 그곳 대변인은 "우리는 식품의 안전도를 측정하는 방법이라면서 최종 식품에 검역을 실시하는 것에 반대한다"라고 선포했다.

## 세상에서 가장 안전한 육류 식품?

미국의 육류 · 양계 업계는 거듭 "우리는 세계에서 가장 안전한 육류와 조류 식품을 공급하고 있다"라고 주장하고 있다. 〈육류와 조류 식품Meat and Poultry〉의 편집장인 스티브 비에르클리는 "당신은 기도문을 듣듯 계속해서 …… 대회장에 갈 때마다 …… 회의에 참석할 때마다 …… 업계 인사를 만날 때마다…… 업계의 컨벤션에 참석할 때마다 미국이 세계에서 가장 안전한 육류와 조류 식품을 공급하고 있다는 말을 듣게 된다"라고 적었다.

하지만 〈육류와 조류 식품〉의 편집장인 그는 그 말이 사실이 아님을 잘 알고 있다. 사실 그는 미국 육류산업의 실제 안전도가 그들의 주장과는 거리가 멀다고 말한다. 오히려 다른 나라들이 낫다는 것이다. 그의 주장을 살펴보자.

> 네덜란드의 O-157 검역 프로그램은 농무성의 모습을 〈래번과 셜리〉(미 ABC TV의 시트콤으로 1976년 1월부터 1983년 5월까지 방영)의 양조장 품질 관리 수준으로 보이게 한다. 농무성이 O-157의 정보를 구하기 위해 범세계적으로 조사를 벌인 것으로 알고는 있지만, 어찌된 영문인지 그들은 전염병에 관한 보고서는 빠뜨리고 말았다. 고대 문명을 연구한다면서 이집트를 제외한 꼴이다. …… 미국에서는 유럽연합의 '호르몬 금지' 조치를 유럽의 소고기 프로그램을 보호하려는 정치적 동기에서 나온 간섭주의적 무역 장벽으로 표현하며 집중적으로 비난하고 있다. …… 하지만 유럽연합은 호르몬제와 항생제(유럽에서는 사용하지 않지만 미국에서는 일상적으로 사용하고 있다)가 가축들의 세균에 대한 면역력을 떨어뜨린다는 보고서를 발간한 바 있다.

미국의 육류 · 양계 업계에서 자신들이 세상에서 가장 안전한 식품을 공급하고 있다고 아무리 목청을 돋우어 주장한다 하더라도 사실은 그렇지 않음을 지적한 것이다.

사실이 그렇지 않은데도 미국이야말로 세상에서 가장 안전한 육류를 공급하는 나라라는 업계의 주장을 끊임없이 듣는다는 것은 참으로 고역이 아닐 수 없다. 세균에 감염되는 것은 고기를 제대로 익히지 않았기 때문이라며 그 책임을 소비자에게 떠넘기고, 심지어 식사를 준비할 때마다 손과 접시, 주방기기를 화학 소독제로 닦아야 한다는 암시까지 하면서 방사선 조사만이 유일한 해결책이라고 떠들어대는 그들의 주장을 거듭 들어준다는 것은 그리 쉬운 일이 아니다.

물론 청결하고 조심스러운 조리과정이 도움이 되는 것은 사실이다. 하지만 그렇다고 해서 소비자들이 처음부터 살모넬라, O-157, 캄필로박터, 리스테리아를 비롯하여 그 밖의 식인성 병균에 감염된 식품을 먹기 좋아하리라고는 생각하지 않는다. 그리고 방사선 조사 과정을 거친 식품도 좋아할 리가 없다.

나는 사람들이 세균 감염을 기정 사실화하고 처리과정을 밟은 식품이 아니라 완전식품을 원한다고 생각한다.

## 오염된 육류, 그리고 광우병

"미국에서 질병 치료를 위해 사람에게 투여하는
항생제의 양은 연간 1,360톤이고
다른 목적으로 가축에게 투여하는 항생제의 양은
연간 1만 1,160톤이다."

1989년부터 1996년까지 8년 동안 리콜된 육류는 총 1만 4,500톤에 달한다. 매년 평균 1,800톤을 리콜한 셈이다. 하지만 오염을 이유로 리콜되는 육류의 양은 지난 수년 사이에 급격히 늘고 있다. 지금은 단 한 번의 리콜로 무려 4,500톤의 육류를 폐기처분하는 일도 비일비재하다. 1997년에는 허드슨 푸드사가 단 한 번에 1만 1,300톤의 오염된 육류를 리콜한 일이 있었다. 그리고 1999년에는 미시간에 있는 손 애플 밸리사가 1만 1,300톤의 핫도그를 리콜함으로써 그 기록을 깨뜨리기도 했다. 2000년에는 카길 터키 프로덕트사가 리스테리아 박테리아에 오염된 것으로 보이는 총 1,700만 톤의 칠면조 가공식품을 리콜했다.

일반 대중은 그러한 엄청난 규모의 리콜 소식을 들으면 식품 안전 시스템이 제대로 작동하고 있으며, 오염된 식품에 대한 유통 금지 명령이 발동되어 소비자에게 도달하기 전에 리콜된다는 결론을 내리는 것이 보통이다. 그러나 그러한 생각은 현실을 제대로 반영하지 못한 것이다. 농무성의 기록은 상당한 양의 오염된 육류가 유통망에서 결코 성공적으로 제거되지 않았음을 보여주고 있다.

일례로, 1999년 미네소타의 한 기업은 77톤의 그라운드 비프를 리콜했지만 그중 회사로 되돌아온 것은 고작 1.2톤에 불과했다. 네브래스카의 한 기업은 37톤의 비프에 리콜 명령을 내렸지만 되돌아온 것은 4.8톤에 불과했다. 여러분은 아마 리콜 대상이었지만 되돌아오지 않은 식품은 어떻게 되었을까 궁금할 것이다. 그런 음식들은 리콜 사실을 모르는 소비자의 입에 들어갔을 확률이 높다.

수많은 소비자 단체가 농무성 장관에게 강제로 육류 식품을 리콜할 수 있는 권한을 부여하라고 요구하고 있다. 연방 기관들은 장난감, 타이어를 비롯한 위험한 물건들을 리콜할 권한을 가지고 있지만 육류 식품은 그 범위에 포함되지 않는다. 왜 그런 것일까? 육류업계의 맹렬한 반대 때문이다.

## 안전에 관한 이슈

리콜이 전혀 성공적이지 못했기 때문에 농무성은 육류와 조류 식품을 매개로 전염되는 식인성 질병에 대처하기 위한 행동을 취하지 않을 수 없었다. 1996년 농무성은 식품위해요소중점관리기준(Hazard Analysis of Critical Control Points:HACCP)이라 불리는 새로운 육류 검역 시스템을 도입했다. 하지만 그것의 효율성에 대해서는 이견이 있다.

HACCP는 매우 엄격해서, 우리 수준을 최고의 위치에 올려놓았다. 그것은 식인성 질환에 대한 완벽한 해결책이다. 그것이 제대로 자리를 잡은 덕에 미국 소비자는 가능한 모든 안전 장치가 이행되고 있다는, 세상에서 가장 안전한 육류 식품을 섭취할 수 있다는 사실에 다시 한 번 마음을 푹 놓을 수 있는 것이다.

–샘 에이브럼슨(스프링필드정육사 최고경영자)

육류업계는 HACCP가 애플파이와 쉐보레 자동차가 등장한 이래 최고의 시스템이라 주장한다. 하지만 검역관들은 HACCP가 눈감고 아웅하는 것에 불과하다고 비꼰다. 농무성은 식품점을 포기한 것과 마찬가지다. 검역관의 눈과 귀를 가린 것이다. 오늘날 HACCP 시스템하에서 검역관은 이제 더는 검역을 실시할 수 없다. 육류 식품에 대한 검역을 육류업계 자체에서 실시하고 있는 실정이다. 검역관이 하는 것은 서류를 작성하는 일뿐이다. 운전 중 속도 위반을 했을 때 당신이 자신에게 벌금 딱지를 발급한다고 상상해 보라. 처음부터 남을 속이려 드는 업체도 있지만 경쟁 상황이 되어서야 속이기 시작하는 업체들도 있다. HACCP에 따른 라벨이 일반 대중을 속이는 것이다. 제대로 된 라벨이라면 그 식품이 배설물에 오염되었다는 사실을 적시해야 한다. 내가 육류 검역관으로 처음 발을 들여놓았을 때만 해도 1분당 13마리를 검역했다. 요즘에는 분당 130마리에서 160마리를 검역하는 것이 전국적인 현상이다. 육류 검역관이 소비자를 보호하기 위해 필요한 조치를 취한다는 것은 인간적으로 불가능하다.

–델머 존스(미국육류검역조합 회장)

미국 선거감시시민조직(Center for Public Integrity:CPI)은 언론인, 학자, 정치인에게 참고가 될 만한 조사 결과를 발표하는 비영리, 초당파 연구 조직이다. 1998년 CPI는 점점 심각해지는 식품 오염에 관한 연구 결과를 발표했다. CPI는 육류 검역관들에게 HACCP라 불리는 새로운 육류 검역 시스템에 대해 물어본 후 다음과 같이 밝혔다. "많은 검역관이 HACCP를 '커피잔을 들고 기도를 드리는 것'에 비유한다. 업계가 스스로 자기 식품을 검역하고 있기 때문이다."

그때가 1998년이니까 그때보다 사정이 많이 좋아졌다는 소식을 전하고 있다면 얼마나 좋겠는가. 하지만 유감스럽게도 그런 징조는 보이지 않는다. 2000년 식품 검역을 관장하는 연방 정부 기관이 암, 종양, 염증이 있는 동물의 몸통을 안전한 식품으로 분류하는 새로운 룰을 실시할 정도로 식품 정책에 대한 업계의 파워는 막강하다.

그것은 매우 경악할 만한 반전이었다. 소비자 단체들은 당연히 즉각적으로 반발했다. 그들은 목소리를 높여 육류에 정부에서 발행하는 분홍색 실(seal)을 붙여 안전한 식품임을 증명할 것과 종양이나 염증이 있는 동물성 식품을 문제가 있는 식품으로 재분류할 것을 주장했다.

2000년 후반기에 권력 감시 및 부패 프로젝트(GAP)는 모든 육류 식품 검역관 가운데 6퍼센트를 무작위로 차출하여 조사를 벌였다. GAP의 식품 안전 감독관인 펠리시아 내스터는 상황을 다음과 같이 피력했다.

> 연방 검역관들은 식품이 아니라 문서만 조사할 뿐이다. 식품에 승인 딱지인 분홍색 실을 붙이기 전에는 분뇨나 오물을 떼어내는 것조차 허락되지 않는다.

검역관들은 육류 식품에 동물의 배설물과 구토물, 심지어 금속물이 붙지 못하도록 적절히 규제할 수 없었다고 말했다.

심지어 있으나마나 한 규제가 도전을 받는 경우도 있다. 2000년, 주 정부와 연방 육류 검역관 세 명이 샌프란시스코 근방의 소시지 공장를 찾아가 소시지를 만들 때 육류의 온도를 더 높이라고 요구하자 업체가 극렬하게 저항했다. 상세히 말하자면, 시장 선거에도 입후보한 바 있는 그 공장의 사장이 너무나 분노한 나머지 세 검역관을 총을 쏘아 살해했다.

## 항생제 저항성 박테리아

미국의 육류 · 낙농 · 양계업자들이 병원성 세균에 오염되어 식인성 질환을 일으키는 식품을 날이 갈수록 더 많이 생산해 냄으로써 그것을 치료할 의약품의 효력마저 약화시키고 있다는 사실은 아이러니컬하면서도 애석한 일이다. 항생제는 수백만 명의 목숨을 구했기에 역사상 가장 위대한 의학적 업적으로 평가받고 있는 물질이다. 하지만 페니실린을 최초로 발견한 알렉산더 플레밍조차 과도한 약품 사용이 박테리아 내성의 원인이라고 경고했다. 불행하게도 그의 경고는 받아들여지지 않았다. 그가 그 말을 했을 때만 해도 포도상구균은 페니실린에 내성을 가지고 있지 않았다. 하지만 오늘날 세계의 95퍼센트 정도 되는 지역에서 페니실린에 내성이 나타나고 있는 실정이다.

제프리 피셔 박사는 병리학자이면서 세계보건기구의 자문 위원이다. 그는 다음과 같이 말한다. "시계추는 이미 1930년대로 되돌아가기 시작했습니다. 병원들은 다시 한 번 폐렴, 결핵, 수막염, 장티푸스와 이질 등을 포함하여 치료할 수 없는 전염성 질병에 포위당하는 위기에 처했습니다."

우리는 악마의 사이클에 빠져 있다. 항생제 저항성 박테리아의 수준은 가공할 정도로 빠르게 올라가고 있고, 이에 대처하기 위해 병원들은 강도가 더 높은 약품, 심지어 더 강력한 항생제인 광역 항균 스펙트럼 종류(broad-spectrum types)를 사용하고 있다. 요즘 미국 병원에서 사용하는 항생제의 양은 35년 전의 100배에 달한다. 게다가 병원에서 사용하는 항생제의 양도 엄청나지만, 2001년에 걱정하는 과학자들의 모임(Union of Concerned Scientists)은 공장식 목장에서 사용하는 항생제 양이 전국에서 사용하는 항생제 양의 거의 대부분을 차지한다고 발표한 바 있다.

항생제 저항성 박테리아에 관한 과학자들의 일치감은 오랜 세월을 거치면서 그 힘을 더해가고 있다. 공장식 농장에서 일상적으로 사용하는 항생제가 인간의 질병을 고치는 데 쓸 의약품의 치유 능력을 약화시킨다는 것은 널리 알려진 사실이다. 미국에서는 건강한 가축의 몸무게를 늘리는 수단으로 항생제를 먹이에 섞는 일을 오랫동안 일상적으로 행해 왔다. 인간의 의약품 과도 사용과 함께, 이러한 사례는 박테리아의 내성을 키우고 다중약물저항성(multi-drug-resistant) 박테리아를 생성시켜, 결국에는 인간의 건강을 위협하는 것은 물론 치료하기 어렵거나 불가능한 질병을 야기한다.

1989년 국립과학아카데미의 지부인 의학연구소는 공장식 목장의 항생제 남용이 박테리아의 항생제에 대한 내성을 키우고, 인간의 건강을 지키려 만든 항생제의 효력을 심각하게 훼손했다고 주장했다. 그로부터 3년 후에 의학연구소는 또다시 다중약물저항성 박테리아가 의학계의 심각한 고민거리가 되었으며, 치료하기 힘들거나 불가능한 질병을 발생시킨다고 경고했다. 연구소는 주저없이 그 문제가 동물 공장에서 비롯되었다고 주장했다.

1997년 WHO는 가축에게 일상적으로 항생제를 먹이는 행위를 금지하라고 요구했다. 그로부터 1년 후 〈사이언스〉는 육류업계야말로 인간의 질병을 야기하는 특정 박테리아들의 항생제에 대한 내성을 키운 장본인이라고 주장했다. 1998년 후반 CDC는 살모넬라균이 심각할 정도로 강한 내성을 보이는 항생제 다섯 종류가 바로 목장에서 사용하는 것들이라고 밝히면서 육류업계를 비난했다.

지금까지 영국, 네덜란드, 스웨덴, 핀란드, 덴마크, 캐나다, 독일 등 다수의 유럽 국가를 포함하여 많은 나라가 가축에게 항생제를 먹이는 행위를 금지했다. 미국에서도 법률적 소송과 함께 그러한 안이 의회에 상정되기는 했지만, 육류업계가 그 안을 채택하지 못하도록 성공적으로 로비를 벌이고 있다.

1999년 〈뉴잉글랜드 의학 저널New England Journal of Medicine〉에 게재된 한 연구 결과는 인간이 항생제 저항성 박테리아에 감염된 건수가 1992년부터 1997년 사이에 무려 8배나 증가했다고 밝혔다. 또 그러한 현상이 부분적으로는 외국 여행과 닭에 사용하는 항생제 때문이라고 지적했다. 외국 여행에 따른 항생제 내성 증가는 특히 조류에 대한 항생제 사용량이 최근 들어 4배나 증가한 멕시코 같은 나라를 여행한 데 기인한 것이었다. CDC는 항생제 저항성 박테리아 감염이 크게 증가한 주요 원인으로 가축을 키우기 위해 마구잡이로 사용하는 항생제를 들었다.

항생제에 대한 병원균의 내성이 증가하고 있는데도 육류업계의 지도자들은 더 강력한 항생제를 사용하면 그런 문제를 해결할 수 있다고 주장하고 있다.

하지만 현실은 그러한 낙관론을 무색하게 한다.

> 최근의 연구 결과는 닭고기에 기생하는 박테리아가 플루오로퀴놀론(fluoroquinolones)에 내성이 있음을 보여주고 있다. 플루오로퀴놀론은 가장 최근에(1990년대) 항생제로 승인받은 신약으로 과학자들이 오랫동안 약효를 발휘해 줄 것으로 기대하는 강력한 약품이다.
>
> -〈뉴욕타임스〉

미국 조류업계에서는 1995년부터 플루오로퀴놀론을 사용했다. 그 전에는 그 약을 목축업에 사용할 수 있도록 허용하는 나라를 여행했거나 치료하기 위해 그 약을 복용한 사람을 제외하고, 그 약에 대한 내성이 보고된 적이 없었다. 그러나 그 이후부터 이 약품에 내성을 가진 박테리아가 미국의 조류와 인간 사이에서 가공할 만한 속도로 번지고 있다.

1999년 덴마크에서 플루오로퀴놀론에 내성을 보이는 치명적인 살모넬라균에 의한 질병이 발생했는데, 그 근원을 추적해 보니 감염된 돼지고기가 문제였다. 터프츠대학 응용유전 및 약제내성(藥劑耐性)연구소 소장 스튜어트 레비 박사는 "플루오로퀴놀론은 이러한 감염을 극복하기 위한 최후의 무기로 사용되어 왔다. 하지만 우리는 지금 그 약품을 잃고 말았다. 이제 우리는 어디로 가야 한단 말인가?"라고 한탄했다.

한 육류업계 인사는 반코마이신(vancomycin)이 해결책이라고 말한다. 반코마이신은 다중약물저항성 박테리아 감염에 대처하기 위한 최후의 무기로 여겨지는 아주 강력한 항균제다. 하지만 최근 영국에서 발견된 '슈퍼 버그(super-bug)'는 반코마이신에 내성을 보일 뿐만 아니라, 식품에 사용되어 왔다는 사실이 새롭게 밝혀졌다. 슈퍼 버그는 그 항생제마저도 꺾으면서 성장하고 있다. 보건 당국은 다른 견해를 피력하지만, 미국 육류업계는 일상적인 항생제 사용을 계속해서 지지하고 있다.

앞으로 어떤 병균들이 새롭게 등장하여 우리를 위협할 것인가? 그것을 안다는 것은 불가능하다. 하지만 과거 경험에서 도출된 네 가지 사항을 통해 미래를 확실하게 예측할 수는 있다.

첫째, 새롭게 등장하는 식인성 병균들도 동물성 식품을 통해 우리 몸안으로 침투할 것이다.

둘째, 세균 감염을 치료하는 우리의 능력이 항생제 내성으로 날이 갈수록 약화될 것이다.

셋째, 이러한 문제들이 심각해질수록, 육류 · 낙농 · 양계 업계는 그 문제에 대한 사람들의 관심을 희석시키고 자신들의 책임을 떠넘기려는 술책을 꾸밀 것이다.

넷째, 우리 자신과 사랑하는 사람을 지키는 가장 확실한 방법은 육식 의존에서 멀리 벗어나는 것이다.

## 미국 육류 식품과 호르몬

외국에서는 금지된 물질이지만, 육류를 생산하기 위해 미국에서 일상적으로 사용하는 것에 항생제만 있는 것은 아니다. 정기적으로 제라놀, 트렌볼론 아세테이트, 프로게스테론, 테스토스테론, 에스트라디올 같은 성호르몬을 동물들에게 투입하고 있다. 보디빌딩이나 역도를 하는 사람들이 몸을 우람하게 보이기 위해 건강을 해치면서까지 복용하기도 하는 이러한 스테로이드 호르몬을 가축의 체중을 불리기 위해 투입하는 것이다.

그렇다면 미국 육류 생산업계에서는 호르몬을 얼마나 사용하고 있을까? 오늘날 미국 목축업자의 90퍼센트 이상, 대형 목장은 100퍼센트 성호르몬을 투입하고 있다고 보면 정확하다.

목축업자들은 계속해서 그러한 호르몬이 안전하다고 주장한다. 하지만 유럽연합은 성호르몬이 인간에게 암을 유발하고 성기능 장애를 일으키는 것으로 알려져 있다면서 1995년 이후 가축 성장을 촉진할 목적으로 성호르몬을 사용하지 못하게 하고 있다.

호르몬을 투입한 미국의 육류 수입을 단호하게 금지하는 유럽연합의 조치에 미국은 어떤 반응을 보였을까? 결코 점잖은 태도는 아니었다. 미국산 고기를 유럽인의 입에 처넣기 위해서 교묘한 세율 규정을 들고 나온 것이다.

유럽연합이 유럽에서 호르몬을 투입한 고기의 판매를 금지하자, 미국은 세계무역기구에 제소했다. 그러자 법률가 3인으로 구성된 세계무역기구의 패널은 유럽연합이 미국에 해마다 1억 5,000만 달러 상당의 손해를 배상해야 한다고 판결했다. 패널은 미국 육류에 포함된 호르몬이 '완벽한 발암물질', 곧 스스로 암을 유발할 수 있는 물질임을 증명하는 과학자들의 보고서가 많았는데도 그런 판결을 내린 것이다.

유럽연합은 미국 육류 제품이 유럽으로 넘어오게 하느니 차라리 해마다 1억 5,000만 달러라는 거금을 손해배상금으로 지불할 만큼 미국 육류에 포함된 호르몬이 건강에 미치는 위험을 크게 생각하고 있다.

호르몬의 위험성이 없는 '무호르몬' 고기를 먹으면 안전하리라 생각할 사람도 있을 것이다. 하지만 그 점에 대해서도 장담할 수 없다. 1999년 유럽연합은 미국 육류업계와 농무성이 공동 운영하는 무호르몬 목축 프로그램에 따라 사육한 가축 중에서 무작위로 샘플을 채취한 일이 있는데, 미국의 '무호르몬' 가축 중 12퍼센트가 성호르몬을 투여받은 것으로 드러났다. 스위스 정부도 1999년 미국의 '무호르몬' 가축을 조사하여 그중 7퍼센트가 사실은 성호르몬을 투여받았음을 밝혀냈다.

미국 육류업계는 합성 호르몬이 완벽할 정도로 안전하다고 주장하면서 호르몬 사용을 지속적으로 옹호하고 있다. 2000년 스프링필드 정육사 최고경영자 샘 에이브럼슨은 유럽인이 자신들과 견해가 다른 이유를 피력한 바 있다. "광우병으로 고통받고 있는 그들이 육류에 대해 편집증에 걸려 있는 것이다."

편집증 증세와 사려 깊은 것을 분간하기 어려울 때가 있기는 하다. 따라서 에이브럼슨의 말이 전적으로 틀렸다고는 할 수 없다. 유럽, 특히 영국은 광우병으로 상당한 고통을 겪어 왔다.

## 미친 소와 미친 카우보이

광우병은 사람, 양, 소, 밍크, 사슴, 양 등 다양한 동물에게서 발생하는 전염성 해면상 뇌질환(transmissible spongiform encephalopathies) 혹은 TSEs라 불리는 전염병의 하나다. TSEs는 어느 동물에 발생하느냐에 따라 명칭이 달라진다. 예를 들어 인간에게 발병하면 크로이츠펠트야콥병(Creutzfeld-Jacob Disease, CJD), 양에게 발병하면 진전병(scrapie), 사슴이나 엘크에게 발병하면 만성 소모성증후군(chronic wasting syndrom), 소에게서 발병하면 광우병(bovine spongiform encephalopathy) 혹은 BSE로 부른다. 동물은 서로 다르지만 일단 감염되면 비슷한 증상을 보인다. 이 병균은 중추신경을 공격하여 뇌를 파괴하는데, 감염되어 증상이 나타나기까지 상당한 잠복 기간(최하 10년)을 거친다. 십중팔구 치명적인 것이 특징인 이 병은 대개 동물의 신체, 특히 뇌나 척수를 먹고 감염된다.

최근 들어 인간에게 발생하는 이 병의 변종은 nvCJD(new variant Creutzfeld-Jacob Disease)라 불린다. nvCJD에 감염되면, 뇌세포가 파괴되어 치매나 사망에 이르게 된다. 이 병으로 인한 사망률은 100퍼센트라 해도 지나친 말이 아니다.

그 어떤 경우를 들어봐도 이 병은 가장 끔찍한 방법으로 사망에 이르게 한다. 처음에는 감정상의 변화와 마비가 오고, 그다음에는 환각이 일어나다가 몸을 조절할 수 없게 된다. 그러다가 알츠하이머병과 마찬가지로 진행성 치매 증상이 나타나며 뇌를 완전히 파괴시켜 버린다. 알츠하이머와 다른 점이 있다면, 이 병이 나이를 불문하고 발생할 수 있다는 것이다. 그런 점에서 유럽 사람들이 광우병을 무서워하는 것은 당연하다. 광우병은 1980년대 중반에 영국의 목장들을 급습하면서 시작되었다. 그런 다음에는 동물의 종류와 상관없이 발생하게 된 것이다. 1995년 이후 영국에서 발생한 인간 광우병으로 사망한 사람의 수는 80여 명 이상이다. 그 후 광우병은 아일랜드해와 영국해를 넘어 유럽 12개국에 번졌다. 최근에는 이탈리아에서도 발생했고, 스페인과 독일도 공격했다. 그 일로 독일의 고기는 안전하다고 공언했던 독일 보건장관과 농림장관이 사임하기도 했다. 프랑스와 아일랜드에서 광우병으로 사망한 사람은 소수에 불과하다. 지금까지는.

-〈타임〉

1985년부터 1995년 사이에 영국에서 광우병으로 죽은 소는 16만 7,000마리 이상이다. 그 기간에 영국 보건 당국의 공무원들은 영국산 육류가 더없이 안전하다는 주장을 단호하게 개진했다. 그에 반하는 증거들이 속속 등장했지만 그들은 그런 자세에서 한 발도 물러서지 않았다. 그러다가 1996년 정부 과학자들로 구성된 패널이 영국 의회에 참석하여 크로이츠펠트 야콥병은 광우병 BSE가 인간에게 전이되어 발생한 것이라는 사실을 밝혔다. 그때까지 영국에서 광우병으로 소각한 소는 무려 100만 마리 이상이었다. 영국에서는 그로부터 2~3년 만에 무려 250만 마리가 다시 광우병에 걸렸고, 당국은 세균을 박멸하기 위해 사체들을 극도로 높은 온도에서 소각했다.

물론 미국 육류업계는 유럽의 동향에 지대한 관심을 기울였다. 〈미트 프로세싱Meat Processing〉의 편집장 스티브 비에르클리는 "육류는 병원성 박테리아와 세균을 배양하기에 가장 적당한 배양기(培養基)다. 기생충, 독성 화학물, 중금속을 감춰준다. 그런데 이제는 뇌를 썩게 하는 치명적인 병을 실어 나르게 될 줄이야" 하고 비탄해했다.

영국산 고기를 먹고 얼마나 많은 사람이 광우병에 걸릴지 추정하는 것은 사실상 불가능하다. nvCJD에 감염되면 무려 10년에서 30년까지 지속되는 잠복기를 거쳐 증상이 나타나기 때문이다. 2000년 〈뉴 사이언티스트New Scientists〉는 옥스퍼드의 웰컴 전염병연구소의 보고서를 싣고, 광우병으로 인한 사망자 수가 50만 명 이상에 달할 수 있음을 경고했다.

1999년 미 식품의약국와 캐나다 보건 당국은 지난 17년 동안 영국에서 도합 6개월 이상 거주한 사람들에게서는 헌혈을 받지 말라는 지시를 전국 혈액원에 내려보냈다. 영국에서 거주한 사람들이 피를 통해서도 전염되는 광우병 박테리아에 감염되었을 수 있기 때문이다. 지속적으로 혈액이 필요한 적십자에서도 동일한 조치를 취했다.

유럽인의 광우병에 관한 관심은 2000년과 2001년에 다시 한 번 절정에 달했다. 런던 왕립 의과대학 전염병연구소가 프랑스 소 중 4,700마리에서 9,800마리 정도가 광우병에 걸렸으며, 그중 100여 마리가 인간의 먹이사슬에 투입되었다는 보고서를 발표했기 때문이다. 광우병이 스페인과 독일에까지 번진 것이 분명해지자, 유럽연합은 소 200만 마리를 추가로 도살할 것을 요청하는 안을 내놓았다. 광우병의 근원지가 영국이라는 사실에 어울리지 않게 영국은 프랑스산 소고기 수입을 금지했다.

2001년까지 프랑스와 아일랜드의 뒤를 이어 독일도 병균에 감염된 것으로 의심되는 소 수만 마리를 도살하는 일에 동참했고, 유럽연합은 도살할 소를 사들이기 위해 무려 10억 달러를 지출했다. 독일을 포함한 전 유럽의 소고기 소비량은 절반으로 급락했다. 독일, 프랑스, 벨기에 국민은 자기 지역구의 소는 안전하다고 주장하는 정치인들에게 격노하여 그들을 낙선시켰다. 프랑스 정부는 감염된 소를 슈퍼마켓에 판 목장주를 처벌했다. 심지어 채식주의자에게는 보험료를 깎아주는 보험회사도 등장했다.

광우병으로 인한 사망자 수가 비교적 적은 편이라 할지라도 얼마나 많은 동물이 광우병 박테리아를 가지고 있는지, 얼마나 많은 사람이 이미 그 병균에 감염되었는지, 혈액과 장기 기증, 수술 도구를 통해 다른 사람을 얼마나 감염시켰는지(광우병균은 모든 표준적 소독 기술에서도 살아남는다) 파악할 방법이 없기 때문에 경각심을 가지지 않을 수 없다.

광우병은 많이 밝혀지지 않았을 뿐만 아니라 막을 수 없는 병이다. 인간의 두뇌를 스위스 치즈처럼 구멍이 숭숭 뚫리게 만들어 정신이 돌게 해 죽이는 특성이 있다. 그런데도 2001년 2월 4일 〈런던타임스〉는 돈캐스터에 있는, 인간이 먹을 수 없는 육류를 처리하는 업체로서는 영국 최대인 프로스퍼 드 멀더가 도살한 가축에서 추출한 단백질이 포함된 사료를 이스라엘, 일본, 케냐, 레바논, 몰타, 사우디아라비아, 싱가포르, 한국, 스리랑카, 타이완, 타이 등 70여 개국에 수출했다는 사실을 폭로했다.

미국인들이 광우병에 대해 본격적으로 알게 된 것은 오프라 윈프리가 자신의 쇼에서 그 질병을 집중적으로 다룬 1996년부터였다. 그때 초대 손님이 나의 가까운 친구이자 어스세이브 회장이며, 목장주에서 비건으로 전환한 하워드 리먼이었다. 윈프리와 리먼의 대화를 시청하고 나서 육류업계는 윈프리 텔레비전 네트워크와 맺은 60만 달러에 달하는 광고를 취소하더니, 그녀와 그를 상대로 2,000만 달러에 달하는 손해배상 소송을 걸었다.

그렇다면 윈프리의 어떤 언행이 그런 반발을 일으켰을까? 윈프리는 가축 부산물이 사료로 이용된다는 사실을 알고 나서, 즉 미국 육류업계가 영국 목축업자들이 오랫동안 그래왔던 것처럼 소(태어나면서부터 채식동물)를 같은 소를 잡아먹는 육식동물로 전환시키고 있다는 사실을 알고 나서 햄버거에 손을 댄다고 생각하니 소름이 돋는다고 말했다.

리먼은 광우병이 미국에도 존재할 수 있고, 발견될 수도 있다면서

"우리는 지금 영국(가축 부산물을 사료로 사용해 온)이 걸어온 그 길을 정확히 따라 걷고 있다"라고 주장했다.

그날 오프라 윈프리 쇼는 비육장 소유주이자 갑부인 폴 엥글러와 그의 회사 캑터스 피더스를 격노시켰다. 그들은 초일류 변호사들을 고용하여 윈프리와 리먼을 상대로 2,000만 달러의 손해배상을 요구하는 소송을 걸었다. 엥글러는 "쳐들어가 그자들을 박살내버려"라고 말했다.

그들은 프로그램이 방영된 지 한 달 만에 텍사스 애머릴로 법정에 제출한 소장에서 "윈프리가 반육식 운동가로 하여금 육식에 대해 편향적이고 근거가 희박하며 무책임한 주장을 밝히게 함으로써 육류업계에 막대한 피해를 입혔을 뿐만 아니라, 시민들을 공포에 휩싸이게 했다"라고 단언했다. 소장에는 윈프리와 리먼의 행위는 품위를 손상시키는 것으로써 문명사회에서는 절대로 용서할 수 없는 것이라는 주장도 적혀 있었다.

그러나 목축업자의 소장을 검토한 미 5차 순회 항소법원은 그들과는 다른 의견을 내놓았다. 판사들은 "단도직입적으로 말해서 목축업자들의 주장은 오프라 윈프리 쇼가 광우병에 관한 이슈를 미국 육류업자의 편에서 다루지 않았다는 것에 불과한 것이다"라고 판단했다.

과연 리먼의 주장은 근거가 없는 것이었을까? 천만의 말씀! 법원은 리먼의 견해가 진실하며 분명한 사실에 근거를 둔 것이라고 단언했다. 실제로 법원은 리먼과 윈프리를 소송으로 몰아넣게 한 그들의 견해가 그 방송이 있은 지 9개월 후에 식품의약국이 내린 결론과 동일하다는 점을 지적했다.

재판이 진행되는 동안 윈프리와 리먼은 자신들의 자세를 다소 수

정해야 했지만, 그렇다고 전국목축업자협회의 안전 담당자 제임스 레이건의 주장처럼 뿌리째 흔들린 것은 아니었다. 그는 영국에서의 육식이 인간 광우병과 관계가 있음을 뒷받침하는 증거가 없다고 주장한 바 있었다. 요즘에는 너무나 확고하게 과학적으로 합의된 상태이기 때문에 전국목축업자협회조차도 BSE에 감염되어 중추신경이 마비된 가축을 먹은 사람에게 nvCJD가 발병할 가능성이 있다는 것을 인정할 정도이다.

윈프리는 판결이 나던 날 법정에 서서 두 마디 말을 했다. 첫 번째는 언론을 통해 널리 보도된 것이었다. 그녀는 "헌법 제1 수정조항(표현의 자유에 관한)은 살아 있을 뿐만 아니라 세상을 움직이게 합니다"라고 말했다. 언론을 통해 별로 알려지지 않은 두 번째 주장은 바로 이것이었다.

"저는 다시는 햄버거를 먹지 않을 겁니다."

오프라 윈프리 쇼가 방송된 지 16개월 후 식품의약국은 소의 고기와 뼈를 다시 소에게 먹이는 행위를 공식적으로 금지했다. 하지만 돼지와 닭에게 역시 돼지와 닭에서 나온 뼈와 뇌 조직, 살 조각, 깃털, 배설물을 먹이는 행위는 여전히 합법적이고, 이 책의 출판을 준비하는 시점에도 널리 번져나가고 있다.

미국 육류업계는 여전히 미국에는 광우병이 존재하지 않기 때문에 미국산 고기에 대해서는 걱정할 필요가 없다고 고집을 부리고 있다. 그들의 주장에 일리가 아주 없는 것은 아니지만 현실은 우리를 걱정하게 한다.

2001년 식품의약국은 미국의 사료업체 중 수백 군데가 광우병 퇴치를 위한 규칙을 조직적으로 위반하고 있다는 사실을 보고했다. 사료 제분소와 정제 공장들을 조사한 후, 식품의약국은 가축에게 치명적인 두뇌 질병으로 도살된 동물을 먹이지 못하게 하는 규칙이 일상적으로 무시되어 왔다는 결론에 도달했다.

식품의약국에 따르면, 허가받은 사료 제분소 중 80퍼센트가 한 번 이상 검사를 받았는데, 그중 20퍼센트가량은 광우병을 예방하기 위해 제정한 식품의약국 규칙을 지키지 않는다고 한다. 한 저명한 육류업계 저널은 다음과 같이 지적했다. "그보다 더 기막힌 사실은 전혀 허가를 받지 않은 사료 제분소가 무려 8,000군데에 이른다는 점이다. 그것들 중 식품의약국의 검사를 받은 곳은 절반에도 미치지 못한다. …… 농무성은 의심이 가는 소를 수천 마리나 해부하여 뇌 조직에 변형이 일어난 증거를 발견하지 못한 사실에 자화자찬하고 싶어한다. 매주 수백만 마리의 가축이 도살된다는 사실을 고려하지 않는 사람에게는 그들의 자화자찬이 그럴듯하게 들릴 것이다."

실제로 미국에서는 지난 10년 동안 9억 마리의 가축이 도살당했는데 그중 농무성이 광우병 검사를 한 가축은 고작 1만 2,000마리로, 비율로 따지면 7만 5,000마리당 1마리에 지나지 않는다. 그러는 사이에 위험은 극도로 높아져 있다. 오염된 동물은 '찢겨지고' 분말화된 후 사료에 섞여 수천 마리의 가축을 오염시키고, 또 그 동물을 먹은 사람에게까지 광우병을 전염시킬 수 있는 것이다.

그뿐만 아니라 대부분의 포장 공장에서 사용하는 에어 컴프레서법은 두뇌의 중추신경 조직을 혈류 속으로 밀어넣을 수도 있게 했다.

미국 육류업계는 자신들의 설치해 놓은 안전망에 자신감을 지속적으로 피력하면서 소비자에게는 전혀 위험하지 않다고 주장한다. 그러나 2001년 3월 12일자 〈뉴스위크〉는 "미국의 안전 및 감시 조치가 국민의 기대치에 훨씬 미치지 못한다"는 사실을 커버스토리로 다루었다.

CJD의 예상 발병률은 100만 명당 1명꼴이었다. 광우병의 시대가 도래하기 전까지 사실 CJD는 '100만 명당 1명'의 질병이었다. 하지만 미국의 한 연구 결과는 알츠하이머병(증상이 CJD와 거의 구별이 되지 않는다)으로 사망한 사람들을 검시해 본 결과 그들 중 5.5퍼센트가 사실은 CJD로 사망한 것이었다고 주장했다. 예일대학 연구팀은 알츠하이머병으로 사망한 사람을 검시한 결과, 그들 중 13퍼센트가 사실은 CJD로 인한 사망자라는 사실을 밝혀냈다.

현재 미국에서 알츠하이머병으로 진단받은 사람은 무려 400만 명에 달한다.

Part 2

# 음식과 동물

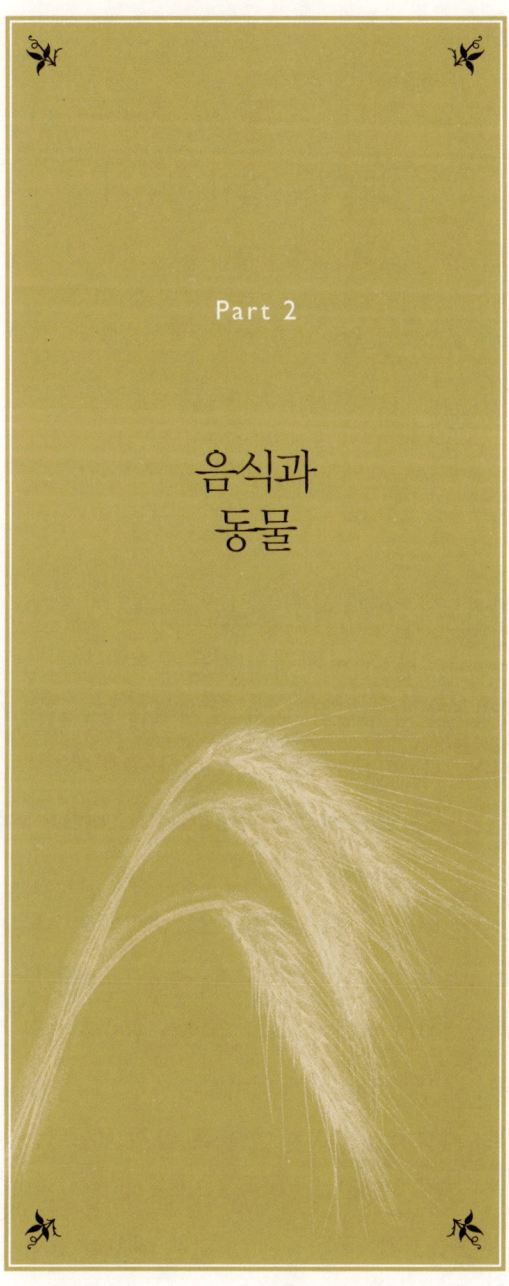

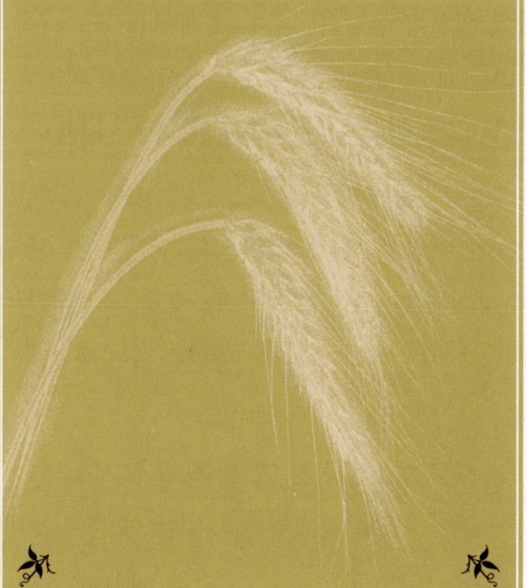

# 어떤 양돈업자 이야기

"미국에서 고기 생산을 위해 사용하는
돼지 9,000만 마리 중 도살될 때까지
빛을 못 보고 갇혀 있는 돼지는 6,500만 마리다."

어느 날 아이오와주에서 아주 특별한 신사를 만난 적이 있었다. 내가 '신사(gentleman)'라는 단어를 붙인 것은 솔직히 말하건대 그 사람이 그렇게 보였기 때문이 아니라, 내가 그 사람을 공손하게 대하려 노력했기 때문이다. 그는 이른바 '돼지고기 생산 공장'이라 불리는 시설을 운영 중이었다. 나는 그의 시설을 거대한 아우슈비츠형무소라 부르고 싶다.

그곳의 상황은 처참함 그 자체였다. 돼지들은 자기 몸보다 조금 더 큰 우리에 갇혀 있었다. 돼지우리는 3층으로 겹겹이 쌓여 있었는데, 사방이 모두 창살이다 보니 맨 위나 중간층 우리에 들어 있는 돼지의 배설물이 곧장 맨 밑의 돼지에게 떨어졌다.

내가 신사라 부르려고 노력한 그 지옥 같은 시설의 소유주는 단언하건대 체중이 최소 109킬로그램은 나가는 것 같았는데, 그 비대한 몸집보다는 콘크리트를 굳혀 놓은 것 같은 완고한 표정이 더욱 인상적이었다. 그의 동작은 벽돌처럼 딱딱했으며 품위라고는 전혀 찾아볼 수 없었다.

내가 특히 불쾌하게 생각한 것은 그의 투덜거리는 말투였는데—내 귀에는 꿀꿀거리는 소리로만 들렸다—듣기가 고역일 정도였다. 그가 얼마나 무뚝뚝한지, 그의 전체적인 인간 됨됨이가 어떤지 판단한 나는 (가급적 좋게 생각하려 노력하면서) 그의 그러한 문제점이 매일 하는 요가를 하필이면 그날 아침에 하지 못했기 때문이 아니라는 결론에 이르렀다.

나는 현대식 육류 생산 방법에 대해 뭔가를 알아내기 위해 은밀히 도살장과 비육장을 찾아다니던 참이라 그와 그의 행동을 폭로할 의사가 전혀 없었다. 차에 스티커도 붙이지 않았고, 육류업계와 다른 생각을 하고 있다는 사실이 드러나지 않도록 의상과 헤어스타일도 조심스럽게 했다. 그 사람에게 지금 목축업에 관한 연구 논문을 쓰고 있는데 잠시 짬을 내서 지식을 나눠 달라고 부탁했기 때문이다. 그는 내가 알아들을 수 없는 말로 툴툴거렸지만, 나는 그에게 질문을 던질 수 있게 해달라고, 시설을 구경시켜 달라고 간청했다.

그 자리에 서 있는 것만으로도 불쾌했지만 돼지 사육장 안은 더욱 더 나를 불쾌하게 만들었다. 안으로 들어서자마자 압도하는 듯한 지독한 악취에 몸을 떨면서 내 번민은 도를 더해갔다. 그곳은 동물의 배설물에서 나오는 암모니아, 황화수소를 비롯하여 각종 유독가스가 섞인 상상할 수 없을 만큼 지독한 악취로 가득 차 있었다. 그러한 가스는 불행하게도 너무나 오랫동안 그 안에 갇혀 있었던 것 같았다.

그 지독한 악취에 구역질을 느끼면서 나는 이런 상황에서 살고 있는 동물들은 어떤 모습일까 궁금해졌다. 악취가 뿜어져 나오는 우리는 해골 우리(ethmodal cells)라 불리는 곳이었다. 개와 마찬가지로, 돼지들의 코로 들어가는 냄새의 농축도는 인간의 200배에 달한다. 비록 지금은 오물 속을 파헤치는 신세지만, 그 돼지들은 자연 속에 풀어놓으면 얼마든지 코로 냄새를 맡아 먹잇감을 구할 수 있다.

인간이 그들에게 더러운 동물이라는 불명예를 안겨주었지만, 돼지는 밖으로 나가 살 기회만 준다면 땅을 파서 보금자리를 만들고 얼마든지 청결하게 살 수 있다. 돼지들은 사실 꽤나 깨끗한 것을 좋아하는 동물이다. 하지만 그 우리 안에서는 땅을 밟을 수조차 없는 그야말로 '돼지'들이었다. 그들의 코는 자신이 배설한 소변과 대변 냄새는 물론, 불행하게 태어난 죄로 어쩔 수 없이 그 우리 안에 갇힌 다른 돼지들의 배설물 때문에 수천 배나 증폭된 냄새에 줄곧 시달리고 있었다. 내가 그곳에 머문 순간은 겨우 2~3분이었는데, 나는 당장이라도 그곳에서 탈출하고 싶은 심정이었다. 하지만 그곳의 돼지들은 단 한 발자국도 움직이지 못한 채 하루 24시간 내내 고약한 악취를 참고 견뎌야 하는 지옥에서 휴일도 없이 생명을 부지할 수밖에 없는 존재들이었다.

지옥 같은 양돈장을 운영하는 그 사람은 내 질문에 친절하게—이 점을 밝혀두고자 한다—대답해 주었다. 내 질문은 주로 최근에 돼지 사육장에서 자주 발생하는 아프리카 돼지 열병과 돼지콜레라, 선모충(trichinosis) 따위에 대처하기 위한 약품에 관한 것이었다. 그에게서 친절한 답변을 들었지만, 나는 그와 그의 목장에 대해 좋은 감정을 가질 수 없었다. 이때 돼지 한 마리가 '꽥!' 하고 비명을 지르자 그가 그 돼지가 갇힌 쇠창살을 느닷없이 위협적으로 걷어찼고, 쇠가 부딪치는 '철커덩' 하는 소리가 건물 안을 흔들자 모든 돼지가 '꽥!' 하고 비명을 질러댔다.

내 번민을 숨기기 어려워지면서 양돈장 상황에 대한 생각을 솔직하게 들려주고 싶다는 충동을 느꼈지만, 금방 생각을 바꾸고 말았다. 그는 분명 논의를 즐길 만한 사람이 아니었다.

15분 동안 그에게서 정보를 충분히 얻어 낸 나는 떠날 차비를 하였고, 그도 나를 떨쳐 내게 된 것을 좋아하리라 생각했다. 하지만 바로 그 순간에 내 인생을 영원히 바꾸어 놓을 일이—그에게도 마찬가지로—일어났다. 사건은 그의 부인이 집에서 나와 나를 공손하게 저녁식사에 초대하면서 시작되었다.

부인이 나를 초대하겠다고 하자 그는 미간을 찌푸리면서도 억지로 나에게 몸을 돌려 말했다. "마누라가 당신에게 식사를 대접하고 싶다는구먼." 그는 항상 자기 부인을 '마누라(wife)'라고 불렀는데, 요즘 전국 어디에서나 볼 수 있는 페미니스트들의 처지를 전혀 고려하지 않는 사람임이 틀림없어 보였다.

인간이 아무런 동기도 없이 무언가를 할 수 있는지에 대해서는 확실하게 대답할 처지는 아니지만, 그리고 지금도 왜 그랬는지 모르겠지만, 그날 나는 흔쾌히 '예'라고 대답했다. 나는 그들이 대접하는 돼지고기에는 손도 대지 않은 채 식사 테이블을 지켰다. 나는 의사에게 진단을 받았는데 콜레스테롤 수치가 높다는 결과가 나와서 돼지고기를 먹을 수 없다고 둘러댔다. 내가 채식주의자요, 콜레스테롤 수치가 125라는 것을 말하지 않았다.

나는 식사에 초대받은 손님답게 공손하고 예의 바른 태도를 유지하려 노력했다. 논쟁으로 발전할 수 있는 말은 전혀 입 밖으로 내뱉지 않았다. 부부는(두 아들도 자리를 같이했다) 나에게 친절하게 대했다. 나는 차차 그들이 인생을 나름대로 품위 있게 살아 보려 노력한다는 것을 감지할 수 있었다. 우리 마을을 여행 중인 이 사람들을 우연히 만났다고 가정할 때, 과연 내가 이들을 저녁식사에 초대할 수 있을까 하는 질문을 나 자신에게 던져 보았다. 전혀 그럴 가능성이 없었다. 하지만 그들은 최선을 다해 나에게 호의를 베풀었다. 나는 그 사실을 인정하지 않을 수 없었다. 돼지들이 가혹하게 대우받는 것에 분노했지만, 그렇게 하는 농장주는 결코 부활한 히틀러가 아니었다. 적어도 함께 식사를 하는 순간에는 그렇지 않았다.

물론 나는 그 선을 넘어서면 틀림없이 그와 논쟁을 벌이게 될 것이라는 사실을 알았기에, 또 논쟁은 결코 내가 원하는 것이 아니라는 점을 인식했기에, 식사를 하면서 대화를 잔잔하고 가볍게 끌고 나가려 노력했다. 그들도 아마 나의 그런 속내를 눈치챘을지도 모른다. 우리는 모두 대화를 지속적이고도 의식적으로 가벼운 방향으로 이끌어나갔다.

우리는 날씨, 그들의 두 아들이 속한 리틀 야구 리그, 날씨가 야구 시합에 미칠 영향에 대해서 얘기했다. 우리는 중요하지 않은 대화를 건성으로 이끌어갔을 뿐, 의견 대립을 일으킬 만한 주제에는 얼씬도 하지 않았다. 나는 그 자리에서 나누는 대화는 그래야 한다고 생각했다. 그런데 갑자기 그 남자가 나를 손가락으로 겨누면서 공포심을 일으키기에 충분한 음성으로 으르렁거렸다. "난 당신처럼 동물의 권리 운운하는 자들이 몽땅 뒈졌으면 하고 기도를 하지."

지금도 이해할 수 없지만, 그는 어떻게 내가 동물의 권리와 관련된 일을 한다는 걸 알았을까(나는 대화 중 그 비슷한 말이 나오지 않도록 최선을 다했다). 그 말을 듣자마자 내 위장이 꼬인 것이 생생하게 기억난다. 설상가상으로 두 아들은 자리를 박차고 일어나더니 쾅 하는 문소리를 내면서 자기 방으로 들어가서는 온 집 안을 날려버릴 것처럼 텔레비전 볼륨을 올렸다. 아마도 앞으로 일어날 일에 신경을 쓰지 않겠다는 암시였으리라. 그와 거의 동시에, 그의 부인도 신경질적으로 접시를 들어 싱크대에 집어던졌다. 그녀가 부엌문을 닫자마자 수돗물 떨어지는 소리가 들렸고 나는 의기소침해지는 나 자신을 발견했다. 일부러 나와 주인만 남겨둔 것이 분명했다.

적당히 표현할 수는 없지만 하여튼 나는 그때 무척이나 공포에 질려 있었다. 그런 상황에서는 행동을 조금만 잘못해도 큰일이 일어날 수 있다. 나는 자아에 정신을 집중하려 노력하면서 내 호흡에 맞춰 내면의 평화로운 모습을 그대로 반영하는 그 무언가를 발견하려 안간힘을 썼다. 하지만 단 한 가지 이유 때문에 실패하고 말았다. 마음의 평화를 반영할 만한 물건이 전혀 보이지 않았기 때문이다.

"제 말 중에 혹시 언짢은 점이라도 있었나요?" 나는 내가 두려워하고 있다는 것이 드러나지 않도록 조심하면서 신중하게 입을 열었다. 그 순간, 나는 그가 결코 좋아할 리 없는 우리 사회의 어떤 세력, 즉 동물 권리 운동에서 나를 분리하려 안간힘을 다했다.

"그자들은 내가 가축을 학대한다면서 나를 비난한단 말이야." 그는 으르렁거렸다.

"그 사람들이 왜 그랬을까요?" 나는 그 이유를 다 알고 있으면서도 내 안전을 위해 그런 식으로 물었다. 그는 분노하고 있었지만, 놀랍게도 그들의 생각을 명료하게 파악하고 있었다. 그는 동물의 권리를 옹호하는 사람들이 자신의 행동에 대해 어떻게 말하는지, 왜 그들이 자신의 그런 행동에 항의하는지를 명확하게 말해 주었다. 그러고 나서 그는 조금도 뜸 들이지 않고 자신은 야만인으로 비춰지기를 원치 않으며, 그들이 자기 사업에 대해 아무것도 모른다는 것과 왜 그들이 자기 사업에는 일말의 배려조차 해주지 않는지에 대해서 장광설을 늘어놓았다.

그의 말이 이어지면서 꼬였던 내 위가 풀어지는 것을 느낄 수 있었다. 나를 해칠 생각이 있어서가 아니라 마음속 깊이 가둬 두고 있던 생각을 풀어 놓고 싶어하는 그의 속내를 이해하게 되었고, 또 그런 사실이 기뻤기 때문이었으리라. 그는 자신이 동물들에게 하는 행위—작은 우리에 동물을 가두어 놓고, 수많은 의약품을 투여하고, 태어난 새끼들을 바로 어미에게서 빼앗는 것 등—를 좋아하지 않지만, 대안이 없다는 것에 곤혹스러워하는 것 같았다. 그런 식으로 운영하지 않으면 도저히 경제적으로 버텨 나갈 수 없다는 것이었다. 그는 그렇게 하는 것이 오늘날의 실정이라면서 자신도 어쩔 수 없이 그렇게 할 수밖에 없다고 했다. 그도 동물을 그런 식으로 학대하는 것을 원하지 않지만, 가족과 먹고살기 위해 어쩔 수 없이 할 수밖에 없는 그런 행위로 비난받고 싶지 않다는 뜻을 밝혔다.

우연찮게 나는 그 일주일 전에 대형 핫도그 공장을 방문한 적이 있었다. 거기에서 나는 빠르게 조합 라인식(assembly-line) 돼지 대량 생산 체제로 전환하여 그와 같은 농장주를 도태시키려 하는 비즈니스 전략에 대해 배웠다. 그렇게 되면 소규모 농장주는 생존할 수 없게 된다. 그때 들은 것들이 기억나면서 그의 말을 수긍할 수 있었다.

나는 나 자신이 부끄럽다는 생각이 들면서 곤경에 처한 그의 아픔을 이해하기 시작했다. 나는 그와 그의 부인의 초대를 받아 그 자리에 있었다. 실내를 둘러보니 어려운 집안 살림의 흔적이 역력했다. 모든 것이 낡고 초라했다. 그의 가족은 막바지에 몰려 있었던 것이다.

대화를 더 깊게 나누게 되면서 그가 그런 양돈 방식을 전혀 좋아하지 않는다는 사실을 알게 되었지만, 그렇다고 양돈 이외에 그 농부 가족이 살아갈 방법이 있는 것도 아니었다. 그는 종종 자신이 현대식 양돈 방법을 얼마나 싫어하는지 언급하면서도, 조금 전에 말한 동물 권리 옹호 집단이 모두 죽어 버렸으면 좋겠다는 비아냥을 다시 끄집어내곤 했다.

얘기가 익어가면서 나는 조금 전까지만 해도 매우 거친 사람으로 평가했던 그 사람에게 존경심마저 품게 되었다. 그의 마음속에 도덕이라는 것이 숨어 있었기 때문이다. 좋은 무엇인가가 그 안에서 살아 움직이고 있었다. 그에게서 선함을 감지하면서, 그가 어떻게 돼지들을 그렇게 가혹하게 대할 수 있는지 의문을 품지 않을 수 없었다. 내가 다음과 같은 사실을 알게 되기 전까지는…….

대화가 깊어져 가면서 그가 갑자기 괴로운 표정을 지었다. 풀죽은 모습이 되더니 손으로 이마를 짚는 것이었다. 그는 몹시 기진맥진해 있었는데 좋지 않은 일이 발생한 것이 틀림없었다.

심장마비라도 찾아왔단 말인가? 혹시 뇌일혈? 나는 숨을 죽였고, 갈피를 잡을 수 없었다. "왜 그래요?" 내가 물었다.

그가 대답할 때까지는 꽤 오랜 시간이 걸렸다. 그의 말이 그 상황을 정확히 설명해 주는 것은 아니었지만, 나는 그가 다시 말할 수 있다는 것에 적잖이 마음이 놓였다. "별것 아니야. 말하고 싶지도 않고."

그는 말하면서 손으로 무언가를 밀어내는 듯한 동작을 취했다.

대화는 그렇게 몇 분 동안 지속되었지만 나는 불안해서 견딜 수 없었다. 불완전하고 혼돈스러운 상황이었다. 불길한 무언가가 방 안으로 쳐들어왔지만 나는 그것이 무엇인지, 그것을 어떻게 극복해야 하는지 감을 잡을 수 없었다.

얘기를 계속하는데 다시 그 일이 일어나고 말았다. 절망의 그림자가 또다시 그의 얼굴에 내린 것이다. 거기 앉아 있으면서 나 자신이 황량하고 숨이 막힐 것 같은 상황에 갇혀 있다는 사실을 깨달았다. 그 사태를 파악하려 했지만 그리 만만한 일이 아니었다. 또다시 숨이 막힐 것 같았다.

결국 그는 나를 쳐다보았는데, 그의 눈에는 이슬이 맺혀 있었다. 그는 "자네 말이 맞았네" 하고 말했다. 나는 언제나 '당신의 말이 맞습니다'라는 소리를 들어온 사람이었다. 하지만 그 상황에서는 그가 무슨 의미로 그렇게 말하는지 이해하지 못했다.

그의 말은 계속되었다. "모든 동물이 그렇지만, 특히 돼지는 그런 식으로 학대를 받아서는 안 되는 동물이지. 자네는 돼지가 영리한 동물이라는 것을 알고 있나? 잘 대해주면 녀석들도 우리에게 호감을 보이지. 하지만 나는 그렇게 못하고 있네."

눈물이 그의 눈에 가득 피어올랐다. 그러면서 그는 오랫동안 잊고 지낸 어렸을 때 일이 기억난다고 말했다. 그때의 일이 눈앞에 삼삼하다는 것이었다.

그는 미주리주의 시골에서 성장했다. 동물들이 뒤뜰과 목초지에서 마음대로 뛰놀고, 각각 이름을 가지고 자라던 오래된 마을이었다. 그는 엄격하게 모든 생활을 영위하던 강직한 아버지의 외아들이었다. 형제자매가 없어 외로움을 느끼던 그에게 농장의 동물, 특히 개들이 친구가 되어주었다. 그는 놀랍게도 애완용 돼지를 가지고 있었다고 했다.

그 돼지에 대해 말할 때 그는 전혀 다른 사람이 되어 있는 듯했다.

단조롭던 그의 목소리에 활력이 돌았다. 오래된 고통을 호소하는 듯하던 그의 보디 랭귀지가 생동감으로 넘실거렸다. 신선한 무엇이 그를 찾아온 듯했다.

그는 여름에 헛간에서 잠을 자기도 했다고 한다. 그곳은 집 안보다 시원했는데, 돼지가 찾아와서는 옆에 누워 같이 잠을 자기도 하고, 자기 배를 문질러 달라—그도 그렇게 해 주는 걸 즐겼다—고 칭얼거리기도 했다는 것이다.

또 농장에는 연못이 있었는데 그는 더운 날이면 그곳으로 달려가 수영을 즐겼다고 한다. 그럴 때마다 개 한 마리가 흥분하여 모든 것을 엉망으로 만들어 놓곤 했다. 개는 연못으로 뛰어들어 그가 있는 곳까지 헤엄쳐 다가와서는 발로 할퀴면서 그를 곤혹스럽게 만들었다. 그래서 수영을 포기할라치면 사람도 아닌 그 돼지가 어김없이 물속으로 뛰어들어 곤란에 빠진 그를 구해 주었다는 것이다.

수영을 할 수 있었던 돼지는 풍덩 하고 물속으로 몸을 던지고는 개가 소년을 괴롭히는 곳까지 헤엄쳐 다가와 자기 몸을 그 사이에 끼워 넣었다. 개와 소년 사이에 끼어든 돼지는 개를 밖으로 밀어냈다. 나는 그 돼지를 생명 구조원, 아니 그 경우에는 생명 구조 돼지라 하고 싶다.

나는 그와 돼지 사이의 얘기를 들으면서 나 자신과 그에 대해 좋은 느낌을 가질 수 있었지만, 종전과 같은 우울한 분위기가 다시 조성될 수 있다는 사실에 경악할 수밖에 없었다. 절망의 그림자가 그의 얼굴을 덮으면서 나는 다시 한 번 매우 슬픈 무언가를 감지했다. 나는 그의 마음속에 담긴 무언가가 번민과 고통을 통해 그의 삶을 끌고 간다는 것을 알았지만 구체적으로 그것이 무엇인지, 혹은 어떻게 그를 도울 수 있는지에 대해서는 생각이 떠오르지 않았다.

"돼지에게 무슨 일이 있었나요?" 내가 물었다.

그는 한숨을 내쉬었는데, 세상의 모든 고민이 그 한숨에 담겨 있는 것 같았다. 그는 한참 뜸을 들이다가 간신히 입을 열었다.

"아버지가 나에게 그 녀석을 도살하도록 하셨지 뭐야."

"그래, 그렇게 하셨습니까?"

"도망을 갔지만 제대로 숨을 수는 없었지. 들켰거든."

"그래서요?"

"아버지가 나보고 선택을 하라고 하시더군."

"그게 뭔데요?"

"그 돼지를 죽이든지 아니면 아버지의 아들인 것을 포기하라고 했지."

아버지가 아들이 두려움을 극복하고 용감하고 강한 사람이 되도록 가르치는 방식이 너무도 억압적이었다는 걸 감지한 나는 그러한 선택이 종종 아들을 무정하고 폐쇄적인 사람으로 변하게 한다고 생각했다.

"결국 내 손으로 녀석을 죽이고 말았지." 눈물이 그의 뺨을 타고 흘러내렸다. 나는 감동을 받았고, 나 자신이 초라하게 느껴졌다. 인간적인 면이라고는 전혀 없을 것 같던 그가 이방인 앞에서 울고 있었던 것이다. 무감각하고 냉정하게 보이던 그가 사실은 다정다감하고 아주 인간적인 사람이었던 것이다. 내 선입관이 얼마나 잘못된 것이었단 말인가.

그로부터 몇 분 동안 나는 상황을 더 또렷하게 파악할 수 있었다. 그 양돈업자는 결과적으로 마음에 깊은 상처를 남겼지만 당시에는 결코 극복할 수 없었던 매우 고통스러운 일을 회상하고 있었던 것이다. 그 일로 그는 마음의 문을 걸어 잠그게 되었는데, 그것은 그가 감당할 수 없는 사건이었다.

아직 어리고 성장하고 있던 그는 마음속으로 다시는 동물을 해치지 않겠다고, 다시는 그런 일로 마음의 상처를 입지 않겠다고 결심했다. 그는 고통이 발생한 그 장소 주변에 벽을 쌓았다. 그 벽은 그 돼지에 대한 사랑과 일치감이 있는 곳이었고, 그의 마음이기도 했다. 먹고 살기 위해 돼지를 도살하는 그가 어쩌면 아버지에게서 여전히 인정받고 싶어하는 것이 아닐까 하고 생각해 보았다. 아버지에게서 인정받기 위해 도대체 인간은 어느 정도까지 끔찍한 짓을 저지를 수 있단 말인가.

그를 냉혹하고 폐쇄적인 사람이라고 예단했던 나는 비로소 진실을 알게 되었다. 내 판단과 달리, 그의 표정이 냉혹해 보이는 것은 감정 결핍 때문이 아니었다. 오히려 그 반대였다. 그의 내면에 감수성이 숨어 있다는 암시였다. 그런 감수성이 없었다면 돼지를 죽였다고 해서 그렇게 큰 마음의 상처를 입지도 않았을 것이고, 또 그렇게 큰 벽을 쌓아 올릴 필요도 없었을 것이다. 처음 만났을 때 느껴졌던 몸의 경직성과 마음의 폐쇄성은 그가 얼마나 아파해 왔으며, 그 내면에 얼마나 예민한 감수성이 숨겨져 있었는지 암시해 주는 것이었다.

나는 그를 정직하지만 무자비한 사람으로 판단했다. 하지만 그와 저녁을 같이 보내면서 그가 겸손한 사람이라는 것을 알게 되었고, 오랫동안 깊이 감추어두었던 아픈 기억을 표면으로 밀어낼 정도로 강한 면을 지니고 있다는 사실에 고마움마저 느꼈다. 그리고 나는 그를 내 판단에 묶어 두지 않은 것을 다행으로 여겼다. 만일 그랬다면 나는 결코 그의 기억을 되살리기 위한 환경을 조성하지 못했을 것이다.

우리는 그날 밤 오랫동안 많은 얘기를 나누었다. 모든 얘기를 듣고 나니 그를 염려하는 마음까지 생겼다. 그의 감정과 생활방식 사이의 거리는 비극적으로 멀었다. 그 거리를 좁히기 위해 그가 할 수 있는 것은 무엇일까? 하지만 그는 그런 사실만 알고 있을 뿐이었다. 그는 고등학교도 마치지 못했다. 글도 능숙하게 읽지 못했다. 다른 일을 한다고 해서 누가 취직을 시켜 줄 것인가? 이렇게 나이 든 사람에게 누가 투자하여 훈련을 시켜 준단 말인가?

그날 밤 그 집을 떠날 때까지 그러한 문제들로 내 마음은 복잡했고, 그 문제들에 대한 해답을 가지고 있지 못했다. 나는 경솔하고 장난스럽게 말해 보았다. "브로콜리 같은 걸 재배해 보는 게 어때요?" 그는 내 말 뜻을 이해할 수 없다는 듯 멍한 시선을 나에게 던졌다. 그때 어쩌면 그가 브로콜리가 무엇인지 모를지도 모른다는 생각이 스쳐 지나갔다.

그날 밤 우리는 친구가 되어 헤어졌다. 지금이라고 해서 자주 만나는 것은 아니지만, 우리는 여전히 친구 사이로 잘 지내고 있다. 나는 그를 마음속에 모셔 두었고, 영웅으로 높이 평가하고 있다. 고통스러운 기억을 겉으로 드러낸 그의 용기에 감동받았기 때문인데, 아직까지 그만한 용기를 가진 사람을 만나보지 못했다.

나는《육식, 건강을 망치고 세상을 망친다》를 쓰면서 그의 말을 요약하여 집어넣었는데, 그의 이름은 언급하지 않았다. 나는 아이오와주의 다른 양돈업자들 틈에 섞여 사는 그가 나와 친분을 맺어 도움을 받았다고는 결코 생각하지 않는다.

그 책이 출판된 후 나는 그가 나에게 해준 얘기를 책에 넣은 것에 마음 상하지 않기를 바란다는 편지와 함께 우리의 대화 내용이 담긴 부분을 표시하여 보내 주었다.

몇 주 후 그에게서 편지가 날아들었다. "친애하는 로빈스 씨. 당신의 책 고맙게 잘 받았소. 그 책을 보자마자 나는 골치부터 아프기 시작했소"라는 글로 시작되는 편지였다.

작가라면 누구나 자기 글이 독자들에게 영향을 미치기를 바라는 법인데, 그 편지 내용은 내가 원하는 방향이 아니었다.

그러면서 그는 마누라가 머리가 아플수록 그 책을 읽어야 한다고 강요할 정도로 두통이 심각했다고 적었다. 부인은 두통과 책 사이에 어떤 연관성이 있다고 생각한 것이다. '마누라쟁이'가 간혹 옳은 말도 할 줄 알기에 이해는 가지 않았지만 내 책을 읽었다는 내용이 적혀 있었다.

"당신 참 잘 썼어!"라는 아주 짧은 그의 글은 나에게는 〈뉴욕타임스〉에 실린 찬사보다 더 의미가 큰 것이었다. 그는 내 책을 읽으면서 양돈업을 계속하는 것이 옳지 않다는 생각이 더욱 분명해지고 계속해서 내 책을 붙들고 있기가 힘들었다고 적었다. 두통이 점점 심해지는데도 새벽까지 책을 다 읽은 그는 욕실로 들어가 거울을 들여다보았다. "그때 돼지들을 팔아 버리고 양돈을 그만두기로 결심했다오. 그렇다고 해서 앞으로 할 일이 정해진 것도 아니오. 당신 말대로 브로콜리나 키워 볼까 하는데……."

그의 말대로, 그는 양돈장을 팔아 버리고 미주리주로 돌아가 작은 농장을 구입했다. 그는 현재 농장을 모범적으로 운영하고 있다. 그는 유기농법으로 채소를 재배하는데—아마 브로콜리도—그 지역 농산물 시장을 통해 식품을 출하한다고 했다. 그는 또 물론 돼지도 키우고 있는데, 겨우 열 마리 정도로 그 녀석들을 우리에 가둬 두거나 도살하지도 않는다고 했다. 그 대신 지역 학교들과 계약을 맺어, 그들로 하여금 아이들을 직접 농장으로 데리고 와 '애완용 돼지' 프로그램을 경험하게 한다는 것이다. 그는 그가 하는 대로 돼지에게 올바른 대우를 해 주면 녀석들도 자기가 얼마나 영리하고 친절한 동물인지 알려 준다는 사실을 가르쳐 주고 있는 것이다. 그는 아이들에게 돼지의 배를 쓸어 볼 수 있는 기회를 준다. 그는 현재 채식주의자가 다 되었고, 뚱뚱했던 몸도 많이 날씬해졌으며, 건강도 상당히 좋아졌다. 그리고 참으로 다행스럽게도 전보다 경제적으로 윤택해졌다.

당신은 내가 그 사람을 내 마음에 고이 모셔 두는 이유를 아는가? 내가 그를 영웅으로 생각하는 이유를 아는가? 그는 앞으로 어떤 삶이 전개될지 분명하지 않은 상태에서 위험을 무릅쓰고 자신의 영혼을 파괴하는 행동에서 과감하게 탈출한 사람이다. 그는 자신의 삶이 잘못되었다고 판단한 후 그것을 버리고 옳다고 생각하는 길로 접어든 사람이다.

인간이 이 세상에서 많은 것을 이루기는 하지만, 나는 때때로 우리가 옳다고 생각하는 것을 이루지 못할까 봐 두려워한다. 하지만 그와 그의 영혼의 힘을 기억할 때마다, 그처럼 심장 맥박이 빠르게 뛰는 사람이 많다는 사실을 기억할 때마다 우리가 결국 해내고 말 것이라는 자신감을 가지게 된다.

일단 생각에 빠져들면 그것에서 헤어나기가 힘든 법이지만, 그럴 때마다 나는 내가 그 농부를 처음 만났을 때 그 사람에 대해 얼마나 잘못된 선입관을 가졌는지를 기억하고, 또 이 세상 곳곳에 그와 같은 영웅이 살아서 움직이고 있다는 사실을 떠올리곤 한다. 내가 그런 사람들을 알아보지 못하는 것은 영웅들은 이러저러한 모습을 하고 있고, 또 이러저러하게 행동한다는 선입관 때문이다. 내 신념에 가려 앞을 보지 못할 수도 있는 것이다.

그는 나에게 인간이 스스로 만든 우리에서 벗어나면 더 나은 삶을 영위할 수 있다는 진리를 일깨워 준, 내가 정한 영웅의 반열에 드는 사람이다. 내가 소망하는 것이 언젠가는 반드시 이루어진다는 것을 일깨워 주었기에 그는 내 영웅이다.

처음 그를 대면했을 때만 해도 내가 그에 대해 지금처럼 말하리라고는 꿈에도 상상하지 못했다. 그와의 만남은 인생이 얼마나 오묘할 수 있는지, 다시 말해 한치 앞도 내다볼 수 없는 것이 바로 인생이라는 것을 일깨워 준 사건이었다. 나에게 그 양돈업자는 마음의 힘이 얼마나 위대한지 일깨워 준 사람이었다.

나는 그와 시간을 보낼 수 있었던 것을 축복이라고 생각한다. 그리고 그의 영혼이 자유로워질 수 있도록 촉매자 역할을 할 수 있었다는 사실에 고마움마저 느낀다. 내가 그에게 어떤 식으로든 도움이 되었다는 사실은 알고 있지만, 해 준 것 이상으로 그에게서 많은 것을 받았다는 사실도 알고 있다.

나는 우리 눈에서 베일을 걷어 내 서로 장점을 알아내고 도움을 줄 수 있게 되는 것을 은총이라고 생각한다. 더 부유해지고 신비로운 곳으로 환상적인 여행을 떠나는 것을 은총이라고 생각하는 사람도 있겠지만 나는 인간의 마술 같은, 그 깊이를 알 수 없는 위대함이 은총이라고 생각한다.

# 맥도날드의 공장식 축산농장

"미국에서 도살당할 때
폐렴에 걸려 있는 돼지의 비율은
전체의 70퍼센트다."

지금도 눈에 선하다. 최근까지 올림픽 개회식과 폐회식에는 흰색 비둘기를 수백 마리씩 날려 보내는 행사가 포함되어 있었다. 이 아름다운 새들은 하늘로 치솟아오르며 극적인 장관을 연출하곤 했다.

하지만 지금은 그 행사를 하지 않는다. 왜 그럴까? 인간에게 즐거움과 경이로움을 선사하는 그 행사의 이면에 잔혹함이 숨어 있다는 사실을 깨달았기 때문이다. 우리 눈에 보이는 비둘기는 비좁은 지하에 갇혀 있다가 하늘로 치솟아오르는, 두려움에 혼돈스러워하다가 방향 감각조차 찾지 못하는 새들일 뿐이었다. 우리 눈에 보이는 비둘기는 지치고, 공포에 질린, 낯선 환경에서 자신을 지키려다가 인위적인 전시행사 때문에 죽음에 이르는 새들일 뿐이었다. 1988년 서울올림픽 개회식에서는 겁에 질린 채 갈피를 잡지 못하던 수많은 비둘기가 올림픽 성화 속으로 뛰어들었고, 그로 말미암아 수억의 시청자는 살아 있는 새들이 화장되는 극적인 장면을 지켜보았다.

비둘기 방출을 고집하는 곳은 디즈니랜드를 비롯하여 여전히 많은 편이다. 하지만 그 현실의 내막을 알아채는 사람이 많아지면서 비둘기 방출을 닭싸움이나 소싸움, 개싸움 등 동물을 불구로 만들거나 죽이는 바람직하지 못한 '오락'거리의 하나로 경시하는 분위기가 조성되기 시작했다.

그러한 사실을 알기 전에는 나도 비둘기 방출을 즐겁게 지켜보았다. 나는 살아 있는 생물에 대해서는 조금도 배려하는 마음을 가지지 않았고, 또 그것들에게 어떤 일이 발생하는지도 알려고 하지 않았다. 나는 그저 그것들이 자유롭게 날아가 버리는 것쯤으로 알고 있었다. 하지만 실상을 알고 나면 누구라도 잊지 못할 충격을 받을 것이다.

우리는 그만큼 세상을 잘 모르고 살고 있는 셈이다.

어렸을 때 나는 모피 코트를 아주 좋아했다. 야생에서 살다가 덫에 걸린 털 달린 동물이 예외 없이 완만하면서도 고통스러운 죽음을 당한다고는 꿈에서조차 상상해 보지 않았다. 모피 전문점에서 의상을 구입하는 행위가 많은 동물의 고통과 죽음을 조장하는 행위라는 사실을 몰랐던 것이다. 하지만 세월이 흐르면서 나는 털만큼이나 아름다운 그 동물들이 원래 있던 곳(여우나 밍크 같은 동물이 잡혀 오기 전에 살던)에서 더욱 아름답게 보인다는 사실을 깨닫게 되었다. 지금 나는 모피 코트를 걸친 사람만 보면, 패션 감각으로 그 옷을 보는 것이 아니라 희생된 동물의 고통과 인간의 잔인성을 먼저 느낀다.

나는 어렸을 때 벽에 사슴 머리를 걸어 놓은 친구의 집에 놀러 가곤 했다. 어린 마음에 그것이 멋있게 보였기 때문이다. 하지만 코미디언 엘런 드제너러스가 그와 관련하여 다음과 같이 꼬집은 일이 있다. "사람들에게 왜 사슴 머리를 벽에 걸어 놓는지 물어보면 그들은 사슴이 아름다운 동물이기 때문이라고들 대답하지요. 내 어머니도 참 아름다우셨어요. 하지만 나는 그분의 사진만 벽에 걸어 두고 있는걸요."

나는 상아를 불가사의한 물건이라고 생각했다. 상아 팔찌를 하면 코끼리와 어떤 식으로든지 연결되고, 경우에 따라서는 그것의 가공할 힘을 얻게 되는 것은 아닐까 하고 상상했다. 나는 사람들이 나에게 간섭하면서 상아를 사거나 사용해서는 안 된다고 말하는 것이 듣기 싫었다. 하지만 지금은 멸종 위기에 처한 그 동물을 상품화하는 것에 절대 반대한다.

잔혹성에는 그 어떠한 긍정적인 면도 있을 수 없다는 사실을 알지만, 그래도 우리는 우리 태도를 다시 생각해 볼 필요가 있다. 나는 개와 고양이가 장난치며 노는 것을 지켜보는 것이 재미있었다. 강아지와 고양이 새끼들은 무척이나 사랑스러운 존재들이다. 하지만 나는 개와 고양이의 수가 증가하는 것이 얼마나 심각한 문제인지 알게 되었다. 미국에서만 하루에 무려 7만 마리나 되는 강아지와 고양이가 태어나는데, 그중 인간에게 애완용으로 입양되는 녀석은 겨우 1만 5,000여 마리에 불과하다. 입양자가 나타나지 않아 도살되는 고양이와 개가 매년 2,000만 마리나 된다. 나는 지금 '중성(中性) 동물이 더 귀엽다'고 생각한다.

내 행동이 고통을 야기하고 있을 때에도 혹은 그럴 가능성이 있을 때조차 동물의 고통을 보지 않으려 한 나 자신을 훌륭하다고 생각했다니 놀랍기 그지없다. 나는 정말 동물이 고통당하는 것을 보고 싶지 않았다. 그러나 나는 그것을 인식함으로써 아픔과 절망감을 겪기보다 차라리 눈감는 편을 택한 것이다.

앞에서 언급한 양돈업자를 영웅으로 삼은 이유는 또 있다. 부정의

벽을 통과한 사람이기 때문이다. 그는 자기 삶의 방식이 동물을 고통스럽게 한다는 것을 깨닫고, 앞으로 어떻게 가족을 이끌고 살아가야 할지도 모르는 상황에서 양돈업을 그만두고 더 나은 삶의 방식을 찾기로 결심했다. 동물에게 오랫동안 가해온 행위가 자신의 영혼과 행복에 정면으로 배치된다는 사실을 뼈저리게 깨달은 그는 보통 사람들이 가장 발견하기 힘든, 성실한 생활을 하는 데 꼭 필요한 행동을 선택했다. 즉 마음에 따라 삶의 방식을 택했다.

그렇다면 그 무엇이 그에게 그런 용기를 불어넣은 것일까? 나는 그의 어릴 적 정서가 그런 용기를 불러일으키는 데 일조했다고 믿는다. 그리고 어릴 적 정서도 중요하지만 또 다른 요인이 중요하게 작용했다. 나는 그가 의식적이든 무의식적이든 전국적으로 일고 있는 동물에 대한 처우 개선 운동에서 큰 용기를 얻었다고 믿는다.

동물에 대한 처우 개선 운동이 서서히 고개를 들기 시작했다. 보호 대상이거나 멸종 위기에 처한 동물의 판매를 금지한 것이 그 하나다. 날이 갈수록 모피 코트를 구입하거나 입는 것을 거부하는 사람이 늘어나고 있으며, 사냥 시합을 거부하는 사람도 늘어나고 있다. 그리고 오븐 세척제나 마룻바닥 광택제를 실험하기 위해 그것을 토끼 눈에 떨어뜨려 보는 짓이 과연 필요한 것인지 회의를 품는 사람도 늘고 있다. 또 동물에게 고통을 가하는 일 없이 더 진전된 학습법에 따라 얼마든지 지식을 배울 수 있는데도 어린이들로 하여금 동물을 해부하도록 강요하는 것이 과연 필요한 일인지 회의를 품는 사람도 늘고 있다.

여러 면에서 변화가 일어나고 있다. 샴푸나 보디케어 제품을 구입할 때도 동물을 대상으로 실험하는 회사의 제품이 아니라 동물에 대한 잔혹행위 없이 제조한 물품을 구입하는 사람들을 볼 수 있다.

지금 우리는 전에는 알지 못했던 것을 알기 시작했고, 용기 있게 삶을 지식과 일치시키기 위한 변화를 창조하고 있다. 사람들이 동물 도살장(동물의 지옥) 대신 지역 수용소나 보호소에서 동물을 입양하는 것을 매일 볼 수 있다. 해가 갈수록 애완동물 입양에 책임감을 느끼면서, 사랑하는 동물 반려자를 인생의 친구로 여기는 사람들이 늘어나고 있는 것이다.

동물에 동정심을 느끼기 시작하면 그러한 사례는 얼마든지 찾아볼 수 있다. 야생동물을 위해 야생 보호 지역과 자연적인 환경을 조성하려는 사람들을 발견할 수 있다. 그뿐만 아니라 다랑어(바다에서 가장 뛰어난 수영 선수로 최고 시속 112킬로미터로 달린다)가 죽는 것이 싫어 다랑어를 먹지도 사지도 않는 사람들도 있다. 동물에 대한 학대를 심각한 범죄로 여기기 시작한 사람들도 있다.

우리는 성숙해지기 위해, 더 완전한 인간이 되기 위해 서로 돕고 있다. 우리는 동물을 고통스럽게 하는 사람들을 변화시키기 위해 할 수 있는 한 최선의 노력을 기울이고 있다.

내 마음이 즐거운 이유는 삶을 자비롭게 이끄는 사람들이 있기 때문이다. 나는 그들에게 온 열성을 바쳐 축배를 올리고 싶다. 하지만 대다수 사람들이 알고 있든 모르고 있든 여전히 동물에 대한 불필요한 학대에 직접적으로 기여하고 있다는 점을 지적해 두고자 한다. 인간의 선택의 영향이 아직도 미진하다고 하는 것이 바로 그런 이유 때문이다. 인간이 살아가면서 대부분 동물과 상당히 깊은 관계를 맺는다는 점에서 동물에 대한 선택이 미진하다는 것은 이해할 수 없는 일이다.

앞에서 얘기한 양돈업자는 선택의 영향에 대해 많은 것을 알고 있었다.

## 최선을 다해도 결코 인간적일 수 없다

고대부터 고기, 우유, 달걀을 얻기 위해 동물을 키우는 업체와 사람들은 그 동물의 기본적인 욕구를 충족시켜 주어야 한다는 강박관념을 가지고 있었다. 많은 동물이 병들거나 사료와 물 부족 혹은 불충분한 보호 등으로 고통을 받게 되면, 사람들은 동물을 잃을 뿐만 아니라 운영상 큰 고통을 감수할 수밖에 없었다. 목장주는 자신이 키우는 동물의 안전을 위해 그만큼 관심을 기울였다. 동물이 건강하면 목장주는 그만큼 목장을 잘 운영한다는 말을 들었다.

역사적으로 농부들은 동물을 가급적 그것들과 잘 어울리는 환경에 풀어놓고 포식자나 급격한 기후 변화, 가뭄이나 기아로부터 보호해 주는 것을 당연시했다. 가축을 푸른 목초지로 인도하는 성경 속 양치기의 이미지는 그러한 삶의 방식이 얼마나 오랫동안 지속되었는지 말해 준다.

하지만 집중적인 공장식 낙농법이 시작된 이래 너무나 많은 것이 변했다. 현대식 테크놀로지는 목축업자들이 동물의 안전에 대해 오랫동안 가져왔던 생각을 바꾸어버렸다. 20세기 전반기에 시작된 그러한 변화는 전혀 자연적이지 않고 건강하지도 않아서 욕망과 본능을 억누르는 환경에서 동물을 키우는 것을 가능케 했을 뿐만 아니라 경제적인 이득마저 보게 한 것이다.

우리에 갇히는 동물의 밀도가 크게 높아지면서 병들거나 사망하는 비율도 높아졌지만, 그에 못지않게 이윤도 증가해 왔다. 즉 공장식 사육장 때문에 20퍼센트에 이르는 돼지와 닭이 일찍 죽어 갔지만, 목축업자는 그러한 집중적인 낙농법으로 이윤을 늘려나가고 있다.

오늘날의 과밀도 사육 방식은 과거에는 상상도 할 수 없던 것이다. 그러한 상황에 처한 동물들은 병에 걸려 일찍 폐사하기 때문이다. 하지만 더 경제적인 과밀도 사육에서도 동물들이 살아남을 수 있도록 하기 위해 인간은 사료에 항생제와 호르몬제, 약품과 방부제 등을 섞는다. 거의 모든 동물이 병에 걸리고 그중 상당수가 일찍 죽지만, 그 시스템으로 전체적인 경제의 효율성은 극대화된다.

뼈과 근육을 가지고 태어난 동물은 틀림없이 움직일 수 있어야 한다. 하지만 현대의 공장식 축산농장은 동물을 틀이나 우리 속에 집어넣어 사실상 불구로 만든다. 그리고 동물에게도 분명한 사회적 욕구가 있게 마련인데도, 요즘의 공장식 축산농장들은 동물의 생리적인 본능을 침해하고 그것들의 욕구를 무시한다. 오히려 그런 상황에서 수십억 마리의 동물을 키우는 것이야말로 수익을 올리는 방법이라고 생각한다.

일례로 닭은 사회성이 매우 강한 동물이다. 어떠한 자연조건 속에서도, 집 뜰이 되었든 들판이 되었든, 닭들은 '페킹 오더(peking order: 오리들의 질서)'라 불리는 사회체계를 구성한다. 모든 닭은 음식을 매개로 철두철미하게 상급 닭들에게는 복종하고 하급 닭들에게는 유세를 부린다. 사회질서는 그만큼 닭들에게 매우 중요한 문제다. 〈뉴 사이언티스트〉에 게재된 논문들에 따르면, 각각의 닭은 다른 닭들을 모두 개별적으로 알고 있을 뿐만 아니라 그 닭의 위치까지 파악하고 있을 정도로—최고 90마리까지 구성된 무리 중에서—안정된 페킹 오더를 유지할 수 있다. 하지만 무리가 90마리를 넘기면 질서가 지켜지지 않는다고 한다. 고기만을 얻기 위해 양계장에 밀어넣은 닭들은 90마리 상한선을 훨씬 넘어서는 것이 보통이다. 그렇다면 어느 정도일까? 3,000마리

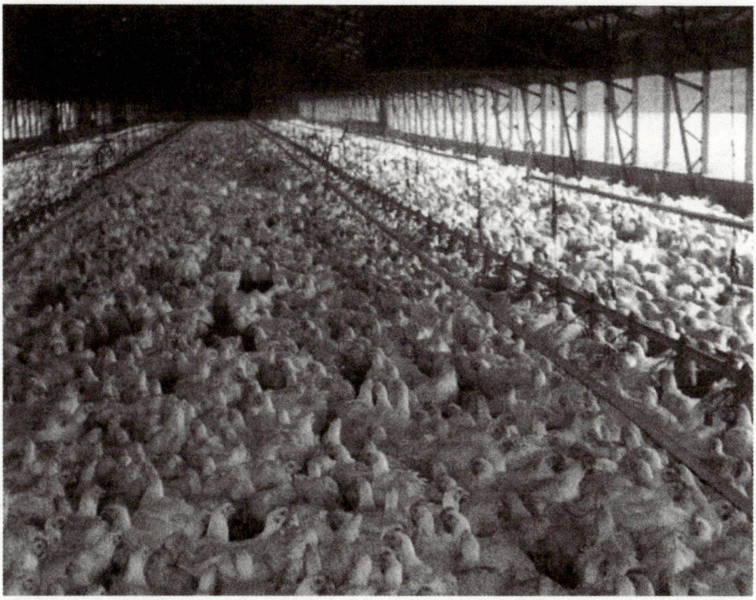
계사 하나에 닭이 무려 1만 마리씩 들어가 있다.

혹은 그 이상의 '구이용' 닭들이 계사 내부를 빽빽이 채우고 있다.

알 낳는 닭도 형편은 마찬가지다. 비좁은 우리 안에 하도 많은 수가 갇혀 있다 보니 날개 한쪽도 들어올릴 수 없다. 닭들이 평생 살아가기 위해 부여받은 공간은 서류함에 여러 마리를 우겨 넣을 때 한 마리가 차지하는 공간보다 좁다. 그러한 조건에서라면 계사 한 동에 무려 10만 마리의 암탉을 우겨 넣을 수 있다.

하지만 이런 사실을 감추기에 바쁜 업자들은 일반 대중에게 동물의 행복을 위해 그렇게 하는 것이라고 속인다. 평생 몸도 제대로 가누지 못하게 하는 것이야말로 동물들을 위한 조치라고 주장한다.

동물의 행태는 인간의 행태만큼이나 다양하다. 동물을 우리 속에 가두는 것은 그것들과 다른 동물 혹은 농부의 안전을 위한 조치다. 가두는 방식은 생산의 효율성 외에도 동물의 안락함까지 고려하여 디자인된다.

– 동물산업재단

목축업자들이 이룩한 위대한 업적 중 하나는 소비자들이 대부분 동물을 어떻게 키우고 처리하는지 전혀 감을 잡지 못하도록 한 것이다. …… 육식을 하는 소비자가 대량 생산 방식의 계사를 방문하여 닭들을 어떻게 사육하고, 어떻게 '추수'하며, 또 조류 처리 공장에서 어떻게 다루는지 알게 된다면 십중팔구는 하늘에 맹세코 닭고기뿐만 아니라 어쩌면 모든 육류를 끊겠다고 맹세하게 될 것이다. 소비자가 고기를 입에 집어넣기 전까지의 과정에 무지하면 할수록 그만큼 현대식 축산업계에 유리한 것이다.

–피터 R. 치키 박사(오리건 주립대학 동물과학 교수)

돼지는 사회성이 매우 강하고 행동적인 동물로 자연스럽게 풀어놓으면 먹이를 구해 먹기도 하고, 땅을 헤집기도 하고, 다른 동물들과 교제도 하면서 하루에 48킬로미터를 돌아다닌다. 저녁이 되면 돼지 떼들은 나뭇가지와 풀을 주워 모아 공동 숙소를 마련하고, 그 안에서 같이 밤을 보낸다.

그러나 오늘날의 돼지 공장에서는 오직 임신한 암퇘지만 분리하여 돼지 몸집보다 조금 더 큰 쇠창살 틀에 홀로 가둔다. 단 한 발자국도 내디딜 수 없고 몸을 뒤집을 수도 없는 상태에서 돼지들은 몇 달 동안 차가운 시멘트 바닥의 틀 안에서, 업계 사람들이 흔히 '완전 감금(full confinement)' 상태라고 부르는 처지로 옴짝달싹하지 못하고 생을 마감하게 된다. 쇠창살 틀은 너무나 비좁아서 동물은 사실상 상자 속에 갇힌 꼴이 되어 거의 움직일 수가 없기 때문에, 일어서거나 눕기라도 할

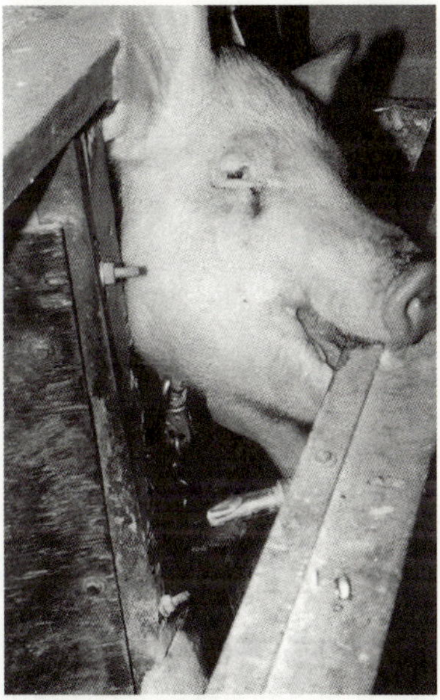

돼지들은 자기 몸보다 조금 더 큰
우리에 갇혀 거의 부동자세로 살아간다.

라치면 상당히 애를 쓰지 않으면 안 된다. 경우에 따라서는 암돼지를 짧은 체인이나 끈으로 목을 묶어 바닥에 매 놓기도 한다. 그렇게 되면 본능적으로 사교성이 좋고 활동적인 이 동물은 사회적 접촉의 기회와 자연스러운 육체운동을 할 기회를 완전히 박탈당하게 된다.

상황이 이런데도 양돈업계는 일반 대중에게 자신들이 동물을 학대한다고는 생각하지 않는다고 말한다.

> 동물의 행복이야말로 바람직한 동물 사육의 핵심이다. 우리에서 사육하는 데는 전례가 있다. 학교는 어린이를 위한 '우리 사육(confinement rearing)'의 예로서, 적절히 운영하면 효율적이다.
>
> –전국 목축 및 육류 위원회(National Live Stock and Meat Board)

미국 사회는 가축 생산의 본성에 대해 지나치게 순진하다. 일반 대중이

> 만일 가축 생산이 동물의 행복을 침해한다는 사실을 알게 된다면, 그것에 대한 비난의 목소리가 커질 것이다. 전혀 빛이 들지 않고 완전히 밀폐된 우리 안에서 사육되는 돼지들이 있다는 것을 안다면, 현재의 목축업에 대해 적대감마저 품게 될 것이다.
>
> –버나드 롤린(콜로라도 주립대학 목축 전문가)

## 드러나는 진실

오늘날의 목축 상태에 대해 더 많은 사람이 알게 되면 분명 변화가 일어나게 될 것이다. 그러나 육류 · 낙농 · 양계 업계는 동물들이 완벽하게 만족해 한다는 신화를 영원히 굳히려 하고 있다. 일례로, 퍼듀 치킨사는 '행복한 치킨'을 모토로 내세워 왔다. 마찬가지로 육류 제품 포장에 목가적인 장소에서 뛰놀며 행복해하는 동물 사진이 박혀 있기도 하다. 카네이션사도 '행복한 소'를 묘사하는 광고를 내보내 왔다. 달걀 상자에는 미소 짓는 태양의 축복을 받으며 춤을 추며 즐거워하는 암탉 그림이 그려져 있다.

물론 일반 소비자를 겨냥한 것이다. 하지만 업계 저널은 그와는 약간 다른 사실을 폭로하고 있다.

> 우리가 진정으로 추구하고자 하는 것은 이익 극대화를 위한 동물 환경의 변화다. …… 돼지가 동물이라는 생각을 내던져 버리라. 돼지를 공장의 기계처럼 취급하라.
>
> –《돼지 농장 경영Hog Farm Management》

영국에서는 루스 해리슨이 《동물 기계Animal Machines》라는 저서에서 산업화한 목축업의 실상을 일반 대중에게 알리기 시작한 1960년대 후반부터 진실이 드러나 일반 대중의 의식이 깨어났다. 이 책은 영국 정부가 진상 조사를 전담할 왕립 위원을 임명할 정도로 사회의 관심을 고조시키는 계기를 마련했다. 해리슨은 이윤을 포기하는 목장주만이 동물들에 대한 잔학성을 인정한다며 동물 구속적인 목축 방식을 경고했다.

미국에서 현대식 육류 생산의 현실에 대한 일반 시민의 이해가 불붙기 시작한 것은 피터 싱어가 「동물의 자유Animal Liberation」라는 논문을 집필한 1970년대 후반이었다. 1980년에는 그가 짐 메이슨과 공동으로 저술한 《동물 공장Animal Factories》이 그런 분위기를 유지하는 데 일조하였다. 1980년대 후반에는 《육식, 건강을 망치고 세상을 망친다》가 많은 사람이 그 문제에 관심을 기울일 수 있는 분위기를 조성하면서 가축들이 어떤 대우를 받고 있는지에 관한 문화적 인식을 넓히는 데 기여하였다. 공장식 축산농장 방식이 인간의 건강에 미칠 영향을 염두에 두고 나는 다음과 같이 주장한 바 있다.

> 지난 20~30년 사이에 미국에서는 고기와 유제품, 달걀을 얻기 위한 사육이 증가했는데, 이는 동물이 학대받는 상황을 더욱 악화하는 결과를 초래했다. 그렇게 처참한 상황에서도 동물이 생존할 수 있도록 하기 위해 더 많은 화학물질을 사용했고, 동물에서 추출한 사료에 호르몬제와 살충제, 항생제, 그 밖의 화학물질과 약품을 섞는 행위가 늘어난 것이다.

목축업계는 내 주장에 어떤 식으로 반격을 가했을까? 《육식, 건강을 망치고 세상을 망친다》에 대한 반박문에서 그들은 다음과 같이 주장했다.

> 그와 같은 유추법을 사용하면 지난 20~30년 사이에 미국인들이 시골(수돗물, 하수도, 전기, 수세식 화장실이 없는)에서 도시(중앙 냉온방 시스템, 전화, 전기, 상하수도, 수세식 화장실을 갖춘)로 이사한 것이 상황을 더욱 악화시키는 결과를 초래했다고 말할 수도 있다. 인간과 동물을 위해서 과거보다 더 많은 화학물질을 사용한다는 그들의 주장이 사실이긴 하지만, 그 물질들이 삶의 조건을 향상시킨다는 점에서 그저 동물을 살아 있게 하기 위해 사용한다는 그의 말은 맞다고 할 수 없다.
>
> -《육식, 건강을 망치고 세상을 망친다》에 대한 전국목축업자협회의 반박문

미국 육류업계와 낙농업계는 미국 식품시장을 공고히 장악하고, 일반 대중에게 동물을 인간적으로 대우하고 있다는 점을 인식시키기 위해 전보다 더 많은 돈을 광고에 쏟아부음으로써 《육식, 건강을 망치고 세상을 망친다》에 반격을 가해 왔다.

한편, 스웨덴의 동화 작가 아스트리드 린드그렌(1억 명 이상의 세계 어린이들에게 꿈과 이상을 심어준 동화 작가로 《삐삐 롱스타킹》《산적의 딸 로냐》 등의 작품을 남겼다)은 구속적인 시스템에 갇힌 동물들에 대한 처우에 분개한 나머지 구속적인 농업을 강도 높게 규제하고, 자연스러운 환경에서 동물을 키우도록 강제하는 법률안의 통과 캠페인을 이끌었다. 그 법률안은 1987년 스웨덴 의회에서 사실상 만장일치로 통과되었고, 식인성 질환 감염률을 크게 낮추게 함으로써 동물의 안녕뿐만 아니라 보건 증진에 놀랄 만한 도움을 주었다. 《육류와 조류 식품》은 1995년까지 미

국에서 일어난 살모넬라균에 의한 식중독 발생 건수가 연간 100만 건이 넘는 데 비해, 스웨덴에서는 그 수가 800건 정도로 감소했다고 밝힌 바 있다.

1990년대에 유럽 여러 나라에서는 구속적인 우리에서 돼지나 닭을 사육하지 못하도록 하는 법률안을 통과시켰다. 바로 그때 미국에서는 여러 단체가 대중에게 현대식 목축업의 실상을 알리는 교육을 실시하고, 동물의 고통을 줄이기 위한 변화를 요구하는 행동을 펼치고 있었다. 동물산업재단을 통해서 목소리를 내는 업계 그룹들은 그럴 때마다 반대 입장을 표명했다.

공장식 축산농장 동물들의 실정을 공개적으로 폭로하는 사람들의 말에 흠집을 내기 위한 조치로, 축산업에 종사하는 사람들은 동물을 위해 목소리를 높이는 사람들은 자신들이 무슨 소리를 하고 있는지조차 모르고 있다고 비난한다. 그러나 그들의 말에 동의하지 않는 사람들도 있다.

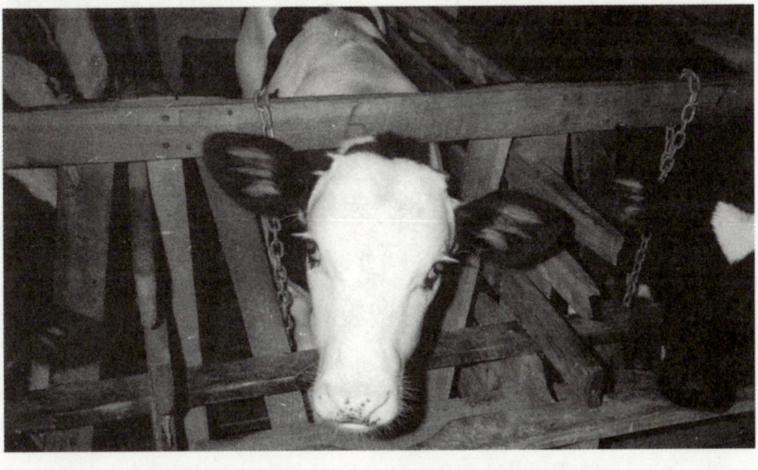

많은 동물이 단 한 발자국도 내디딜 수 없는 좁은 우리 안에서 평생을 살아간다.

## 맥라이벌을 말하는 사람은 누구인가?

1999년 맥도날드는 〈비즈니스 윤리Business Ethics〉라는 잡지가 주관하는 비즈니스 윤리상(Business Ethics Award) 후보로 지명되었다. 하지만 맥도날드는 결국 그 상을 받지 못했다. 〈비즈니스 윤리〉 1999년 11/12월호에서 심사위원들이 맥도날드에 보낸 공개 서한은 그 이유를 다음과 같이 설명하고 있다.

우리는 맥도날드 공급업자들이 자행하는 도살장 잔학행위에 우려를 표명하지 않을 수 없습니다. …… 연방 기준은 가죽이 벗겨지기 전에 소를 100퍼센트 기절시키라고 규정하고 있지만, 맥도날드의 교육용 비디오테이프에 따르면 100마리당 5마리 정도가 의식이 있는 경우에는 가죽을 벗기거나 사지를 절단해도 무방하다고 말하고 있습니다. 그런 식으로 동물을 고통받게 하는 것은 결코 인간적일 수 없습니다. 말이 5퍼센트지 실제로는 그 수치를 훨씬 웃돌 것입니다. …… 닭에 대해서 말한다면, 농무성은 닭들에게는 사방 60제곱센티미터 공간을 부여할 것을 규정하고 있지만, 맥도날드는 겨우 16.7제곱센티미터 공간—한쪽 날개도 펼 수 없는—만을 제공하고 있는 실정입니다. 게다가 너무 비대하게 사육함으로써 하체가 몸무게를 견뎌낼 수 없게 된 닭들이 하체 기형이라는 고통까지 겪게 하고 있습니다. 따라서 동물들이 최소한의 안락함을 누릴 수 있도록 정책의 변화를 촉구하는 것이 지나친 요구라고는 생각하지 않습니다. 여기서 지적하는 문제점들은 맥도날드에만 적용되는 것은 아닙니다. 그러나 맥도날드는 전국에서 소고기를 가장 많이 소비하고, 닭고기는 두 번째로 많이 소비하는 업체입니다. 그곳의 최고경영자인 잭 그린버그는 맥도날드가 산업계에서 동물의 행복 문제를 앞장서서 이끄는 지도자가 되고 싶다고 말한 적이 있습니다. 맥도날드가 변화에 솔선수범한다면, 공급업체들도 따라갈 것이라 생각합니다.

맥도날드는 동물의 행복 문제에 관해서는 자신들이 업계의 지도자라고 여러 차례 역설한 바 있다. 그러나 〈비즈니스 윤리〉의 편집위원들은 맥도날드가 자사의 비행이 적힌 팸플릿을 배포했다며 다섯 명의 운동가를 고소한, 영국에서 '맥라이벌(McLibel)'이라 부르는 법정싸움을 간과하지 않았다. 운동가 중 특히 헬렌 스틸과 데이브 모리스는 사실상 재정적인 지원을 전혀 받지 못하는 상황에서 세계 최대 다국적기업 중 하나를 상대로 법정싸움을 벌여나갔고, 이는 영국 법정사상 가장 긴 명예훼손 소송이 되었다. 맥도날드는 소송비용으로 무려 1,600만 달러나 써가면서 격렬하게 저항했다. 그러나 1997년 런던 고등법원의 로저 벨 수석 판사는 장문의 판결문을 통해 맥도날드가 식품으로 사용한 동물들이 잔인한 대우를 받은 것은 사실이며, 따라서 맥도날드에게는 그 잔인성과 관련하여 '비난받을 만한 책임'이 있다고 밝혔다. 맥도날드는 곧바로 항소했지만 항소 법원은 로저 벨 수석 판사의 결정을 지지했다.

닭 문제와 관련하여 벨 수석 판사는 이렇게 지적했다. "좁은 공간에 많은 닭을 집어넣으면 질환 발생을 피할 수 없게 된다. 그러한 고밀도화는 의도적이며 불필요한 것이다. 내 판단에 따르면 그러한 행위는 분명 잔혹한 조치다."

잔혹한 것이 사실이지만, 미국 달걀과 조류 식품의 99퍼센트 이상이 바로 그런 조건에서 생산된 것들이다.

수많은 축산 방법 중에서 벨 수석 판사가 특히 비탄해 마지않은 것은 임신한 돼지와 새끼돼지를 몸을 돌릴 수조차 없을 정도로 좁은 공간에 한 번에 몇 달씩 감금하는 것이었다. 벨 수석 판사는 판결문에서 "돼지는 영리하고 사회적인 동물이다. 돼지들을 조건이 나쁜 우리 속에 그토록 오랫동안 가두는 것이 잔인한 행위라는 것은 의문의 여지가 없다."

영국이나 스웨덴 같은 나라에서도 그렇게 하는 것이 여전히 합법이긴 하지만, 유럽 의회가 유럽 경제공동체 소속 국가들에게 그러한 행위를 전면 금지하는 안을 채택하라고 촉구하고 나선 반면, 미국에서는 여전히 그런 행위를 아무렇지도 않게 자행하고 있다. 사실, 미국 돼지의 90퍼센트는 위에서 언급한 구속적인 조건에서 사육되며 행태적 · 심리적 욕구가 완전히 억눌린 상태에 처해 있다. 그러한 상태에서는 오로지 약품과 호르몬, 신체 절단과 항생제에 의존해야 생존할 수 있게 된다.

맥도날드와 육류 · 낙농 · 양계업자들은 식품 가격을 낮추기 위해서는 그런 행위를 지속하지 않을 수 없다고 앵무새처럼 뇌까린다. 그러나 벨 수석 판사는 잔혹행위 중 상당 부분은 최소한의 경비만 들이고도 쉽게 시정할 수 있다고 결론지었다. 그는 비용이 엄청나게 증가한다는 것을 뒷받침할 만한 증거가 없다고 잘라 말했다.

벨 수석 판사가 잔인하다고 판시한 행위—물론 그보다 더 잔혹한 경우도 있다—가 미국에서는 여전히 아무렇지도 않게 행해지고 있다. 이유는? 일례로, 인간적인 도살에 관한 연방 규정에는 도살하기 전에 모든 동물(조류는 제외)을 완전히 기절시키라고 명시하고 있지만, 그에 따른 형벌을 법으로 정하지 않아 위반하더라도 처벌을 받는 경우가 거의 없는 실정이다. 그뿐이 아니다. 30개 주정부는 동물 학대의 법률적 정의에 따라 '관습적' 혹은 '일상적' 농업 방식에 면죄부를 부여하고 있다. 즉 축산업 전체가 그런 행위를 하고 있다면, 관련법의 개념상 처벌할 수 없다는 것이다. 법률가 데이비드 울프슨은 "사실상 주법은 애그리비즈니스에게 마음대로 동물을 학대할 수 있는 법적 면허증을 부여하고 있는 셈이다"라고 비꼬았다.

## PETA, 전쟁에 개입하다

1997년 맥라이벌 재판이 끝난 후 미국에 거주하면서 PETA(동물에게 윤리적으로 대우하기 위한 사람들의 모임)를 위해 일하는 사람들이 은밀히 마이크 퀸란(당시 맥도날드 최고경영자)과 접촉하여, 영국 수석 판사의 판결문에 따라 동물들의 불필요한 고통을 줄이기 위해 특정 조치를 취할 의사가 있는지 타진해 보았다. 벨 수석 판사가 잔인하다고 판시한 사례들을 시정할 의사가 있다면 PETA가 돕겠다는 뜻을 전한 것이다.

PETA는 만약 맥도날드가 동물의 행복과 관련된 자신들의 주장을 이행하겠다고 약속한다면, 맥도날드가 동물의 고통과 잔혹성을 줄이기 위한 운동을 앞장서서 이끄는 기업이라는 내용의 성명서를 발표하겠다고 제의했다. 그뿐만 아니라 PETA는 만약 맥도날드가 베기 햄버거(veggie hamburger:채소로만 만든 햄버거)를 시험 판매하면 60만 명 이상의 회원들에게 배포하는 회지에 두 쪽에 이르는 홍보성 기사를 무료로 내주겠다고까지 했다. 유럽에서 영업 중인 맥도날드 점포들이 베저테리언 버거와 너깃을 판매하고 있고, 미국에서도 베저테리언 버거 시장이 급속히 확장되고 있는 추세라서 상당히 솔깃한 제안이 아닐 수 없었다. 하지만 맥도날드는 PETA의 제의를 정책과 절차를 변경할 수 있는 힘을 가진 사람에게 전담시키기보다는, 동물의 복지에 관한 이슈와 PETA 회장과의 토의 내용을 홍보 책임자에게 전담시키는 쪽을 택했다.

PETA는 2년 동안 맥도날드와 토의를 하고 협상을 벌였지만 절망감만 느껴야 했다. 맥도날드는 PETA와 협상을 하면서도 한편으로는 '경험 없는' 옵서버들조차 잔인하다고 느끼는 업계의 사례들이 동물의 안녕을 위해 행한 조치이며, 그와 다르게 말하는 사람들은 그런 상황을 잘 이해하지 못하기 때문이라는 주장을 소비자에게 설득시키는 캠페인을 계속했다.

> 비경험자의 눈에는 동물의 안녕과 건강을 위해, 좋은 식품을 생산하기 위해 필요한 일상적인 처리 과정이—인간의 생명을 구하는 수술 과정이나 의료 처방이 일반인들에게 잔혹하게 비춰지는 것처럼—잔인하게 비춰질지도 모른다. 업계의 모든 처리 과정은 전적으로 동물의 안전을 염두에 두고 행해진다.
>
> \- 동물산업재단

템플 그랜딘은 맥도날드의 가축 처리 자문위원으로서, 동물 처리와 복지, 시설 디자인에 관한 300여 편의 논문을 집필한 바 있고, 미국 육류연구소가 추천하는 《육류 포장업자를 위한 동물 처리법 Recommended Animal Handling Guidelines for Meat Packers》의 저자다. 그녀는 또한 미국에서 거의 절반 정도의 가축을 처리하는 대형 육류 공장의 시스템을 디자인하기도 했다. 맥도날드와 PETA 사이에 진행되던 토의에 관해 의견을 묻자, 그랜딘 박사는 맥도날드가 도축회사 한 곳당 스터너(stunner : 소를 기절시키는 전문가)를 두 명씩 고용하도록 압력을 넣는 것—소가 의식이 있는 채로 가죽이 벗겨지거나 분해되는 것을 줄이기 위한—은 사실 전혀 힘든 것이 아닌데도 회사가 그렇게 하지 않기로 했다고 말했다.

그랜딘 박사는 또한 현재의 닭 도살법으로는 날개와 다리를 부러뜨릴 확률이 높으며, 영국에서는 닭의 부상과 쇼크를 효율적으로 줄이기 위한 인센티브 플랜을 시행하고 있다고 지적했다. 하지만 맥도날드는 AP통신과 회견하는 자리에서 '그랜딘 박사가 문제점을 지적하면 시정할 것'이라 말한 것과는 달리 상태 개선을 위한 조치를 전혀 취하지 않고 있다.

또 다른 자문위원은 결심만 굳힌다면 맥도날드는 더 인간적으로 사육한 소고기와 돼지고기를 얼마든지 안정적으로 공급받을 수 있다고 회사 측에 조언했다. 하지만 회사 측은 기존 입장에서 한 치도 벗어나지 않은 채 맥도날드는 동물의 복지 문제에 관해서 항상 선구자적 입장을 취해왔다는 주장만 되풀이할 뿐이었다.

1999년 8월 12일, PETA는 결국 두 손을 들고 말았다. PETA는 새로 취임한 최고경영자에게 보내는 자신들의 실망감을 담은 서한에서 "2년에 걸친 협상 결과, 맥도날드가 자신들의 점포에서 팔기 위해 사육해 도살하는 동물에는 일말의 관심조차 없다는 것이 밝혀졌습니다. 동물의 복지에 관한 맥도날드의 공약이 기껏해야 하나의 홍보 행위에 불과했다는 사실에 우리는 실망하면서 또 슬퍼하고 있습니다. 지금까지 맥도날드는 자신들의 도축장을 농무성이 정한 인간적 도살 기준에 맞추려는 시도를 전혀 하지 않고 있습니다."

힘들었던 2년간의 협상이 실패로 끝나자마자 PETA는 1999년 가을에 '맥크루얼티(McCruelty:맥도날드는 잔인한 기업)' 캠페인을 국제적으로 벌여나가기 시작했다. 맥도날드가 기본적인 개선 사항조차 이행하지 않았다는 것을 소비자에게 알리기 위해 그래픽 빌보드와 신문 광고—도살된 소 머리 사진 위에 "당신은 이것과 함께 프렌치 프라이도 드실 의향이 있으십니까? 맥크루얼티가 바로 이렇게 한답니다"라는 문구가 적힌—들이 제작되었다. PETA는 맥도날드가 말로만 동물의 복지에 관심이 있는 척할 뿐, 사실은 지옥같이 처참한 조건에서 산 동물들의 고기와 달걀을 파는, 아직 의식이 붙어 있는 동물의 가죽을 벗기고 분해하는 도살장에 대한 처벌 메커니즘조차 갖추지 않은 햄버거 체인이라고 비난했다.

PETA가 11개월 동안 23개국에서 400회가 넘은 시위를 벌이고 나서야 맥도날드는 양보의 움직임을 보이기 시작했다. 2000년 8월 말, 결국 그 거대 기업이 자신의 레스토랑에서 팔리는 닭의 삶의 조건을 향상하는 조치를 취하겠다고 발표한 것이다. 맥도날드는 매년 15억 개의 달걀을 제공하는 양계업자들에게 닭 사육에 관한 새로운 규정을 담은 안내문을 발송했다.

새로운 규정에는 닭들에게 전보다 더 넓은 공간(45센티미터×50센티미터의 공간에 7~8마리가 아니라 최대 5마리까지만 수용하는)을 제공할 것과 '강제 몰팅(forced molting:달걀 생산을 늘리기 위해 다 자란 닭에게 물과 사료를 주지 않는 사육법)'을 금지한다는 내용이 담겨 있었다. 그뿐만 아니라 닭을 잡을 때에는 더 인간적인 방법으로 행할 것과 그러한 규정을 준수하는지 확인하기 위해 감사를 실시한다는 내용도 포함되어 있었다. 역사상 처음으로 맥도날드는 자신들이 규정한 가이드라인을 지키지 않는 공급업체와는 관계를 지속하지 않을 것임을 분명히 했다. PETA는 그러한 조치에 찬사를 보내면서, 맥도날드가 현재 그 어떤 패스트푸드 체인, 레스토랑, 식료품 체인점보다 솔선수범하고 있으며, 수많은 동물의 고통을 줄이기 위해 적극적으로 행동하고 있다고 발표했다. PETA는 맥도날드에 대한 항의 시위를 1년간 중단한다고 선언했다.

동물의 복지에 상당한 진전이 있었고, 그것은 상당히 중요한 이슈다. 하지만 로널드 맥도날드가 진정 찬사를 받을 만큼 선구자다운 역할을 하기 위해서는 아직도 먼 길을 가야만 한다. PETA가 요구하는 조건을 100퍼센트 충족한다 하더라도 맥도날드는 이미 유럽에서 시행 중인 조건을 여전히 맞추지 못하게 될 것이다. 예를 들어서 새로운 가이드라인은 닭들에게 하루 종일 서 있을 필요가 없을 만큼 넓은 공간을 제공해 주어야 한다고 규정하고 있다. 큰 진전이긴 하지만, 그래도 한 마리당 겨우 0.04제곱미터의 공간만 할당되는 계사는 너무나 많은 닭 때문에 날개 한쪽도 마음놓고 펼칠 수 없을 만큼 비좁다. 그리고 소비자가 맥도날드에서 팔리는 고기가 인간적인 도살에 관한 연방 규정을 준수하는 도살장에서 왔다는 것을 확인할 방법도 없다.

PETA는 자신들의 업적에만 시선을 돌리지 않고 맥도날드에 감사함을 표하면서 2001년부터는 버거킹을 상대로 맥도날드가 취한 조치 정도의 개선을 요구하고 있다.

PETA의 브루스 프리드리히는 자신들의 업적을 대단치 않은 것으로 평가하면서 "미국은 아직도 갈 길이 멀다"라고 말했다.

## 우리가 즐겨먹는 잔인한 메뉴

"새끼소가 어미젖을 자연스럽게 떼려면
8개월이 걸린다."

당신은 동물과 사귀어 본 적이 있는가? 그와의 관계를 통해 인간으로서 풍요로움을 만끽해 본 적이 있는가? 많은 사람이 개나 고양이를 비롯하여 많은 동물을 친구로 생각하고 있고, 심지어 가족의 일원으로 받아들이기도 한다.

나는 인간들이 특정 동물을 '애완용'이라 하며 사랑과 관심을 쏟아붓다가도, 갑자기 태도를 바꾸어 다른 동물을 '식사용'이라 하면서 그것들이 아무런 감정과 욕구도 없는 동물인 것처럼 대하는 것에 의아함을 느끼곤 한다.

### 송아지

현대식 동물 공장에서 가장 괴롭힘을 당하는 동물을 들라면 단연

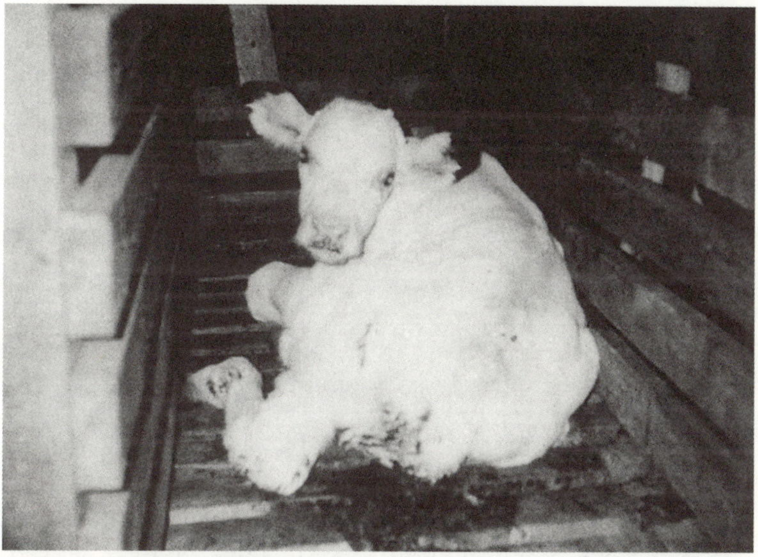

새로 태어난 젖소 수송아지는 칸막이 친 개별 우사에 갇힌 후 도살될 때까지
그곳에서 살아야만 한다.

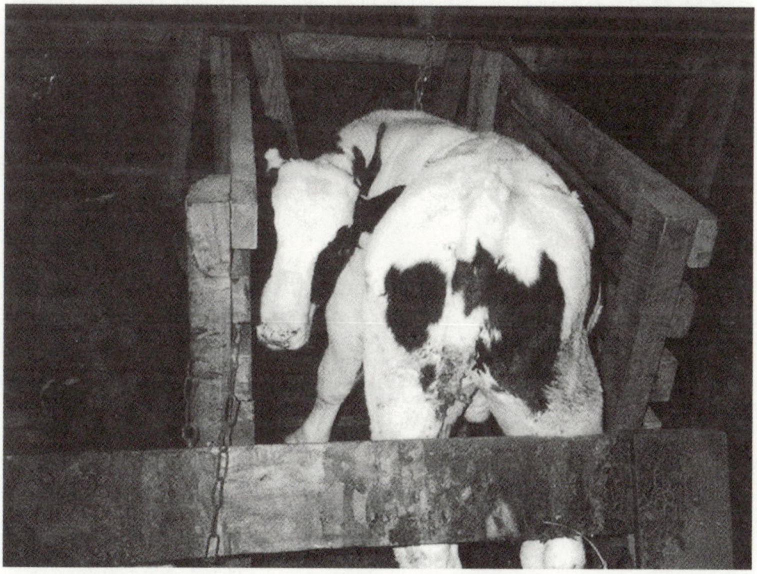

몇 개월이 흘러 많이 성장한 송아지는 개별 우사에 몸이 꼭 끼는 고통을 겪기 시작한다.

송아지다. 태어나는 순간부터 죽는 날까지 '우유'를 생산해 내는 송아지는 박탈과 질병, 외로움으로 점철된 삶을 살아간다. 송아지는 태어나자마자 어미 소에서 분리되어 목에 굴레를 쓴 채 55.88센티미터×147.32센티미터 정도 되는 작은 우리 안에 갇히고 만다. 그러한 우리에 갇히지 않는다면, 그보다 조금 더 넓은 소형 자동차 트렁크만 한 공간에 평생 갇혀 있게 된다.

한 발자국도 뗄 수가 없고, 자연스럽고 편한 자세로 누울 수도 없는 처지로 송아지는 도살당할 때까지 4개월간 개별 우사에 갇혀 있어야 하는 것이다. 대개 하루에 두 번 짧게 식사할 때를 제외하고는 햇빛도 보지 못한다.

동물 옹호자들만 젖소 송아지의 처참한 상황을 지적하는 것이 아니다. 개인적으로 대화를 나눠 보면 목장주와 많은 육류산업 종사자들도 송아지 고기 생산과정에 잔혹성이 개재한다는 사실을 인정한다. 버나드 롤링은 콜로라도대학의 축산 전문가로서 윤리와 동물에 관한 150여 편의 논문과 10여 권의 저서를 집필한 바 있다. 그의 주장은 다음과 같다.

> 일반인들은 흰 송아지 고기(white veal)를, 두 발을 못으로 나무판에 고정한 후 살찐 거위에서 꺼낸 간으로 만든 파트 드 푸아그라에 비견할 만한 퇴폐 음식이라 생각한다. …… 몇 해 전, 나는 콜로라도 농업장관에게서 콜로라도 농업 지도자들을 위한 동물의 권리와 복지 세미나에 참석해 달라는 부탁을 받은 적이 있었다. 연사 중에는 동물산업재단을 대표하는 제약회사 간부도 있었는데, 그는 동물에 대한 잔혹행위를 방지하기 위한 협회가 제작한 〈울타리 너머The Other Side of Fence〉라는 비디오테이프를 방영하

면서 자신의 연설을 시작했다. 비디오테이프는 인간의 아기에게 보호가 필요한 것처럼 송아지도 그렇다면서 흰색 송아지 고기 생산에 극히 비판적인 내용을 보여 주었다. 인간은 자기 아기에게 필요한 것은 채워 주려 노력하면서, 고기를 얻기 위해 키우는 송아지에게는 그렇게 하지 않는다. 그는 그 테이프를 상영하는 목적이 시청자들을 동물에 대한 가혹행위 방지 대책에 가담하도록 유도하고, 축산업에 적대적인 자세를 취하는 동물 옹호 집단의 교묘한 선전이 어느 정도인지 일깨워 주기 위해서라고 했다. 나는 서너 시간 동안 콜로라도 농무성 장관과 콜로라도 목축업자 협회 회장과 같이 앉아 있었다. 나는 그들에게 비디오 시청 소감을 물었다. 목축업자 협회장은 이렇게 대답했다. "눈물이 나올 지경입니다. 저런 식으로 동물을 사육할 이유가 전혀 없거든요. …… 동물을 고문할 필요가 전혀 없어요. 저런 식으로 동물을 사육할 바에는 목축업을 그만두고 말겠어요." 농무성장관이 그의 말에 동의했다. 이런 경우는 드물지 않다. …… 목축업자들의 주장을 글로 표현한다면, 독자들은 아마 극단적인 동물 옹호 운동가의 의견을 접하고 있다고 착각하게 될 것이다.

몇 년 전, 송아지들의 생존 조건을 향상시키기 위한 조직인 농장 동물에 관심을 기울이는 트러스트(FACT)가 송아지에 대한 목축업자들의 잘못을 다음과 같이 지적했다.

• 어미 소의 젖을 충분히 먹지 못한다.

• 태어난 지 하루나 이틀 만에 트럭에 실려 경매시장으로 끌려가기도 한다.

• 아프거나 죽은 동물들과 섞여 지낸다.

- 폭이 겨우 55센티미터에 불과한 개별 우사에 갇혀 평생을 보내야 하는 송아지 공장에 팔린다.
- 정부가 보관하는 잉여 탈지유를 먹는다.
- 씹을 수 있는 단단한 음식을 공급받지 못한다.
- 빈혈에 걸려 있다.
- 어두운 곳에 갇혀 있다.
- 호흡기 및 장관 질환에 시달린다.
- 정상적으로 누울 수 없다.
- 편안한 잠자리를 제공받지 못한다.
- 전혀 걸을 수 없다.

위의 내용이 적힌 팸플릿을 받아든 한 송아지 고기 생산업자는 적절한 대응 방법을 찾지 못했다. 그는 그 팸플릿을 업계 회지에 보내면서 전문가들의 자문을 구해 효율적인 반박문을 작성해 달라고 요구했다. 〈빌러 유에스에이The Vealer USA〉의 편집장 찰스 A. 허치는 이렇게 답신을 보냈다. "FACT에 관한 자료, 고맙게 잘 받았습니다. 그 자료를 읽어 보았으나 우리에게는 그들의 주장을 반박할 만한 내용이 없다는 것을 유감으로 생각하는 바입니다."

하지만 일반 대중을 대상으로 한 그들의 성명문에는 오기로 똘똘 뭉친 그들의 주장만 들어 있을 뿐이다.

> 송아지를 개별 우사에 수용하는 것은 개별적인 관심을 쏟고, 전체적인 건강을 향상시키고, 성장한 소의 공격으로부터 송아지를 지키고, 다른 동물이나 사람에게 부상을 입힐 가능성을 최소화하거나 제거하고, 급식과 의

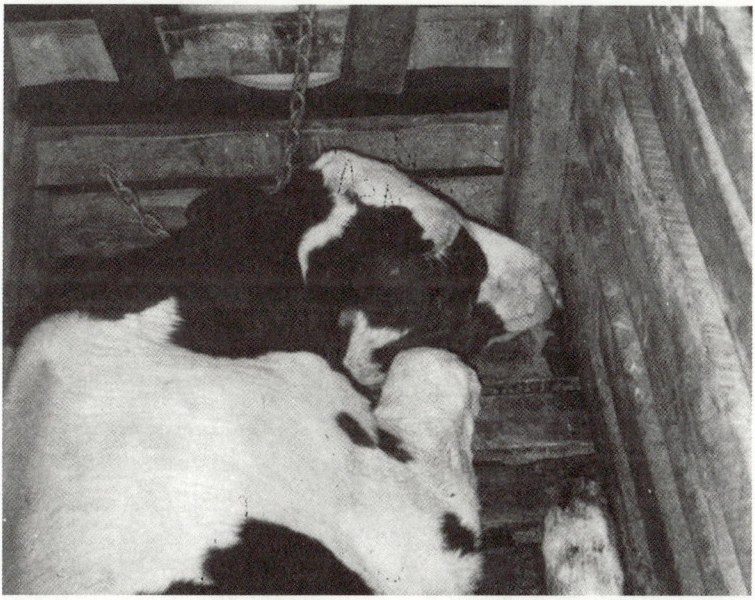
송아지는 목걸이와 연결된 체인에 구속당한 상태이기 때문에 근육이 발달하지 못한다.
나중에 고기가 부드러울수록 좋은 고기라는 칭찬을 받게 된다.

료 행위를 효율적으로 실시하기 위한 것이다. …… 송아지가 건강하지 못하면 농부는 결코 경제적인 부를 얻을 수 없다.

– 동물산업재단

송아지 고기 생산이 잔인하다는 사실이 일반 대중에게 알려지기 시작하자 미국 육류업계는 그러한 인식이 번지는 것을 막기 위해 무차별적인 캠페인을 벌이기 시작했다. 위스콘신 애그리비즈니스 파운데이션은 "우리 농부들의 관심에 따라 송아지들은 대부분 인간의 아기 침대에 비견할 만한 개별 우사에 수용된다"라고 주장한다. 그들의 말을 듣노라면 송아지들이 부드러운 쿠션과 핑크빛 리본이 보이고, 은

은하게 실내를 감도는 자장가 소리도 들리는 장면을 연상하게 된다.

전국목축업자협회 송아지 고기 분과위원회도 "목축업자들은 송아지의 건강과 안락 외에는 관심이 없다"라고 주장한다.

송아지 고기 축산업자들은 그 외에도 다른 동기들을 가지고 있는 것이 분명하다. 예를 들어, 송아지들은 고기가 창백해 보이도록 빈혈에 걸려 있어야 한다. 옅은 색 고기가 더 비싼 이유는 그런 고기가 건강에 더 좋다는 소비자의 생각 때문이다. 그들은 더 부드러운 고기를 만들기 위해 넉 달 동안 송아지를 한 발자국도 떼지 못하게 한다. 근긴장(muscle tone: 근육이 일종의 수축 상태를 지속하는 것) 능력이 전혀 발달하지 못한 송아지는 근육 퇴화를 일으켜 '미식가'들이 좋아하는 고기가 되는 것이다.

미국 송아지 고기 생산업자의 행위 중 소비자의 분노를 일으키게 할 만한 것으로 송아지를 태어나자마자 어미 소에서 떼어내 분리시키는 것을 들 수 있다. 전국목축업자협회는 《송아지 고기의 진실》이라는 출판물에서 자신들의 행위를 다음과 같이 변호한다. "아기 송아지를 태어나자마자 어미 소에서 떼어내 분리하는 것은 어미 소로 하여금 곧장 인간에게 필요한 우유를 생산하게 하기 위해서다. 이는 어미 소뿐만 아니라 송아지의 건강에도 도움이 된다."

'건강에 도움이 된다'는 이론은 설명이 되지 않고 있다. 어린 송아지는 걸을 수조차 없다. 따라서 업자들은 그 어린 동물을 옮기기 위해 집어던지거나 질질 끌다시피 하는데, 그 과정에서 어린 송아지들이 짓밟히기도 한다.

송아지를 작은 틀에 집어넣고 빈혈이 나도록 굶기는 행위는 영국에서 많이 사용한 방법이지만 지금은 법으로 금지하고 있다. 하지만 미국에서는 그러한 행위를 표준관리운영규정상 허락하고 있다. 미국에서는 태어난 지 며칠 되지도 않은 송아지 고기의 판매를 허용하지만, 유럽 국가에서는 대부분 1990년대 후반부터 금지하고 있다.

내가 《육식, 건강을 망치고 세상을 망친다》를 집필할 때만 해도, 거의 모든 사람이 송아지 고기를 생산하는 과정에서 송아지들이 얼마나 가혹한 대우를 받는지 알지 못했다. 그때부터 나는 송아지 고기의 소비량이 무려 62.5퍼센트나 떨어지는 것을 지켜보면서 큰 감동을 받았다. 이러한 변화는 소에 대한 동정심이 일어났기 때문이요, 송아지들이 참고 견딜 수밖에 없는 악조건에 대한 우려가 고개를 들었기 때문이다.

지난 10년 동안 미국에서 일어난 송아지 고기 소비의 극적인 감소는 소들에게 잔혹한 행위를 저지른다는 것을 알게 된 이상 그러한 행위를 용서하지 않겠다는 소비자들의 행동을 암시하는 것이다. 점차 소비자들은 식용으로 키워지는 동물의 삶과 죽음을 진지하게 생각하게 되었고, 동물에게서 가장 기본적인 욕구조차 박탈하면서까지 이득을 많이 남기려 하는 업계를 지원하지 않게 된 것이다. 송아지 고기 소비가 감소한다는 것은 소비자가 기업형 애그리비즈니스의 상투성을 꿰뚫어보았음을 의미한다.

지난 수십 년 사이에 상아나 모피 사냥 대회가 그래 왔던 것처럼 송아지 고기도 신뢰를 상실해 왔다. 미국 육류업계가 좋아할 리가 없다. 그렇다고 육류업계는 송아지 고기 사업의 좌초 자체를 두려워하지 않는다. 그들이 정말로 두려워하는 것은 생산과정에서 자행되는 잔혹행위가 송아지에게만 국한된 것이 아니라 다른 동물들에서도 일상적으로 행해진다는 사실을 간파하는 사람들이 늘어나는 것이다.

닭의 예를 들어 보자.

## 황금알(Golden Egg)

나는 한 조류식품 생산업자에게 축산 동물의 복지에 대한 여론이 나빠지고 있는 것을 염려하는지를 물어보았다. 그러자 그는 "닭이나 오리는 멍청한 새에 지나지 않습니다"라고 대답했다.

그러한 마음 자세로 조류에 대한 업계의 잔혹행위가 있게 된 것이다. '멍청한 새에 지나지 않기 때문'에 닭에게는 아무렇게나 해도 상관없다는 말이다. 하지만 조금이라도 감수성을 갖춘 사람이라면 다르게 생각하게 마련이다.

콜로라도대학의 축산전문가 버나드 롤링의 주장을 들어보자.

> 조류업계의 주장과 달리, 닭은 머리가 없어 기계처럼 움직이는 것이 아니다. 닭은 행태적으로 복합적인 행동을 취할 뿐만 아니라 학습에 능하고, 사회적인 연대감을 나타내며, 다양한 목소리를 알아듣는 동물이다. 뜰에 닭을 풀어 놓고 키우는 사람들은 한 마리 한 마리의 성격이 많이 다르다는 것을 발견한다. …… 닭들이 마당에서 행복하게 부리로 먹이를 쪼아먹는 생기 넘치고 고전적이고 목가적인 장면들은 거의 사라져서 보이지 않는다. 지금은 작은 계사에 닭들을 억지로 집어넣는 것을 상식처럼 생각하는 세상이다.

미국 양계업계는 45.72센티미터×50.8센티미터 크기의 닭장 하나에 7~8마리씩 집어넣는 것을 당연시한다(맥도날드는 2000년 후반까지 5마리로 낮추겠다고 약속했다). 닭 한 마리가 앉을 수조차 없는 넓이다. 날개를 펼친다는 것은 꿈도 꾸지 못한다. 닭 한 마리가 날개를 펼치면 길이가 76.2센티미터나 된다. 공간이 그보다 두 배나 넓은 닭장에 한 마리만 들어가 있으면 두 날개를 펼칠 수 있다.

독일, 영국, 스웨덴, 스위스는 닭을 닭장에 집어넣는 것을 1990년대에 불법화했다. 하지만 미국에서는 유감스럽게도 여전히 합법적일 뿐만 아니라 표준적이다. 업계에서는 그렇게 하는 것이 전혀 문제가 되지 않는다고 말한다.

> 닭은 본능적으로 모이기를 좋아하는 동물이다. 따라서 닭장의 공간을 이슈화하는 것은 적절하지 않다.
>
> – 미국 최대 닭고기 공급업체 프랭크퍼듀사

그와 비슷한 경우로, 맥도날드의 수석 부사장이란 사람은 맥라이벌(McLibel) 재판이 열리고 있을 때, 닭장에 들어 있는 닭들이 '상당히 안락해 한다'고 주장한 바 있었다.

하지만 진실은 그렇지 않다. 비좁은 공간에 밀집되어 있는 닭들은 페킹 오더 감각을 상실하고 만다. 그로 인해 난폭해져서 부리로 쪼아 다른 녀석들을 죽이기도 한다. 업계는 이러한 현상을 방지하기 위해 부리 자르기(debeaking 혹은 beak trimming)가 필요한 절차라고 말한다. 닭들은 좁은 닭장에 갇히면 내면의 욕구와 본능을 충족할 수 없다는 절망감에 다른 닭들을 공격하는데, 부리를 3분의 1가량 잘라내면 이러한 행동을 방지할 수 있다는 것이다.

맥도날드는 2000년에 부리 자르기를 금지할 것처럼 말했지만 현실은 그렇지 않다. 부리 자르기를 더 신중히, 즉 닭들이 먹이를 쪼아먹는 데 지장이 없도록 시행하라는 지시를 내리고 있을 뿐이다. 이러한 지시나마 이행된다면 발전이라 하지 않을 수 없다. 부리 자르기가 잘못되어 닭들이 전혀 먹을 수 없을 정도로 불구가 되기도 하기 때문이다. 먹을 수 없어 죽기도 한다.

맥도날드가 제시한 조치가 다른 닭들을 쪼아서 죽일 정도의 악조건을 개선하는 데는 미치지 못한다. 업계는 부리 자르기가 닭들로 하여금 기업의 재산인 다른 닭들을 해치지 않게 하는 방법이라면서 환영하고 있다.

양계업계의 또 다른 문제점으로 닭들의 발가락과 갈고리가 가는 철사줄에 위태롭게 꼬인 채 서 있어야 한다는 것을 들 수 있다. 업계는

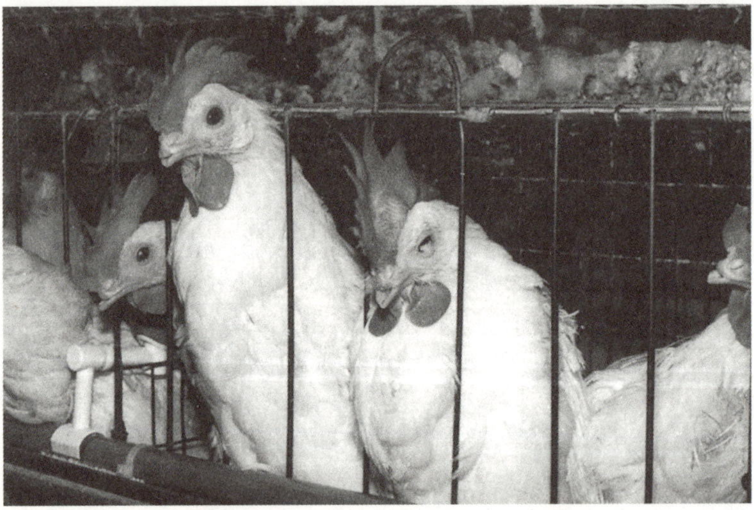

미국에서는 산란닭의 부리를 자른 뒤 닭장에 가두는데, 그 비율이 99퍼센트에 달한다.
상층 닭장에 있는 닭의 배설물은 하층 닭의 머리 위로 떨어진다.

대개 닭들의 발톱와 갈고리를 자르는 것으로 그 문제를 해결한다.

물론 업계는 소비자들이 동물의 건강을 위해 그렇게 하는 것으로 믿길 바란다.

> 산란닭들의 부리를 잘라주는 것이 바람직하다. …… 동종을 잡아먹는 본능에 따라 닭들이 서로에게 해를 입히는 것을 방지하기 위해서다. 갈고리도 부상 방지를 위해 잘라주는 것이 좋다. …… 이러한 조치들은 가장 인간적이며 효율적인 방법으로 소기의 목적을 달성하기 위한 것이다.
>
> – 동물산업재단

그들은 카니발리즘이 전혀 자연스럽지 않은 조건에서 닭들이 생존해야 할 때에만 발생한다는 사실을 말하지 않는다.

파라마운트 치킨사의 광고에서는 영화배우 펄 베일리가 미소를 지으며 자신의 회사는 닭 한 마리 한 마리를 '엄마 닭처럼' 소중하게 다룬다고 말한다. 정말 훌륭한 말이 아닐 수 없다. 그렇다면 얼마나 많은 암탉이 부리와 발톱, 갈고리가 잘려 부리로 동료를 공격하여 죽이는 따위의 행동을 할 수 없는 억압된 조건에서 살아왔던 것일까?

달걀 생산량이 떨어지면, 산란닭들은 사료는커녕 물도 마실 수 없는 '강제 몰팅(forced molting)'의 희생자가 된다. 이때의 후유증으로 닭의 몸에서 털이 뽑혀나간다. 이 단계에서 용케도 살아남은 닭들은 다시 달걀 생산에 투입된다.

영국에서는 1987년에 법으로 강제 몰팅을 금지했다. 미국에서는 강제 몰팅으로 달걀이 살모넬라균에 감염될 위험성이 있는데도 이 시점에서도 정기적으로 강제 몰팅을 이용하고 있다. 강제 몰팅에 처해진

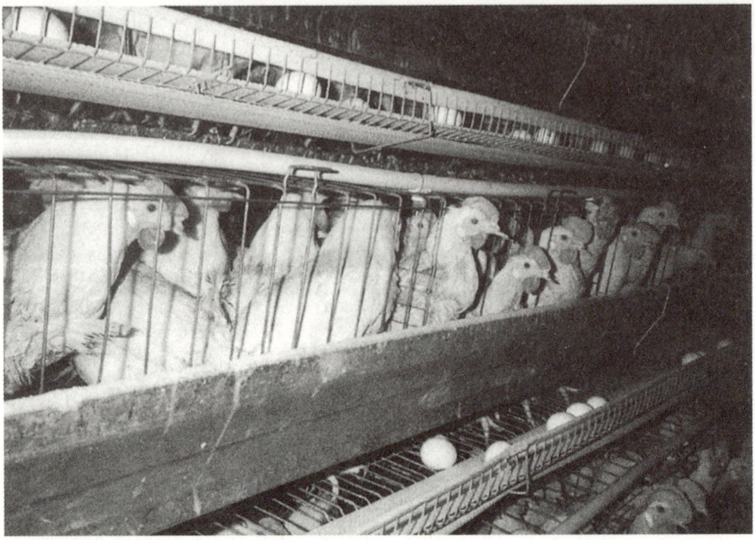

양계장을 아우슈비츠수용소라고 하는 사람들도 있다.

닭들은 면역체계가 약해져 더 쉽게 살모넬라균에 노출된다. 그 박테리아는 달걀을 통해 인간에게 전이될 확률이 높다.

양계업계는 강제 몰팅에 대해 일반 대중과는 다른 견해를 피력하고 있다.

말할 것도 없이 산란닭은 우리가 먹는 달걀을 낳을 뿐만 아니라 수컷 병아리와 암컷 병아리를 생산한다. 따라서 양계 비즈니스에서 수탉은 거의 쓸모가 없다. 그렇다면 알을 깨고 나온 수평아리에게는 어떤 운명이 기다리고 있을까? 알을 낳는 암탉이 될 수 없는 수평아리들은 쓰레기 봉투에 던져져 질식사하거나, 생고기 분쇄기에 들어가 닭이나 다른 가축의 사료가 된다.

미국에서 해마다 이런 식으로 희생되는 수평아리의 수는 미국 인구보다 많다. 그게 바로 표준관리운영규정이란다. 나는 업계가 수평아리를 그런 식으로 죽이는 것이 병아리 자신을 위해 좋은 일이라고 말하는 소리를 아직 듣지 못했다.

## 용감한 새로운 닭

나는 사우스캐롤라이나주 컬럼비아의 한 라디오 방송과 인터뷰한 내용을 기억한다. 그것은 전화 프로그램이었는데, 진행자는 내가 채식주의자인지를 물어왔다.

내가 채식주의자란 사실이 그를 곤혹스럽게 할 것 같은 느낌이 들었지만 나는 "그렇다"고 대답했다. 나의 예측은 정확해서, 그는 내가 채식주의자란 사실에 당혹감을 드러냈다.

"정말(real) 채식주의자이십니까?" 그는 믿을 수 없다는 듯 되물었다.

나는 '정말' 채식주의자의 개념을 파악도 하지 못한 채 그렇다고 대답했는데, 그 개념이 어떠하든 내가 채식주의자임에는 틀림없지 않은가 하고 생각했다.

목소리가 격앙되기 시작한 그는 확인하려는 듯 완전(total) 채식주의자이냐고 또 물어왔다.

거기에서 나는 그가 유제품이나 달걀조차 먹지 않는지 물어보는 것이 아닌가 하고 추측했다. 그러한 것조차 먹지 않기에 나는 "그렇습니다. 저는 완전 채식주의자입니다"라고 대답했다. 그래도 내 대답은 그를 만족시켜 주지 못했다.

"내가 묻고자 하는 것은 선생이 완전한 그리고 완벽한 채식주의자이시냐는 것입니다."

캘리포니아에 앉아서 사우스캐롤라이나 방송국의 전화를 받고 있던 나는 그 진행자와 문화적인 갭이 있다는 것을 깨달았다. 예를 들어, 꿀을 먹는 사람을 완전한 채식주의자로 인정하지 않는 부류도 있는데, 그것은 꿀을 벌이 만들기 때문이다. 그렇다고 진행자가 그런 것을 물어보는 것 같지는 않았다. 나는 그 질문에 어떻게 대답해야 할지 갈피를 잡을 수 없었다. 하지만 나는 가장 표준적인 관점에서 보았을 때 '완전한 그리고 완벽한 채식주의자'였기에 다시 "그렇습니다"라고 대답했다.

그 대답 역시 진행자가 이해하기 힘든 것이었다. 그는 목소리 톤을 갑자기 올리더니 부하에게 호령하는 장군처럼 버럭 고함을 질러댔다.
"그럼 선생은 닭조차 먹지 않는단 말씀이십니까?"

물론 많은 사람이 닭고기를 먹는데, 일부는 아주 많이 먹는다. 요즘 미국에서는 고기를 얻기 위한 닭 사육이 엄청난 비즈니스로 각광을 받고 있으며, 그 규모는 날로 확장되고 있다. 미국에서만 식용으로 도살되는 닭이 연간 80억 마리에 달하는데, 이는 전 세계 인구를 합친 것보다 많다.

한 마리 닭이 약 1.81킬로그램 마켓 웨이트(시장에서 팔릴 때의 무게)로 성장하는 데에는 보통 21주가 걸린다. 하지만 요즘에는 의도적으로 비만하게 하려고 사료를 주기 때문에 7주면 그 무게에 도달하게 된다.

이 방법에는 아주 심각한 문제점이 있다. 예를 들어서 번식용으로 사용할 닭에게는 가혹할 정도로 식사 제한을 가한다. 그렇지 않으면 생식이 불가능할 정도로 비대해지기 때문이다.

축산업자가 닭을 비만하게 만드는 것은 그러한 닭에게서 더 많은 이윤을 얻을 수 있기 때문이다. 하지만 그러한 비만화는 닭으로서는 여간 곤혹스러운 일이 아니다.

닭은 심장과 폐가 몸 전체를 지원하지 못할 정도로 빨리 성장하여 울혈성 심부전(심장이 점차 기능을 상실하여 혈액이 폐나 다른 조직으로 모이는 질환)에 걸리기 쉽다. 울혈성 심부전은 수많은 닭을 사망에 이르게 한다."

–〈피드스터프스Feedstuffs〉 매거진

닭은 지나치게 빠르게 성장함으로써 심각한 비타민 결핍과 미네랄 결핍에 시달리게 되는데, 이것이 시력 상실과 신장 손상, 뼈 및 근육 부실, 두뇌 손상, 마비, 내출혈, 빈혈, 성기능 발달 장애, 부리 및 관절 기형 등을 포함한 심각한 질병으로 이어진다.

미국 육류 생산과정에서 동물들이 당하는 잔혹성이 세상에 알려지면서, 업계 사람들은 이제 동물들을 자신의 가족과 같이 취급한다는 말을 하기 힘들게 되었다. 동물을 가족같이 생각한다는 말이 사실이라면, 신도 아마 그들의 가족을 축복하시리라.

매년 추수감사절이 되면 미국 대통령과 부통령은 칠면조를 풀어주는 이벤트를 벌인다. 근사한 제스처이긴 하지만, 작은 농장으로 보낸 칠면조들은 심장과 폐가 몸을 지탱하지 못해 결국 수개월 만에 심장마비나 폐허탈(lung collapse)로 죽는다.

요즘 칠면조는 너무나 빨리 성장하여 자연스럽게 이성에게 접근할 수 없을 정도로 비대해진다. 육체적으로 몸을 가눌 수 없기 때문이다. 따라서 미국에서 해마다 태어나는 3억 마리의 칠면조는 모두 인공 수정한 것이다.

당신은 그 방법이 궁금할 것이다. 인공 수정을 하기 위해 수컷 칠면조를 다루는 전문가—박사학위 소지자들도 있음—들이 따로 있다는 말을 하고 싶다. 그 방법은 섬세하지만 해부상의 정확성(anatomical accuracy)이 결여된 '복부 마사지(abdominal massage)'라 불리는 절차다. 추출한 정자를 다양한 화학물질들과 혼합하여 이른바 '전문가'라는 사람들이 터키 베이스터(turkey baster: 칠면조를 인공 수정하기 위해 사용하는 기구로서 바늘 없는 주사기같이 생겼다)를 사용하여 암컷의 몸에 집어넣는다.

## 프리 레인지는 어떨까?

대중이 달걀과 조류 식품을 생산하는 과정에서 닭과 칠면조가 견뎌야 하는 조건을 차츰 인식하게 되면서, 생산업자 중에서도 여론을 의식하여 그러한 가혹 행위를 멀리하려는 사람들이 생기게 되었다. 그들이 현실적인 조건마저 개선하려 한다면 그보다 더 바랄 것이 없다. 하지만 그 정도까지 실천하는 사람은 극히 소수에 불과하다.

많은 소비자가 의식적으로 건강식품 전문점을 방문하여 더 좋은 달걀과 조류 식품으로 생각하는 '자연적(natural)'이란 브랜드가 붙은 식품을 찾는다. 건강식품 전문점에서 닭고기와 달걀을 사는 것이 바로 공장식 축산농장에서 가혹한 대접을 받은 동물을 먹지 않는 길이라 생각하는 것이다.

당신은 채식주의적(vegetarian), 자연적(natural), 무호르몬(hormone-free), 유기적(organic), 캐페이 프리(cafe-free: 닭장에서 키우지 않은), 혹은 그와 비슷한 글자가 박힌 달걀을 본 적이 있을 것이다. '캐페이 프리'라는 라벨이 붙지 않은 달걀은 십중팔구 계사에서 사육하는 닭이 낳은

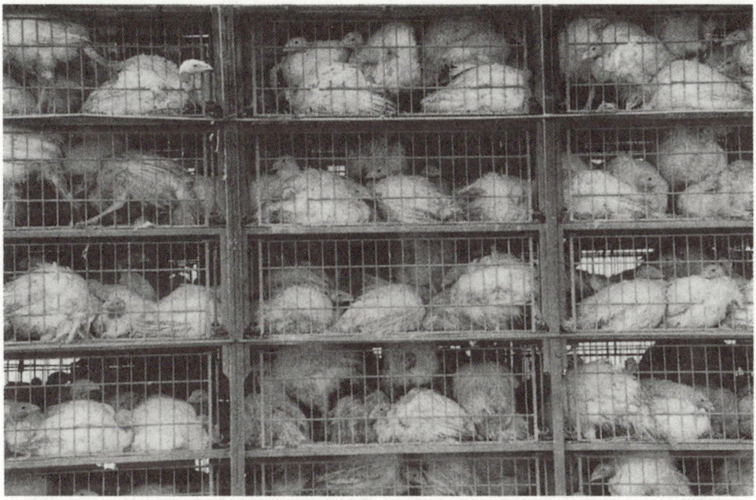

칠면조를 수용하는 공간도 닭의 경우와 다르지 않다.

것이다. 그렇다면 '프리 레인지(free range)'라는 단어의 뜻은? 앨런 샤인스키는 '로키 더 레인지 치킨'이란 베스트 셀링 '프리 레인지 치킨'을 개발하여 서부에서 유명해진 사람이다. 그는 "프리 레인지는 별다른 것이 아닙니다. 전통적으로 키운 닭에게만 '자연적'이란 단어를 붙일 수 있습니다. 자신이 생산한 닭고기에 자기 마음대로 라벨을 붙이는 사람들이 있습니다. 소비자를 현혹하는 사람들이지요."

스티브 비에르클리는 15년 동안 〈육류와 조류 식품〉의 편집장을 맡아온 사람이다. 그가 자연적인 조류 식품이라 보증한 식품은 사실 진실과는 거리가 있는 것들이다. "연방법은 과거에도 그랬지만 지금도 '자연적', '유기적', '프리 레인지'라는 단어에 대해 뚜렷한 정의를 내리지 않고 있다. 연방법은 그 문제에 대해 무엇 하나 확인해 주지 않는다. …… 조류 식품업계는 '프리 레인지'라는 단어를 전적으로 판매 전략의 하나로 사용하고 있을 뿐이다. …… 따라서 '자연적'은 또다른 무의미한 단어에 불과하다. 농무성의 기준에 따르면 버거킹 화퍼 햄버거도 자연적인 식품이다."

에그랜즈 베스트와 베저테리언 하비스트는 일반적으로 유통되는 브랜드와 '베저테리언'이란 라벨이 붙은 두 브랜드의 달걀을 판매하고 있다. 하지만 두 브랜드 모두 계사에 갇힌 산란닭이 낳은 것들이다. 그들에게는 베저테리언이라는 단어가 단지 동물성 사료를 전혀 먹지 않는 닭이 낳은 달걀만을 의미할 뿐이다. 닭들이 어떤 시설에 갇혀 있건 어떤 처우를 받건 문제삼지 않는다.

펜실베이니아주에 있는 해피 헨 오가닉 퍼타일 브라운 애그스사는 광고에서 산란닭을 '자연적인 환경'에 놓아 키우고 있다면서도, "매일 햇빛이 들어오는 건강하고 열린 계사에서 자란다. 암탉들이 정말로 행복해하고 좋아하는 조건이다"라고 상반된 주장을 하고 있다.

하지만 2000년에 출간된 〈폴트리 프레스Poultry Press〉에 실린 한 기사는 해피 헨 계사가 한 동에 무려 7,000마리나 수용한다는 사실을 폭로한 바 있다. 닭들이 하나같이 부리가 심하게 잘리고, '말도 안 될 만큼 거의 모든 행위를 허용하는' 업계의 기준에도 미치지 못하는 조건에서 사육당하고 있는 것이다.

세계 최대 조류 식품 생산업체인 타이슨푸즈사는 광고에서 자사 제품은 '무호르몬(hormone free)'이라고 자랑한다. 하지만 '무호르몬'이란 라벨은 닭고기나 달걀의 경우에는 전혀 무의미하다. 미국의 경우 육류 생산과정에서는 일상적으로 호르몬을 사용하지만 조류 식품에는 허용하지 않기 때문이다.

공장식 축산농장에서 달걀과 조류 식품을 생산하기 위해 행하는 잔혹행위에 가담하지 않는 가장 확실한 방법은 그런 업체에서 나온 닭고기와 달걀을 일체 사먹지 않는 것이다. 그런 방향으로 움직이는 사람들이 많아질수록, 잔혹한 조건에서 고통받는 조류들의 수도 줄어들게 될 것이다. 그렇게 되면 송아지 고기에서 시작된 변화가 더욱 앞으로 나아가게 될 것이고, 축산업계에 대해 "존중심과 관심을 가지고 동물을 대하지 않는 한 우리는 당신의 제품을 사지 않을 겁니다"라고 말하는 사람들의 수도 늘어날 것이다.

우리는 지금 엄청난 문화적인 변화 과정에 들어와 있다. 마음속 깊은 곳에는 꿈틀거리며 움직이고, 그 모습을 다듬어가며, 탄생하기 직전인 그 무언가가 도사리고 있다. 그것은 동물이 어떠한 경우에도 고문을 당하는 것과 같은 상황에 처해서는 안 된다는 항변이다. 그것은 또 모든 생물체에게는 기본적인 존중심을 향유할 권리가 있다는 선언이다. 모든 생물체가 서로 의지하며 살아가는 존재임을 널리 선포하는 것이다.

날이 갈수록 공장식 축산농장의 잔혹한 사육방법에 항의하는 사람이 늘고 있다. 송아지 고기 생산방법에 경악한 사람들이 이제는 닭들이 어떤 대우를 받는지에 관심을 기울이기 시작한 것이다. 대중적으로 인기를 모으고, 골든 글로브 상에 빛나는 〈베이브〉라는 영화가 등장한 1990년대 후반부터 사람들은 돼지들이 가혹한 대우를 받고 있음을 깨닫기 시작했다.

## 요즘 돼지들에게 무슨 일이 벌어지고 있는가?

〈베이브〉에서 농부 호긴스 역을 맡은 배우는 제임스 크롬웰이다. 영화 제작과정에서 육류 생산에 대해 알게 된 그는 더는 육식을 하지 않기로 결심했다. 그는 다음과 같이 그 이유를 밝혔다. "공장식 축산농장에서 벌어지는 일을 알게 되면 누구라도 다시는 고기에 손도 대지 않게 될 것이다. 제작과정 말미에 비건이 될 정도로 나는 동물들의 지성, 유머 감각, 캐릭터에 큰 감동을 받았다. …… 나는 달리거나 깡충깡충 뛰거나 날거나 수영하는 것은 아무것도 먹지 않는다."

전국 돼지고기 생산업자협회는 영화 〈베이브〉의 영향에 곤혹스러움을 감추지 못한다. 크롬웰은 한 명의 배우에 지나지 않지만 그의 결심은 상당한 파급효과를 낳았다. 그들은 소비자들이 사육방법은 생각하지만 무슨 일이 벌어지는지는 알지 못하기를 바란다. 그들은 돼지를 사육하는 방법에 대해 자신들의 입맛에 맞는 해석을 내놓고 있는데, 그들의 주장은 크롬웰을 비롯하여 다른 동물 옹호자들의 말과는 너무나 다르다.

요즘 돼지들에게 무슨 일이 행해지는지 알게 되면서 나는 소리내어 울고 싶은 심정이었다. 지각력이 있는 그 동물이 처한 상황을 목격한다는 것은 괴롭기 짝이 없는 일이다. 극적으로 삶을 변화시킨, 앞서 언급한 그 양돈업자의 "당신이 먼저 옳게 대해 주면 녀석들도 영리하고 붙임성 있게 나온다"는 말을 기억할 때마다 특히 그랬다.

그의 말은 우리로 하여금 돼지고기와 베이컨 진열대를 다른 시각에서 보게 한다.

2000년에 나는 메릴랜드주 풀스빌에 있는 파플러 스프링 동물보호구역을 방문한 적이 있다. 거기에서 살고 있는 수십 마리의 돼지가 얼마나 붙임성이 있는지 놀랄 지경이었다. 돼지들은 자신들과 같이 놀아 주기 위해, 파플러 스프링의 건강한 환경에서 자라는 돼지들을 경험하기 위해 찾아온 수많은 어린이가 배를 살살 쓰다듬어 줄 때 특히 행복해한다. 나는 녀석들이 공장식 축산농장에서 구조되어 그곳에 처음 도착했을 때만 해도 인간이 접근할 때마다 두려워하고, 공포에 질려 비명을 질러댔다는 말을 들었다.

돼지들이 미국의 상업적인 돼지고기 생산과정에서 가혹한 학대를 받고 있는 것을 알게 된 지금, 돼지들의 그런 반응이 쉽게 이해가 간다. 양계업계가 비좁은 계사의 문제점을 해결하기 위한 조치로 조류의 부리와 발톱을 잘라내는 것 같은 행위를 돼지들에게도 행하고 있다. 좁은 우리에 갇힌 돼지들은 공간이 부족해 성질이 사나워져서 남의 꼬리나 볼기짝을 물기도 하고, 심지어 카니발리즘 증상을 나타내기도 한다. 업계가 내놓은 대책이라는 것도 고작 꼬리를 자르거나(업계에서는 꼬리 단미라 한다), 치아를 갈아 주는 것이 고작이다. 닭의 부리 자르기와 마찬가지로, 이러한 신체 변형이 돼지들이 혼돈이나 공격성에서 벗어나는 데 도움이 되는 것도 아니다. 단지 기업의 재산인 다른 돼지들에게 피해가 가지 않도록 하는 데 도움이 될 뿐이다.

영국, 스위스, 스웨덴 같은 나라에서는 마취 없이 행하는 꼬리 단미를 불법화했다. 하지만 미국에서는 마취를 행한 역사가 없다.

업계는 돼지들이 비좁은 우리 안에 한꺼번에 많이 갇혀 있는 것이 아니라는 자신들의 주장을 소비자들이 믿게 하려고 안간힘을 다하고 있다. 그들은 양돈장의 수용밀도가 낮아지면 그만큼 자신들의 소득이 줄어든다는 이유를 대고 있다. 그들은 끈질기게 일반 대중을 향해 똑같은 소리를 반복한다. 하지만 그들이 발간하는 잡지에는 다른 목소리가 담겨 있다

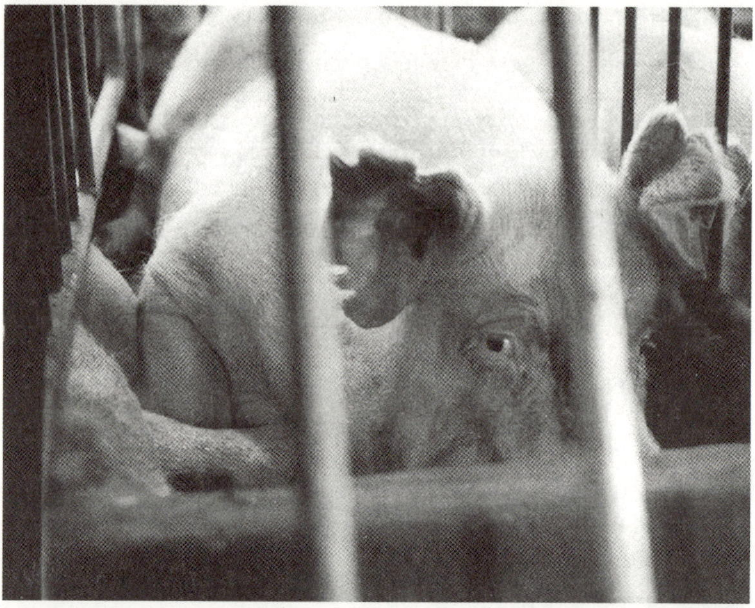

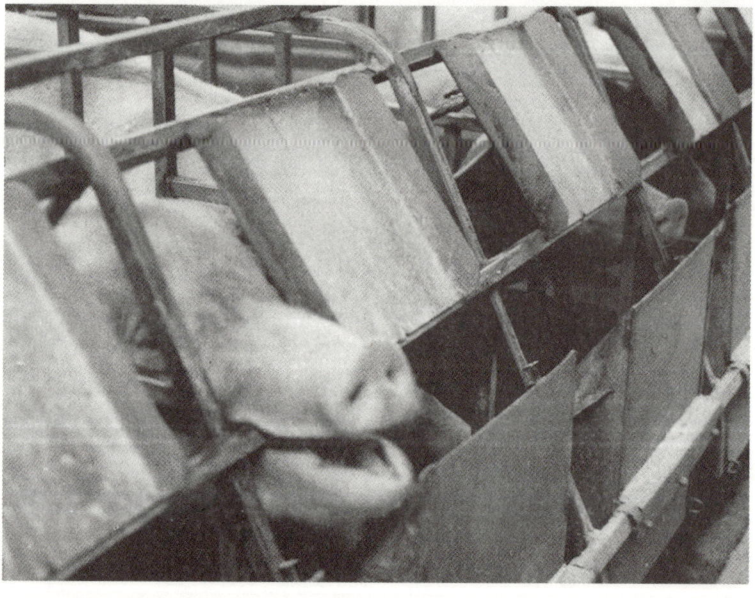

우리에 갇힌 돼지들은 몸을 거의 움직일 수조차 없다.

> 돼지들을 과밀하게 수용해야 경제성이 있다. 단 적절히 관리할 수 있어야 한다.
>
> – 전국 양돈업자(National Hog Farmer)

일반 대중의 귀에는 종종 돼지들을 포함하여 동물들을 비좁은 우리 안에 가두는 이유가 농부들이 그것들을 더 잘 보살피기 위해서라는 말이 들려온다.

> 동물들을 곳간이나 그와 유사한 사육장에 가두는 것은 동물의 건강과 복지를 보호하기 위해서다. 우리(housing)도 역시 농부들이 건강하거나 병든 동물들을 더 잘 보살필 수 있도록 설계한 것이다.
>
> – 동물산업재단

나는 보살핌(care)의 의미에 따라 동물에 대한 처우가 달라진다고 생각한다. 〈월스트리트 저널〉에 따르면 공장식 축산농장에서 사육하는 동물 한 마리에 4개월 동안 인간이 들이는 시간은 총 12분에 불과하다고 한다.

## 아름다운 세상을 위해 입을 연 유명 인사들

동물들을 잔혹하게 다루고 있음을 알고 나서 동물성 식품에는 손도 대지 않겠다고 선언한 유명 배우로는 제임스 크롬웰 외에도 여러 명이 있다. 나와 친분이 있는 배우로는 젊은 리버 피닉스도 포함되어 있었다. 특히 그의 어머니 허트 피닉스와는 더욱 가깝게 지냈는데, 나는 두 사람을 친구로 둔 것을 축복이었다고 생각한다. 나는 피닉스와 동물을 대하는 인간의 자세에 대해 많은 대화를 나누었다. 그는 동물에게 존중심을 가지고 있었고, 고기도 잔인성이 개입되지 않은 것들만 섭취했다. 피닉스가 영화 촬영 중 사망하자, 그를 대신하여 배역을 맡은 크리스천 슬레이터는 피닉스의 뜻을 기리기 위해 내가 설립한 비영리단체 어스세이브에 7만 5,000달러를 기증하기도 했다.

나는 최근 〈클루리스〉, 〈배트맨과 로빈〉을 포함하여 많은 영화에 출연한 신세대 여배우 앨리시아 실버스턴과 피닉스에 대해 얘기를 나눈 적이 있었는데, 그녀는 수년 전 연예 잡지 〈롤링스톤〉에서 세상에서 가장 많은 인기를 모으고 있는 틴에이저로 꼽힌 적이 있었다. 세상의 거의 모든 십대의 방에 사진이 붙어 있을 정도로 인기가 있는 그녀가 꼬마였을 적에 이 다음에 크면 피닉스와 결혼하겠다고 별렀다니 인간사는 참 모를 일이다.

물론 그녀의 그런 점이 내 마음을 흔들 리 없었다. 나를 감동시킨 것은 피닉스와 마찬가지로 그녀가 동물에 대한 확고한 의무감을 가지고 있었고, 세상이 필요없는 고통에 시달리고 있는 현실을 모른 체하며 홀로 행복하게 살 수 없다고 생각하는 비건이라는 사실이었다. 그녀는 동물의 고통에 관해서는 절대적으로 '대책 없어(clueless)' 하는 사람이 아니었다.

육류업계는 종종 동물을 위해 목소리를 높이는 유명인들을 조롱하기도 한다. 에드 베글리 주니어, 린다 블레이어, 케빈 닐런은 기회가 있을 때마다 동물 보호를 옹호하며 채식주의를 선동한다는 이유로 가혹한 비판을 받았다. 에드워드 애스너, 엘리자베스 버클리, 케빈 유뱅크스, 제니 가스, 우디 해럴슨, 마릴루 헤너, 크리시 하인드, 케이시 카셈, 폴 매카트니, 스텔라 매카트니, 루 매클래너헌, 프린스, 앨리스 워커, 데니스 위버는 공개적으로 채식주의를 옹호한 대가로 욕을 먹고 있는 유명인들이다. 파멜라 앤더슨, 비아 아서, 알렉 볼드윈, 브리지트 바르도, 킴 베이신저, 산드라 버나드, 피어스 브로스넌, 시드 시저, 도리스 데이, 엘런 드제너러스, 론다 플레밍, 티피 헤드런, 빌 마허, 스티븐 시걸, 힐러리 스완크, 로레타 스위프트도 동물 옹호의 대가로 공격을 받은 할리우드 스타들이다.

미국 육류업계는 이 사람들을 인기 추종자, 솔직하지 못하고 자기가 무슨 소리를 하는지조차 모르는 무식쟁이들이라고 비난한다. 그러나 지금까지 관찰해 본 결과, 목적을 위해서는 수단과 방법을 가리지 않으며 드러나는 진실에 노골적으로 거부감을 나타내고, 도전해 오는 사람들에게 가차없이 욕설을 퍼부은 이들은 바로 육류업계 사람들이다.

관찰해 보니 유명인들은 동물에 대한 동정심을 고취하기 위해 자신의 지위를 이용하는 것처럼 보이는데 나는 그들의 그런 용기에 존경심과 고마움을 표시하고자 한다. 그들은 동물에 관한 이슈를 전부 파악하지는 못할지라도 핵심 사항만은 분명히 이해하고 있다. 동정을 받아야 할 대상에 동물을 포함시키지 않는 것, 생산 단가를 낮춘다는 명목으로 동물에 대한 잔혹행위를 조금이라도 허용하는 것이 우리 자신을 비인간화한다는 것이다.

스포츠 스타에게 운동화를 신게 하는 대가로 2,000만 달러를 지불하는 상황에서 그 운동화를 만드는 노동자에게는 시간당 20센트의 임금을 주는 것을 당연시하면서, 유명인들이 돈이 목적이 아닌 세상의 더 나은 먹을거리를 위해 자신의 이름과 지위를 이용하는 것이 신선하지 않단 말인가?

앞장서서 동물에게 동정심을 가져줄 것으로 호소하는 앨리시아 실버스톤, 제임스 크롬웰을 비롯한 수많은 유명 인사들에게 갈채를 보낸다. 명성과 상관없이 그런 주장을 펼치는 사람들이 앞으로도 많이 필요하다.

더 관심을 기울이고 사랑해 주는 세상을 창조하기 위해 팔을 걷어붙이고 나선 모든 사람에게 고맙다는 말을 전하고 싶다.

# 양심적인 식사는 불가능한가

"미국에서는 시간당
1만 4,000마리의 닭이 도살된다."

육류업계가 공적인 책임을 회피하기 위해 걸어놓은 주술에서 깨어나는 것이 그리 쉽지만은 않다. 업계가 우리에게 우리 행동에 대해 의문을 가져보라고 요구하는 경우에는 더욱 그렇다. 사람들은 광대 로널드 맥도날드가 아이들에게 햄버거는 햄버거 둥지에서 자란다고 말하는 토요일 아침 텔레비전 광고를 보고 대수롭지 않게 생각한다.

햄버거가 아니라 꽃 광고였다면 어땠을까.

몇 년 전, 그 광고를 처음 보았을 때 나는 참으로 순진무구한 사람들도 다 있구나 하고 생각했다. 햄버거가 분쇄기로 간 고기라는 사실을 은폐하기 위한 교묘한 판매전략이라는 것을 모르고 있었던 것이다. 내가 배스킨라빈스에 있을 때만 해도, 거의 모든 지점의 벽에는 젖소들이 아름다운 초원에서 행복하게 풀을 뜯어먹는 그림이 한 점씩 붙어 있었다. 소비자들을 위해 밀크 셰이크와 바나나 스플리트를 만들 때, 나는 젖소들의 삶이 전혀 목가적이지 않다는 것을 상상도 하지 못했다. 그래서 나온 것이 로키 로드향이었다.

나는 정말로 소들이 그렇듯 목가적인 곳에서 살고 있기를 바랐다.

그러나 미국에서 살고 있는 젖소 1,000만 마리 중 절반 정도가 공장 시스템으로 운영하는 축사에서 살고 있다. 설상가상으로, 오랫동안 움직이지 못하도록 한 곳에 매어 있어야 하는 타이스톨(tie stall) 우사에 수용되는 젖소들의 수가 중서부와 동북부를 중심으로 늘고 있는 실정이다. 이러한 경향은 소들이 영구적으로 평화롭게 풀을 뜯어먹을 수 있도록 동물의 권리를 입법화한 스웨덴과는 정반대다.

미국의 젖소가 천수를 누리기는 쉽지 않다. 젖소의 자연 수명은 20년에서 25년 사이다. 하지만 현재 미국에서는 네 살까지만 살아 남아도 행운이다.

자연적인 조건에서 사는 소는 송아지 한두 마리를 먹일 만큼만 우유를 생산한다. 하지만 오늘날 낙농공장에 수용된 소들은 그보다 무려 20배나 많은 우유를 생산한다.

예전에는 젖소가 자기 무게만큼 우유를 생산하려면 넉 달이란 시간이 필요했다. 하지만 요즘에는 3주면 그만한 우유를 생산한다. 게다가 성장 호르몬 주사를 맞으면 열흘 만에도 그만한 양을 생산한다. 그 결과, 미국의 젖소 중 반 정도가 유선염(乳腺炎:상당한 고통을 동반하는 유방 질환)에 걸려 있다.

〈월드 파밍 뉴스레터World Farming Newsletter〉는 몇 년 전 소와 송아지의 특별한 관계를 알려주는 짧은 글을 실은 적이 있다.

> 두 살 난 암소 블래키는 팔려간 농장을 빠져나와 낯선 길을 11킬로미터나 걸어 자기가 낳은 송아지가 살고 있는 새 농장을 찾아갔다. 이 얘기는

블래키와 송아지가 데번에 있는 하더리 우시장에서 각각 다른 사람에게 팔리면서 시작된다. 오키햄프턴에 있는 보브 울라콧의 농장으로 팔려간 블래키는 여물과 물을 먹고 잠자리에 들었다. 하지만 본능적인 모성애가 블래키에게 그 우사를 빠져나와 담을 뛰어넘게 하고, 낯선 길을 걷게 했다. 다음 날 아침, 블래키는 11킬로미터나 떨어진 샘퍼드 코트니에 있는 아서 슬리먼의 농장에서 송아지에게 젖을 물리고 있었다. 슬리먼 씨는 블래키의 엉덩이에 붙어 있는 경매 딱지를 보고 송아지의 어미라는 것을 알 수 있었다고 한다.

나는 소가 그토록 영리한 행동을 하리라고는 상상도 하지 못했다. 저명한 자연과학자 루퍼트 셸드레이크 박사는 육류업계 사람들과 인터뷰한 뒤 그 이야기가 사실이라는 것을 확인할 수 있었다.

〈소비에트 위클리Soviet Weekly〉도 비슷한 이야기를 게재했다.

코카서스 지방의 농부 마고메드 라마자노프는 소 한 마리가 집을 벗어나 이웃 마을로 팔려간 송아지를 찾아간 것을 보고 충격을 받았다. 그 순하디순한 소가 야생동물에게 잡아먹혔을 거라고 짐작한 마고메드는 집에서 48킬로미터나 떨어진 곳에서 송아지와 같이 있는 소를 보았다.

우리는 젖먹이 동물에게서 어미와 새끼의 깊은 관계를 발견하곤 한다. 인간만이 아니라 모든 포유동물이 그렇다.

많은 사람이 어미 소와 아기 소의 끊을 수 없는 유대감에서 깊은 감동을 받는다. 하지만 그런 아름다움은 슬픔의 그림자에 묻히고 마는 것이 보통이다. 현대식 농장에서 그 유대감이 매일 붕괴되고 있는 사실을 생각하면 머리가 아파온다. 태어나자마자 새끼 소를 어미 소에게서 떼어내면 두 소 모두 치유할 수 없는 마음의 상처를 받는다. 어미 소가 송아지에게 젖을 물릴 수 있게 해주어도 우리는 어미 소에게서 우유를 넉넉히 얻을 수 있다.

역사적으로 인간은 그렇게 하고도 소들에게서 우유를 얻어 마셔왔다. 하지만 오늘날에는 그보다 더 경제적인 방법을 택하고 있다. 전부 챙기자는 것이다. 아기 소에게 돌아갈 몫까지 몽땅 빼앗고, 송아지에게는 단 한 방울도 나눠주지 않으려 한다. 이른바 '쓸모없는' 수송아지를 고기용으로 팔아 돈까지 챙긴다. 그들은 그렇게라도 하니까 우리가 값싸게 우유를 마실 수 있다고 떠든다.

하지만 싼값에 우유를 마시는 대가가 너무나 비싼 결과로 나타나기도 한다.

## 동물이 먹는 것이 바로 인간이 먹는 것이다

동물성 식품업계는 미국인의 식탁에 오를 운명을 타고난 동물들에 관한 이슈에 예민한 반응을 보인다. 많은 사람이 가축에게 제공하는 음식물이 인간의 건강과 밀접하다는 점을 인정하고 있다. 따라서 업계는 소비자들이 동물의 먹을거리에 안심하기를 바란다.

오늘날 미국의 육류 · 낙농 · 양계 업계는 사료 개척면에서 놀랄 만한 창의성을 과시하고 있다. 돈만 좇는 그들은 곡식이나 콩 대신 동물에게 먹일 음식을 마련하는 데 독창적인 아이디어를 내놓고 있는데, 일례로 닭의 배설물을 재활용하여 닭의 사료에 넣을 정도다(도살되기 직전의 닭 중 90퍼센트가 백혈병에 걸렸다는 것이 과연 우연일까?). 그리고 닭에게 주는 물도 보통 오물 구덩이에 고인 물이다(도살되기 직전의 돼지 중 4분의 3이 폐렴에 걸린 상태다).

그뿐만 아니라 건조한 조류 배설물과 오물 침전물을 일상적으로 가축 사료에 넣고 있다(곡식이나 콩을 대신하기 위해서). 1997년 영국에서 광우병이 발병하자 식품의약국은 결국 소고기와 뼈를 다시 소에게 먹이는 행위를 금지한 바 있다. 하지만 돼지와 닭의 뼈, 뇌조각, 살덩이, 깃털, 배설물을 여전히 같은 동물의 사료로 사용하고 있다.

애완동물을 사랑하는 사람들은 사람이 고양이와 개를 먹는 행위에 경악한다. 그들은 개와 고양이가 인간이 먹는 식품의 범주에 들지 않는다는 사실에 행복해한다. 하지만 그렇게 안심해도 될 상황일까? 인간에게 버림받은 개와 고양이들이 동물 보호소와 수의사들의 손에서 해마다 수천 마리씩 죽어가고, 그 몸은 잘려서 사료 재생공장으로 넘어간다. 미국에서 사용하는 사료 중 상당 부분이 바로 그런 애완동물의 사체다. 게다가 시장에서 팔리는 고기와 유제품, 달걀은 대부분 죽은 개와 고양이를 갈아서 섞은—벼락 퇴치용 목걸이와 고통 없는 죽음을 위한 약물이 그대로 포함된 채 분쇄기로 간—사료를 먹고 자란 동물로 만들었다.

오프라 윈프리가 다시는 햄버거에 손을 대지 않겠다고 말할 만하지 않은가.

## '가족 같은 동물'의 진실

미국 육류업계가 비판에 귀를 쫑긋 세우면서 자신들을 보호하기 위한 변명을 늘어놓고 싶어하는 분야가 또 있다.

> 눈앞의 이득만을 도모하느라 동물의 복지에는 전혀 관심이 없는 대기업이 미국 축산업을 좌지우지한다는 주장은 신화일 뿐이다.
>
> – 동물산업재단

노스캐롤라이나주에는 재산 가치가 1997년 현재 10억 달러를 웃도는 아주 특별한 양돈업자가 있다. 웬델 머피가 바로 그 사람이다.

머피는 주 하원의원을 두 번, 상원의원을 세 번 역임하면서 막대한 재산을 축적할 수 있었다. 의원으로 재임하는 동안 그는 판매세, 검사비용, 사료업자에 대한 재산세, 조닝 규정(zoning:가축을 키울 수 있는 지역을 정하는) 면제를 비롯하여 애그리비즈니스 업자들에게 유리한 법안을 수십 개나 앞장서서 통과시켰다.

도넬라 메도스는 시스템 분석가, 저술가, 지속 가능성을 위한 연구소 소장, 다트머스대학의 환경학 교수로 일하고 있다. 그녀는 2000년에 쓴 글에서 머피가 노스캐롤라이나주에 끼친 영향을 다음과 같이 언급했다.

> 웬델 머피가 10년 동안 노스캐롤라이나 주 의원으로 재직하는 동안, 대형 양돈장에 대한 규제 권한이 마을 단위에서 주로 이관되었다. 이어서 주 정부는 양돈업자들에게 환경 및 건강상의 피해에 대한 책임을 면제해 주었

다. 가스세, 판매세, 재산세도 면제해 주었다. 노스캐롤라이나주의 돼지 숫자가 200만 마리에서 주 인구를 상회하는 1,300만 마리로 급증한 반면, 돼지를 키우는 농가 수는 2만 1,000가구에서 7,000가구로 감소했다.

가족 영농이 공장식 축산농장과 크게 다른 점을 하나 들라면 가족 영농에서는 소에게 베시, 돼지에게 베이브란 이름을 붙이는 등 동물을 인간과 다름없이 대한다는 것이다. 그와는 반대로, 대형 애그리비즈니스 업자들은 동물들이 식품이 되는 과정을 될 수 있는 한 은폐하려고 든다. 따라서 그들은 동물들에게 식품 생산과정에서 일상적으로 사용하는 '식품 생산 단위' '단백질 수확자' '전환기' '농작물' '곡식을 소비하는 동물 단위' '바이오 머신' '달걀 머신' 같은 이름을 붙이기 좋아한다.

## 세계 최대 육류기업의 범죄

어떻게 키우든, 무엇을 먹고 자라든, 식품용으로 사육하는 동물이 결국 모두 도살당하는 것은 사실이다. 사람들은 대부분 고기를 먹기 위해, 돈을 벌기 위해 유감스럽지만 도살이 필요하다고 생각한다. 하지만 거의 모든 사람이 좀더 인간적으로 동물을 도살하기를 바라고 있다. 그것이 인간을 위해 고기를 내놓는 동물에 대한 최소한의 동정심 아니겠는가.

그것은 또 인간적인 도살에 관한 연방 규정—도살을 당할 때 고통을 느끼지 못하도록 도살 직전에 기절시키도록 한 규정—의 의도이기도 하다. 하지만 유감스럽게도 인간적인 도살에 관한 연방 규정은 허점이 너무나 많아서 식품이 될 미국의 동물(조류 포함) 가운데 90퍼센트 이상에 적용할 수 없는 것이 현실이다.

2000년 공장식 축산농장의 잔혹행위를 종식하기 위해 오랫동안 노력해 온 샌프란시스코에 본부를 둔 인간적인 농업협회는 미국의 동물성 단백질 역사에서 유례가 없는 운동을 시작했다. 그 단체의 노력으로 세계 최대 육류 포장업체인 IBP는 주법과 연방법을 위반한 혐의로 형사 및 민사 재판을 받아야 할 상황에 몰렸다. 게다가 수십억 마리에 달하는 동물을 학살하는 방법을 둘러싼 스캔들이 사람들의 관심을 끌었다.

인간적인 농업협회는 '인간이 상상할 수 있는 가장 가슴 쓰리고 분노를 일으키게 할 만한 동물 학살 장면' 현장을 비디오테이프에 담았다. 그 단체는 또 IBP 직원 17명으로부터 워싱턴주 월룰라에 있는 IBP 공장에서 동물들이 오랫동안 상상할 수 없을 만큼 잔혹하게 체계적으로 학대받았음을 확인하는 공증된 보충 서류도 받아 냈다.

2000년 봄에는 NBC의 자회사인 시애틀의 KING-5가, 2001년 초에는 〈NBC 뉴스 데이트라인〉이라는 프로그램이 방영한 그 테이프는 차마 눈뜨고 볼 수 없을 만큼 끔찍한 장면을 담고 있었지만, 그것은 엄연한 사실이었다. 테이프는 거꾸로 매달린 소가 생생하게 살아 있을 때 도살당하는 모습을 보여 주었다. 의식이 시퍼렇게 살아 있는 소는 살가죽이 벗겨지면서도, 다리가 잘리면서도 살기 위해 몸부림을 쳐댔다. 소는 기절하는 기계에 여러 번 노출되었지만 그 기계는 작동하지 않았다. 다른 소들은 여러 번 전기봉 쇼크를 받으면서 고통스러워했다. 전기봉을 소의 입에 쑤셔 넣는 사람도 있었다.

이보다 더 끔찍한 일이 있을 수 있단 말인가? 시시껄렁한 공장이 아니라 전국에서, 아니 세계에게 가장 큰 육류 포장업체의 공장에서 과연 이런 일이 일어날 수 있단 말인가?

법에 따라 동물은 사지가 절단되기 전에 반드시 죽어 있어야 한다는 사실을 모든 사람이 알고 있지만, IBP에서는 그 법을 준수하지 않았다. 인간적인 도살 규정에 따르면, 법의 적용을 받는 동물들은 체인에 매달리거나 잘려지기 전에 '고통을 느끼지 못하는' 상태에 있어야 한다. 그 규정은 '스터닝(stunning)'이라 하는 전기 쇼크법으로 할 수 있다. 하지만 비디오테이프로 스터닝 기법이 제대로 효력을 발휘하지 못하는 경우가 많다는 것이 밝혀진 셈이었다.

그렇다면 실패율은 얼마나 될까? 서약서에 서명한 한 도살장 인부는 "만족스러울 만큼 뻗지 않는(전기봉으로 기절하지 않는) 소의 비율은 30퍼센트쯤 됩니다. 매달려 있으면서 고개를 쳐들고, 비명을 질러대는 것으로 봐서 짐승들이 살아 있는 것은 틀림없습니다"라고 털어놓았다.

그는 공장에서의 잔인한 행각을 폭로하는 서류에 서명함으로써 자신과 가족의 안전에 위험을 초래할 뻔한 IBP 내부 고발자 17명 중 한 사람이다. 또 한 사람은 "소는 거꾸로 매달려 있으면서도 10여 분간 살아 있을 수 있습니다. 가죽이 목까지 벗겨졌는데도 말입니다"라고 증언했다. 또 다른 사람은 이렇게 증언했다. "다리를 자르고, 위장을 끄집어내고, 목과 다리를 잘라내도 소는 여전히 살아서 숨을 쉽니다. 열 마리당 한 마리꼴로 피를 흘리고 가죽이 벗겨지면서도 살아서 꿈틀거리지요."

"도살과정을 살아서 통과하는 수만 마리의 소를 보아 왔습니다." 어느 도살장 인부의 말이다. "그런 녀석이 다가오더라도 공정 라인을 멈출 수 없습니다. 감독이 산 녀석이라도 잘라 내야 한다고 지시하는 걸요."

대대적인 언론 보도로 잔인한 도살 현장에 대한 시민들의 분노가 불붙기 시작하자, 게리 로크 워싱턴 주지사는 철두철미한 수사를 지시했다. 그 테이프를 방영한 NBC의 자회사 KING-5는 "미국 역사상 주지사가 도살장에 대해 대대적인 수사를 지시한 것은 이번이 처음이다"라고 말했다.

연방 육류검사원 수천 명이 한 육류회사의 범죄행위를 조사하기 위해 동물 보호 단체와 협력한 것도 그때가 역사상 처음이었다. 농무성 검사원 6,000여 명을 대표하는 노조인 전국 식품검사원 조합이 IBP의 범행을 찾아내기 위해 인간적인 농업협회 회원들과 공동 작전을 펼쳤다.

시애틀의 방송국에서 그 테이프를 방영한 후 워싱턴 농무성 직원들이 IBP에 파견되어 현장 조사를 벌였지만 동물에 대한 가혹행위가 없었다는 보고를 올렸다. 하지만 그들은 IBP 관리직원이 그들이 가져온 체크 항목을 검토하는 한 시간 동안 공장 밖에서 기다려야만 했다. 물론 공장의 상태를 정상으로 돌려놓기에 충분한 시간이 IBP에게 주어진 것은 말할 나위가 없었다.

IBP는 인간적인 농업협회의 고소 내용을 강하게 부인했다. 그렇다면 그 테이프의 내용에 대해서는 어떤 변명을 늘어 놓았을까? 회사에 불만을 품은 직원들이 회사 이미지가 부정적으로 보이도록 의도적으로 살아 있는 소들을 매달았다는 암시를 슬쩍 흘렸다. IBP 관리들은 직원들이 '카메라의 극적인 효과를 위해 가축들을 잔혹하게 대했을' 가능성을 조사하겠다고까지 했다.

IBP의 반격 라인에 지원군으로 가담한 사람은 전국육류협회의 전무이사인 로즈메리 머클로우였다. 그녀는 "IBP를 비난하는 사항이 사실인지 의심스럽습니다"라고 말했다.

도살장에서의 가축처리법에 관한 한 최고 권위자인 템플 그랜딘 박사가 IBP 소유 제트기를 타고 현장에 날아왔다. 하지만 그녀는 회사를 편들지 않았다. 그녀는 "비디오테이프상으로는 분명 바람직하지 못한 일이 있었습니다"라고 말했다. "저는 IBP를 옹호할 생각이 없습니다. 살아 있는 소 한 마리가 체인에 거꾸로 매달려 있었고, 또 한 마리는 스터닝 박스(소를 기절시키는 상자) 밑바닥에 있었지요. 변명할 수 없는 바람직하지 못한 행위입니다."

IBP는 반박문을 통해 비디오테이프의 중요성을 깎아내리려 노력했다. "동물이 죽어서도 얼마 동안 본능적인 움직임을 지속한다는 것은 잘 알려진 생물학적 사실이다. 훈련을 제대로 받지 못한 관찰자들이 그 현상을 생명의 증거로 잘못 해석한 것이다."

하지만 그곳 직원들은 "컨베이어 벨트를 타고 움직이는 성난 소들의 발에 차이기도 했다"라고 증언했다.

IBP의 한 간부 사원은 비디오테이프에 담긴 장면과 일부 직원의 증언 내용이 업계에서 전반적으로 일어나는 행위이기 때문에 IBP만 비난하는 것은 옳지 않다고 항변했다. 불행하게도 그의 말은 정확했다. 에드 반 윙클은 미국 최대 육류 포장회사의 하나인 존 모렐 앤드 컴퍼니에서 도살장 책임자로 일한 적이 있다. 그는 너무 심하게 다쳐 걸을 수조차 없는 동물을 도살장에서 어떻게 다루는지 설명하면서, 차마 말로 표현하기도 어려운 끔찍한 장면을 이렇게 설명했다.

불구인 동물을 다루는 데서 바람직한 방법은 납으로 된 파이프로 때려

죽이는 것이다. 통로를 똥 범벅을 만들어 놓거나, 심장마비에 걸렸거나, 움직이기를 거부하는 돼지가 있으면 쇠갈퀴로 항문을 찍어 잡아당긴다. 쇠갈퀴가 항문을 찢어놓는 일이 다반사로 벌어진다. 살점이 허벅지까지 완전히 찢어져 너덜거리는 경우도 보았다.

이런 말을 듣는다는 것은 돼지가 겪었을 고통이 상상되어 괴로운 일이다. 도살장이 멍청한 동물들을 고기 진열장에 놓을 수 있도록 무균 셀로판으로 포장하는 곳이라고 생각하면(보지 않고 생각만 한다면) 편하긴 하다.

육류업계도 소비자들이 그런 식으로 생각해 주기만을 바란다.

로스앤젤레스에 가본 사람들은 아마 파머 존스 슬로터하우스 앤드 미트패킹 플랜트의 높은 담장을 지나쳤을 것이다. 담장에는 아름다운 전원 풍경 그림이 그려져 있다. 파란 하늘, 솜털구름, 강, 나무, 생생한 초원과 들판, 아주 행복해 하는 동물들. 그 공장 창문에도 이런 그림들이 그려져 있어서 그 안에서 벌어지는 참상을 상상하기는 어렵다.

콜로라도 주립대학의 축산전문가 버나드 롤링은 도살장에서 벌어지는 일을 모르는 사람은 소비자만이 아니라고 한다. 목장주들도 키우던 동물을 차에 실어 도살장으로 보낼 뿐, 도살장에서 어떤 일이 벌어지는지 모른다는 것이다. "도살장에 직접 가서 두 눈으로 본 사람은 거의 없습니다. 그렇게 하고 싶어하는 사람도 없고요."

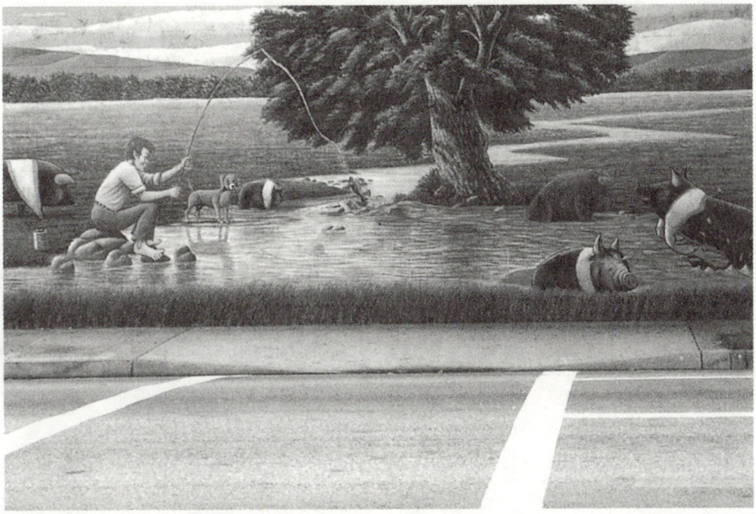

로스앤젤레스에 있는 파머 존스 슬로터하우스 앤드 미트패킹 플랜트의 담장 벽화.
동물들이 행복해하는 환경이다.

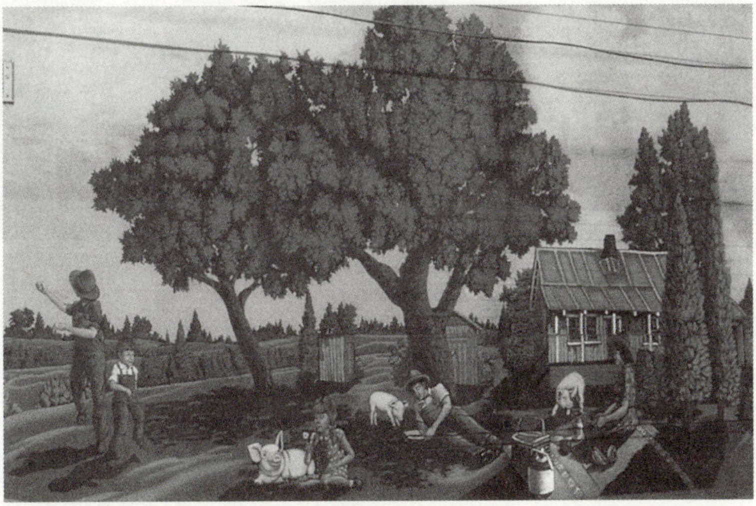

파머 존스 슬로터하우스 앤드 미트패킹 플랜트의 또 다른 담장 벽화.
전화선, 전기선과 비교해 보면 벽화의 규모를 짐작할 수 있다. 높이가 비행기 격납고에 이를 만큼 큰 그림도 있다. 그림의 크기는 모두 3,250제곱미터에 이른다.

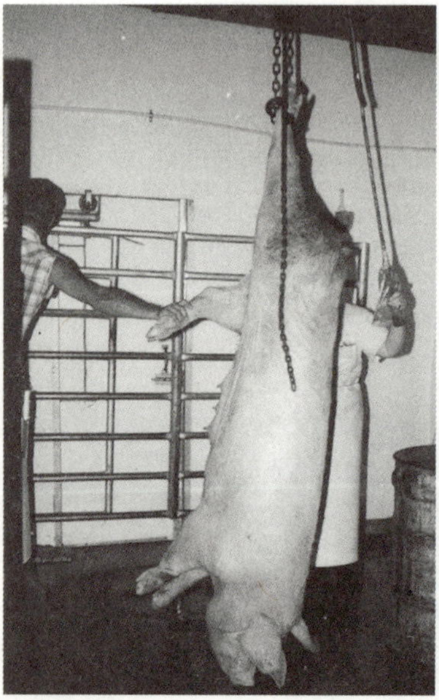

불행하게도, 벽화는 안에서 벌어지는 참상을 은폐하기 위한 것이다.

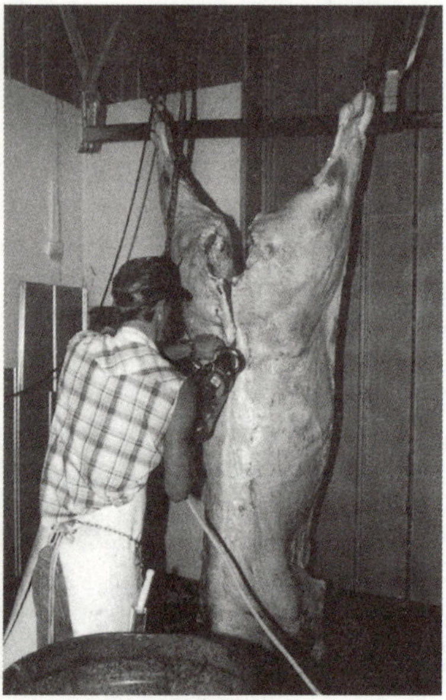

그 안으로 들어가면 다른 상황이 벌어진다. 요즘 도살장에서는 동물을 산 채로 가죽을 벗기고 팔다리를 잘라내는 일이 벌어지고 있다.

## 계속되는 전쟁

육류업계는 바라지 않겠지만, 현대식 육류 생산과정에서 동물들이 고통을 당하고 있다는 사실을 깨달은 미국인의 수가 날이 갈수록 늘고 있다. 내가 《육식, 건강을 망치고 세상을 망친다》를 출간한 1987년만 해도 '공장식 축산농장'이 무엇을 의미하는지 아는 사람이 거의 없었고, 그 문제에 대해 깊이 생각해 보려는 사람은 더더욱 없었다. 오피니언 리서치 코퍼레이션사가 1995년에 실시한 여론조사는 미국인의 95퍼센트가 달걀, 송아지 고기, 돼지고기 생산과정에서 구속적인 수용 방법을 사용하지 않기를 바란다고 밝혔다.

미국 축산업계는 비인간적인 축산방법에 대해 부정적인 여론이 형성되는 것에 불안감을 느끼고 있다. 업계가 택한 대처방법은 광고 예산을 늘리고 선전 캠페인을 강화하는 것이다. 여론에 '구역질난다(sickening)'는 단어에 새로운 의미를 부여하면서 업계는 농장 동물에 대한 법적 보호 장치를 무효화할 방안을 모색하고 있다.

1990년대 이전만 해도 12개 주에서만 동물보호법을 농장 동물에게는 적용하지 않는다는 조항을 두었다. 불행하게도, 동물에 대한 행위에 '정상적' '허용되는 수준' '보통 정도' 혹은 '관습적'이란 딱지만 붙으면 농장 동물들이 인간의 잔혹한 행태에 고통을 받아도 법적으로 아무런 하자가 없다는 것이다. 1990년대로 들어서면서 축산업계의 압력에 시달린 끝에 18개 주에서 그와 유사한 법을 새로 제정했다. 따라서 지금은 반이 넘는 주에 농장 동물을 제도적인 학대에서 보호할 법적 장치가 없는 실정이다.

농장 동물들에게서 가장 기본적인 법적 보호 장치마저 박탈하는 법의 논리는 현대 농장과 도살장에서 벌어지는 모든 행위가 이미 관습화한 상태이므로 허용해야 하고, 따라서 비난이나 금지의 대상이 될 수 없다는 것이다. 현상을 유지하려다 보니 더 나은 시스템을 구축하는 것이 쉽지 않을뿐더러 현 상황에서는 동물 보호 문제에 관한 진전이 있기 어렵다는 것이다.

맥라이벌 재판에서 맥도날드 측 변호사들이 펼친 논리가 바로 그런 것이었다. 맥도날드는 업계에서 규범으로 받아들이는 행위를 잔혹한 것으로 판단하지 않았다는 것이다. 하지만 판사는 그들의 주장에 동의하지 않았다. 그는 "그러한 논리를 받아들일 수 없습니다. …… 그러한 논리를 받아들이는 것은 잔인성 여부에 관한 결정을 경제적인 변수만 고려하는 육류업계에 넘겨주는 것이나 마찬가지기 때문입니다"라고 말했다.

데이비드 울프슨은 뉴욕시 변호사로서, 농장 동물을 가혹한 행위로부터 보호해 주는 법규들이 약화되는 과정을 심도 있게 파헤친 《법의 테두리를 뛰어넘어서Beyond the Law》의 저자다. 그는 다음과 같이 썼다.

> 이러한 해괴망칙한 경향으로 농장 동물들은 법적 타임머신에 실려 안티동물 학대(anticruelty) 규정이 제정되기 전으로 돌아가고 말았다. …… 축산업계에 부여한 권한은 아슬아슬하기만 하다. 그 어떤 비정부 조직이 형사법에 관한 조항에 그처럼 막대한 영향력을 행사할 수 있단 말인가. 예를 들어, 화학물 제조업체가 오염물질을 방출하면서 업계에서는 '정상적', '허용되는', '보통' 혹은 '관습적'인 수준이기 때문에 환경을 오염시키지 않았다고(따라서 관련 형사법을 위반하지 않았다고) 스스로 판단을 내리게 하는 것과 다름없다.

두 가지 상반된 경향이 동시에 일어나고 있다. 하나는 공장식 축산농장의 사육방법에 경악하면서 그러한 방법이 계속될 수 있다는 사실에 분노하는 사람들이 늘어나고 있다는 것이다. 또 다른 하나는 동물을 착취하여 돈을 버는 업계가 동물에게 가혹한 행위를 하지 못하게 규제하는 법에서 완전히 벗어날 수 있는 법적 장치를 쟁취하려 한다는 사실이다.

업계에 막강한 권한을 부여하는 주가 늘고 있다. 소름 끼치게도 시민의 뜻과 주법의 괴리는 점점 더 벌어지고 있다. 하지만 다행스럽게도 대서양을 건너면, 우리가 가야 할 방향, 미국이 시작할 바를 알려주는 모델을 찾을 수 있다.

## 유럽은 우리의 희망

미국의 18개 주가 동물에 대한 가혹행위를 금지하는 규정을 농장동물에게는 적용하지 않는다는 법안을 속속 통과시키던 1990년대에 유럽의 많은 국가가 정반대로 비인간적인 축산행위를 금지하는 법안을 채택했다.

유럽의 그러한 움직임은 스웨덴이 농장 동물에게 자연적인 행태를 보장하는, 동물에게 적합한 환경에서 살 권리를 부여해야 한다는—사실상 모든 공장식 축산농장을 금지하는—법안을 통과시킨 1987년에 시작되었다.

유럽 의회도 이에 질세라 송아지를 개별 우사에 가두는 행위를 금지하는 법안, 닭을 좁은 닭장에 가두는 행위를 금지하는 법안, 소를 좁은 우리에 가두는 행위를 금지하는 법안, 일상적으로 행해지던 돼지의 꼬리 단미와 거세를 금지하는 법안을 차례로 통과시켰다. 1999년 현재 스웨덴, 덴마크, 오스트리아, 아일랜드, 핀란드, 벨기에, 네덜란드를 포함한 유럽 의회 국가들이 송아지의 개별 우사 수용을 금지했다.

그뿐만 아니라, 1999년에는 유럽 의회 소속 농무성 장관들이 2012년까지만 계사 수용식 달걀 생산을 허용하고, 그 후에는 닭을 풀어놓는 방법(free-range farming)으로 양계방식을 전면 전환할 것을 합의했다. 2000년, 영국의 과학자들은 광우병을 예방할 수 있는 유일한 방법은 모든 공장식 축산방법을 금지하는 것뿐이라고 주장했다. 그리고 2001년 유럽연합은 돼지에게 새로운 복지규정을 적용하는 안을 상정해 놓았다.

데이비드 울프슨 변호사는 "너무나 대비되는 움직임이다. 유럽은 잔혹한 축산방법을 금지하는 쪽으로 가는데, 미국은 오히려 잔인한 방법을 허용하는 방향으로 간다"라고 지적했다.

이렇듯 대비되는 상황을 보고 있노라면 위대한 정신적 지도자 마하트마 간디의 말이 떠오른다. "한 나라의 위대함은 동물을 어떻게 다루느냐에 따라 결정된다."

미국 육류업계 내에도 유럽의 길로 가려는 사람이 있다는 것은 다행이라 하지 않을 수 없다. 그들은 비등해지는 부정적 여론을 반박하기보다는 동물 보호에 관한 이슈를 진지하게 생각해 볼 필요가 있다고 말한다.

〈피드스터프스〉는 1999년 '동물의 복지를 고려하는 애그리비즈니스의 지혜'라는 제목의 통찰력 깊은 글을 게재한 바 있다. 그 일부를 들여다보자.

미국은 농장 동물의 복지에 관해서는 다른 선진 국가들에 한참이나 뒤처져 있다. 다른 나라들이 송아지 개별 우사 수용, 배터리 케이지(나열식 우리), 임신한 암소의 개별 수용(sow gestation crates)을 금지하는 법안을 통과시키고 있을 때, 미국은 잔혹행위 금지 규정을 축산업에는 적용하지 않는 법을 통과시키는 정반대 방향으로 향하고 있다. 미국의 농장 동물 보호 규정이 다른 선진국들과 크게 다르다는 것을 알게 된 미국인들은 당혹해 하면서 분노하고 있다. 여론조사에 따르면, 미국인의 90퍼센트 이상이 미국에서 관습적으로 이용해 온 집중 수용식 시스템에 반대하는데, 이는 축산업을 곤혹스럽게 만드는 것이다. 그들의 방법에 강하게 반대 의사를 표명하는 소비자들에게 식품을 팔아야 하기 때문이다.

강한 반대 의사 표명은 바람직하고, 날이 갈수록 그 반대 의사는 더욱 힘을 얻어갈 것이다.

## 지금은 어떤가?

현대식 육류 생산과정에서 동물들에게 가하는 인간의 행위를 알게 되면서 나는 참기 힘든 심적 고통에 시달리곤 했다. 수십억 마리의 동물이 인간과 다름없이 개성과 지각을 갖고 있으면서도 그러한 아픔을 인내할 수밖에 없다는 생각이 밀려들었기 때문이다. 공산품처럼 생산되는 육류를 볼 때마다 내가 어떻게 그 고통을 긍정적으로 생각할 수 있었는지, 어떻게 혐오감과 분노를 느끼지 않을 수 있었는지 의심이 갈 정도였다. 사회의 모든 사람과 관계를 맺고 그들에게 내 마음을 여는 것은 물론, 동물에게조차 등돌리지 않으려는 삶을 살아 왔는데 말이다.

내가 터득한 바는 다음과 같은 것이다. 내 비난의 화살은 육식하는 사람들을 겨냥하지 않는다. 내 비난은 한 마리 한 마리가 한결같이 지각을 갖춘 동물들을 쓰레기처럼 취급하는 업계를 겨냥한 것이다.

나는 농부들을 비난하고 싶지 않다. 그들 중 상당수는 자연의 법칙에 따라 땅을 가까이하는 삶을 영위하고 싶어서 목축업을 그만두었고, 또 나나 당신 못지않게 육류 생산과정에서 벌어지는 참상을 증오하는 사람들이다. 하지만 현대 육류 생산과정에서 인간의 영혼을 더럽히고, 인간과 동물 사이에 존재해 온 유구한 유대감의 법칙을 파괴하는 일들이 벌어지고 있다.

나는 엉터리 정보의 홍수에 휩쓸려서 자신과 자녀를 위해 최선이라고 믿는 행위를 하는 사람들을 비난할 생각이 없다. 동물에게 가하는 인간의 행위에 의문을 품고, 그 끔찍한 참상을 보고 있을 수 없어 시선을 돌리는 사람들도 비난하고 싶지 않다. 나는 일반 대중에게 축산동물을 가족과 다름없이 대우한다고 떠들면서, 한편으로는 '동물에 대한 가혹행위 금지법'에 저촉받지 않는 조항을 통과시키려 안달하는 관련 업계를 비난하고자 하는 것이다.

미국의 가축 사육과정은 예전의 가족 영농 방식에서 지금처럼 변해 왔다. 이러한 현실이 '축산 동물에 대한 가혹행위금지법'의 면제와 맞물려 가슴 아픈 상황으로까지 악화되어 온 것이다. 미국은 인류 역사상 그 어떤 곳보다도 더 많은 동물이 더 지독한 고통을 견뎌야 하는 땅이 되고 말았다.

가슴 아픈 현실이다. 우리가 무지해서 그렇게 잔인한 시스템에 따라 생산한 육류를 오랫동안 무의식적으로 먹었다는 사실을 깨닫게 되면 가슴이 찢어진다. 하지만 그러한 고통을 치유 수단으로 사용할 수도 있다. 우리의 이해를 방해하는, 단단한 껍질을 부수는 수단으로 사용할 수도 있다. 우리 마음속에 들어 있는 인류애의 목소리에 귀를 기울이게 하는 계기가 될 수도 있다. 인간의 삶과 사회를 갈등의 늪에서 끄집어내고 자비의 들판으로 인도하는 수단이 될 수도 있다.

나는 사회를 구성하며 살고 있는 인간이 육류를 대량 생산하기 위해 동물들에게 가하는 행위를 생각할 때마다 인간이라는 사실이 부끄러워진다. 하지만 미국인의 90퍼센트 이상이 그러한 행위를 개탄한다는 여론조사 결과는 우리에게는 희망이 아닐 수 없다. 그러한 사실을 아는 사람들이 많아질수록 동물에 대한, 자연에 대한, 인류에 대한 범죄행위가 그만큼 빨리 종식될 것이다.

베일을 걷어올리고, 오늘날의 공장식 농장에 갇혀 있는 동물들의 참상을 보기 위해서는 상당한 용기가 필요하다. 두 눈을 똑바로 뜨고 마음의 문을 활짝 연 채 그러한 비극을 바라본다는 것은 쉽지 않은 일이다. 무관심과 부정이 팽배한 이 사회에서, 동물을 겨냥한 우리의 잔혹행위로 생기는 자괴감은 실패자로서의 인간, 거부할 수 없는 증거, 문제가 있는 인간의 존재를 암시한다. 하지만 오늘날 동물들에게 가해지는 행위를 목격할 때마다 솟구쳐오르는 비탄과 분노, 절망은 결코 나약함의 증거가 아니다. 지금까지의 집단적 무관심에서 이탈하는 것을, 무감각에서 등돌리는 것을 암시한다. 현실에 대한 우리의 번뇌는 사실적인 것이고, 건강한 것이다. 또 잔혹행위의 금지를 호소하는 목소리다. 우리의 인류애를 측정하는 잣대다.

인간들만 동물에 대한 가혹행위에 고통을 느끼는 것이 아니다. 그러한 고통은 인간과 생명의 연관성에 기인한다. 우리가 고통을 느끼는 것은 우리가 동물과 분리된 존재가 아니기 때문이요, 또 그러한 고통을 안겨 주는 사람들과 분리된 존재가 아니기 때문이다. 고통을 느끼는 것은 동물이 이 거대한 지구의 일부로서 바로 우리의 친구이기 때문이요, 또 그렇게 잔혹한 행위를 저지르는 사람들이 바로 내 친구이기 때문이다. 우리가 아픔을 느끼는 것은 우리 모두가 서로 연결되어 있기 때문이요, 생명이라는 거대한 그물을 구성하는 존재이기 때문이다.

우리는 비탄에 젖어들어서야 내가 다른 인간이나 생명체와 관련이 있음을, 행동할 능력을 지니고 있음을 깨닫게 된다. 힘은 인간과 생명의 연관성 속에 내재한다. 능력은 우리의 가장 깊숙한 인간적 반응 속에 내재한다. 인간의 능력은 그 외의 다른 곳에는 존재하지 않는다.

역사를 보면 절실하지 않을 때 동물을 죽여 식품으로 먹는 것이 바람직하지 않게 느껴져, 다른 방법으로도 충분히 영양을 섭취할 수 있기 때문에 채식주의의 길을 선택한 사람들이 항상 있었다. 마하트마 간디, 알베르트 아인슈타인을 비롯하여 수많은 사람이 그러한 이유로 윤리적 채식주의자의 길을 걸었다. 하지만 요즘에는 시장에 내다 팔 동물을 사육하는 방법이 윤리적이냐, 혹은 고기를 먹는 것이 윤리적이냐가 새로운 의미의, 그리고 절박하게 해답이 요구되는 질문이 되어버렸다. 동물을 지금처럼 가혹하게 다룬 때는 없었다. 동물이 지금처럼 대량으로, 극도로 가차없고 체계적인 잔인함에 노출된 적도, 개개인의 선택이 지금처럼 중요한 때도 없었다.

## 한 장의 편지

매년 수십억 마리의 돼지, 소, 닭 등을 잔인한 방법으로 사육 · 도살하여 이득을 챙겨온 육류업계는 PETA가 맥도날드를 상대로 캠페인을 벌이거나, 대기업에게 변화를 요구하는 압박을 가하는 것을 바라지 않는다. 그들은 인간적인 농업협회가 IBP 도살공장에서 벌어지는 참혹한 동물 학대를 폭로하여 그 기업이 형사 및 민사 재판에 끌려 나가는 것을 바라지 않는다. 그들은 또 내가 앞에서 서술한 양돈업자처럼 자기가 무슨 일을 하는지 깨닫고 싶어하지 않는다.

그러나 그들은 무엇보다도 소비자들이 육류제품 구매를 중단하는 것을 바라지 않는다.

《육식, 건강을 망치고 세상을 망친다》가 출간된 이래 수많은 편지를 받았지만, 그중에서 여러분에게 소개하고픈 편지가 한 통 있다. 1990년대 중반에 샌프란시스코에 사는 남자가 보내온 것이다. 그 편지가 적어도 나에게는 우리 모두에게 희망의 길을 열어주는 메시지처럼 느껴졌다.

친애하는 로빈스 씨에게,

당신의 저서 《육식, 건강을 망치고 세상을 망친다》가 우리 가정에 미친 영향은 엄청난 것이었습니다. 2년 전만 해도 그 영향 때문에 저는 당신을 죽이고 싶을 정도로 미워했습니다.

그 이유를 설명드리지요.

저는 꽤나 성공한 사람입니다. 탄탄대로를 달려왔으니까요. 그런데 십대인 제 딸 줄리가 채식주의자가 되겠다고 선언하는 것이 아니겠습니까?

당신의 책을 읽은 거지요. 저는 그 책이 엉터리라고 말하면서 그런 말도 안 되는 짓거리를 하지 말라고 타일렀습니다. 딸이 제 말을 듣지 않자 저는 화를 내고 말았지요. "나는 네 아버지야. 너보다는 세상 물정을 더 잘 안다고."

"저는 아버지의 딸이에요. 채식주의자가 되는 것은 제 판단이고요."

우리는 그 문제를 놓고 말다툼을 많이도 벌였습니다. 딸과의 관계는 나빠졌고, 둘 사이에 긴장감마저 돌았지만, 내 머리는 채식주의에 관한 갈등으로 항상 복잡했습니다. 미칠 지경이었지요. 내 눈에는 딸아이가 무례하고, 고집불통이며, 자기 마음대로만 하려는 것으로 비춰졌습니다. 딸도 아비를 그런 식으로 보았다고 하더군요.

처음에는 나와 아내가 고기를 먹여보려고 무던히도 애를 썼습니다. 하지만 줄리가 고기에 진저리를 쳐대는 통에 식사시간은 엉망이 될 수밖에 없었습니다. 결국 우리는 두 손 들고 그녀에게 채식 위주 식사를 하게 했지요. 하지만 채식 위주 식사에 대한 제 느낌을 솔직하게 들려주었습니다. 이상주의자가 되는 것이 나쁠 것은 없지만 우리가 어쩔 수 없이 땅에 발을 딛고 살아야 하는 인간이라는 사실을 망각해서는 안 된다고 타일렀습니다. 그러자 줄리는 저에게 변호사로 일하는 것도 좋지만 그것보다는 먼저 마음의 문을 열어야 한다고 말대꾸를 하더군요. 일촉즉발의 상황이었지요.

그로부터 1년 후 내 생일날이었습니다. 딸아이가 아침상을 차려 아직 침대에 들어 있는 나에게 가져왔는데, 베이컨과 소시지는 물론 달걀조차 없었습니다. 분노가 폭발하기 직전이었습니다.

나는 줄리에게 '오늘은 네 생일이 아니라 내 생일'이라고 일깨워주었습니다. 그런데 딸아이가 당신 책의 문장을 인용해 가면서 돼지와 닭이 어떤 대우를 받고 있는지 말하는 것이 아니겠습니까? 내 생일날 눈뜨자마자 그런 소리를 듣고 싶을 리 없었지요.

줄리는 고등학교를 졸업하자마자 독립해 나갔습니다. 나는 딸아이에게 지쳐 있었기 때문에 한편으론 기뻤습니다. 우린 식사 때마다 다투었거든요. 나는 고기를 먹으라고 했지만 줄리는 먹지 않았지요. 반대로 줄리는 나에게 고기를 먹지 말라고 했고 저는 듣지 않았습니다. 평온한 날이 없었지요. 그러나 막상 줄리가 집을 나가자, 딸아이가 그리워지는 것이 아니겠습니까? 말다툼이 하고 싶어서가 아니었습니다. 내가 예상했던 것보다 훨씬 더 딸아이가 보고 싶었습니다.

7년이 흘렀습니다. 줄리는 결혼을 하더니 금방 임신을 했습니다. 손자 녀석이 태어났을 때 이 세상을 다 얻은 것 같은 기분이 들더군요. 하지만 그런 기분은 오래가지 않았습니다. 줄리가 내 손자 녀석마저 채식주의자로 키우려는 것이 아니겠습니까? 하지만 이번에는 단호한 태도를 취하기로 했습니다. "네 인생을 망치고 싶으면 그렇게 해라. 하지만 아무 죄도 없는 아기의 건강을 망치게 할 수는 없다." 제 판단으로는 줄리의 행동이 아동 학대나 다름없었습니다. 어린이 보호국에 전화를 걸까도 생각했습니다. 전화를 걸면 그곳에서 사람이 나와 손자 녀석에게 적절한 식사를 제공하라고 압력을 가하거나, 아니면 줄리의 품에서 손자 녀석을 빼앗아 안전한 곳으로 옮기리라 믿은 것이지요. 하지만 아내의 강력한 반대로 그렇게는 할 수 없었지요.

딸아이가 채식주의자가 되는 것도 감내하기 힘들었던 제가 손자마저 채식주의자로 만들려 하는 딸아이를 용서할 리 없었습니다. 결국 줄리가 저와 관계를 끊을 정도로 사태가 악화되고 말았지요. 딸이 손자를 저에게 데리고 오려고도, 저를 보러 오려고도 하지 않았기에, 어리석은 채식주의 편집증이 저와 딸의 관계뿐 아니라 저와 손자의 관계도 단절시키는 역할을 한 셈이었습니다. 저는 완전히 외톨이가 되었습니다.

그래도 마음의 문을 열어야 한다고 생각한 저는 아내를 통하여(그때까지 딸아이는 저에게 말을 건네지 않았습니다) 딸아이에게 생일날 무엇을 선물받고 싶은지 물어보았습니다. 그러자 줄리가 '아빠가 《육식, 건강을 망치고 세상을 망친다》를 읽는 것이 바로 선물'이라고 대답했다고 하더군요. 하지만 저는 그런 책을 읽는 것은 시간 낭비이기 때문에 그렇게 할 수 없다고 말했습니다. 그러자 줄리가 제가 그 책을 읽은 시간만큼만 손자 녀석을 보여주겠다고 하는 게 아니겠습니까? 영악한 녀석입니다. 내 약점을 정확히 파악한 것이지요.

로빈스 씨, 그래서 저는 당신의 책을 읽고 말았습니다. 단 한 자도 그냥 스치지 않고 정독을 했습니다. 오늘날 동물이 학대당하고 있다는 사실이 특히 저에게 충격을 주었습니다. 그렇게 잔인한 행위가 자행되고 있으리라고는 상상하지 못했습니다. 모골이 송연해지는 그런 행위를 중지시켜야 한다는 당신의 의견에 전적으로 동의하는 바입니다. 제 눈으로 직접 확인하고서야 저는 그 잔혹성을 알게 되었는데, 그것도 극단적으로 잔혹한 행위였습니다.

당신은 전에도 그런 주장을 해오셨겠지만, 그때까지 당신의 책을 읽지 않은 저에게 그 어떤 책도 이처럼 충격을 안겨준 적이 없었습니다. 제가 압도당하고 만 것이지요.

책을 다 읽고 나서 줄리에게 전화를 걸었습니다. 그녀는 아빠라는 것을 알고 나서 "저에게 전화하지 말라고 그랬잖아요" 하고 톡 쏘았습니다. "그랬지……. 그런데 나 네가 읽으라는 책 다 읽었다. 손자 녀석을 데리고 저녁 먹으러 오렴."

로빈스 씨, 저는 자존심이 강한 사람입니다. 그다음 말이 쉽게 나오지 않더군요. 하지만 그 말을 하지 않을 수 없었고, 그래서 하고 말았습니다.

"사랑하는 줄리야. 이 아빠를 용서하렴. 네가 오더라도 더는 싸움은 없을 거야. 이 아빠가 큰 실수를 저질렀구나. 이젠 다 이해한단다. 고기를 식사로 내놓지 않을 테니 어서 오렴."

저쪽에서는 아무런 소리도 들려오지 않았습니다. 당시에는 몰랐지만 줄리가 울고 있었다더군요. 저에게는 할 말이 더 있었습니다. "우리 집에서는 이제 공장식 축산농장에서 나온 고기를 먹는 일이 없을 거야."

"아빠, 지금 농담하시는 거지요?" 그녀가 믿을 수 없는지 되물었습니다.

"농담하는 게 아니야. 진담이야."

"지금 아빠 집으로 갈게요."

제 말은 진심이었습니다. 그 후 우리 집에서는 고기를 먹지 않고 있습니다. 그저 사지 않으면 되는 것 아닙니까? 줄리는 우리에게 채소 버거, 두부, 제가 조롱했던 다양한 식품의 조리법을 가르쳐주었습니다. 조금도 껄끄럽게 생각하지 않고 있습니다. 채식 위주 식사를 하나의 모험으로 받아들이고 있는걸요.

그 후 딸아이 가족은 우리와 자주 행복하게 저녁을 먹으면서 즐거운 시간을 보내고 있습니다. 로빈스 씨, 그것이 저에게 무슨 의미로 다가왔는지 아십니까? 딸아이와 손자를 되찾은 것이지요. 줄리는 매우 훌륭합니다. 손자 녀석은 지금까지 다른 아이들은 거의 다 걸린다는 감기와 귓병을 비롯하여 그 밖의 질병에 단 한 번도 걸린 적이 없습니다. 딸아이의 말에 따르면 올바른 식사를 했기 때문이랍니다. 손자 녀석은 이 세상에서 가장 현명한 엄마를 둔 셈이지요.

동물에게 가해지는 행위는 잘못되고, 끔찍스럽고, 아주아주 나쁜 것입니다. 당신의 말이 맞습니다. 동물을 그런 식으로 대우해서는 안 됩니다. 절대로, 절대로, 절대로, 절대로 안 됩니다.

저는 줄리에게 했던 그 맹세를 당신에게도 하고자 합니다. 동물을 가혹하게 대하는 공장식 축산농장에서 나온 고기는 단 한 점이라도 제 입에 집어넣지 않으렵니다.

지금 줄리는 동물이 자기 친구라는군요. 그래서 친구를 먹을 수 없다는군요. 저는 그 말에 전처럼 고집을 부리며 싸움을 걸려고 하지 않습니다. 그저 미소를 지으면서, 저도 제가 더는 고집불통 아버지가 아니라는 사실에 행복해하고 있답니다. 손자 녀석을 지켜보는 것이 그렇게 기쁠 수 없고, 그 녀석을 위해 이 세상을 더 좋게 만드는 데 일조를 한다는 사실이 그렇게 뿌듯할 수 없답니다.

당신을 존경하며……

(요청에 따라 이름을 밝히지 않음.)

## 여행

이 편지를 쓴 변호사와 자신의 참다운 느낌을 받아들이고 인생을 변화시킨 양돈업자 사이에는 공통점이 있는데, 그것은 자신들의 자비심에 맞추어 살아가는 방법을 찾아냈다는 것이다.

우리에게는 인류애에 손을 뻗으라는 내면의 요구를 듣고 반응하고, 생명의 정직성과 유관성을 알리기 위해 노력하는 그런 사람들이 필요하다. 즉 고통과 기쁨 안에서 우리가 다른 사람들, 살아 있는 모든 것과 연관되어 있음을 일깨우는 사람들이 필요한 것이다

성경에 따라 인간에게는 동물을 지배하고 다스릴 권세가 주어졌다면서, 동정심의 대상을 동물에게까지 연장할 필요가 없다고 주장하는

사람들이 있긴 하다. 그렇다면 지배권(dominion)의 참다운 의미는 무엇일까? 당신에게 아들이 둘 있다고 가정해 보자. 당신이 저녁에 외출하면서 장남에게 "내가 집에 없는 동안 네가 이곳의 책임자다"라고 말하고, 차남에게는 "내가 없는 동안 형의 말을 잘 듣도록 해라"라고 당부했다고 가정해 보자. 그렇다면 당신은 집에 없는 동안만 차남에 대한 지배권을 장남에게 부여한 것이다. 그렇지 않은가?

하지만 집에 늦게 돌아와 장남이 차남에게 가혹하게 대했다는 것을 알게 된다면 당신은 어떤 기분이 들겠는가?

지배란 관리와 존중을 의미한다. 남을 학대하는 것이 아니라 보살피는 것을 의미한다.

동물에게 동정심을 베풀어야 한다는 분위기가 조성되고 있다. 그러한 현상을 모른 척할 수는 있어도 부인하기는 어렵다. 그러한 분위기를 조성하기 위해 노력하는 사람을 조롱할 수는 있다. 하지만 나는 인간이 양심적으로 음식을 먹기만 하면, 이 세상이 모든 생물체에게 더 온화하고 안전한 삶의 장소가 되리라 확신한다.

솔직히 말하건대, 내 비판은 육식이 심장질환과 암을 비롯하여 수많은 병의 발생과 밀접한 관계가 있는데도 그렇지 않다고 주장함으로써 사람들을 육식으로 끌고 가려는 수도 셀 수 없을 만큼 많은 다이어트 서적을 겨냥한 것이다. 그 서적의 저자들은 사람들에게 고기를 먹으라고 권하면서도, 그 고기를 제공하는 동물이 어떤 학대를 받고 있는지 전혀 언급하지 않는다. 바로 그 점이 나를 더욱 분노하게 한다. 그들은 자신들이 찬양해 마지않는 고기가, 그 고기를 제공하는 동물이 오랫동안 고통의 세월을 살아왔다는 것에 전혀 관심이 없는것이 틀림없다.

우리와 같은 생명체인 수십억 마리의 동물들에게 잔인하고 체계적인 고통을 안겨주는 시스템으로 생산하는 고기를 먹어야 건강을 유지할 수 있다는 생각에 나는 동의하지 않는다.

우리는 그 정도 수준에서 벗어난 존재다. 하루에 철분 몇 그램을 반드시 섭취해야 하는 단순한 물질적 존재가 아니다. 우리는 존중심과 동정심이 필요하고 우리의 관심이 가시화되기를 원하며 생명에 대한 사랑과 경외심이 필요한 영적인 존재다.

우리 문화 속에는 인간이 다른 생명과 동떨어진 존재라고 속삭이는 세력들이 있다. 하지만 우리 마음속에는 우리가 깨닫도록 도와주고, 이 세상에는 우리처럼 공기로 숨을 쉬는 생명체들이 존재하며, 그것들과 조화를 이루며 살아야 한다고 일깨우는 또 다른 힘이 살아서 움직이고 있다.

우리가 이 세상에 온 것은 다른 생물을 학대하고 이용하기 위해서가 아니다. 우리가 이 세상에 온 것은 살기 위해서, 살도록 도와주기 위해서다.

매 끼니 식사는 그 목적지를 찾아가기 위한 수단이다.

Part 3

# 음식과
# 지구

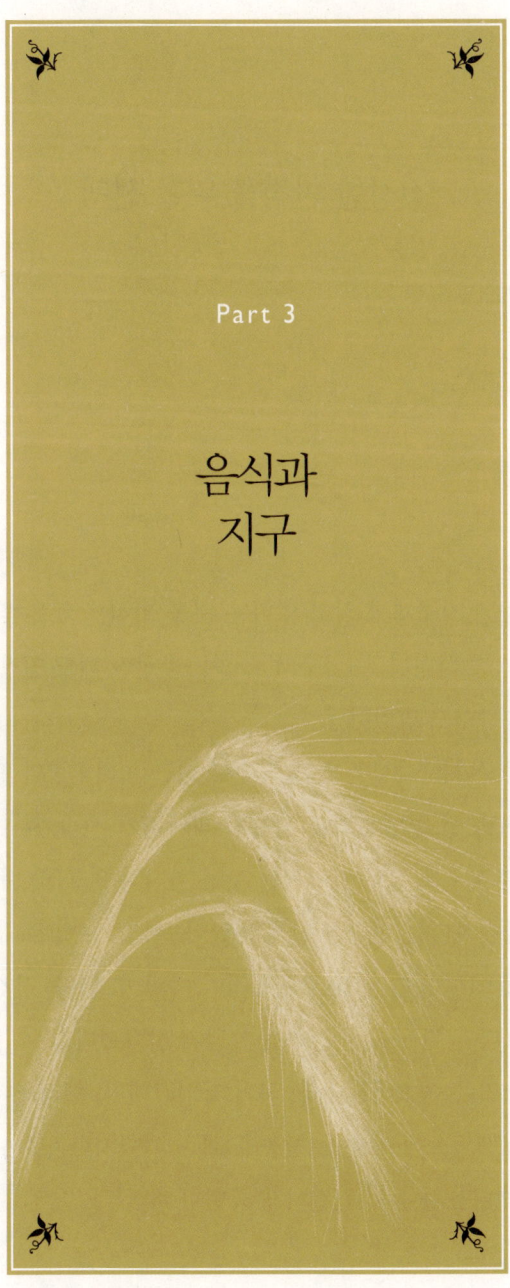

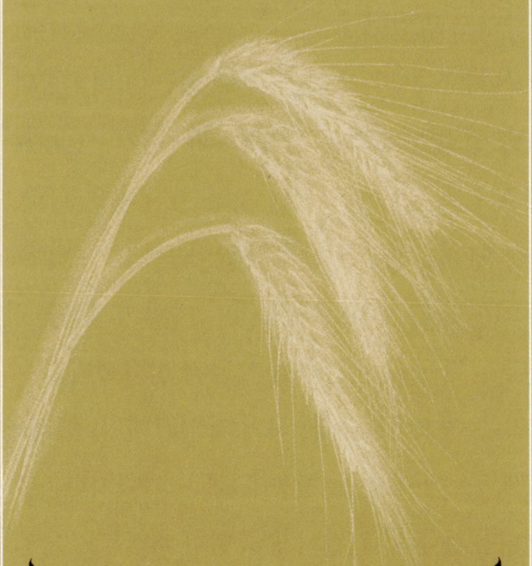

# 건강한 환경을 위한 선택

"미국 센트럴 밸리의 낙농업체에서 나오는
배설물의 양은
텍사스 전체 주민의 배설물보다 많다."

우리가 둥근 지구에서 살고 있다는 것을 밝혀낸 것은 역사상 매우 위대한 발견 중 하나다. 지금부터 350여 년 전만 해도 인간은 거의 다 지구가 평평하다고 믿었다.

지구가 둥글다는 사실을 알게 되면서 인간은 지구상의 땅들이 어떻게 물리적으로 서로 연결되어 있는지 파악하기 시작했다. 한쪽 방향으로만 가면 지구 끝으로 떨어지는 것이 아니라 원을 한 바퀴 돌아 출발지로 되돌아온다는 진실을 알게 되었다. 이것이야말로 우리 조상이 발견한 것 중에서도 가장 중요한 업적이 아닐 수 없다. 하지만 오늘날 우리는 그보다 훨씬 중요한 진리를 깨닫기 시작했다.

아트 서스먼은 옥스퍼드대학, 하버드 의과대학, 캘리포니아대학 샌프란시스코 캠퍼스에서 연구 활동을 해온 과학자다. 그는 그 위대한 진리에 대해 다음과 같이 간결하게 표현한 바 있다.

지금 우리는 지구상의 땅들이 서로 어떻게 연결되어 있느냐 하는 사실보다 훨씬 중요한 뭔가를 알기 시작했다. 우리는 지구가 홀 시스템(전체적이면서도 완벽한 시스템)으로서 어떻게 움직이는지를 깨닫고 있다. 지구는 평평하지 않다. 지구는 둥근 땅덩어리를 훨씬 초월하는 존재다. 지구는 완벽하고 전체적인 홀 시스템이다…….

지구상의 모든 물리적인 존재와 살아 있는 유기체는 서로 연결되어 있다. 그것들은 서로 힘을 합하여 중요하고도 의미 있는 방법으로 움직인다. 구름, 바다, 산, 분화구, 식물, 박테리아, 동물들이 지구가 움직이는 데서 자기가 맡은, 더없이 중요한 일을 하고 있는 것이다.

도시 사람들은 다른 사람들과 물질에 거의 완전히 포위되어 살고 있다. 그러한 상황에서는 우리의 안녕과 생존이 다른 생물체에 의해 정해진다는 사실을 잊기 쉽다. 우리의 음식 · 공기 · 물 · 에너지를 나르는 것, 오물과 쓰레기를 처리해 주는 것이 경제라고 생각하기 쉽다.

하지만 현실을 들여다보면, 우리에게 그러한 것들을 제공해 주고, 경제가 가능하도록 해주는 것이 지구 자체라는 것을 알게 된다. 요즘에는 우리가 다른 생명형(生命型:생물이 장기적으로 생활환경을 구성하는 여러 가지 조건의 영향을 받아 만들어낸 생활양식)으로서 생물권(生物圈:생물이 생활하는 장소 전체)에 의존하는 생물학적 존재라는 사실을 기억하는 사람이 늘어나고 있다. 공기와 물을 오염시키고, 열대우림을 파괴하고, 천연자원을 고갈시키고, 지구가 재흡수할 수 있는 분량보다 더 많은 이산화탄소를 배출하여 온난화 현상을 가속화하는 행위는 우리 스스로 우리의 생존 조건을 악화시키는 것과 마찬가지다.

우리가 허약한 지구의 일부분으로서 어쩔 수 없이 그것에 의존하지 않을 수 없다는 인식이 확산되면서, 사람들은 자신들의 삶의 방식이 어떻게 환경에 영향을 미치는지 관심을 기울이기 시작했다. 일례로 에너지 효율에 대한 인식이 더욱 깊어지고 있다. 온수 히터를 담요로 싸는 것도 에너지를 절약하는 방법 중 하나다. 냉장고, 냉동기, 세탁기, 건조기, 온수기 같은 가정 용품을 파는 기업들은 에너지 효율성을 대대적으로 내세우고 있다.

사람들은 아무도 살지 않거나 사용하지 않는 방에는 히터를 넣지 않거나 끈다. 균열을 틀어막거나 테이프를 붙이고, 열풍 순환식 시스템의 온수통을 감싸줌으로써 에너지를 절약한다. 더운 날에는 블라인드나 커튼을 쳐서 태양빛을 차단하고, 밤에는 에어컨을 끄고 창문을 열어 에너지 비용을 절약하기도 한다.

그뿐만 아니라 소형 형광등 같은 열효율 전구를 사용함으로써 에너지와 돈을 절약하는 사람들이 늘고 있다. 방을 비울 때 전기 스위치를 내리는 간단한 행동만으로도 에너지를 절약할 수 있다.

환경에 대한 인식이 고조되면서, 여러 가지 현상이 나타나기 시작했다. '쓰레기'를 만들고 나서도 적절한 장소를 찾지 못해 내다버리지 못하는 사람들을 볼 수 있다. 쓰레기는 결국 땅에 매립하거나, 소각하거나, 바다에 버릴 수밖에 없다. 이 때문에 사람들은 자원을 절약하고, 쓰레기 배출량을 줄이기 위해 신문지와 유리, 알루미늄캔 등을 재활용하고 있다. 일회용 기저귀를 사용하지 않아 돈을 절약하기도 한다. 마당에서 나오는 쓰레기와 부엌 쓰레기로 혼합물질을 만들기도 한다.

재활용한 종이로 신문을 찍는 일이 날이 갈수록 늘어나고 있다. 요즘 나오는 에어컨이나 냉동기는 이제 오존층을 파괴하는 CFC(chlorofluorocarbon: 클로로플루오로카본) 화합물을 사용하지 않는다. 어디를 가나 자동차 합승이 유행처럼 번지고 있다. 도시들은 재활용품 문전 수거 프로그램을 제도화하거나 확대하고 있다. 저인산염(low-phosphate) 세제를 사용하는 지구 친화적인 가구용품들이 붐을 이루고 있다. 국내 최대의 주택 건설업자이자 수리용품 판매업체는 앞으로는 고목을 사용하지 않을 것이며, 고목으로 만든 제품의 판매도 중단하겠다고 공언한 바 있다.

최근 들어 지구를 존중하고, 그 한계 안에서 살아야 한다는 사실을 인식하는 사람이 점점 늘어나고 있다. 인간들은 대부분 지구상에서 더 가볍게 살면서, 가능하면 '생태적 발자취(ecological footprint)'를 덜 남기기 위해 노력한다. 여론조사에 따르면, 미국인의 80퍼센트가 환경주의자라고 한다. 사실상 모든 사람이 인간의 활동으로 환경이 나빠지고 있음을 알고 있다는 의미다.

그런데도 환경 악화 속도를 늦추는 데 가장 크게 기여할 뿐만 아니라, 생명을 더 생태적으로 유지할 수 있게 하는 방법이 우리 개개인에게 존재한다는 사실을 알지 못하고 있다. 오염을 줄이고, 자원을 보존하며, 소중한 지구와 지구가 붙들고 있는 생명을 보호할 수 있는 무언가가 우리에게 있다는 사실을 알고 있는 사람이 거의 없다.

그 흐름을 도울 수 있는 것은 개개인의 능력 범위 안에서 행동하는 것뿐이다. 하지만 그 행동이 구체적으로 무엇인지 아는 사람은 드물다.

나는 지금 무엇을 먹느냐에 관해 얘기하고 있다.

## 지구를 파괴하는 미국식 낙농업

전통적으로 농장 동물은 건전한 생태학적 기반 위에서 농사를 짓는 데 상당히 중요한 역할을 해 왔다. 동물은 인간이 먹을 수 없는 풀, 농작물 쓰레기, 부엌 쓰레기를 먹어치워 인간이 먹을 수 있는 식품으로 만들어 놓는다. 게다가 그들의 배설물은 땅에 필요한 영양소이기도 했다. 그 외에도 동물은 땅을 일구고 인간의 삶을 윤택하게 해주는 등 여러 가지 유익한 일을 해 왔다.

하지만 전통적 농업방식이 거대한 산업적 조립 라인을 갖추고 엄청난 수의 동물을 처리하는 공장식 축산업에 조금씩 자리를 내줌으로써 상황이 변하고 있다. 축산업의 확장과 기계화 덕분에 세계 육류 생산량은 지난 50년 사이에 무려 4배나 껑충 뛰었다. 전 세계의 가축을 모두 합치면 그 수가 지구 전체 인구의 3배나 되는 200억 마리에 달한다.

그토록 엄청난 변화는 환경에 상당한 영향을 미치지 않고는 발생할 수 없다. 대규모 애그리비즈니스가 식품 생산 비즈니스를 잠식해 들어가면서 생태적인 면에도 어쩔 수 없이 막대한 영향을 미치게 되는 것이다.

얼마 전까지만 해도 미국의 낙농업은 소를 목초지에 풀어놓고 풀을 뜯어먹게 하는 소규모 단위로 운영되고 있었다. 여전히 '미국 낙농의 땅'이라 불리는 위스콘신의 구릉진 목초지는 홀스타인종 젖소와 건지종 젖소의 고향이었다. 하지만 지금은 소규모 농장이 거의 다 사라지고, 소를 수천 마리씩 키우는 대목장들이 들어섰다. 한 농부는 "그러한 대규모 가축 사육장은 목장이 아니라, 24만 2,800제곱미터의 콘크리트 바닥과 4만 460제곱미터의 분뇨 구덩이에 불과하다"라고 가시

돋친 말을 내뱉었다.

더 능률적이라는 이유만으로 고도로 산업화한 축산법을 적용하고 있는 것이다. 농약으로 인한 오염, 지방 문화의 혼돈 같은 엄청난 희생을 고려하지 않을 때에만 그렇게 할 수 있으리라.

오늘날 우리는 악의 3대 요소와 얼굴을 마주하고 있다. 의학계에서 건강에 해롭다고 판단한 음식을 제공하는 식품 생산 시스템—동물에게 가혹한 고통을 안겨주는 공장식 축산농장과 비육장—이 위기에 몰린 지구의 생명 지원 시스템에까지 손상을 입히고 있는 것이다.

최근 월드워치연구소, 어스세이브, 걱정하는 과학자들의 모임, 오두본 협회(조류학자이자 탐험가 존 제임스 오두본의 이름을 따서 1905년에 설립한 국립 기관으로, 인간 및 생물 다양성의 이익을 위하여 조류와 기타 야생에 초점을 맞추어서 자연 생태계 보존 · 복구 임무를 수행하는 기관), 천연자원보존위원회, 환경보호기금, 시에라 클럽(1892년에 설립한 세계적인 민간 환경운동단체) 같은 비영리단체들과 공정한 과학자들은 현대식 육류 생산과정으로 환경이 파괴되고 있다는 사실을 일반 대중과 정치인들에게 경고해 왔다.

요즘에는 축산업자 중에서도 현대의 공장식 축산농장과 비육장이 허약한 지구의 환경을 파괴한다고 주장하는 사람들이 있을 정도다. 피터 R. 치키 박사는 오리건 주립대학의 축산학 교수이자 〈동물과학 저널〉을 비롯하여 여러 잡지의 편집위원으로 일하고 있다. 그는 1999년에 다음과 같이 쓴 바 있다.

> 거대한 비육장에서 가축을 사육하는, 다시 말해 1,000마리, 아니 1만 마리가 넘는 소를, 돼지를, 조류를 구속적인 축사에 억지로 집어넣는 요즘의 추세는 환경에 직접적인 악영향을 미쳐 지하수와 공기를 엄청나게 오염시킨다.

## 우리가 사용하는 물은 어디로 흘러가는가

지구상의 생물은 물에서 시작하여 죽을 때까지 물에 의존하여 산다. 생명은 물에 의해 번성한다. 사막이 정원으로, 울창한 삼림으로, 혹은 텔아비브와 로스앤젤레스처럼 나무가 울창한 도시로 바뀔 수 있는 것이다. 물이 없다면 우리는 죽고 만다.

그런데도 우리는 이 소중한 자원을 당연한 것처럼 낭비해 왔다. 불행하게도 우리는 어려움이 닥쳐서야 물이 아주 소중한 자원이라는 사실을 깨닫는 절박한 상황으로 빠르게 접근해 가고 있다. 좋은 물을 접할 기회가 경악할 만한 속도로 빠르게 사라지고 있는 셈이다.

2000년에 세계수자원위원회는 인구 증가에 따른 물 사용량의 증가가 "환경에 감당할 수 없는 스트레스를 주어 생물 다양성에 손상을 입히고 있으며, 생태계에 대한 스트레스로 식물과 인간이 필요한 서비스를 제공받지 못하는 악순환을 초래한다"라고 지적했다.

요즘에는 어디를 둘러봐도, 특히 서부에서는, 물을 보호하기 위한 방법을 찾느라 혈안이 되어 있다. 세차를 그전보다 덜 하는 사람이 있는가 하면, 샤워 꼭지와 싱크대 수도꼭지를 물을 덜 소비하는 것으로 바꾸거나, 변기물을 덜 쓰기 위해 돌 같은 것을 물탱크에 넣는 사람들도 있다. 많은 사람이 이를 닦으면서도 칫솔을 헹굴 때 외에는, 면도를 하면서도 면도날을 헹굴 때 외에는 수도꼭지를 잠근다.

그러한 것이 분별 있고 도움이 되는 행동이긴 하지만, 그러한 행동으로 절약할 수 있는 물을 모두 합친다 해도 식단을 채식 위주로 전환하여 절약할 수 있는 물의 양에는 미치지 못한다.

이를 더 쉽게 이해할 수 있는 방법이 있다. 당신이 하루에 한 번 샤워를 한다고 가정하자. 샤워 시간이 평균 7분이라고 가정하면 일주일에 일곱 번 샤워를 하게 되니까 총 49분을 샤워에 쓰는 셈이다. 계산하기 편하게 반올림하여 50분이라고 가정하자.

샤워 꼭지에서 1분 동안 떨어지는 물의 양은 7리터 정도다. 일주일에 50분을 샤워하니까 총 378리터의 물을 샤워로 사용하는 셈이다.

378리터 곱하기 52(1년은 52주다) 하면 1년 동안 샤워로 사용하는 물의 양이 모두 1만 9,680리터에 달한다는 것을 알 수 있다.

이 수치를 캘리포니아에서 453그램의 소고기를 생산하기 위해 필요한 물의 양(수자원 교육 재단은 2,464갤런이 필요하다고 추정했다)과 비교해 보면 엄청난 사실을 깨닫게 된다. 오늘날 캘리포니아에서는 453그램의 소고기를 먹지 않는 것이 6개월간 샤워를 전혀 하지 않는 것보다 더 많은 물을 절약하는 방법이다. 캘리포니아대학 농업지도자 과정의 토양 및 수자원 전문가들이 제시한 수치를 이용하면 더욱 극적이다. 그들의 분석에 따르면, 캘리포니아산 소고기 453그램을 먹지 않는 것이 1년 동안 샤워를 전혀 하지 않는 것보다 물을 더 많이 절약할 수 있는 방법이다.

> 캘리포니아주에서 물을 가장 많이 소비하는 곳은 로스앤젤레스시가 아니다. 석유회사도 아니고, 화학공장도 아니고, 국방 산업체도 아니다. 포도 농장이나 토마토 농장도 아니다. 관개시설을 갖춘 목초지가 물을 가장 많이 사용한다. 사막 같은 땅에 소들이 뜯어먹을 풀을 키우기 때문이다. …… 받아들이기 어렵지만, 서부 지역의 물 위기—다른 환경적인 요인들도 있긴 하지만—는 이 한마디로 줄일 수 있다. 가축.
>
> – 마크 라이스너, 《캐딜락 사막Cadillac Desert》의 저자

육류 생산에는 지역에 따라 필요한 물의 양이 다르다. 남동부 지역은 다른 지역에 비해 물이 덜 필요하다. 식물 성장기에 비가 내려 관개시설이 필요없기 때문이다. 그와는 반대로 애리조나와 콜로라도 지역에서는 캘리포니아보다 물이 더 많이 필요하다.

소고기 생산에 드는 물의 양이 돼지고기나 닭고기를 생산할 때보다 많은 것은 양돈업체와 양계업체들이 관개시설이 거의 필요없는 지역에 밀집해 있는 데다 돼지와 닭이 사료를 먹고 살을 불리는 데서 소보다 더 효율적이기 때문이다.

물론 목우업자(牧牛業者)들은 육류 생산과정에 물이 그렇게 많이 들지 않는다고 주장한다. 하지만 차를 몰고 도중에 주유소가 없는 길을 갈 때 목적지에 도착하기 위해 필요한 가솔린양을 과소 평가하지 않는 것이 중요한 것처럼, 고기를 생산하기 위해 필요한 물의 양을 과소 평가하지 않는 것이 중요하다.

그 어떤 경우에도 물이나 가솔린 부족은 현실로 드러날 때까지 알 수 없는 법이다. 바닥이 드러날 때까지는 우물이나 대수층(帶水層: 물이 고여 있는 지층)에서 물을 퍼낼 수 있기 때문에 물이 고갈되는 줄 모르게 마련이다. 연료 게이지가 없는 자동차를 운전하는 격이다. 가속기를 눌러 차가 빨리 달리면 가솔린이 많은 것으로 판단하기 십상이지만, 가솔린이 갑자기 떨어지면 착각에서 깨어나게 된다.

물 사용량을 과소 평가하지 않는 것은 가솔린 사용량을 과소 평가하지 않는 것보다 훨씬 중요하다. 가솔린은 수소, 태양열, 바람 등을 에너지원으로 대신 사용할 수 있지만, 물 대신 사용할 수 있는 대체 물질은 존재하지 않는다. 물이 고갈되면 식품을 조달할 수 없고, 그 밖에 삶에 필요한 기본적인 기능을 영위할 수 없다.

미국에서 소비하는 물 중 거의 절반 정도가 가축, 특히 소를 키우는 데 들어간다.

- 오두본

## 고갈되는 수자원

오늘날 사우스다코타에서 텍사스에 이르는 광대한 오갈랄라 대수층이 형성되기까지 무려 수백만 년이란 세월이 필요했다. 오갈랄라층은 지구에서 가장 거대한 지하수층으로, 세상에서 가장 비옥한 농장 지대—거대한 아메리칸 벨트—밑으로 뻗어 있다. 미국이 국민소득당 세계 최대 곡물 생산국, 세계 최대 식품 공급국이라는 소리를 듣는 것도 바로 오갈랄라층 덕분이다.

오갈랄라층은 미국에서 관개수로 사용하는 총지하수량의 3분의 1가량을 공급하는데, 그 '곡물의 황금 물결(amber waves of grain)' 지대가 바로 그곳에서 물을 뽑아 올려 관개수로 사용한다. 오갈랄라층은 화석 대수층(fossil aquifer)인데, 이는 그 안에 갇힌 물이 후기 빙하시대에 녹은 빙하에서 흘러 들어왔다는 것을 의미한다. 비가 내리면 정기적으로 채워지는 저수지나 강하고는 다르다. 대수층에 고인 물이 사라지면 그대로 영원히 사라지고 마는 것이다.

50여 년 전만 해도 오갈랄라층은 펌프로 퍼내어도 수량을 그대로 유지할 만큼 원래 모습을 간직하고 있었다. 하지만 공장식 축산농장과 비육장 소고기 시대가 도래하면서 오갈랄라층에서 뽑아 올리는 수량이 급속하게 증가했다. 요즘에는 해마다 그 거대한 대수층에서 481억

리터가량의 물을 뽑아 올려 대부분 육류 생산용으로 사용한다. 육류 생산만을 위해 오갈랄라층에서 뽑아 올리는 물의 양이 미국 전체에서 과일과 채소를 키우는 데 필요한 물의 양보다 많다. 그뿐만 아니라 '세계의 빵 바구니'라 불리는 미국의 곡물 벨트에서는 인간이 먹는 곡식보다 공장식 축산농장과 비육장에 있는 동물들의 사료를 더욱 많이 생산해 낸다.

불길하게도, 오갈랄라층의 수위는 가파르게 낮아지고 있으며, 우물들도 말라가고 있다. 텍사스 북부 지역에서는 1990년대 초반까지 대수층의 4분의 1가량이 완전히 고갈되고 말았다. 1970년대에 관개시설을 통해 물을 공급받던 텍사스 지역 중 3분의 1가량이 물이 끊겨 땅이 타 들어가면서 식물이 자랄 수 없는 죽음의 땅으로 변했다. 비옥한 땅도 물이 없으면 사막으로 변하고 마는 것이다.

지금과 같은 속도로 오갈랄라층에서 물을 계속 퍼내면, 아메리카 곡물 벨트가 캔자스, 네브래스카, 오클라호마, 콜로라도, 뉴멕시코의 우물들처럼 메마르는 것은 시간문제이며, 사람도 살기 어려운 땅으로 변하고 말 것이다. 공상과학 소설 같은 얘기지만, 수많은 환경학자가 예측한 시나리오다. 〈월드워치〉의 편집장 에드 아이레스는 정말로 그런 일이 일어난다면 참혹한 결과에 직면할 것이라 말한다.

> 미국은 전부는 아니더라도 잉여 농산물을 거의 대부분 소진하게 될 것이다. 그렇게 되면 국민의 안전을 지킬 능력조차 상실하고 만다.

오갈랄라층에만 국한된 얘기가 아니다. 세계 모든 곳에서 벌어지는 현상이다. 고대부터 이어져 내려온 우리가 먹을 식품을 생산하기 위해 의존해야만 하는 대규모 청정 물 탱크인 대수층이 무서운 속도로 고갈되고 있는 것이다.

> 인간은 지난 반세기 만에 강력한 디젤과 전기 펌프를 이용하여 대수층의 물을 단 수십 년 만에 고갈할 수 있는 능력을 갖추게 되었다. …… 농작물을 재배하기 위해서가 아니라 소와 돼지, 닭을 사육하기 위해 더 많은 물을 소비하고 있고, 그로써 수백만 개의 우물이 메말라가는 현상이 전 세계적으로 벌어지고 있다. 인도, 중국, 북부아프리카, 미국 등은 빗물이 보충해 주는 속도보다 더 많은 양의 물을 대수층에서 끌어올려 신선한 물을 고갈시키고 있다.
>
> –〈타임 매거진〉

하지만 전국목축업자협회도 그 문제에 나름의 견해를 가지고 있다. 그들의 주장을 들어보자.

> 소를 사육하는 데 사용하는 물은 '소비되는 것'도 아니고 '쓰고 버리는 것'도 아니다. 사용한 물은 자연적인 수문학 순환계(hydrological cycle)의 일부분으로 재활용된다. ·일례로, 농경지에 뿌리는 물은 대부분 증발되거나 흘러가 버렸다가, 수문학 순환계에 따라 빗물이나 다른 지역의 강물 등으로 다시 나타난다. 옥수수 밭(가축을 먹이기 위한) 4,046제곱미터에서 수문학 순환계로 되돌려지는(put back) 물의 양은 24시간당 1만 5,140리터 정도다.

되돌린다(put back)의 의미가 무엇이냐에 따라 사정이 달라진다. 목축업에 사용한 물은 거대한 지구의 수문학 순환계에 그대로 남아 있기는 하지만, 대개 인간이 살아가는 데 도움이 되지 않는다. 대수층(혹은 인간이 끄집어낼 수 있는 곳)에서 끌어올려져 경작지로 흘러 들어간 물은 결국 증발하여 빗물이 되어 다시 땅으로 떨어지는데, 대개 바다(지구의 71퍼센트를 차지하는)나 인간의 손이 닿지 않는 곳에 떨어진다. 게다가 경작지를 벗어나 수로로 흘러 들어간 관개수는 땅을 침식하고 강물이나 하천을 오염시켜, 결국 사용할 수 없는 물로 변하게 된다. 합성 비료나 살충제—미국에서는 곡물 생산을 위해 당연한 것처럼 사용한다—를 살포한 경작지는 특히 그렇다.

지구 수문학 순환계를 흐르는 97퍼센트 이상의 물이 짠물이다. 소금기 있는 물은 지구에 사는 모든 유기체에 독성을 발휘하는 데, 유기체는 소금기 없는 물로만 생명을 유지할 수 있다. 마실 수 있을 정도로 소금기가 사라진 물은 거의 대부분 빙하와 대빙원(大氷原), 혹은 인간의 손이 닿지 않는 깊은 곳에 갇혀 있다. 신선한 물 중 인간이 사용할 수 있는 것은 0.0001퍼센트에 불과하다. 물을 깨끗하게 보존하는 것은 생명과 직결된 매우 중요한 문제다.

> 무게 453킬로그램짜리 소 한 마리를 키우는 데 들어가는 물의 양은 해군 구축함 한 척을 띄울 수 있는 양이다.
>
> –〈뉴스위크〉

식물 위주 식단으로 문화적으로 전환하는 것은 상당량의 물을 고갈하는 수자원 낭비를 막는 데 도움을 주어 소중한 천연자원인 물을 보존할 수 있게 해준다. 우리 후손이 마시고 요리하고 청소하고 채소를 재배할 수 있는 물을 더 풍성하게 사용할 수 있게 된다는 의미다.

진지하게 우리의 자녀, 그 자녀의 자녀에게 살기 좋은 세상을 물려주어야겠다고 생각한다면, 우리는 문제를 해결할 수 있는 지렛대가 어디에 있는지, 가장 효과적인 방법이 무엇인지 고민해야 한다. 물을 절약하는 데서 식단을 식물 위주로 전환하는 것처럼 효과적인 방법은 없다.

## 소, 돼지, 닭의 또 다른 면

매해 미국에서 가공 처리하는 닭의 수는 전 세계 인구 60억 명보다도 많은 76억 마리다. 미국에 살고 있는 칠면조의 수는 3억 마리로 미국 인구 2억 8,000만 명보다 더 많다. 그뿐만 아니라 미국에서는 1억 마리의 돼지와 6,000만 마리의 식용 소를 사육하고 있다. 그 많은 동물의 배설물을 어떻게 처리하는 것일까?

적절하게 처리한 배설물은 쓰레기가 아니다. 미생물로 분해될 수 있는 자연 비료다. 예전에는 가축 배설물을 대부분 땅을 비옥하게 하는 데 이용했다. 하지만 엄청나게 많은 동물을 비육장이나 축사에 가두어놓고 사육하는 오늘날에는 동물의 배설물을 땅으로 되돌리는 것이 경제적으로 보탬이 되지 않는다. 그러한 이유로 요즘 농업은 날이 갈수록 화학 비료와 살충제에 대한 의존도를 높여가고 있다.

동물 배설물 대신 화학 비료를 사용하는 바람에, 대지는 땅의 본질을 상실하고, 표토(表土)는 본질을 되찾는 능력마저 잃어 버리고 말았다. 표토란 영양분을 충분히 품고 있는 토양층으로, 토양층이 없으면 식품 생산은 위기를 맞게 된다. 아이오와주에서만 매해 상실되는 표토층의 양이 미시시피강을 떠다니는 바지선 16만 5,000척을 꽉 채울 정도다. 월드워치연구소의 에드 아이레스는 "표토층 상실이 지구에 미치는 영향은 사람이 피를 잃는 것과 같다. 그 부작용은 엄청나다"고 말한 바 있다.

미국에서 113그램짜리 햄버거를 생산할 때마다 유실되는 표토층의 양은 그 햄버거의 다섯 배나 되는 566그램이다.

불행하게도, 요즘 가축 배설물은 땅으로 되돌아가 표토층을 복원하는 데 사용되기보다는 대개 물에 버려진다.

> 대량으로 고기를 생산하는 것이야말로 가장 골치 아픈 오염원이다. 카우파이(밀크를 주재료로 만든 파이)가 목가적인 분위기를 연상시킬 때도 있었지만, 최근의 축산 폐기물은 대량으로 물고기를 죽일 뿐 아니라, 오염된 물에 노출되면 기억 상실, 정신적 혼돈, 급성 피부염을 일으키는 피에스테리아(pfiesteria: '물고기 킬러'라는 의미의 라틴어로 물고기 에이즈라고도 불린다. 깨끗한 물에서는 말썽을 부리지 않지만 물이 독성 화학물질에 오염되면 독성을 품고 물고기의 면역체계를 파괴한다) 감염 질환을 일으킨다. 미국에서 축산업이 배출하는 폐기물은 인간이 배출하는 것의 130배에 달한다. …… 대형 목장은 늘어만 가고, 목장이 있는 지역의 식수는 축산 폐기물로 오염되어 가고 있다.
>
> –〈타임매거진〉

1997년 미국 상원 농업위원회는 축산 폐기물의 영향에 관한 장문의 보고서를 발표한 바 있다. 스크립스 하워드 뉴스 서비스사는 그 보고서의 요점을 다음과 같이 보도했다.

적절히 처리하지 않아 비위생적인 화학물질과 세균이 가득하고 거품이 버글거리는 축산 폐기물은 땅으로 스며들어 결국 인간이 목욕을 하고 세탁을 하고 마시는 물로 흘러든다. 축산 폐기물은 강을 오염시키고, 물고기를 죽이며, 사람에게 병을 안겨 준다. 목장 밀집지역의 환경 오염, 질환, 사망의 발생 건수는 가히 재앙이라 할 수 있다. 동물 공장이 밀집해 있는 지역치고 주민들이 질환을 호소하지 않는 곳이 없다.

축산 폐기물의 심각성을 접할 때마다 나는 공포에 떨면서도 한편으로는 혐오감을 느끼곤 한다. 하지만 원인을 알고 있는 이상 그 문제를 해결하고, 다시는 그런 일이 발생하지 않도록 조치를 취할 수도 있다.

- 1995년 6월 21일, 노스캐롤라이나 뉴 리버(New River)로 흘러 들어간, 부패한 돼지의 배설물 양은 9,463만 5,290리터이고, 그날 현재 돼지 배설물로 뒤덮인 바다 밑 석호 지대는 무려 3만 2,370제곱미터에 이른다.
- 돼지 배설물로 죽어간 뉴 리버의 물고기 수는 1,000만~1,400만 마리에 이른다.
- 축산 폐기물 때문에 조개류조차 잡을 수 없게 된 바닷가는 1,473제곱킬로미터에 이른다.
- 노스캐롤라이나주에서 700만 마리에 달하는 돼지가 쏟아내는 오물량은 650만 인구가 배출하는 오물량의 4배에 달한다.
- 돼지 배설물에 들어 있는 병균의 양은 인간의 배설물보다 10배에서 100배 가까이 많다.

양돈사업이 급증함에 따라 노스캐롤라이나주는 물 오염 문제로 골머리를 앓고 있다. 전국 돼지고기 생산업자협회는 그 문제를 해결할 수 있으니 자신들을 믿어달라고 호언장담하고 있다. 하지만 다른 사람들은 그렇게 생각하지 않는다.

> 양돈업자들은 환경를 보호하기 위해 헌신적으로 노력하고 있다.
>
> –전국 돼지고기 생산업자협회

> 양돈장에서 흘러내리는 오물로 전국의 강과 바다가 심하게 오염되고 있다. 미국의 경우 한 가구당 떠안아야 할 축산 폐기물의 양이 무려 20톤에 이른다. 인간의 배설물을 강하게 규제하는 법규는 있으면서도, 동물 배설물에 대한 규제는 느슨하거나 아예 없는 경우도 있다.
>
> –걱정하는 과학자들의 모임

동부 해안선을 따라 인간에게 여러 가지 질병을 안겨주고, 대량으로 물고기를 죽이는 독성 세균의 학명은 피에스테리아 피스시시다(Pfiesteria piscicida)이다. 이는 '지옥에서 온 세균'으로 더 많이 알려져 있다. 이 세균에 감염되면, 심각한 두통과 시야 혼탁, 구역질, 구토, 호흡 곤란, 신장 및 간장 기능 장애, 기억 상실 혹은 심각한 인지 손상이 발생한다. 이러한 증상은 피에스테리아 피스시시다에 오염된 물을 마실 때는 물론 피부만 노출되어도 발생할 수 있다.

피에스테리아균에 감염되어 죽은 물고기의 수는 노스캐롤라이나주에서만 지난 2~3년간 무려 10억 마리가 넘는다.

오랫동안 인간의 곁에서 살아온 피에스테리아가 위협적인 존재로 변한 것은 최근의 일이다. 그렇다면 무엇이 그것을 그토록 무서운 존재로 만들어버렸을까? 동물 배설물에 의한 물의 오염이 그 원인이다. 물줄기로 흘러 들어간 돼지 배설물은 피에스테리아가 살기 적합한 조건을 만든다.

> 노스캐롤라이나는 아름다운 경치, 장엄한 산, 해변으로 유명한 곳이다. 양돈사업이 수려한 경치를 미국의 화장실로 만들고 있다.
>
> – 돈 웹, 전 양돈업자

동물 배설물이 대량으로 물줄기에 스며들면, 수중 생태계에 심각한 산소 고갈 현상이 일어난다. 산소 고갈 현상이 길어지면 물고기가 질식사하는데, 그렇게 되면 질식사한 물고기를 잡아먹고 사는 다른 물고기들 역시 먹잇감이 없어져 굶어죽고 만다. 동물 배설물에 의한 오염으로 루이지애나 남쪽에 있는 1만 8,130제곱킬로미터에 이르는 광활한 바닷가가 생물이 거의 살 수 없는 '죽음의 지역'으로 변했다.

하지만 책임을 져야 할 관련 업계는 문제가 과장되었으며, 사실은 모든 것이 잘 돌아가고 있다고 주장하고 있다. 미국 최대 조류식품 업체의 대변인인 데일 반 부어스트는 다음과 같이 언성을 높이고 있다.

"요즘의 조류식품 생산업체들은 동물 배설물이 물줄기로 전혀 스며들지 않도록 조치를 취하고 있다. 다른 업계와 마찬가지로 간혹 예외적인 사고가 발생할 수는 있지만, 목축업계가 '청수 법규(Clean Water Act)'를 엄격하게 준수하고 있는 것은 사실이다. 물을 오염시키고자 하는 사람은 단 한 명도 없다. 배설물 방출 허가를 받아야 할 업체는 물을 오염시키지 않는다."

공장식 축산농장에서 배출하는 배설물 양은 너무 어마어마해서, 그 피해를 필설로 표현하기가 어려울 지경이다. 예를 들어 유타주 밀퍼드에 있는 양돈공장 서클 포 팜스에서 나오는 돼지 배설물 양이 유타주 인구가 배출하는 배설물 양과 맞먹을 정도다. 서클 포 팜스가 문을 연 이래 그 지역의 보건 문제는 줄곧 심각해졌다.

> 유타주 보건국에 따르면 밀퍼드 주민이 설사병에 걸릴 확률은 전체 유타 주민의 20배에 달하고 밀퍼드 주민이 호흡기 질환에 걸릴 확률은 전체 유타 주민의 7배에 달한다.
>
> –〈솔트레이크 트리뷴〉

서클 포 팜스는 당연히 보건국의 발표가 사실이 아니라고 강변한다.

> 어떤 데이터도 밀퍼드 지역의 질환 발생이 서클 포 팜스와 관련되어 있음을 증명하지 못하고 있다.
>
> – 서클 포 팜스의 대변인 브라이언 볼드윈

미국인은 자신들이 마시는 물이 깨끗하지 않다는 사실을 알고 있다. 미국인이 생수와 정수용 기자재 구입으로 지출하는 돈은 매년 20억 달러에 이른다. 레바논 국민총생산의 절반에 해당하는 어머어마한 금액이다.

한편, 걱정하는 과학자들의 모임은 고기 453그램을 생산하는 과정에서 오염되는 물의 양이 파스타를 만들 때 오염되는 물의 양보다 무려 17배나 많다고 주장한다.

## 식수

우리가 키우는 동물이 우리가 마시는 물을 오염시킨다는 것은 서글픈 일이다. 깨끗한 물의 중요성은 아무리 강조해도 지나치지 않다. 물은 지구를 정화한다. 우주에 떠 있는 지구가 파란색으로 아름답게 보이는 것도 물 때문이다. 지구가 다른 별들이나 달과 확연히 다를 수 있는 것은 순전히 물 때문이다. 물은 지표의 4분의 3을 덮고 있다. 물은 우리 육신의 4분의 3을 이룬다. 아트 서스먼은 다음과 같이 우리를 일깨운다.

> 백만 년 전 아프리카에 살았던 우리 조상을 생각해 보자. 7,000만 년 전에 살았던 공룡을 생각해 보자. 인간이 오기 전 수백만 년 동안 미국 중서부를 뛰어다녔을 버펄로를 생각해 보자. 그 어떤 것을 생각하든, 그 유기체는 생명을 유지하기 위해 물을 마셨다. 그들이 마신 물은 지금 우리가 마시고 있는 바로 그 물이며, 우리가 먹는 곡식 한 알, 물고기 한 마리, 혹은 고기 속에 들어 있는 바로 그 물이다. 물 분자는 유기체 속으로 들어가서 그 몸의 일부가 되었다가 피와 땀, 소변, 수분으로 이 세상으로 되돌아온다.

물 한 방울에 상상할 수 없을 만큼 많은 분자(3,000,000,000,000,000,000,000)가 들어 있음을 지적하면서 그의 말은 아래와 같이 계속된다.

> 컵에 물을 채워보라. 당신이 들고 있는 컵의 물 분자 중 1,000만 개 이상은 버펄로의 몸을 돌던 것이며, 1,000만 개 이상은 공룡의 몸을 돌던 것이며, 1,000만 개 이상은 아프리카 조상의 몸을 돌던 바로 그 분자다. 우리가

마시는 물 한 잔은 우리 이전에 이 지구상에서 산 모든 생명체와 우리를 연결해 주고, 현재 살고 있는 모든 생물체와 연결해 주고, 미래의 모든 생명체와도 연결해 준다.

하지만 최근에는 우리가 마시는 물이 공장식 축산농장과 비육장에서 사육하는 동물의 배설물과 연결되는 일이 많아지고 있다. 캘리포니아 낙농업은 곤혹스러운 사례 중 하나다.

면적이 129제곱킬로미터나 되는 캘리포니아 치노 베이슨의 젖소들이 해마다 배출하는 배설물을 미식 축구장에 쌓으면 그 높이가 엠파이어스테이트 빌딩 꼭대기까지 올라간다. 하지만 소나기가 쏟아지면, 치노의 배설물은 산타아나 강과 오렌지카운티 주민이 마시는 식수의 절반을 공급하는 대수층으로 고스란히 스며들게 된다.

당신은 목축업이 수자원을 심각하게 오염시키고 있다는 사실을 대중이 왜 그토록 모를까 의아해 할 것이다. 업계는 그에 대한 책임이 없다고 주장하지만, 사실은 그들에게 책임의 일부분이 돌아가야 한다.

식물 위주 식단으로의 문화적 변화는 공장식 축산농장과 비육장에서 가축을 더 적게 사육하게 함으로써 배설물 배출을 줄이고 물의 오염을 막는 것을 의미한다. 물이 더 깨끗해지고, 동물 배설물을 매개로 전염되는 위험한 병균이 그만큼 적게 떠다니게 된다는 것을 의미한다. 식물 위주 식단은 또한 우리 지구의 물을 생명수로 되돌리는 첫걸음이기도 하다.

개인적이든 집단적이든 우리가 내리는 선택은 우리 혈관을 흐르는 물, 우리의 강과 개천을 흐르는 물, 아직 태어나지 않은 후손들의 몸속을 흐를 물에 지대한 영향을 미친다. 공장식 축산농장과 비육장에서 생산되는 육류 식품이 아니라 채식 위주의 식단을 선택하는 것이야말로 물을 오염시키지 않는 행위다. 우리 개개인은 우리가 취하는 행동의 순수성과 그 결과에 책임을 져야 한다.

새로운 음식문화의 방향은 우리 후손들이 깨끗하고 풍성한 물을 사용할 수 있다는 것을 의미한다.

## 쓰레기장으로 변하는 서부

요즘에는 가축을 다양한 환경에서 사육한다. 미국과 선진 산업국가에서는 거의 모든 돼지와 닭을 공장식 농장에 수용하여 사육한다. 예를 들어 소들은 처음에 방목장에서 풀을 뜯어먹으며 자라다가 도살장으로 끌려가기 3~4개월 전부터 비육장으로 옮겨 주로 곡물과 콩을 먹는데, 그 사료에 질릴까 봐 건조한 조류 배설물과 하수 침전물, 혹은 그보다 더 역한 것들까지 받아먹는다.

소가 미국 서부에 미친 영향은 아무리 과대 평가해도 지나치지 않다. 서부의 70퍼센트를 가축 방목장으로 사용하는 실정이기 때문이다. 몬태나, 와이오밍, 콜로라도, 뉴멕시코, 애리조나, 네바다, 유타, 아이오와의 3분의 2 이상을 방목장으로 사용하고 있다. 소와 양 등의 동물이 풀을 뜯어먹는 지역이 무려 212만 4,599제곱킬로미터에 이르는데, 사람에게는 1인당 겨우 8,093제곱미터의 땅이 돌아갈 뿐이다. 이런저런 이유로 목축업에 사용할 수 없는 곳은 접근이 쉽지 않은 밀림이나 덤불 지역, 아주 건조한 사막, 모래 언덕, 극도로 돌이 많은 지역, 절벽이나 산의 정상, 대도시와 마을, 도로와 주차장, 공항, 골프장

뿐이다. 서부에서 동물들이 들어가 풀을 뜯어먹을 수 있는 곳은 모두 동물들이 들어가 있는 셈이다.

그렇다면 그로써 환경에는 어떤 변화가 일어난 것일까?

미국의 카우보이는 전통적으로 야성적인 남자의 상징이자 자립심의 대명사로 표현되어 왔다. 하지만 소들이 풀을 뜯어먹는 땅은 대부분 일반 대중의 공동 소유지다. 따라서 국민의 것이며, 후손의 재산이다.

오늘날 서부 국유림의 70퍼센트, 토지관리국 소유 대지의 90퍼센트에서 가축들이 풀을 뜯어먹고 있다. 그것도 목축업자들의 개인적인 이득을 위해서. 일반 대중은 그들에게서 그만한 대가를 받고 있는 것일까?

1994년 연방 정부는 목축업자들의 가축이 풀을 뜯어먹는 공공 소유지를 관리하기 위해 1억 500만 달러의 예산을 집행한 바 있다. 그 대가로 연방 정부가 목축업자에게서 거두어들인 세금은 겨우 2,900만 달러였다.

주 소유지에서도 같은 일이 벌어지고 있다. 애리조나주 정부가 소유한 3만 7,635제곱킬로미터의 땅 중 94퍼센트를 가축용으로 사용하고 있다. 애리조나주 헌법에 따르면, 애리조나 대지관리국은 주 공립학교를 지원하기 위해 대지 사용자에게서 가능한 한 많은 수입을 올릴 의무가 있다. 그런데도 애리조나 대지관리국이 1998년에 목축업자에게서 거두어들인 세금은 220만 달러에 불과했다. 이는 대지 사용료가 4,046제곱미터당 26센트임을 의미하는 것으로, 목축업자가 개인 소유자에게 지불하는 대지 사용료와는 상대가 되지 않을 만큼 적은 액수다.

뉴멕시코주도 하등 다를 바 없다.

• 1994년, 뉴멕시코 주지사 브루스 킹이 자기 가축에게 풀을 먹이기 위해 70제곱미터의 주 소유 땅을 빌린 대가로 지불한 돈은 4,046제곱미터당 65센트였다.

• 1994년, 뉴멕시코 주 대지관리국 국장으로 입후보한 스털링 스펜서가 자기 가축에게 풀을 먹이기 위해 80제곱킬로미터의 주 소유 땅을 빌린 대가로 지불한 돈은 4,046제곱미터당 59센트였다.

• 뉴멕시코 주가 목축업자에게 주 소유 땅을 빌려주고 받는 돈은 4,046제곱미터당 99센트다.

• 목축업자에게 부여한 특별세 감면 및 면제 조치로 뉴멕시코 목축업자들이 내지 않게 된 재산세와 판매세, 특별세를 모두 합치면 연간 수십 억 달러에 달한다.

• 뉴멕시코 주보다 가난하면서 세금을 더 많이 부과하는 주는 세 곳이다.

• 뉴멕시코 주보다 빈곤하게 사는 여성의 비율이 높은 주는 한 곳도 없다.

목축업자들은 서부 지역만큼 방목지로 좋은 곳이 없다고 주장한다. 전국목축업자협회는 동물이 적절하게 풀을 뜯어먹으면서 발로 땅을 팔 때 공기가 땅속으로 들어가기 때문에 오히려 땅이 비옥해진다. 이는 가축이 걸을 때마다 땅이 느슨하게 풀어진다는 것을 의미한다. 산소가 땅속으로 들어가면 풀과 나무는 그만큼 더 잘 자라게 된다고 주장한다.

하지만 무게가 453킬로그램이나 나가는 동물들이 걸음을 옮기면, 식물을 짓밟는 것은 물론, 땅을 더욱 단단하게 다지게 된다. 따라서 오히려 풀이나 식물이 살기 힘든 땅으로 변하게 된다. 다져진 땅으로는 물이 흡수되지 않기 때문에 소나기라도 내리면 표토층이 깎이고 도랑이 더욱 깊게 파일 뿐만 아니라, 강바닥이 손상을 입어 지표상의 물 흐름이 왜곡된다.

목축업자들은 뻔뻔스럽게도 가축이 땅에 도움을 준다고 주장한다.

1931년 농무성에 동물 피해 통제소(ADC) 프로그램이 설립된 것은 단 하나의 목적인 서부 지역의 가축산업에 피해를 줄 것으로 여겨지는 야생동물을 제거 · 억압 · 통제하는 일을 위해서였다. 반대자들에게는 물론 인기가 없는 프로그램이었다. 반대자들은 ADC를 '모든 동물의 말살', '의존적인 카우보이에 대한 원조' 등 다양한 타이틀로 불렀다.

1997년 연방 정부는 홍보 관계자와 이미지 컨설턴트들의 조언을 받아들여 ADC에 '야생동물 서비스'라는 새로운 타이틀을 붙였다. 그러면서 '야생동물과 공존하는 삶'이란 모토를 들고 나왔다.

재미있는 말장난이다. '야생동물 서비스'란 사실 가축의 경쟁 상대거나 위협적인 동물은 가리지 않고 죽이는 것을 의미한다. 독극물, 함정, 올가미, 총기 발포 등이 그 방법이다. '굴에 사는' 야생동물을 죽이기 위해 공무원들이 굴에 휘발유를 뿌리고 불을 질러 둥우리 속의 어린 생명까지 씨를 말리고 있다.

야생동물 서비스 소속 공무원들이 의도적으로 죽이고자 하는 동물에는 오소리, 흑곰, 살쾡이, 코요테, 회색 여우, 적색 여우, 쿠거, 주머니쥐, 너구리, 줄무늬 스컹크, 비버, 뉴트리아(늪너구리라고도 한다), 산미치광이(호저라고도 한다), 프레리도그(다람쥣과의 포유류), 블랙버드(찌르레기과), 황로, 찌르레기 등이 포함된다. 또 야생동물 서비스 공무원들이 무의식적으로 죽이는 동물에는 가정용 개와 고양이를 비롯하여 멸종 위기에 처한 여러 종류의 생물이 포함된다.

사람들은 '야생동물과 공존하는 삶'을 모토로 내세우는 연방 정부 기관인 야생동물 서비스가 의도적으로 죽이는 동물이 연간 150만 마리에 달한다고 말한다.

이 프로그램은 국민이 낸 세금으로 목축업자의 개인적 이익을 보호하는 데 불과하다. 목축업자들은 자신들이 환경을 보호해 주기 때문에 정부의 조치는 당연한 것이라고 주장한다.

우리가 지금보다 고기를 적게 먹으면, 서부 지역의 광활한 공유지는 더 가치 있고 환경적으로 생존 가능한 쓸모 있는 땅으로 변할 수 있다. 서부 지역의 상당 부분은 태양빛이 강렬하고 바람도 많이 불기 때문에 대형 태양열 발전소와 풍력 발전소를 설치할 수 있다. 그 지역에서 가축이 사라지면 광전지 모듈과 풍차가 환경을 오염시키거나 훼손하는 일 없이 엄청난 양의 전력을 생산할 수 있다. 그 외의 지역에서는 화석 연료보다 오염도가 훨씬 덜한 '바이오매스(식물과 동물의 배설물에서 발생하는 메탄과 수소로 만든 합성 연료)' 연료로 이용될, 수확 가능한 풀을 키울 수 있다. 야생동물이 거주지를 마련할 수 있도록, 야생동물이 사는 자연을 감상하면서 그저 그 생물들이 스스로 자라도록 내버려두면 된다.

식물 위주 식단으로 전환하는 것은 서부의 광활한 목초지가 건강을 되찾는다는 것을 의미한다. 연방 정부가 현재 목표로 삼고 말살하려 하는 수많은 동물의 멸종이 아니라 생존을 의미한다.

식물 위주 식단으로 전환하는 것은 또 우리 자녀들이 지구의 자연적 시스템과 조화를 이루는 방법을 발견하면서 살게 되는 것을 의미한다.

# 지구를 지켜라

"열대우림의 생물들을 위협하거나
멸종 위기로 몰아넣은 가장 큰 원인은
가축들의 방목이다."

고인이 된 영화배우 라울 줄리아(영화 〈송곳Stiletto〉, 〈오델로〉, 〈아담스 패밀리〉 등에 출연)와 친분을 맺고 같이 일할 수 있었던 것은 나에게 행운이었다. 터질 듯한 충만함과 기쁨을 발산하던 줄리아는 세상의 문제들, 특히 기아 문제에 지속적으로 관심을 기울이고 가슴 깊이 사회적 책임감을 느끼던 할리우드 스타 중 한 사람이었다. 나와 그는 리버 피닉스와 리사 보닛도 출연한, 최대 시청률을 자랑하는 텔레비전 토크쇼에 같이 출연한 적이 있다. 우리는 한 시간 동안 시청자들에게 내가 하는 일, 식품 선택이 우리 건강과 환경에 미치는 막대한 영향에 대해 소개했다.

나와 줄리아는 기회가 있을 때마다 열대우림 지역과 그곳의 놀랍도록 폭넓은 생물의 다양성이 처한 상황에 대해 의견을 나누었다. 줄리아에게는 매우 중요하면서도 개인적인 이슈였다. 그는 영화 〈버닝 시즌The Burning Season〉에서 주연을 맡아 골든 글로브와 에미 상을 석

권했다. 그가 맡은 배역은 서부 아마존 열대우림 지역에 사는 브라질 농부들의 집과 땅을 지키기 위해 투쟁한 노조 지도자 치코 멘데스라는 인물이었다. 멘데스가 세계적으로 유명한 인사가 되고 열대우림 수호자의 심벌이 될 수 있었던 것은 목축업자를 쉽게 열대림으로 인도하는 도로의 건설을 막았기 때문이다. 멘데스는 1991년 그의 노력에 반감을 품은 목축업자들에게 잔인하게 살해당했다. 하지만 그의 메시지와 노력은 지금도 살아서 움직이고 있다.

불행하게도 모든 사람이 줄리아와 멘데스처럼 열대우림과 그곳에 사는 원주민에 관심을 갖고 있는 것은 아니다. 몇 년 전에 아주 유명한 뉴에이지 지도자를 만난 일이 기억난다. 그의 제자 몇 사람이 그에게 내 책을 언급하면서 채식주의자가 되라고 조언했다고 한다. 별다른 관심을 보이지 않던 그는 자신은 송아지 고기와 치즈버거를 먹어도 아무 해도 입지 않을 수 있는데, 그것은 자신에게 '파장을 전환(transform the vibrations)'할 수 있는 능력이 있기 때문이라고 말했다. 그는 내가 심리적 공황 상태를 느낄 정도로 말하면서 내 앞에서 햄버거를 반드시 먹어치우고야 말겠다고 했다.

그의 의도가 내 속을 뒤집어놓는 것이었다면 그는 성공했다. 하지만 그의 말을 들었다고 해서—그는 내가 자신의 말을 듣고 채식주의 습관을 버리리라 기대했을 것이다—내가 가지고 있는 신념이 허무하게 무너져내릴 리 만무했다. 그 대신 나는 그에게 이렇게 말했다. "선생에게는 다른 사람들처럼 심장마비나 암에 걸리지 않을 특별한 능력이 있을지 모릅니다. 하지만 몸만 겨우 들어가는 좁은 개별 우사에 갇힌 채 무릎까지 올라오는 배설물 위에 서 있어야 하는 송아지를 먹어서 무슨 좋은 일이 있단 말입니까."

그는 성인에게 먹히는 동물에게는 기가 막히게 좋은 사후(死後)의 삶이 제공된다고 말했다.

그 말을 들으니 마음이 몹시 무거워져 더는 대화를 하고 싶은 마음이 없었다. 그런데도 나는 그에게 한 가지 질문을 더 던졌다. '파장을 전환'할 수 있는 그의 능력이 열대우림에 어떻게 좋은지, 또 그와 같은 생각을 하는 다른 사람들에게 버거를 제공하기 위해 파손되고 있는, 보석처럼 귀한 자연에 어떻게 좋은지를 물었다.

그는 열대우림과 그 밖의 지리적인 현상은 단지 환상에 지나지 않는다고 대답했다.

나는 세계 산소량의 상당 부분을 생성한다는 점에서 열대우림은 절대적으로 필요한 존재라고 말했다.

그러자 그는 "나하고는 상관없는 일이오. 나는 나만의 현실을 창조할 뿐이오"라고 대답했다.

나는 그 자리를 떠나면서 그가 과연 자신만의 현실을 창조하는 사람이라고 생각했다. 하지만 그의 현실은 불행하게도 우리 시대의 가장 절박한 문제들과 관계된 것도, 그것을 인정하는 것도 아니었다. 그의 현실은 무의식적으로 다른 생물들에게, 위기에 처한 생태계에 너무나 사실적이고 현실적인 고통을 안겨주는 것이다.

## 열대우림을 치즈버거와 바꾸기

열대우림은 지구의 소중한 자연자원 중에서도 특히 더 소중하다. 세계 식물종의 80퍼센트 이상을 보유하고 있을 뿐 아니라, 세계 산소량의 상당 부분을 담당하기 때문이다. 열대우림은 지구상에서 가장 오래된 지리적 생태계로서, 엄청난 생물학적 풍성함의 원천이 되어 왔다. 지구상에 존재하는 생물의 절반 정도가 습한 열대우림 지대에 살고 있다. 그리고 열대우림 지대는 파라오 시대 이전부터 환경과 조화를 이루며 살아온 세상에서 가장 고유한 인종의 집이다.

생물학자 E. O. 윌슨은 페루의 나무 한 그루에서 영국 전체를 헤집고 다녀야 찾을 수 있는 개미의 종 수와 맞먹는 다양한 개미를 발견한 적이 있다. 어떤 자연학자는 반경 4.8킬로미터에 불과한 아마존 열대우림 지대에서 무려 700여 종의 나비를 발견한 적도 있다. 그와는 대조적으로 유럽 전체를 까뒤집어 봤자 겨우 321종의 나비를 발견할 수 있을 뿐이었다. 인도네시아 열대우림 지대에 들어가 0.1제곱킬로미터에 줄을 그어놓고 그 안에서만 생물을 찾아보면 북미 지역에서 찾을 수 있는 종류만큼이나 다양한 생물을 발견할 수 있다.

우리는 아직도 열대우림이라는 소중한 자연자원을 잘 모르고 있다. 하지만 그것의 보전은 지구 생태계에 절대적으로 필요하다. 현재 사용하고 있는 의약품의 4분의 1 정도를 바로 열대우림 지역에서 나는 물질로 만들고 있다. 요즘 어린이 백혈병 환자의 생존율이 80퍼센트까지 높아졌는데, 그것은 로지 페리윙클(협죽도과의 식물)이라 불리는 열대우림 식물에서 추출한 빈크리스틴(vincristine)과 빈블라스틴(vinblastine)이라는 알카로이드 약품 덕분이다. 과학자들은 지금까지 의약품을 목적으로 실험한 열대우림 식물이 겨우 1퍼센트도 되지 않기 때문에 열대우림이야말로 미래의 의학을 결정하는 요소라고 말한다.

하지만 그토록 아름답고 중요한 열대우림이 가공할 만한 속도로 파괴되고 있다. 1초마다 미식축구장 크기만 한 지역이 사라지고 있다.

그 무엇이 열대우림을 파괴한단 말인가?

라틴아메리카 열대우림 파괴의 주범은 가축 사육이다. …… 우리는 열대우림이 햄버거로 바뀌는 장면을 보고 있는 것이다.

– 노먼 마이어스. 《가장 중요한 자원 : 열대우림과 인간의 미래 The Primary Source: Tropical Forests and Our Future》의 저자

중남미의 가축들은 대개 방목지로 사용하기 위해 벌목하고 불로 태우기 전의 열대우림 지대에서 풀을 뜯어먹으며 자란다. 열대우림 보호 네트워크에 따르면, 열대우림 지대에서 사육한 소고기로 만드는 햄버거 1개당 자그마한 부엌 크기인 약 5제곱미터의 열대우림이 사라진다고 한다.

열대우림 지대에서 사육한 소고기는 패스트푸드 햄버거나 소고기 가공식품으로 사용하는 것이 보통이다. 1993년과 1994년, 미국이 중남미에서 사들인 생고기와 냉동고기의 양은 9만 720톤을 웃돈다. 중남미 열대우림의 3분의 2는 질기고 저렴한 고기를 미국 식품업계에 팔아 돈을 벌려는 목축업자들 때문에 이미 파괴된 실정이다. 미국으로 수입될 때 원산지 라벨조차 붙이지 않기 때문에, 출처를 추적하는 것조차 불가능한 형편이다.

– 열대우림 보호 네트워크

콜레스테롤 수치가 이미 높은데도 돈을 약간 절약해 보겠다고 열대우림 지대에서 사육한 소고기로 만든 햄버거를 먹어치우는 미국인의 어리석은 행동을 볼 때마다 나는 충격을 받는다. 맥아더 재단에 따르

면, 햄버거를 먹어 절약할 수 있는 액수는 아주 미미하다고 한다.

> 미국이 지난 25년 동안 멕시코 남부와 중남미에서 소고기를 수입한 행위야말로 절반 가까운 열대우림 지역이 사라지게 한 가장 큰 요소다. 다른 지역에서 고기를 구입해서 쓸 때보다 햄버거 가격을 단지 5센트 정도 낮출 수 있기 때문이다.
>
> – 맥아더 재단

열대우림 지대에서 사육해 미국으로 수입한 소고기는 더 기름기가 많은 국내산 고기와 섞인 다음 패스트푸드 체인점이나 햄버거 · 핫도그 · 런천미트 · 칠리 · 스튜 · 냉동 도시락 · 애완용 먹이를 만드는 회사로 간다. 맥도날드와 버거킹은 이제 열대우림 지대에서 사육한 소고기를 수입하지 않는다고 주장하고 있다. 하지만 연방 정부의 조사로 수입 고기가 원산지 라벨 없이 국내 시장에 진출한다는 사실이 밝혀진 이상, 그 주장도 믿기 어렵다. 중남미에서 수입하는 소고기양은 최근 들어 감소 추세를 보이지만, 그래도 연간 수입량이 무려 4만 5,360톤에 달한다.

• 아마존 열대우림 지대 2.6제곱킬로미터에 사는 새의 종 수는 북미 지역에 사는 새를 모두 합한 종 수보다 많다.

• 열대우림 지대에서 사육한 소고기로 패스트푸드 햄버거 하나를 만들 때마다 20~30종의 식물, 100종의 곤충, 10여 종의 새와 포유동물, 파충류가 사라진다.

• 인도네시아 국민이 미국인처럼 햄버거를 많이 먹어치우기 위해

필요한 고기를 생산할 목적으로 벌목을 하는 경우, 113만 3,120제곱킬로미터에 달하는 열대우림이 완전히 사라지는 데에는 겨우 3.5년밖에 걸리지 않는다.

• 코스타리카 국민이 미국인처럼 소고기를 많이 먹어치우기 위해 필요한 고기를 생산할 목적으로 벌목을 하는 경우, 그곳의 열대우림이 완전히 사라지는 데에는 겨우 1년밖에 걸리지 않는다.

• 인도에서 숲을 파괴하면서 햄버거 하나를 생산하는 비용은 보조금이 아닌 실질 생산비를 포함하면, 무려 200달러에 달한다.

전국목축업자협회는 미국 소고기와 열대우림 파괴의 관계를 아무렇지도 않게 생각해 왔다. 그들은 《육식, 건강을 망치고 세상을 망친다》의 내용을 반박하면서, 미국인이 패스트푸드로 소고기를 소비하는 것과 열대우림 지대의 파괴는 거의 혹은 전혀 상관이 없다고 주장한다.

미국에서 패스트푸드 햄버거를 엄청나게 소비하는 상황에서 나는 그들의 주장이 제발 사실이기를 소망한다. 하지만 많은 사람, 특히 육류업계에 종사하는 일부 사람조차 다른 소리를 하고 있다. M. E. 엔스밍거 박사는 워싱턴주립대학 동물학과 학과장으로서 가축 사육에 관한 저서를 열 권이나 집필했다. 가축 사육 분야에서는 고전으로 통하는, 1,200쪽에 달하는 방대한 저서 《동물과학Animal Science》은 지금까지 9쇄나 발간되었다. 그는 개정판에서 다음과 같이 적었다.

> 햄버거 100그램이 브라질 열대우림 0.5톤만 한 가치를 지니고 있는 것일까? 햄버거 하나를 먹기 위해 열대우림 약 6제곱미터—작은 부엌 크기—를 파괴하는 것은 지나친 것이 아닐까? 햄버거를 생산하기 위해 아마

존에 가축 방목지를 조성해야만 하는 것일까, 아니면 그 열대우림과 자연 환경을 보전해야 하는 것일까? 이러한 질문들이 너무 적게, 너무 늦게 제시되어 이미 아마존의 소중한 열대우림과 환경을 지키기 힘든 지경이 되어 버렸다. 열대우림이 조성되는 데에는 수천 년이 걸렸지만, 그것의 상당 부분을 파괴하는 데에는 겨우 25년밖에 걸리지 않았다. 열대우림이 사라지면, 다시는 돌아오지 않을 것이다.

우리에게는 숲이 필요하다. 숲은 산소의 공급원이다. 숲은 기후를 조절해 주고 홍수를 막아주며 토양 침식을 막아주는 가장 든든한 버팀목이다. 숲은 물을 순환시키며 정화한다. 수백만 종의 식물과 동물의 보금자리다. 게다가 너무나 인간적이게도 인간이 살 집을 지을 재료와 땔감까지 제공한다. 숲은 생물의 순수성을 유지하면서 아름다움과 영감, 위안을 제공한다.

목축업 외에도 세계 최대의 원시림이 사라지게 만드는 요인들은 다음과 같다. 농업과 인구 이주, 수력 발전소 건설과 같은 대형 개발 프로젝트, 대형 프로젝트에 수반되는 도로 건설과 벌목 행위. 그렇다면 우리가 할 수 있는 것은 무엇일까? 종이와 나무 사용을 줄이고, 종이와 나무 제품을 재활용할 수 있다. 열대 지방에서 생산되는 경목(硬木)을 전혀 사용하지 않는 것도 한 방법이다(미국에서는 목재 소비를 2퍼센트만 줄여도 열대 경목을 수입하지 않을 수 있다). 열대우림 보호 운동을 전개하는 조직을 돕는 것도 한 방법이다. 하지만 무엇보다 중요한 방법은 고기를 덜 먹는 것이다.

식물 위주 식단으로의 문화적인 전환이야말로 남아 있는 숲을 보호하는 가장 근본적인 단계다. 식물 위주 식단을 유지하는 데 필요한 농지 면적은 고기 생산에 필요한 방목장 면적보다 훨씬 적다. 따라서 식물 위주 식단으로 전환하는 것은 식품 생산을 위해 더는 숲을 훼손하는 일 없이 우리가 먹고살 수 있는 유일한 방법이다. 숲은 이산화탄소를 흡수하고 산소를 방출한다. 따라서 식물 위주 식단으로 전환하는 것은 우리 후손에게 호흡할 수 있는 더 많은 산소, 온실 효과 없이 안정된 기후, 신선한 대기를 선사하는 행위다.

지금 당장 행동을 취한다면 사태를 역전할 기회는 아직도 남아 있다. 우리가 육식이 아니라 채식을 선택할 때마다 나무를 한 그루 심고 다듬는 것과 마찬가지로, 앞으로 다가올 후손들을 위해 더욱 푸르고 건강한 미래를 창조하는 셈이다.

## 진행 중인 온난화

만약 지구 크기가 농구공만 하다면, 기온 변화가 제대로 일어나고 유기체들이 모두 모여 살고 있는 부분은 한 사람이 호흡할 때 내뿜는 수증기의 막만큼이나 얇은 것이 될 것이다. 즉 거미줄만큼이나 가는 베일 속에 지구상의 모든 생명체가 살고 있다는 의미다. 온실 가스가 기후를 불안하게 하고, 생물권(生物圈)의 생존성을 위기에 빠뜨리는 현상이 바로 그 얇은 부분에서만 발생하는 셈이다.

대기는 지구를 둘러싸고 있는 가스들의 혼합물이다. 장구한 세월 동안 대기는 믿을 수 없을 만큼 생명에 도움이 되는 조건을 유지하며 안정을 유지해 왔다. 예를 들어, 만일 산소 농도가 20퍼센트 상승하면, 지구상의 모든 채소는 불타버릴 것이다. 사실상 모든 식물이 두세

시간 만에 깡그리 사라지게 될 것이다.

대기를 구성하는 수많은 가스 중 이산화탄소 농도 역시 장구한 세월 동안 불가사의하게 안정을 유지해 오고 있다. 화석연료(석탄, 오일, 가스)를 태우면 엄청난 양의 이산화탄소가 대기 속으로 날아간다. 지구의 시간을 인간의 시간이라 한다면, 인간은 마이크로 초(백만 분의 1초)라는 상상할 수도 없을 만큼 짧은 시간에 대기 중 이산화탄소 농도를 무려 25퍼센트나 높인 셈이다. 지난 40여 년 동안 이루어진 일이다. 화석연료와 숲을 계속해서 태우는 한, 대기 중 이산화탄소의 농도는 통제 불가능할 정도로 상승하게 될 것이다.

이산화탄소 농도가 상승하는 상황에서 우리가 그에 따른 대책을 수립하지 않는다면 채소에 불이 붙는 사태를 막지 못하게 될 것이다. 수많은 과학자가 빙산이 붕괴되고, 해수면이 상승하며, 악성 폭풍우가 빈발하고, 해충이 번져 결국 생태계 전체가 붕괴될 것이라 예상하고 있다.

1990년대 초에 세계기상기구와 유엔환경계획은 기후 변화에 대해 무엇이 확실한지, 또 무엇이 추론적인지를 검증하기 위해 기후 변화에 관한 정부 간 패널(The Intergovernmental Panel on Climate Change: IPCC)을 구성했다. 98개국에서 차출한 저명한 과학자들로 구성된 패널은 문제를 포괄적으로 연구한 후 1995년 지구 온난화가 의문의 여지가 없는 현실임을 경고하는 보고서를 발표했다. 그 보고서는 일반적인 과학 논문처럼 한두 사람이 참여한 것이 아니라 과학자 78명이 글을 쓰고 26개국 400여 명의 학자가 뒷받침한 것이다. 또, 그 논문은 40여 개국 500여 명의 과학자가 검토한 뒤 다시 각 나라의 지구과학 연구를 대표하는 과학자 177명이 검증한 것이다.

IPCC의 조사 결과는 의문의 여지가 없다. 그 어떤 의문도 제기할 수 없을 만큼 명확하다. 인간이 화석연료를 태우는 행위가 지구의 기후를 불안정하게 하고, 파괴적인 날씨 변화와 재앙을 일으킬 확률이 높다는 것이다. 전 세계적으로 탄소 배출량을 줄이는 것이 절대적으로 시급하며, 특히 탄소 배출이 집중된 산업국가들에게서 더욱 그렇다는 것이다.

2001년 IPCC는 이전의 보고서를 개정한 새로운 보고서를 발표했다. 그들은 지구 온난화 현상이 지난 5년 동안 심각성과 위험성 면에서 두 배나 악화되었다고 지적했다.

물론 인간은 언제나 세상을 변화시키며 살아왔다. 집을 짓고, 강을 막아 댐을 건설하고, 땅을 경작하고, 나무를 자르고, 세상을 인간의 삶에 더 쾌적한 장소가 되도록 다양한 방법으로 변화를 주면서 비버라는 동물 못지않게 분주하게 살아왔다. 하지만 인구 급증과 과학기술의 발전은 변화를 창조하는 인간의 능력을 기하급수적으로 증폭하고 말았다.

냉온방이 갖추어진 빌딩에서 살면서 우리는 우리 자신이 기후 조건에 얼마나 나약한 존재인지 망각하기 쉽다. 스티븐 슈나이더는 지난 20여 년 동안 콜로라도 보울더에 있는 국립대기연구소에서 연구해 온 기상학자로, 지금은 스탠퍼드대학의 교수이자 IPCC 고문으로 일하고 있다. 그는 최근 다음 세기에 예상되는 기온 4도 상승—가장 보수적인 예측—의 의미를 다음과 같이 밝힌 바 있다.

> 기온이 1도 상승하더라도 인간은 대체로 적응할 수 있다. 하지만 4도 상승하면 빙하시대와 지금 우리가 살고 있는 온난시대(warm epoch)의 차이만

큼이나 엄청난 변화가 일어나게 된다. 그러한 변화가 자연적으로 이루어지는 데에는 만년이란 긴 세월이 필요하지만, 우리는 지금 100년 안에 그러한 변화가 일어날 수 있음을 언급하고 있다. 지구상의 생물과 기후에 의존하는 농업과 삶의 패턴에 극적인 변화가 발생하지 않는 한, 인간이 그러한 기후 조건에 적응할 수 있으리라 생각하는 기상학자는 단 한 명도 없다.

기온 4도 상승이 그 정도로 파괴적이라지만, 실제로는 그보다 더 큰 충격을 예상해야 한다. 사실 IPCC가 2001년에 발표한 보고서는 그럴 가능성이 있다고 밝히고 있다. 보고서는 평균 기온 2.7도인 지역이 100년 후에는 11도에 이를 것으로 예상된다고 지적했다. 그 보고서 내용이 사실이라면, 세계 식량 자원은 생물 다양성 상실과 해변의 엄청난 홍수로 결정적인 타격을 받게 될 것이다. 홍수는 해안선의 경작지를 파괴한다.

처음 들으면 엉터리 공상과학 소설 같아 믿어지지 않을 것이다. 하지만 아쉽게도 틀림없는 현실이다. 우리가 초래하는 변화는 단순한 기온 상승의 범위를 훨씬 넘어서고 있다. 만일 우리가 지구를 감싼 채 생명을 유지해 주는 가스층에 지금처럼 급격하고도 지속적으로 변화를 준다면, 예측할 수 없는 날씨 변화에서부터 지역별 흉년, 생태계 붕괴 현상 등 다양한 결과가 발생하게 될 것이다. 슈나이더는 온도 상승의 영향 중 단지 몇 개만 예측할 수 있을 뿐이라고 했다. 멕시코 만류는 방향을 바꾸거나 흐름이 중단될 것이다. 온난화가 지속되는 가운데서 정말로 그런 일이 발생한다면, 유럽은 얼어붙은 땅이 될 것이다. 남극 서부의 대빙원이 파괴되면, 해수면이 약 30미터나 높아져 해안선과 섬나라들이 물에 잠기게 된다.

지금까지 엄청나게 많은 기상 이변이 발생했다. 지구 온난화에 관한 베스트셀러 《자연의 종말The End of Nature》을 쓴 작가 빌 맥키벤은 다음과 같이 지적했다.

> 기상 변화는 느리면서도 꾸준하게 진행되는 성격이 있다. 그 변화에 가공할 스피드를 붙인 것이 바로 인간이다. …… 그로 인한 결과가 나타나지 않을 수 없다. …… 자연계는 이렇게 빠른 변화 속도에는 적응하지 못한다. …… 날씨까지 바꿀 수 있다면 뭐든지 바꿀 수 있다. 어느 특정 지역에 사는 식물군과 동물군을 변화시킨다. 비가 내리는 속도와 비가 증발되는 속도를 변화시킨다. 풍속을 변화시키고, 해류를 변화시킨다. …… 인간이 이룩한 그 어떤 것도 기온 상승으로 인한 변화만큼 거대할 수 없다. …… 전면 핵전쟁의 결과에나 비견할 수 있을 것이다. 그러한 핵전쟁에서 한 발짝 물러서 있다는 것은 다행이라 하지 않을 수 없다. 하지만 우리는 불행하게도 기온 상승을 부추기는 행위에서 물러서지 않고 있다.

그렇다면 그 무엇이 우리를 위기에서 구할 것인가? 과감하게 화석 연료 사용을 줄이고, 에너지원을 영구적인 태양열, 바람, 수소 같은 것에 의존하는 것이다. 파괴적인 결과를 피하기 위해서는 이산화탄소와 메탄 가스처럼 대기로 배출되는 온실 가스들을 과감하게 줄이지 않으면 안 된다.

육류업계가 고기의 단점에 대해 일반 대중을 호도해 왔던 것처럼, 불행하게도 석탄업계와 석유업계도 변화를 위한 절실한 시도를 방해해 왔다. 극심한 기후 변화로 엄청난 피해를 입은 2000년에도 엑슨/모빌사는 〈뉴욕타임스〉에 다음과 같은 내용의 기사성 광고를 실었다.

"인간이 지구 온난화의 주범이고, 그로써 폭풍우와 홍수가 발생한다고 주장하는 사람들이 있다. 하지만 과학자들은 그런 주장을 뒷받침할 만한 증거를 제시하지 못하고 있다."

사실 과학자들은 만장일치로 그런 주장에 동조하고 있다. 지구 온난화를 경고하는 과학자 그룹은 프린스턴에 있는 지구물리유체역학연구소, 뉴욕의 고다드우주과학연구소, 콜로라도 보울더에 있는 국립대기연구소, 캘리포니아에 있는 로렌스 리버모어 국립연구소 에너지부서, 영국의 하들리 기후 예측 및 조사 연구소, 함부르크의 막스 플랑크 기상학 연구소 등이다.

그와는 대조적으로, 서부 연료석탄협회가 설립한 푸른지구협회는 소수의 '온실효과 회의론자'들의 주장을 인용하면서—그들 대부분이 서부연료석탄협회로부터 임금을 받고 있음을 언급하지 않은 채—식물 성장과 더욱 푸르고 건강한 자연세계를 창조하는 데 도움을 주기 때문에 온난화의 진행과 더 많은 이산화탄소 배출을 장려한다고 선언했다.

로스 겔브스팬은 〈필라델피아 불리틴〉, 〈워싱턴포스트〉, 〈보스턴 글로브〉를 위해 일하는 베테랑 기자다. 그는 또 화석연료 업계가 절실하게 필요한 행동에 혼돈을 초래하고 방해할 목적으로 공무원에게 어떤 짓을 해왔는지 고발한, 수상 경력에 빛나는 《진행 중인 온난화:기후 위기와 은폐The Heat Is On:Climate Crisis and Coverup》의 저자이기도 하다. 그는 이렇게 지적한 바 있다. "화석연료 업계는 상호 심의 제도를 거친 과학이 그들의 주장과 정반대의 말을 한다는 것을 언급하지 않는다. 이산화탄소량의 증가로 일시적으로 많은 나무와 식물의 성장이 촉진될 수 있지만, 결국 성장이 멈추면서 식품으로서 가치와 영양가가 곤두박질치게 될 것이다. 이산화탄소 증가가 식물의 신진대사에 스트레스를 가하게 되면 식물은 질환, 곤충의 공격, 불에 허약해지게 된다."

실제로 이산화탄소와 메탄 가스의 증가는 대기 중 가스 비율에 변화를 일으켜 지구의 기온을 상승시킴으로써 인류에게 엄청난 피해를 주었다. 놀라운 사실은 지금 벌어지고 있는 현상이 앞으로 전개될 무서운 재앙의 시작에 불과하다는 점이다.

지난 35년 동안 북극해 빙산은 무려 40퍼센트나 얇아졌다. 2000년에는 북극 중에서도 가장 꼭대기에 있는 얼음이 녹는 일이 벌어졌다. 그해 여름에 북극을 찾은 탐험가가 있었다면, 수킬로미터를 수영할 수 있었을 것이다. 많은 과학자가 지난 5,000만 년 동안 북극이 그처럼 물에 잠긴 것은 처음이었을 것이라고 말했다. 2035년부터는 여름철에 북극에서 얼음을 보지 못하게 될 것으로 예측하는 과학자들도 있다.

이러한 기후 변화의 원인은 이제 비밀이 아니다. 대기 중 이산화탄소가 지구의 기온을 높여온 것이다. 2000년에는 지구 기온을 기록하기 시작한 1866년 이래 가장 더웠던 스물다섯 해를 꼽을 때, 그중 스물세 해가 1975년 이후였다는 사실이 발표되었다.

같은 해에 〈이E〉 매거진은 창간 이래 두 번째로 전 지면을 할애하여 단 하나의 토픽—지구 온난화—만을 집중적으로 다루었다. 편집장 짐 모타발리는 미치고 극단적인 기후 만행이 증가하지만, 시작에 불과할 뿐이라고 지적했다. 과학자들이 뒷받침하는 주장은 이렇다.

> 극단적이고 영구적인 환경 변화가 일어나고 있다. 태평양의 해수면이 높아져 작은 섬들을 집어삼키고 있으며 큰 섬들마저 위협하고 있다. 전 세

계에 널려 있는 산호초들이 표백현상으로 죽어가고 있다. 뉴저지부터 안티과(과테말라의 도시)에 이르는 해안 휴양지들에서는 모래사장이 차츰 사라지면서 지칠 줄 모르고 쳐들어오는 바다와 필사적인 싸움을 벌이고 있다. 캘리포니아의 타이달 풀(조수가 빠져도 여전히 물이 남아 있는 바위 같은 지역)과 워싱턴주의 글레이셔 국립공원 근처의 인구가 급격하게 변하고 있다. 남극에서는 미국의 웬만한 주(state)만 한 빙하가 깨져나가고 있으며, 알래스카에서는 해충들이 거대한 침엽수림을 죽이고 있다. 뉴욕과 같은 해안 도시들은 만반의 준비를 갖추기 시작했으며, 거대한 오존 구름은 인도양에 검은 그림자를 드리우고 있다.

이와 같은 세계 기상 변화를 자연적인 사이클의 일부라는 말로 설명하기는 어렵다. 이 위기는 인간이 스스로 초래했지만, 그렇다고 그 책임이 지구상의 모든 인간에게 골고루 돌아가야 하는 것은 아니다. 백악관의 과학 및 테크놀로지 정책국에 따르면, 이산화탄소 배출량의 73퍼센트가 산업국가에서 발생한다고 한다. 그중 가장 많이 배출하는 나라는 미국이다. 전체 이산화탄소 배출량의 22퍼센트를 차지하는 미국에서는 국민 한 사람이 해마다 무려 5톤의 이산화탄소를 배출하는 셈이다.

1996년 11월, 200년에 한 번 있을까 말까 한 엄청난 홍수가 워싱턴 DC를 가로지르는 포토맥 강을 엄습했다. 가설에 따르면, 그만한 홍수는 200년 후에 다시 발생하는 것이 정상이었다. 하지만 그런 홍수가 다시 찾아온 것은 3주 후였다.

도시 인구 증가를 감안한다 하더라도, 이상 기후의 피해는 인간을 경악하게 만든다. 1992년에는 허리케인 앤드루가 플로리다를 엄습하여 300년 만에 한 번 있을까 말까 한 엄청난 피해를 입혔다. 1996년에는 대홍수가 중국을 덮쳐 3,000여 명이 넘는 사망자와 260억 달러의 피해를 입혀, 인류 역사상 최악의 자연재해라는 앤드루의 기록을 갈아치웠다. 중국은 1998년에 다시 1996년의 것보다 더 파괴적인 홍수의 공격을 받아 360억 달러의 피해를 입었다. 1년 동안 전 세계에서 발생한 자연재해 피해를 모두 합산하더라도 1996년에 발생한 중국의 홍수 피해처럼 큰 피해를 입은 적은 1995년 이전에는 단 한 번도 없었다. 그 단 한 번의 물난리로 5,600만 명이 집을 잃었다. 같은 해에 방글라데시에도 홍수가 들이닥쳐 밀집해 살고 있는 국민의 3분의 2가 물난리를 겪었고, 그중 2,100만 명이 집을 잃었다. 그로부터 몇 달 후에는 허리케인 미츠가 중남미를 공격하여 1만 8,000명의 목숨을 앗아갔다.

이상 기후의 강도가 높아지면서, 국제 구호단체들도 뛰어난 활약상을 보여왔다. 2000년 국제적십자사연맹은 기후 변화가 '폭풍우, 가뭄, 전대미문의 홍수 같은 다양한 자연재해'의 증거라고 말했다.

## 가스로 인한 피해

대기 중 이산화탄소의 농도는 지난 1만 년 동안 100만 파트당 280파트(요소)로 일정하게 유지되어 왔다. 그러던 것이 약 100여 년 전부터 서서히 상승하기 시작했다. 적어도 40여 만 년 동안 한 번도 지구상에 존재하지 않았던 100만 파트당 360파트라는 엄청난 농도의 이산화탄소가 지금 존재하고 있는 것이다.

이 같은 위험을 초래한 활동이 많이 있기는 하겠지만, 그중에서도 농업이 가장 중요한 요소다. 그렇다고 해서 농업 전체가 비난받을 만한 짓을 한 것은 아니다. 음식을 선택하고 식품을 생산하는 방식에 따라 지구 온난화에 끼치는 영향이 각기 다를 뿐이다.

미국에서는 질소 비료의 대량 사용이 기후 변화의 주요 요소다. 질소 비료(그리고 폭발물의 재료이기도 한)의 가장 보편적인 형태인 질산 암모늄이 본질적으로 응고된 자연 가스, 즉 화석연료이기 때문이다.

질소 비료가 대기에 미치는 영향은 막대하다. 북서부 환경감시단의 애런 더닝과 존 라이언은 미국 경제는 국민 한 사람당 하루 453그램을 사용하는 꼴로 암모니아를 소비하고 있는데, 그것도 대부분 질소 비료라고 지적한다. 특히 미국에서 사용하는 질소 비료의 4분의 1을 가축 사료용 옥수수 밭에 뿌린다고 한다.

종류를 막론하고 식품을 생산하기 위해서는 에너지가 필요한데, 에너지원을 석탄, 석유, 가스에 의존하면 어쩔 수 없이 이산화탄소를 대기로 배출하게 된다. 이산화탄소 배출량은 생산하는 식품이 무엇이냐에 따라 차이가 난다.

화석연료를 사용하여 소고기에서 1칼로리의 단백질을 생산하기 위해서는 화석연료 54칼로리를 태워야 하는 반면, 콩에서 1칼로리의 단백질을 생산하기 위해서는 2칼로리만 태우면 된다. 다시 말하면, 콩에서 단백질을 섭취하는 사람의 에너지 소비는 고기에서 섭취하는 사람의 4퍼센트에 불과하고, 콩에서 단백질을 섭취하는 사람의 이산화탄소 발생량은 고기에서 섭취하는 사람의 4퍼센트에 불과하다는 의미다.

마찬가지로, 화석연료를 사용하여 옥수수나 밀에서 1칼로리의 단백질을 생산하기 위해서는 화석연료를 3칼로리만 태워도 되지만, 소고기에서 그만한 칼로리를 얻으려면 그보다 18배나 많은 화석연료를 연소해야 한다. 다시 말하면, 소고기에서 단백질을 얻으려는 사람이 콩이나 옥수수에서 단백질을 얻으려는 사람보다 18배나 많은 이산화탄소를 배출한다는 의미다.

이는 육식 반대 운동가들만의 주장이 아니다. 1996년 〈동물과학 저널〉에 실린 '생태계, 생존 가능성, 축산'이라는 제목의 논문도 동의한 내용이다. 그 논문의 집필자들은 "연구 결과(몬태나 주 마일즈시티에 있는 포트 키우 라이브스톡 앤드 레인지 리저브 래버러토리에서 포괄적으로 실시한)가 미국 육류산업이 화석연료에 심하게 의존하고 있음이 밝혀졌다"라고 지적했다.

축산업에 소속되어 논문을 쓰는 과학자들조차도 현대적 육류 생산이 이산화탄소와 그 밖의 온실 가스를 대량으로 배출하게 한다는 데 동의한다. 그렇다고 해서 축산업자들이 문제가 있음을 시인하는 것은 아니다.

> 소고기의 전체적인 열효율은 식물성 식품의 열효율과 비슷하거나 오히려 우수하다.
>
> -전국목축업자협회
>
> "가축 사료를 생산하는 데 들어가는 에너지는 석유제품을 만들 때 들어가는 양과 맞먹는다."
>
> -월드워치연구소

이산화탄소 다음으로 지구 기후에 불안 요소로 작용하는 가스는 메탄이다. 메탄은 사실 이산화탄소의 24배에 달하는 온실효과를 발생시키면서, 대기 중 농도도 훨씬 빨리 상승시키는 성질이 있다. 현재 대기 중 메탄의 농도는 처음으로 상승하기 시작한 100년 전에 비해 거의 3배에 달한다. 그 근본 원인은 물론 육류 생산이다.

미 환경보호청에 따르면, 전 세계 대기 중에 떠 있는, 인간이 생성한 메탄 가스 중 25퍼센트는 목축업 때문에 생성된 것이라고 한다. 도전을 받을 때 항상 그래 왔던 것처럼, 육류업계는 그 점에 대해서도 다시 한 번 나름의 주장을 펼친다.

> 미국 육류업계가 대량으로 메탄 가스 및 '온실' 가스들을 배출하여 지구 온난화를 크게 촉진했다는 주장은 신화에 불과하다.
>
> -전국목축업자협회
>
> 대기 중 메탄 가스 가운데 15~20퍼센트는 육류업계에서 배출한 것이다.
>
> -월드워치연구소

걱정하는 과학자들의 모임은 1999년 미국 사회를 분석하고, 우리의 일상사가 환경에 미치는 영향을 설명한 책을 한 권 출간하였다. 지구 온난화에 초점을 맞춘 그 보고서는 미국인이 환경에 끼치는 가장 파괴적인 행위로 가스 마일리지(단위 연료당 주행 거리)가 형편없는 자동차의 운행과 육식이라고 결론지었다.

지구 온난화에 깊숙이 관련된 육식업계는 인류 역사상 가장 중요한 그 문제를 부인하기 위해 석탄업계, 석유업계와 공동 전선을 펼치고 있다.

> 지구 온난화의 증거라는 것은 아무리 좋게 보려고 해도 두루뭉술한 것들뿐이다. 온난화 추세의 존재조차 확실하지 않다.
>
> -전국목축업자협회

> 지구 온난화는 21세기의 가장 위험한 환경적 위험으로 대두하고 있다. 지금 당장 행동을 취하는 것만이 우리 후손을 위험에 처하지 않게 하는 방법이다.
>
> -49명의 노벨 과학상 수상자들이 대통령에게 보낸 편지

기후를 안정시키는 길은 다수의 과학자가 인류 역사상 가장 큰 환경적 위험이라 여기는 요인을 해결하는 것이다. 인간의 문화를 자연세계를 존중하는 삶으로 전화하는 데서 모든 사람이 나름대로 역할을 나눠 가져야 한다. 우리가 내리는 선택, 우리가 취하는 삶의 방식이 그 조류를 되돌려놓는 역할을 하기 때문이다. 우리의 건강과 생물권(biosphere)의 건강이 조화되는 방법으로 음식을 얻음으로써, 우리 시대 들어 직면한 어마어마한 환경적 도전을 직시하여 되돌릴 수 있기 때문이다. 식물 위주 식단으로 전환하는 사람이 많으면 많을수록 인류가 생존하고, 더 나아가 번성할 가능성도 그만큼 높아진다.

식물 위주 식단으로의 문화적 전환은 환경적 온전함을 되찾는 첫걸음이다. 앞으로 다가올 우리 후손의 시대를 위한 사랑 행위인 것이다.

## 한 번에 조금씩 인류 구원하기

사람들이 만든 인공물에 둘러싸여 그것들과 쉬지 않고 상호 작용하면서 인간이 만든 환경 속에 파묻혀 살고 있는 우리는 대부분 자신이 인공물보다 위대한 환경에 절대적으로 의존해야 하는 존재라는 것을 인식하지 못하고 있다. 우리가 만지고, 보고, 느끼고, 냄새 맡고, 맛을

보는 모든 것이 궁극적으로 자연세계의 물질들이 합쳐져서 이루어진 것일 뿐만 아니라, 더 넓은 지구 공동체 안에 살고 있는 다양한 생물이 힘을 합쳐 인간이 생존할 수 있는 환경을 조성해 주고 있다.

지난 5억 년이란 세월 동안 지상에는 과학자들이 '대량 멸종(mass extinction)'이라 부르는 5대 붕괴가 있었다. 가장 유명한 멸종은 6,500만 년 전에 발생했는데 거대한 운석과 지구의 충돌에 따른 것으로 믿고 있다. 이 붕괴로 공룡 시대가 막을 내렸다.

대량 멸종은 자연적으로 발생하며 1억 년에 한 번꼴로 일어난다. 그런 일이 일어난 뒤 생명이 회복되는 데에는 아주 오랜 세월이 걸린다. 생명이 회복되더라도, 그것은 예전의 생명이 돌아온 것이 아니라 새로운 생명형(life form)이 진화된 것이기 때문이다. 따라서 멸종은 사실상 최종적이다.

뉴욕 미국 역사박물관이 실시한 조사에 참여한 생물학자들은 우리가 지금 여섯 번째 대량 멸종으로 가는 중간 지점에 와 있는데, 여섯 번째 멸종은 지구 역사상 가장 빠른 시간 안에, 공룡이 멸종될 때보다 더 빨리 이루어질 것이라고 예측했다. 멸종의 원인은 지구가 우주에서 날아온 거대한 운석과 부딪치기 때문이 아니라 자신이 창조의 중심이라고 착각하는 두 발 달린 동물 때문이라고 한다.

멸종은 평상시에도 일어나지만, 인간은 평범하고는 거리가 먼 멸종의 물결에만 몰두해 왔다. 생물학자들은 '평범한(normal)' 수준에서 멸종을 예측했을 때 1년에 10~25종의 생물이 사라진다고 한다. 하지만 실제로는 1년에 적어도 수천 종, 어쩌면 수만 종의 생물이 멸종하는지도 모른다.

우리는 고래, 치타, 팬더, 그 밖의 감동적이고 귀여운 동물을 구할 필요가 있다. 그뿐만 아니라 식물들(플랑크톤, 해양 먹이사슬의 기본인 미세 유기체를 포함하여), 균류, 박테리아, 곤충들도 구해야 한다. 당신은 앞으로 냉장고에 붙이는 자석 겉면에서, 동물원에서, 혹은 텔레비전 프로그램에서 이와 같은 동물들을 볼 수 없을지 모른다. 하지만 그것들은 지구 생명에 도움을 주는 존재들이다. 그리고 어쩌면 인간보다 더 필요한 존재일지 모른다.

하버드대학 생물학과 교수이자, 처음으로 '생물 다양성(biodiversity)'이라는 단어를 만들어낸 에드워드 O. 윌슨 박사는 보잘것없어 보이는 개미가 인간보다 지구 생명에 더 소중한 존재일지 모른다고 말한다. "인간이 모조리 사라진다면, 가축이나 가정용 식물을 제외한 지구상의 모든 동물과 생물이 엄청난 혜택을 누리게 될 것이다." 숲은 원상을 회복하고 대기 가스는 안정을 되찾을 것이다. 바다에 물고기들이 돌아올 것이고, 거의 멸종되었던 생물들이 서서히 모습을 드러낼 것이다. 인간이 멸종된다는 것이 엄청난 손실임은 틀림없겠지만, 인간이 지구에 한 짓을 고려했을 때 차라리 다른 생물들의 생존이 더 바람직할 것이다.

윌슨 박사의 말에 따르면, 인간이 아니라 개미가 멸종하면 그 결과는 엄청난 재앙으로 나타나게 된다고 한다. 개미는 땅을 파뒤집어 흙이 공기를 쐴 수 있게 한다. 개미는 작은 곤충들의 포식자로서 죽어버린 작은 생물의 90퍼센트 정도를 분해하여 흙에 영양분을 제공하는 사이클의 일부분을 담당한다. 수많은 식물에 수분을 제공하기도 한다. "개미가 사라진다면, 다른 생물들의 멸종으로 이어지고, 어쩌면 일부 생태계의 붕괴로까지 이어질 수 있다."

개미 외에도 수많은 박테리아, 균류, 미세 유기체들이 전체 생태계에 미치는 영향은 절대적이다. 생명의 신비한 연결 고리가 다 밝혀지기도 전에 수많은 생물이 사라지는 것이 과연 있을 수 있는 일인가? 하지만 아무도 장담할 수 없는 일이다.

우리는 일부 생물의 멸종이 그 생물의 비극으로만 머물지 않는다는 사실을 잘 알고 있다. 더 많은 식물과 동물, 그 밖의 생물체가 바이오 지역(생물 지역)에 존재할수록 그만큼 그 지역은 파괴에 저항력을 가지게 되고, 물이 깨끗해지고, 땅이 더욱 풍성해지며, 기후가 안정되게 유지되고 동물이 들이마실 수 있는 산소를 공급하는 따위의 환경적인 역할이 더욱더 잘 수행되게 된다.

오늘날 소 떼나 다른 반추동물(양이나 염소 같은)이 풀을 뜯어먹는 면적은 놀랍게도 전 세계 육지 면적의 절반이나 된다. 그것들은, 돼지나 조류와 마찬가지로, 전 세계 경작지에서 수확한 곡물 중 상당 부분을 사료로 먹어치운다. 이러한 농업 현실이 야생동물의 보금자리와 생물 다양성에 끼치는 영향은 막대하다.

미국의 광활한 서부 지역을 소 떼 방목에 이용함으로써 야생생물이 입는 피해는 엄청나다. 가지뿔영양(pronghorn)은 100년 전만 해도 1,500만 마리나 있었지만 지금은 겨우 27만 1,000마리만 살아 있다. 한때 200만 마리를 웃돌던 로키양(bighorn)도 지금은 2만 마리도 채 남아 있지 않다. 엘크의 수도 급락하기는 마찬가지다. 수만 마리의 야생 말과 동굴에서 사는 동물도 소 떼와의 경쟁을 이기지 못해 구석으로 몰려왔고, 상당수는 도살당하기도 했다. 한편 소 목장주들은 멸종위기종보호법에 따라 보호받는 늑대가 자연으로 돌아오지 못하도록 방해해 왔다.

1999년, 와이오밍대학 로스쿨 교수로 야생생물을 연구하여 석사학위를 받은 데브라 도나휴 박사는 자신의 저서에서 멸종 위기에 처한 생물을 보호하고 생물 다양성을 지키기 위한 최선의 방책은 모든 공유지에서 가축을 쫓아내는 것이라고 주장했다. 그러자 와이오밍주 의회의 상원 의장이자 목축업자인 짐 트위퍼드는 와이오밍 대학에서 로스쿨을 폐쇄하자는 안을 상정하기도 했다.

나와 대화를 나눈 적이 있는 목축업자들은 캘리포니아 상원의원인 루벤 아얄라의 말을 앵무새처럼 되뇌었다. 아얄라 상원의원은 멸종위기종보호안에 반대하는 이유를 설명하는 자리에서 "공룡이 멸종되었다지만 난 조금도 그 녀석들이 보고 싶지 않아"라고 말했다. 생물의 멸종이 생존의 일부라는 것이 그들의 태도다. 멸종은 선사시대 이전부터 있어왔고, 그것이 자연이 진화하는 방법이라는 것이다. 생물의 멸종을 걱정할 필요가 없는데 오늘날 일부 생물이 멸종한 것은 그것들이 환경에 적응하지 못했기 때문이라는 것이 그들의 주장이다.

오늘날 멸종되는 생물이 선사시대보다 1,000배에서 1만 배까지 많다는 일부 과학자의 주장을 간과한다면, 그들의 주장은 현실에 비추어보았을 때 그럴듯하게 들린다. 1997년 미국 어자원 및 야생동물 서비스가 미국 남서부 지역을 대상으로 실시한 연구조사에 따르면, 조사대상의 절반 정도가 소 떼 방목으로 멸종 위기에 몰려 있다고 한다.

미국, 열대우림, 다른 지역에서의 멸종률을 가파르게 끌어올리는 주요 원인은 야생동물 서식지가 파괴되는 것이다. 걱정하는 과학자들의 모임은 인간의 활동이 환경에 미치는 영향을 분석하면서, 소고기 453그램을 생산할 때 환경에 미치는 피해가 파스타 453그램을 생산할 때의 20배에 달한다고 결론지었다.

식물 위주 식단으로의 문화적 전환이야말로 현재 멸종 위기에 몰렸거나 위협을 받고 있는 수많은 생물을 구하는 길이다. 그렇게 하는 것이야말로 원하면 다른 생물체들에 무슨 짓—멸종시키는 것도 포함—이라도 할 수 있다는 식으로 다른 동물 위에서 군림해 온 자세를 더 유지하지 않겠다는 선언이다. 그렇게 하는 것이야말로 정복자의 길을 택해 스스로 자멸하는 길이 아닌, 다른 생물을 보존하고 지키는 역할을 겸허하게, 영광스럽게 받아들일 준비가 되어 있다는 선언이다.

멸종은 되돌릴 수 없다. 우리에게는 이미 사라져버린 것을 재창조할 능력이 없다. 하지만 자연은 회복하고 보충하는 놀라운 능력을 지니고 있다. 인간이 자연에 대한 공격을 줄일 때에만 자연은 자기 몸을 치유할 수 있다. 식물 위주 식단으로 전환하는 사람이 많아지면 많아질수록 우리가 지구에게 원하는 요구가 그만큼 가벼워질 것이고, 그로써 다른 지구 가족원을 희생하지 않고도 우리의 욕구를 충족하고, 건강을 증진하고, 번영을 누리게 될 것이다.

## 옛날의 지구는

공장식 축산농장과 비육장을 통한 현대적 육류 생산은 건강, 인도주의, 환경이라는 면에서 엄청난 희생을 초래한다. 나는 모든 사람이 그 희생에 경각심을 가지기를 원하지만, 그렇다고 해서 그 희생을 모르는 사람들, 듣고 배운 대로 실천하는 사람들을 비난하고픈 마음은 없다. 육류업계의 호도(糊塗) 캠페인과 비판자를 잠재우기 위한 노력 덕분에 사람들은 대부분 자신이 선택하는 음식이 엄청난 파급효과를 불러온다는 것을 상상조차 하지 못하고 있다.

나는 배운 대로 행동하는 사람들을 비난하고픈 마음이 없다. 비판은 입으로는 지구가 아름답고, 미래가 활짝 열려 있다고 말하면서 자신들은 정작 지구와 미래를 파괴하는 행위를 서슴지 않는 육류업계를 겨냥한 것이다. 현실에 목소리를 높여야 할 의무가 있는데도 외면하기 좋아하는 언론도 비난의 대상이다.

1992년 71개국를 대표하는 1,600여 명의 과학자들—생존한 노벨상 수상자 절반 이상이 포함된—은 '인류에 대한 세계 과학자들의 경고라는 제목의 선언문에 서명했다. "인간과 자연세계가 충돌 과정에 놓여 있다"라는 문장으로 시작된 선언문은 다음과 같이 이어진다.

> 인간의 활동은 환경과 주요 자원을 무차별 공격하여 돌이킬 수 없는 상처를 입히고 있다. 중단하지 않으면 인간의 수많은 행동이 인류 · 식물 · 동물의 미래를 위험에 빠뜨릴 것이고, 우리에게 익숙한 방식으로는 삶을 지탱할 수 없을 만큼 세상을 변화시키게 될 것이다. 기존의 행동이 초래한 충돌을 피하기 위해서는 근본적인 변화가 시급하다…….
>
> 앞으로 20년 안에 인간은 지금 처한 위기에서 벗어날 기회를 상실하게 될 것이고, 생존 가능성도 현저히 줄어들게 될 것이다. 따라서 이 선언문에 서명한 세계의 원로 과학자들은 모든 세상 사람에게 미래에 대해 경고한다. 인류의 엄청난 비극을 피하고, 지구가 치유할 수 없을 정도로 상처받는 것을 피하기 위해서는 지구와 그 안에 뿌리 박고 살고 있는 모든 생물체를 관리하는 방식의 변화가 절실하다.

당신이나 나나 이렇게 권위 있고 역사적인 선언문이라면 당연히 신문의 1면 톱을 장식해야 마땅하리라 생각할 것이다. 하지만 '인류에 대한 세계 과학자들의 경고' 선언문을 언론사에 보냈지만, 미국과 캐나다의 주요 신문들은 '뉴스로서 가치가 없는' 것으로 평가하는 듯했다. 그날 캐나다의 유력지 〈글로브 앤드 메일Globe and Mail〉은 1면에 미키마우스를 닮아가는 자동차 사진들을 큼지막하게 실었고, 〈뉴욕타임스〉는 로큰롤의 기원을 1면에 상세히 보도했다.

나는 그들의 태도에 분노하지 않을 수 없었다.

새로운 천년을 앞두고 월드워치연구소도 해양 생물에 대한 보고서를 발표한 바 있다. 물고기 남획으로 성숙한 고기뿐만 아니라 치어까지 죽어가고 있다면서, 결국 해양 먹이망(food web)이 파괴될 것이라는 내용이었다. 〈토론토 스타Toronto Star〉는 처음에는 그 보고서를 특집 기사로 게재할 계획이었지만, 그들의 눈에 훨씬 중요하게 보인 긴급 뉴스 때문에 취소하고 말았다. 훨씬 중요한 뉴스라는 것이 바로 팝 그룹 스파이스 걸스의 멤버 한 명이 그룹에서 이탈하겠다고 선언한 것이었다.

당신도 절망감을 느낄 것이다. 하지만 이와 반대되는 일도 자주 발생하는 법이다. 어쩌다가 마음을 다잡고, 인간에 대한 믿음을 회복해주면서 인류에게는 여전히 희망이 남아 있다는 메시지를 전하는, 수백만 년에 한 번 있을까 말까 한 일을 꾸미는 것도 언론이다.

## 가장 희망이 없는 지역에서의 깨달음

몇 년 전, 나는 한 언론사로부터 깜짝 놀랄 만한 전화를 받았다. 결과론적인 말이지만, 나는 앞으로 전개될 일에 대해 전혀 준비를 하지 못한 상태였다.

집에 앉아서 사업에 대한 구상을 하는 둥 마는 둥 하고 있을 때 전화벨이 울렸다. 상대방은 한 번도 들어보지 못한 쾌활한 음성의 여성이었다. 텔레비전 쇼 담당자라는 그녀는 나와 내 일에 대한 프로그램을 만들어 방영하고 싶다고 했다. 《육식, 건강을 망치고 세상을 망친다》를 출간했을 때라서 신문 잡지 · 라디오 · 텔레비전 쇼 등에서 메시지를 전달하려 안달하던 나는 사실상 모든 인터뷰를 사양하지 않고 응하던 참이었다. 하지만 새벽 2시에 자그마한 케이블방송국에 도착하여 새벽 3시에 홈쇼핑 채널 시청자들을 대상으로 한 별 볼일 없는 지역 쇼 프로그램에 출연한 이후로는 인터뷰 요청을 좀 더 신중하게 검토하던 참이었다.

"쇼 제목이 뭔가요?" 그녀에게 물었다.

"'라이프스타일스'입니다."

"들어본 적이 없군요."

"전국적으로 방송되는 프로그램입니다."

좋았어, 좋았어, 좋았어……. 전국적인 쇼라면 구미가 당기는군. 좋은 기회가 틀림없어. 하지만 엉터리 쇼에 또다시 이용당하지 말라는 법이 없지 않은가. '라이프스타일스'라면 괜찮은 프로그램일 것 같은데, 전국적으로 방송된다는 네트워크의 이름은 낯설었다. 정보가 더 필요했다.

"우리 지역에서는 몇 시에 방송되나요?"

그녀에게서 자세한 내용을 듣고 나서 전화기를 내려놓자마자 신문을 뒤적거리며 그 프로그램이 정말 방송되는지 알아보았다. 솔직한 프로그램으로 여겨지는 것이 문제를 일으킬 것 같지 않았다. 하지만 나는 어떤 사실을 발견하곤 충격을 받았다. 내 앞에 펼쳐진 지역 신문에서 '부유하고 유명한 사람들의 라이프스타일'이라는 글자가 똑똑히 눈에 들어온 것이다.

나는 반신반의하면서 그녀에게 전화를 걸어 신문에서 본 사실을 확인해 보았다.

"맞아요. 저희 쇼의 풀 네임입니다."

나는 좀 더 외교적이고 약삭빨라야 했다. 하지만 나는 그런 방면으로는 도통 재주가 없었다. "난 당신의 쇼를 증오합니다. 당신은 인간의 가장 천박한 부분을 영광스러운 것으로 포장하고 있습니다. 당신의 프로그램은 과소비를 조장하고 있어요. 당신은 '지구가 망할 때까지 쇼핑을 즐기자'는 모토를 내걸고 있는 것이 틀림없습니다."

그녀는 동요하지 않는 척하면서 대답했다. "그렇게 생각하신다면 유감이군요. 하지만 우리 프로그램은 긍정적인 면을 심어주고 있어요. 〈커런트 어페어〉(자극적이고 선정적인 내용을 주로 다룸)나 〈하드 카피〉처럼 사람들의 마음을 어둡게 하는 프로그램이 아니거든요. 우리는 긍정적인 면을 강조합니다."

나는 그녀의 말에 동의하지 않는 이유까지 말해야 했다. 모든 종교·영적 지도자가 행복은 물질에서 얻는 것이 아니라고 이구동성으로 말하는 상황에서 도대체 어떤 텔레비전 쇼가 그와 정반대의 가치관을 전파한단 말인가? 생태계가 절벽 끝까지 몰려 있는 상황에서 도대체 어떤 쇼가 밑빠진 독처럼 소비하는 자제력 없는 소비행각을 찬양한단 말인가?

"나는 당신이 왜 나에게 전화를 걸었는지 이해할 수 없군요." 나는 단호하게 말했다. "난 당신들과는 정반대의 가치관을 가지고 있습니다. 해럴드 로빈스라는 작가에게 전화 걸려다가 나에게 잘못 다이얼을 돌린 거 아닙니까?"

"아닙니다, 존 로빈스 씨. 저는 분명《육식, 건강을 망치고 세상을 망친다》의 저자에게 전화를 건 것입니다."

"그렇다면 내가 맞군요. 하지만 댁이 나에게 전화한 이유를 도무지 이해할 수 없군요."

"제가 설명해 드리지요." 그녀가 말했다. "우린 1년에 한 번씩 색다른 포맷으로 방송을 내보냅니다. 인도주의 신장에 기여한 박애주의자를 모셔 얘기를 들어보는 것이 바로 그것입니다. 다른 사람들을 위해 재산을 기여한 분을 모시기도 하고요."

"매우 좋은 취지군요. 매주 그렇게 하시기 바랍니다. 1년에 한 번이라면 웃기는 쇼밖에 안 됩니다."

그녀가 웃었지만, 나는 더욱 갈피를 잡을 수 없었다. 나는 아주 진지하게 그녀에게 말하고 있었다. 나는 25년 전에 더 소박하고 지구 친화적인 삶을 추구하기 위해, 그녀가 법석을 떨면서 다루고자 하는 삶의 스타일에서 탈출한 사람이었다. 내가 보기에 그녀의 쇼는 인간의 통제에서 벗어난 소비의 무게에 짓눌려 신음하는 지구에 대해서는 전혀 관심이 없을 것 같았다.

그때 내 머리를 스치는 것이 있었다. 그녀가 나를 여전히 배스킨라빈스와 관련이 있으며, 그래서 부유함을 누리는 인물로 착각하고 있음이 틀림없었다. 그래서 그녀가 나에게 전화를 한 것이라는 판단이 들었다.

나는 인내심 있게 이미 오래전에 배스킨라빈스를 떠났으며, 그 후로는 순전히 혼자 힘만으로 살아왔고, 배스킨라빈스와는 금전적으로 전혀 관련이 없다고 말해 주었다.

나는 그 말로 그녀를 납득시킬 수 있으리라 믿었다. 하지만 내 판단은 맞지 않았다. 그와는 정반대로, 그녀는 오히려 나를 쇼에 등장시켜야 할 이유를 더욱 공고히 한 것 같았다.

"그렇다면 선생님은 부자로 잘살 수도 있었겠군요."

'부자로 잘살 수 있었고 유명해질 수도 있었던 사람들의 라이프스타일'이라는 프로그램이라면 나는 적격이었다.

나는 다시 한 번 정곡을 찌르기로 했다. "한 가지만 물어보겠습니다. 도대체 나를 당신 쇼에 출연시키려는 목적이 뭡니까? 나는 부자가 아닐 뿐만 아니라 당신의 쇼에 구역질이 날 지경입니다."

그녀는 한숨을 내쉬면서도 쉽게 물러서지 않았다. "좋아요, 저는 이해합니다. 하지만 우리도 이미 선생님의 책을 읽었답니다. 지금까지 읽은 책 중에서 가장 중요한 책이라고 생각합니다. 선생님께서 우리 프로그램에 출연하셔서 한 번도 그런 메시지를 들어보지 못한 수많은 시청자에게 들려주십사 하는 것이 우리의 바람이지요."

이것이 정녕 그녀가 나에게 전화를 건 목적이었단 말인가! 그녀의 말은 이해가 됐지만, 알랑거리는 말이 틀림없었다. 그녀의 의도가 좋기는 하지만, 그래도 나는 기분이 좋지 않았다. 나는 우리가 어떻게 살고 있는지 설명해 주었다. 싱크대가 달린 침실 겸 거실에서 아내와 같이 지내며 잠을 잘 정도로 집은 좁아터졌고, 자동차는 15년 전에 생산된 닛산 스테이션왜건으로 32만 1,900킬로미터나 달린 고물이었다. 그래도 자동차는 달렸고, 그래서 우리 부부는 행복했다. 하지만 우리의 생활 스타일은 방송으로 공개할 만큼 흥미롭지 않다는 사실을 들려주었다.

"그래도 상관없어요." 그녀가 자신있게 말했다. "일이 되도록 노력할 겁니다. 우리에게도 다 생각이 있거든요."

나는 자신이 없었지만, 결국 그러자고 하고 말았다. 그들에게 방문해도 좋은 날짜를 정해주고 만 것이다.

약속시간이 다가오자 우리 부부는 청소를 깨끗이 했다. 그렇다고 시간이 많이 걸리지는 않았다. 진공청소기로 구석구석 먼지를 빨아들이는 데 10분밖에 걸리지 않았다.

결국 일이 벌어지고 만 것이다. 도로변에 큼지막한 밴이 멈춰서는 것이 아닌가. 차 몸통에는 '부유하고 유명한 사람들의 라이프스타일'이라는 로고가 그럴듯하게 박혀 있었다. 블라인드 틈으로 밖을 내다보면서 '옆집에서 뭐라고들 생각할까?' 하는 걱정이 먼저 들었다.

차문이 열리면서 한 무더기의 사람들이 쏟아져 나왔다. 나중에 알게 된 그들의 신분은 조명기사, 카메라맨, 음향기사, 프로듀서, 디렉터, 점심시간에 그들에게 햄버거를 사다주는 '고퍼(심부름꾼)'였다. 게다가 장비가 이만저만 많은 게 아니었다. 나는 거실 겸 부엌(침대는 멀리 치워놓은 상태)을 둘러보면서 저 많은 사람이, 저 엄청난 장비가 들어올 공간이 절대로, 절대로 없다는 사실을 확인했다.

몸이 가장 육중해 보이는 사람—나중에 알고 보니 카메라맨—이 맨 먼저 문 앞에 섰다. 그는 노크하면서 말했다. "실례합니다. 불편을 끼쳐 죄송합니다. 우린 지금 존 로빈스 씨의 집을 찾고 있는데 길을 잃어버린 것 같습니다. 선생님의 집 번호가 로빈스 씨의 집 번호와 똑같아서 물어보는 겁니다."

나는 '하나님 맙소사!' 하고 생각했다. 그럴 줄 알고 있었다. 하지만 나는 그 당혹스러운 순간을 잘 모면할 방법을 궁리하고 있었다.

"제가 바로 존 로빈스입니다." 나는 쾌활한 목소리로 대답했다. "어서 들어오십시오."

그는 시선을 밑으로 내리면서 "여기가 정말 선생이 사시는 집 맞습니까?"라고 믿어지지 않는다는 듯 다시 물었다.

"물론이지요. 자, 어서 안으로 드십시오."

그가 몸을 돌리더니 동료들에게 외쳤다. "여기가 바로 그 집이야." 그리고 그는 웃었다. "우리가 방문했던 집들하고는 많이 다르군요."

그들이 집 안으로 우르르 몰려 들어오면서, 나는 친절한 주인 노릇을 하려 노력했다. "앉으세요." 나는 카메라맨에게 우리가 사용하는 의자를 권했다. 우리 부부에게는 의자가 4개 있었는데, 비닐 커버가 씌어진 것들로서 수십 년 전에 시어스에서 식탁용으로 구입한 것들이었다. 갈색 샴고양이인 브라운펠로라는 녀석이 오랫동안 발톱으로 긁어 비닐은 찢겨나간 상태였다. 처음에는 녀석의 그런 행동을 막으려 무던히도 노력했지만 소용없었고, 결국 두 손을 들고 말았던 것이다. 의자를 갈기갈기 찢는 것을 좋아하던 녀석 덕분에, 의자는 비닐 대신 고통의 흔적만을 남기고 있었다. 나는 그 의자를 예술가의 작품—고양이가 예술가인—처럼 감상해 왔다.

하지만 카메라맨은 의자를 그런 식으로 바라보지 않는 것 같았다. "괜찮습니다. 그냥 서 있겠습니다." 그는 뻣뻣하게 대답했다.

아마도 그의 거부 반응은 브라운펠로가 마침 그때 다른 의자에 창조행위를 하고 있었기 때문이었을 것이다. 또 어쩌면 고양이가 자신의 음식을 내 기대처럼 좋아하지 않는다는 의사를 분명하게 표현한다고 믿었기 때문이었을지도 모른다.

그들이 내 집으로 몽땅 들어오는 데에는 그리 오랜 시간이 걸리지 않았다. 쉽지는 않았지만 간신히 자리를 잡을 수 있었다. 나는 나에게 전화를 건 그 명랑한 여자를 만났고, 곧이어 인터뷰를 시작했다.

그들은 며칠에 걸쳐 여러 번 나와 인터뷰를 했고, 내가 어스세이브에서 말하는 장면을 찍으면서 '어스세이브 사무실'이라는 자막까지 넣어주었다. 나는 그들을 동료나 친구들에게 소개할 때마다 그들의 표정을 살피면서 자신 없는 말투로 말했다. "이분들이 그 프로그램에서 나오셨다는 사실이 믿어지지 않아."

첫째날 오전 촬영이 끝나고, 고퍼가 음식을 사와야 할 시간이었다. 하지만 그들은 촬영이 끝나는 순간까지 우리처럼 채식주의자가 되기로 했고, 나는 그들의 그런 자세에 존경심을 느꼈다. 아내 데오는 우리 뜰이나 지역 농산물시장에서 구해 온 신선한 유기농 채소로 맛있는 점심식사를 만들어 그들에게 제공했다. 카메라맨은 오랫동안 그 쇼를 위해 일하면서 궁궐 같은 대저택, 개인 소유 섬, 맨션 등 다양한 주택을 필름에 담았지만, 필름의 주인공들에게서 식사 대접을 받기는 처음이라고 말했다. 단 한 번도 식사 대접을 받은 적이 없다는 것이었다. 나는 그들이 필름의 주인공들에게서 단 한 번도 식사 대접을 받지 못했다는 사실이 아쉽기는 하지만 그들에게 색다른 경험을 줄 수 있게 되어 기쁘다고 말했다.

시간이 지나면서, 나는 그 카메라맨과 환경문제는 물론 우리의 소비윤리가 세상과 미래를 어떻게 망치는지에 대해 대화를 나누었다. 나는 모든 사람이 지구에 짐을 덜어주는 방향으로 생활 스타일과 공공 정책을 수립하고, 쓰레기를 많이 만들어 내거나 에너지를 많이 써서는 안 된다고 말했다. 나는 부유층과 빈곤층의 간격이 점점 벌어지고 있음을 걱정스럽게 지적했다. 그리고 또 식물 위주 식단과 그것이 가져다주는 수많은 혜택에 대해서도 언급했다.

그들과 작별할 시간이 되어서야 나는 그들과 함께한 시간이 얼마나 즐거웠는지 깨닫게 되었다. 방송국 직원들은 정말로 촬영을 마칠 때까지 채식주의자가 되었고, 심지어 나에게 존경심까지 표했다. 카메라맨을 비롯하여 그들은 나와 같이한 시간이 즐거웠으며, 많이 배웠고, 또 앞으로는 고기를 덜 먹겠다고 말했다. 나에게 전화를 걸었던 그 여자는 황홀해 하면서 나와 함께한 경험이 그녀에게 얼마나 큰 영향을 주었는지 상상도 할 수 없을 것이라고 말했다. 그녀는 나를 포옹한 채 이번 쇼야말로 자신의 일생 중 하이라이트가 될 것이라고 속삭였다. "무척 행복하고 자랑스럽습니다." 그녀가 말했다.

그녀의 말에 내 마음이 움직였고, 나는 그들이 떠난 뒤에도 한동안 그런 상태로 가만히 있었다. 그러다가 문득 방송에는 어떤 내용이 나올까 하는 궁금증이 생겼다. 그들은 몇 시간에 걸쳐 필름을 담아 갔고, 편집실에서 그것들을 자르고 토막 내어 한 편의 쇼 프로그램을 창조할 것이다. 그 결과물에 대해 상상할 수 있는 것이 전혀 없었다.

따라서 나는 그 프로그램이 방영되던 날 텔레비전을 켜면서 겁에 질려 있었다. 하지만 그들은 정말로 좋은 프로그램을 만들었다. 그들이 만든 프로그램 중 최고의 작품으로 판명된 그 프로그램은 전 세계 상당수 방송국을 통해 수천 번이나 방영되었다. 로빈 리치는 나를 '비영리활동의 선지자'라고 했다. 나에게 붙은 수많은 이름을 생각하면 그 단어가 반갑게 받아들여진다. 그들이 분명히 자르리라 확신했지만 포함된 장면이 있었는데, 그것은 내가 "욕망을 줄임으로써 나는 진정한 부자가 될 수 있었다."라는 데이비드 소로의 말을 인용하면서, 그를 존경한다고 말하는 장면이었다.

그들은 우리 방이 더 넓게 보일 수 있도록 특수 렌즈를 사용했다.

어느 시점에서 방 안을 훑는 카메라 렌즈에 사람이 앉지 않은 의자들이 보였다. 로빈 리치는 내가 지금까지 그가 어디에서 그런 아이디어를 얻었는지 경탄해 마지않는 "이 집의 모든 가구는 재활용한 것이랍니다"라는 말을 토해냈다.

그들은 그 프로그램 말미에 우주에서 바라본 아름다운 지구 사진을 보여주었다. 당신도 그 장면을 상상할 수 있으리라 믿는다. 수많은 별 속에 아름다운 보석처럼 매달려 있는 소중한 청록색 지구. 우리의 아름다운 지구, 당구공보다 더 완벽하게 천체적인 것, 기하학적인 불가사의. 정치적인 국경도 없고, 그저 바다와 대륙으로만 구성된 가슴 시리도록 연약하고 아름다운 우리의 세상. 그들은 오늘날의 텔레비전처럼 백만분의 1초마다 새로운 이미지를 보여주기보다는 단 하나의 사진만을 저 우주 위에 올려놓고는 그 뒤로 아름다운 음악을 흘렸다. 그러고 나서 로빈 리치는 그런 종류의 쇼에서는 좀처럼 들을 수 없는 말을 들려주었다. "존 로빈슨의 생활은 '죽을 때 가장 많이 가진 사람이 삶을 성공적으로 산 사람'이라고 믿는 이들에게 그것만이 전부가 아님을 보여주었습니다." 그러면서 우주에서 바라본 지구의 모습을 또렷이 보여주었다.

나는 그것이 하나의 텔레비전 쇼에 불과하다는 사실을 알기에 그때의 일을 과장할 생각이 없다. 하지만 그 쇼를 통해 우리 시대의 산적한 이슈들이 제기되었다는 점에서 감동을 받았다. 만일 〈부유하고 유명한 사람들의 라이프스타일〉 같은 프로그램들이 단 몇 초만이라도 온전한 말, 미국인이 정말로 들어야 할 말을 방송해 준다면, 우리에게는 여전히 희망이 있다고 말할 수 있다.

어쩌면 우리는 마지막 남은 강이 독극물에 오염이 되고, 마지막 남은 비옥한 땅이 포장되고, 마지막 남은 숲이 쇼핑몰로 변할 때까지 기다릴 필요가 없을지 모른다. 돈은 먹을 수 없다는 진리를 깨닫기 위해.

받기보다는 주는 것을 좋아하는 사람을 영광스럽게 대할 때 우리는 진리를 깨닫는 날을 오래 기다릴 필요가 없을지 모른다. 그저 돈을 많이 벌기 위해서가 아니라 이 세상을 더 살기 좋은 곳으로 만들기 위해 밤낮으로 노력하는 수많은 용기 있는 사람들을 인정하고 그들에게 고마움을 표할 때 깨달음의 날이 머지않아 다가올지 모른다.

머지않아 우리는 우리의 존경과 관심을 돈이 가장 많은 부자가 아닌, 우리의 육신과 지구를 위해 건강한 농작물을 재배하는 사람들, 상처 입은 생태계를 복원하고 멸종 위기의 생물을 보호하는 사람들에게 쏟게 될 것이다.

그리고 수많은 사람의 모든 생명체의 번성과 생존을 위한 노력이 뿌리를 깊게 내리게 될지도 모른다. 가장 희망이 없는 지역에서조차.

두꺼운 콘크리트판의 틈을 비집고 고개를 내미는 풀처럼, 우리가 쳐놓은 인간 사이의, 인간과 지구 사이의 벽을 무언가가 깨부수려 하는 것이다. 그 무엇이란 창조 그 자체의 경외로운 능력이다. 그것은 또 조류를 바꾸고, 타들어 가는 땅에 비를 내리고, 꽃으로 벌을 유혹하고, 수많은 생물들로 하여금 새로운 생명을 일으키게 하는 능력이다.

우리는 어쩌면 망각으로 향하는 일방통행로에 서 있는 것이 아닐지 모른다. 우리는 어쩌면 인류 역사상 가장 중요한 선택, 두 방향 중 한쪽을 택해야 하는 교차로에 서 있는지 모른다. 한쪽은 현재 코스를 변경하지 않고 가만히 있으면 저절로 가게 되어 있다. 아무런 행동도 취하지 않음으로써, 우리는 오염되고 멸종으로 걸어가는 세상, 균열이 확대되고 절망이 깊어지는 세상, 인류가 최고 수준의 욕구 성취로부터 멀어지는 세상, 가장 암울한 공포 언저리에서 살게 되는 세상을 선택하게 되는 것이다.

또 다른 선택은 생명 있는 세상과 활발하게 교류하는 것이다. 이 길을 걸어감으로써 우리는 우리 모두, 개개인, 살아 있는 지구를 겨냥하여 우리의 삶과 사회를 사랑받는 존재로 만들기 위해 의무적이지만 기쁜 마음으로 일하게 되는 것이다. 이 길을 걸어감으로써 우리는 우리의 자녀와 후손에게 깨끗한 공기와 물, 파란 하늘과 차고 넘치는 야생생물, 안정적인 기후와 건강한 환경이 보장되는 지구를 물려주고자 하는 욕구를 가장 소중하게 여기게 되는 것이다.

당신 혼자만이 미래에 두려움을 가지고 있는 것이 아니다. 당신 혼자만이 더 나은 세상을 꿈꾸고 있는 것도 아니다.

지금 사람들은 한결같이 마음속에 고통과 희망을 동시에 품고 있으며, 소중하면서도 위기에 처한 지구와 조화를 이루며 살아야 한다는 절망감과 희망을 동시에 품고 있다. 우리에게 두 갈래 길이 놓여 있다는 사실을 알지 못하고, 두 방향 중 하나를 선택하는 것이 얼마나 중요한 일인지를 깨닫지 못하는 사람은 이 세상에 단 한 명도 없다.

교차로에서 지구 친화적인 삶의 방식 쪽으로 발을 내딛는 것이야말로 발에 밟히는 땅과 발길이 인도하는 방향 두 측면에서 볼 때 매우 중요하다. 한 걸음은 다른 걸음으로 이어지고, 그 걸음은 또 다른 걸음으로 이어진다. 물론 지구를 구하기 위해 두서너 가지 손쉬운 일을 취했다 해서 손을 털고 그만두어서는 안 된다. 중요한 일을 하는 사람들이 늘어남에 따라, 그들을 본보기 삼아 행동하는 사람들이 많아짐에 따라, 사람들은 자신들이 그들에게 끌려가는 것을 느끼게 될 것이다. 한 걸음은 언제나 다른 걸음으로 이어진다. 지구에게 사랑을 표현하는 사람이 많아질수록, 우리가 보여주는 관심의 능력과 우리가 하는 일의 순수성에 이끌리는 사람들도 많아질 것이다.

나는 무지, 탐욕, 부정이 우리 사회에 얼마나 강력한 영향력을 발휘하는지 알고 있다. 나는 그것들의 영향을 받지 않는 것이 가능하다는 사실도 알고 있다.

하지만 나는 생명에 대한 갈구와 사랑이 인간의 마음에 얼마나 강력한 영향력을 발휘하는지 알고 있다. 그리고 나는 그것들의 영향을 받는 것이 가능하다는 사실, 지구의 생태계를 보호하면서도 생존력 있는 경제를 창조할 수 있다는 사실, 우리 인간이 지구 복원 책임을 일부 져야 한다는 사실을 알고 있다. 어둠의 힘은 엄청나게 크지만, 그렇다고 인간의 정신만큼 크지는 않다. 이 아름다운 지구와 생물을 소중히 여기면서 우리의 욕구를 충족하고 제한하는 것을 배울 수 있는 것이다. 생명의 신성스러움을 소중히 여기는 것이 우리의 본성이다.

오늘날 우리는 엄청난 곤경에 처해 있다. 지구상의 생명체들이 위기에 처해 있다는 것이 바로 그것이다. 우리 자신과 살아 있는 지구를 소중히 여기는 쪽으로 방향을 잡는 것이 지구 시민으로서의 의무이지만 그것이 다는 아니다.

그것은 기쁨의 길이요, 특권의 길이다.

# 소는 먹고 사람은 굶는다

"미국에서 생산하는 곡물 중
사료로 사용하는 비율은 70퍼센트고,
이는 14억 명이 양식으로 사용할 수 있는 양이다."

1974년 로마에서 세계 최초로 개최된 식품 컨퍼런스에서 미국의 헨리 키신저 국무장관은 1984년까지 남자, 여자, 어린이를 포함하여 누구도 굶은 채 잠자리에 드는 일이 없도록 하겠다고 약속한 바 있다.

그 후 많은 변화가 있었다. 우선 당시에는 세계 인구가 40억 명 수준이었지만 지금은 60억 명이 넘는다.

1970년대에는 1인당 곡물 생산량이 증가했다. 하지만 키신저가 기아가 끝날 것이라고 선언한 1984년을 기점으로 생산량은 하향 곡선을 그리고 있다. 그리고 모든 증거가 대수층의 물이 고갈되고, 농업용수로 쓸 자원이 부족해 하향 곡선이 더욱 가팔라지리라는 것을 암시하고 있다.

그와 동시에 세계 농경지의 토질이 떨어지고 있다. 2000년 국제식품정책연구소는 위성사진과 지도, 그 밖의 자료들을 이용하여 세계 농경지에 대한 가장 완벽한 연구 조사를 실시했다. 결과는 의심의 여지가 없었다. 침식과 영양 결핍으로 세계 농경지의 40퍼센트가 앞으로 식품을 생산할 수 있을지 의문이 들 만큼 토질이 심각하게 떨어진 것으로 나타났다. 세계은행의 부회장이자 국제농업연구소 컨소시엄의 회장이기도 한 이스마일 세라글딘은 "연구 결과는 한결같이 지구가 미래에도 생존 가능할 만큼 양식을 생산할 수 있을지에 대해 적신호를 울리는 것이었다"라고 지적했다.

오늘날 세계 인구 중 10억 명 이상이 충분히 먹지 못하고 있다. 개발도상국 어린이 3분의 1 정도는 정신이나 육체에 영구적으로 손상을 입힐 뿐 아니라 때로는 죽음의 원인이 되는 각종 전염병과 설사병에 취약하게 만드는 만성 기아에 시달리고 있다. 실정이 이런데도 맥도날드는 하루에도 5곳씩 레스토랑을 오픈하고 있다(그중 4곳은 미국이 아니라 외국).

에티오피아에 맥도날드 체인점을 여는 것이 과연 세계 기아를 종식시키는 길일까?

전통적인 가축 생산 시스템에서는 동물들이 인간이 먹을 수 없는 풀 같은 것을 먹어 인간이 섭취할 수 있는 식품으로 바꾸어주었다. 지금도 세계 많은 지역(아프리카 대부분) 사람들은 인간이 먹는 식품이 아니라 식물 따위를 먹어 인간이 먹을 수 있는 단백질로 전환시키는 동물에 의존하여 살아가고 있다. 하지만 산업국가들은 육류 생산량을 늘리기 위해 사료용으로 곡물과 콩류에 지나치게 의존하는 집중적인 사육 테크닉을 채택하고 있다.

산업국가에서 돼지와 조류는 거대한 실내 축사에 갇혀 곡물과 콩이 포함된 사료를 제공받고 있다. 소들은 대부분 도살장으로 끌려가기 몇 달 전에 비육장으로 가서 곡물과 콩류를 게걸스럽게 받아먹어야 한다. 세계 곡물 생산량의 거의 40퍼센트를 가축 사료용으로 사용하고 있다. 고기를 가장 많이 먹는 국가는 동물을 살찌우기 위해 곡물을 가장 많이 사용하는 국가다. 미국에서는 가축이 먹어치우는 곡물의 양이 미국 전체 인구가 소비하는 양의 2배에 달한다.

가축 사료용으로 사용하는 곡물의 양이 많으면 많을수록, 그만큼 인간이 먹을 수 있는 곡물의 양은 적어진다. 워싱턴주립대학 동물과학과 학과장을 지낸 M. E. 엔스밍거 박사는 미국 육류업계에 정통한 전문가 중 한 사람이다. 그는《동물과학》이라는 저서에서 이렇게 피력했다.

> 가축을 완전히 없애면 남는 곡물로 세계 기아 문제를 많이 완화할 수 있다는 주장은 의문의 여지가 없다. 가축에게 곡물을 먹인 뒤 가축의 생산물을 먹는 것은 비효율적이다.

## 누가 먹고 누가 먹지 못하는가?

요즘에는 세계 어느 나라에서건 부유층이라면 미국의 육식 습관을 따라야 하는 것으로 알고 있다. 이러한 경향이 세계 빈민층을 위한 식품 안전 보장에 어떤 영향을 미칠까? 동물성 식품의 소비가 늘고 있는 나라들은 더 많은 곡물을 동물에게 주어야 하기 때문에 사람에게는 적게 제공할 수밖에 없게 되고, 그로써 곡물을 대량으로 수입해야 한다. 1984년을 기점으로 1인당 곡물 생산량이 하락하고 있는 형편에 무슨 수로 곡물을 동물에게 제공하는 행위를 지속할 수 있단 말인가?

세계에서 인구밀도가 가장 높은 중국의 경우, 곡물을 가축 사료로 사용하는 비율이 1978년 8퍼센트에서 1997년에는 26퍼센트로 증가했다. 중국은 1990년대 초반만 해도 곡물 수출국이었지만, 지금은 육식이 증가한 탓에 일본에 이어 두 번째로 곡물을 많이 수입하는 나라로 전락하고 말았다.

중국인이 곡물을 사료로 먹는 동물의 고기를 많이 섭취하게 됨에 따라 중국의 곡물 수요량은 앞으로도 증가하게 될 것이다. 이러한 현상으로 ·중국은 머지않아 일본마저 앞질러 세계 최대 곡물 수입국이 될 것이고 어쩌면 세계 곡물시장을 혼란에 빠뜨릴지도 모르며 ·전 세계 식품가격의 상승을 초래하게 될지도 모른다. 중국이 세계 곡물가의 상승을 부추기지 않고 곡물을 수입하는 것은 불가능하다. 따라서 세계 인구 중 하루 1달러 미만의 돈으로 살아가는 13억 명은 위기에 처하게 될 것이다.

– 월드워치연구소

세계적으로 식품가격이 상승하면, 부유층은 여전히 먹을 수 있지만 빈곤층은 점차 의지할 곳이 없게 된다. 최근 곡물가격이 비교적 안정을 유지하는 것은 농경지에 물을 대기 위해 대수층에서 대량으로 물을 뽑아올려 사용하기 때문이다. 그로써 세계 식량의 절반을 대는 중국, 인도, 미국을 포함한 세계 곡창지대의 지하수면이 급속히 낮아지고 있다. 세계 유수의 수자원 연구기관인 국제수자원관리연구소는 대수층 수자원이 고갈돼 인도의 곡물 수확량이 4분의 1가량 감소할 것으로 예측했다.

구소련은 30여 년 전만 해도 곡물을 자급자족할 수 있었다. 하지만

1990년대에 들어오면서 세계 3위의 곡물 수입국으로 전락하고 말았다. 가축이 먹어치우는 곡물의 양이 사람이 먹는 양의 3배에 달하기 때문이다. 20여 년 전에는 볼 수 없던 기아가 만연하는 등 심각한 상태다.

전 세계적으로 곡물을 사료로 이용하는 목축업이 확대되고 있는 나라에서는 어쩔 수 없이 더 많은 사료를 수입해야 하는 상황으로 내몰리고 있다. 타이에서는 사료로 사용하는 곡물의 양이 20여 년 전만 해도 전체 생산량의 1퍼센트에 불과했지만, 지금은 30퍼센트로 껑충 뛰어올랐다. 그와는 대조적으로, 타이를 비롯한 아시아의 인구 증가로 더 많은 사람이 식량 부족 상태에 내몰린 채 살고 있다. 수백만 명이 식량 부족으로 죽어가고 있다. 수많은 성인이 자기 자녀가 굶주리는 것을 지켜보고만 있어야 하는 것이다.

반다나 시바는 과학 · 테크놀로지 · 자연자원정책연구재단의 소장이자 세계 식량 문제 전문가다. 그녀의 주장은 이렇다. "지금 우리 눈앞에는 세계가 맥도날드화해 가는 장면이 펼쳐지고 있습니다. 세계적으로 거래되는 곡물의 양이 많아질수록, 굶주림에 시달리는 제3세계의 국민도 많아지는 것이지요."

중동 국가들도 수입 곡물에 의존하여 생산한 육류를 많이 먹고 있다. 이집트는 20여 년 전만 해도 곡물을 자급자족할 수 있었다. 가축이 먹어치우는 곡물의 양이 전체 생산량의 10퍼센트에 지나지 않았다. 하지만 지금은 36퍼센트의 곡물을 가축 사료용으로 사용하면서 매년 800만 톤을 수입하고 있다. 요르단은 필요한 곡물의 91퍼센트를 수입하고 있고, 이스라엘은 87퍼센트, 리비아는 85퍼센트, 사우디아라비아는 50퍼센트를 수입해서 사용하고 있다.

목축업계가 부자들을 위한 육류 생산에 곡물을 쏟아붓는 바람에 제3세계 국가들은 대부분 곡물을 수입해야 하는 처지로 내몰리고 있다. 식량을 세계시장에 의존하는 국가가 많아지고 있다는 것은 세계적으로 빈곤층의 식량난이 그만큼 더 심각해지고 있다는 것을 의미한다.

놀랍게도, 대다수 국가가 한 나라에 의존하여 집중적으로 곡물을 조달받고 있다. 미국은 세계 곡물 수출량의 절반을 담당하면서 100여 개가 넘은 나라에 곡물을 수출한다. 그런데도 세상에 잘 알려져 있는 것처럼 미국의 곡물 수확은 가뭄을 비롯한 기후조건에 극히 취약하다. 지구 온난화와 기후 불안정이 지속되는 상황에서 날씨 때문에 미국의 곡물 수확량이 감소할 개연성은 너무나도 현실적이다. 전문가들은 오갈랄라 대수층 수자원이 고갈돼 머지않은 장래에 미국의 잉여농산물이 대부분 소진될 것으로 예측하고 있다. 세계 경제가 육류를 생산하기 위한 곡물 생산 증가에 초점을 맞추고 있는 상황에서, 그것이 빈곤층에 미치는 영향이 참담할 수도 있다.

> 부유층의 육류 소비 증가는 곡물 경작지를 사료용 곡물 경작지로 전환함과 동시에 주식 생산의 감소로 이어지기 때문에 빈곤층에게 곤혹스러운 문제를 야기하는 것이 보통이다. 곡물 경작지를 겨냥한 경제 경쟁에서 승리를 거두는 쪽은 언제나 상위 계층이다.
>
> – 월드워치연구소

•

중남미에서는 땅이 없는 사람이 1960년 이후 무려 4배나 늘었다. 세계은행과 미주개발은행 같은 국제 여신기구들은 수십 억 달러의 차관을 공여해 문제를 해결하려 한다. 하지만 이러한 차관은 편중된 경제권력을 분산하지 못할뿐더러 빈곤층의 희생을 발판 삼아 부를 누리는 사람들에게 혜택을 주는 자원으로조차 사용되지 못하고 있다. 차관을 대부분 목축업에 쏟아붓기 때문이다.

지금까지의 희망은 육류가 많이 생산되면 그것이 가난한 나라의 가난한 백성에게도 돌아갈 수 있으리라는 것이었다. 하지만 중남미에서 생산하는 육류 중 절반 이상을 더 부유한 나라에 수출하기 때문에 부유한 사람들이나 고기를 사먹는 사정은 달라지지 않고 있다. 엘살바도르의 소고기 수출량은 1960년부터 1980년 사이에 무려 6배나 늘었다. 하지만 같은 기간 삶의 터전을 잃고 고향에서 쫓겨난 소작농의 수도 증가했다. 오늘날 엘살바도르 어린이 중 72퍼센트가 영양실조 상태에 놓여 있다.

그렇다면 소고기 수출로 벌어들인 돈은 다 어디로 갔단 말인가? 가난한 사람들이 아니라 땅을 가진 소수 부자들의 주머니로 들어간 것이다. 코스타리카에서는 소수 부유층이 농경지를 절반 이상 소유한 채 200만 마리가 넘는 소를 키우고 있다. 특히 과테말라에서는 인구의 3퍼센트가 경작지의 70퍼센트를 소유하고 있다. 멕시코에서는 30여 집안이 나라의 부를 대부분 손아귀에 쥐고 있는 탓에 절반에 해당하는 국민이 하루 1달러 미만으로 근근이 살고 있다.

35년 전만 해도 수수는 멕시코에 거의 알려지지 않은 곡물이었다. 하지만 지금은 수수를 경작하는 면적이 밀을 경작하는 면적의 두 배에 달한다. 그렇다면 어떻게 해서 수수가 멕시코의 경작지를 평정하는 믿을 수 없는 일이 벌어지게 된 것일까? 수수가 가축 사료용이기 때문이다. 25년 전에는 멕시코에서 가축 사료용으로 사용하는 곡물의 양이 전체 생산량의 6퍼센트에 지나지 않았으나 지금은 50퍼센트를 웃돈다.

과테말라에서는 다섯 살 미만 어린이 중 75퍼센트가 영양실조에 시달리고 있는데도 대부분의 농경지와 식품 생산을 위한 그 밖의 자원을 육류 생산에 사용하고 있다. 과테말라는 영양실조가 하도 심각해 네 살까지 살아남는 어린이가 50퍼센트에 불과할 정도다. 그런데도 과테말라는 매년 4,000만 파운드의 육류를 미국에 수출하고 있다.

이러한 경향은 제3세계 국가군에서는 보편적인 현상이다. 가난한 나라들은 미국의 육식 위주 식단을 흉내내고, 미국에 고기를 수출하기 위해 자원의 상당 부분을 육류 생산에 전용하고 있다. 부자의 입으로 들어갈 고기를 생산하기 위해 가난한 사람들이 먹을 주식의 생산을 줄이는 국가가 계속해서 늘고 있는 것이다.

코스타리카에서는 소고기 생산량이 1960년부터 1980년 사이에 4배나 증가했다. 오늘날 소고기를 생산하기 위해 상당히 많은 자연 열대우림을 희생했지만, 코스타리카의 보통 사람들이 먹는 고기의 양은 미국 고양이의 평균 고기 섭취량보다 적다. 코스타리카에서 생산한 소고기는 대부분 미국으로 수출된다. 코스타리카 농경지가 육류 생산용으로 바뀌면 바뀔수록 국민은 그만큼 더 먹을 것이 부족하다는 것을 느낄 수밖에 없다.

세계은행과 국제 여신기구들의 협조로 브라질은 농경지 확대에 심혈을 기울여왔다. 하지만 그 농경지 역시 대부분 육류 생산을 늘려 수출하기 위한 것이다. 25년 전만 해도 브라질에서는 콩을 거의 경작하지 않았다. 하지만 콩은 현재 브라질 최고의 농작물로 자리 잡았고, 대부분 가축 사료용으로 일본이나 유럽으로 수출하고 있다. 25년 전, 브라질 국민 중 영양실조에 걸린 사람의 비율은 3분의 1 정도였다. 하지만 지금은 무려 3분의 2가 영양실조에 걸려 있다. 전 세계에서 소를 가장 많이 키우는 브라질 시골 사람 대부분이 영양실조에 걸린 셈이다.

육류 생산에 가장 좋은 농경지를 내주어 그 지역의 식품공급망을 훼손하고, 식량을 자급자족하려는 주민들의 노력을 수포로 돌아가게 하는 것은 제3세계 국가군에서 보편적으로 나타나는 현상이다. 개발도상국에서는 수백만 명에 달하는 주민이 자기 땅과 노동, 자원을 부자들이나 먹을 수 있는 육류 생산에 털어넣으면서 정작 자신은 굶주림에 허덕이고 있다.

달에 발을 딛는 데 성공한 인간이 기아라는 형벌을 종식하지 못했다는 사실은 고통이 아닐 수 없다. 2초마다 어린이 한 명이 기아로 인한 질병으로 사망하는 세상에서, 인간은 무지한 탓에 계속해서 고기를 지위의 상징으로 생각하는 것이다.

## 소는 먹고 사람은 굶는다

식품 및 개발정책연구소의 소장이자 세계 식량 문제의 권위자인 월든 벨로 박사는 다음과 같이 주장했다.

> 햄버거 하나를 먹는 것은 한 번도 만난 적이 없는 수천 명의 사람과 관계를 맺는 행위다. 슈퍼마켓이나 패스트푸드 레스토랑에서 일하는 사람뿐만 아니라 워싱턴 DC에 있는 세계은행 직원들, 중남미 농부들과도 관계를 맺게 되는 것이다. 그들 중 상당수는 배가 고픈 사람들이다. 사실을 말하자면, 이 세상에는 모든 사람이 배불리 먹을 만한 식품이 넉넉하게 있다. 하

지만 불행하게도 수백만의 어린이와 성인이 영양실조와 기아로 고통받는 상황에서 세계의 식량과 농경지를 부자들의 음식인 소고기를 비롯한 육류 생산에 전용하고 있다. …… 중앙아메리카에서는 주곡 생산이 소 사육으로 대체되었고, 지금은 경작지의 3분의 2를 목축업에 이용하고 있다. 세계은행은 미국 패스트푸드와 냉동식품 시장이 확대되고 있으므로 이러한 전환이 바람직하다며 오히려 권장하는 실정이다. 소를 더 많이 키움으로써 농부들은 오랫동안 곡식을 생산하기 위해 의존해 온 농경지에 접근할 수 있는 기회마저 박탈당하고 말았다. 그리고 목축업의 극히 제한적인 일자리로 (4,046제곱미터당 목축업으로 얻을 수 있는 일자리는 커피를 생산할 때의 13분의 1에 불과하다) 배를 곯는 시골 농부의 수가 급증하고 있다. …… 햄버거가 미치는 영향이 이것뿐인가? 미국의 패스트푸드 식품과 전 세계 부유층의 고기 먹는 습관이야말로 가난한 사람의 식량 자원조차 빼앗는 잘못된 세계 식량 시스템의 근본 원인이다.

과거에는 인구가 늘더라도 더 많은 땅을 개간하여 곡물 수확량을 늘릴 수 있었다. 하지만 지금은 유감스럽게도 그렇게 할 수 없다. 1만 년 동안 지속되어 온 농지 확장으로 곡물—대륙마다 특색 있는 곡물—을 재배하는 농경지의 면적은 1981년에 최고조에 이르렀다가 그 후 지금까지 5퍼센트나 감소한 상태다.

에드 아이레스는 월드워치연구소의 편집주간이다. 1999년 그는 전 세계적으로 보편적인 현상인 도시 확장으로 농경지 면적이 빠르게 잠식되고 있음을 지적한 바 있다.

도시가 인구 밀집 지역이 된 것은, 그곳이 원래 농사 짓기 좋은 땅이기 때문이다. 도시가 팽창하면서 비옥한 농경지가 무서운 속도로 잠식당했다. 기름진 흙과 물을 제공하는 강물은 유통수단이었고, 따라서 강은 상업에서 중요한 존재로 떠올랐다. 물 근처에 삶의 터전을 잡으려는 인간의 취향—비옥한 농경지에서 농사를 짓기 위해—이 강을 기반으로 한 상업의 발달로 더욱 공고해져 온 것이다. 지난 25년 동안 주택 개발, 공업단지 조성, 도로 포장으로 사라져버린 비옥한 땅의 면적은 세계적으로 수백만 헥타르에 달한다.

2000년, 유엔의 21세기 영양문제에 관한 위원회는 앞으로 대대적인 변화가 없으면 20년 안에 어린이 10억 명이 칼로리 부족으로 영구적인 장애를 입게 될 것이라고 경고했다. 위원회는 이러한 비극을 막기 위한 첫 단계로 전통적인 식품인 곡물, 과일, 채소를 더 많이 소비해야 한다고 주장했다.

전국목축업자협회는 미국의 육류 생산과정이 인간의 기아를 초래한다는 사실은 순순히 인정하지 않으면서, 자신들의 견해를 일반 대중과 공무원들에게 인식시키려는 캠페인에 힘을 쏟아왔다.

목축업자들은 가축의 먹이로 사용하는 곡물은 사료용이지 식품용이 아니라고 주장한다. 그 말이 사실이긴 하지만, 그들은 사료용 곡물을 경작하기 위해 필요한 땅과 에너지, 노동력을 식품용으로 쉽게 전용하지 않는 이유를 설명하지 못하고 있다.

목축업자들은 또 곡물을 사료용으로 사용하지 않는다고 해서 배고픈 사람에게 식량이 더 많이 돌아가는 것이 아니라고 말한다. 사실을 말하지만, 곡물을 사료용으로 사용하지 않으면 그 곡물이나 그것을 생산하는 데 필요한 자원들을 기아 상태에 처한 사람들에게 식량으로 제공하는 것을 포함하여 다양한 용도로 사용할 수 있을 것이다.

전국목축업자협회는 가축 방목이 땅을 현명하게 사용하는 방법이라고 강조한다. "소가 풀을 뜯어먹지 않으면 수억 헥타르에 이르는 미국의 방목지는 전혀 생산가치가 없는 불모지로 변하고 만다. 방목지 중 인간이 먹을 곡물을 생산할 농경지로 전환할 수 있는 땅은 15퍼센트에 지나지 않는다." 하지만 현재 방목지로 사용하는 땅 중 15퍼센트만 인간이 먹을 곡물을 경작하는 농지로 바꾸어도 그 땅에서 생산하는 식품의 가치는 나머지 85퍼센트의 땅에서 생산하는 육류의 가치와 맞먹는다. 게다가 나머지 85퍼센트의 땅을 방목지로 사용하지 않고 버려두어 야생으로 돌아가게 하면, 그 땅은 소의 방목으로 멸종 위기를 맞고 있는 많은 생물을 포함하여 헤아릴 수조차 없을 만큼 다양한 생물의 서식지로 탈바꿈하게 될 것이다. 숲이 다시 돌아와 대기 중 이산화탄소 비율을 낮추고, 환경을 아름답게 해주고, 산소를 제공하고, 변덕스러운 기후를 안정시켜 줄 것이다.

전국목축업자협회에 따르면, 미국에서 소고기 453그램을 생산하기 위해 필요한 곡식의 양은 2킬로그램이라고 한다. 굶어죽어 가는 사람들이 있는 세상에서 이는 엄청난 낭비가 아닐 수 없다. 하지만 농무성의 경제 조사 서비스 및 농업 서비스에 따르면, 미국 비육장에서 453그램의 소고기를 생산하기 위해 사용하는 곡물의 양이 무려 7킬로그램에 달한다고 한다.

목축업자는 이 문제에 대해서도 나름대로 할 말이 있다. "소고기 453그램을 생산하기 위해 5~7킬로그램의 곡물을 사용한다는 주장은 사실무근이다. 그러한 계산은 소가 태어나는 순간부터 죽을 때까지 곡식을 사료로 먹는다는 잘못된 가설에 따른 것이다."

하지만 소고기 453그램을 생산하는 데 곡물 12~16파운드가 필요하다는 주장은 소가 태어나는 순간부터 죽을 때까지 곡식을 사료로 먹는다는 가설에 의거한 것이 아니다. 그것은 100일 동안 비육장에 갇혀 있어야 하는 소가 하루에 9킬로그램의 곡식을 받아먹는다는 농무성 자료에 의거한 것이다. 소가 비육장에 있으면서 늘리는 체중은 136킬로그램 정도인데, 그중 40퍼센트인 54킬로그램만 식용으로 사용할 수 있다(나머지 60퍼센트는 먹을 수 없는 부분에 살이 찐다). 따라서 907킬로그램의 곡식을 먹여 겨우 54킬로그램의 식용 소고기를 손에 쥔다는 의미다. 이 수치에 따라 계산해 보면, 453그램의 소고기를 생산하기 위해서는 곡물 7.7킬로그램을 사용해야 한다는 답이 나온다.

2000년에 월드워치연구소 설립자인 레스터 브라운은 소가 생체중(live weight:도살하기 직전의 가축 무게)을 453그램 늘리기 위해서는 3킬로그램의 곡물이 필요하다는 계산을 내놓았다. 생체중 중 40퍼센트만 식용으로 사용할 수 있으므로, 소고기 453그램을 생산하는 데 필요한 곡물의 양이 7.7킬로그램을 웃돈다는 계산이 나오는 셈이다.

육류업계의 많은 사람이 차분한 자세를 취하고 있지만, 전국목축업자협회는 정기적으로 미국에서의 소고기 생산 비용을 호도하려 시도하고 있다. 오리건주립대학 축산학과 교수인 피터 R. 치키 박사는 다음과 같이 주장했다.

> 세상 사람들이 대부분 전염병과 기아로 고통받는데 소고기는 사치스러운 생활을 하기위해 세계 환경을 파괴하는 미국인의 낭비적이고 자원 고갈적인 행태의 상징으로 자리를 굳혀왔다. 과학적인 자료들은 옥수수와 콩을 돼지고기와 닭고기, 달걀을 생산하기 위해 돼지나 조류의 먹이로 사용하는

것보다는 직접 인간의 식품으로 사용하는 것이 더 효율적일 뿐만 아니라 더 많은 사람의 배를 불릴 수 있다는 사실을 확실하게 보여준다.

## 한 줌의 사색

세계 인구가 증가하면서 농경지가 줄어들자, 세상은 차츰 바다를 식량원으로 생각하기 시작했다. 세계의 어획량은 1950년 1,900만 톤에서 1990년에는 8,900만 톤에 이르렀다. 하지만 1990년부터 어획량은 감소세로 돌아섰다. 역사상 처음으로 식량자원 확대를 이제 더는 바다에 기대할 수 없다는 사실을 깨달은 것이다. 현실을 말하건대, 세계의 어장 중 대부분이 이미 고갈되었거나 가파르게 고갈되고 있다. 세계 기아 문제가 더욱 심각해지고 있다는 암시다.

1997년 유엔 식량농업기구는 물고기 남획으로 세계 15대 어장 중 11곳의 수자원이 고갈되었다고 발표했다. 모든 어종 중 34퍼센트가 멸종될 여지가 있거나 멸종 위기에 처해 있다는 것이다.

그로부터 1년 후 〈사이언스〉는 해양생물의 파괴가 예상보다 빠르게 진행되고 있다고 결론지었다.

수자원이 고갈되면서 수산물 가공공장이 물량을 채우기 어렵게 되자, 어선들은 어망을 더욱더 바다 깊숙이 집어넣어 물고기를 싹쓸이한 다음 엄청난 양의 쓸모없는 물고기를 버리고 있다. 설상가상으로 어린 물고기까지 무차별적으로 잡아올리고 있다. 월드워치연구소의 에드 아이레스는 그로 인한 결과를 다음과 같이 적었다.

작은 물고기는 대개 큰 물고기의 식량이다. 저인망으로 작은 물고기까지 잡아올리면 큰 물고기들은 먹이가 없어져 멸종되고 말 것이다. 쿼터 부족분을 작은 물고기로 보충하려는 어선 겸 가공 처리 공장선은 심지어 큰 어종의 어린 물고기를 잡아올려 현존하는 어종을 멸종시킬 뿐만 아니라 미래의 어자원에 현저하게 손상을 입힌다. 이는 현재 사람들을 먹이기 위해 후손이 먹을 식량을 도적질하는 행위일 뿐만 아니라 더 많은 해양생물을 멸종 위기에 빠뜨리는 행위다.

동부 지역 사람들은 멸종 위기에 몰린 황새치가 복원될 때까지 식당 메뉴에서 황새치 요리를 제외하자는 캠페인을 보았을 것이다. 요즘 북대서양에서 잡히는 황새치의 3분의 2는 생식능력을 채 갖추지 못한 어린 새끼들이다.

사람들은 대부분 물고기를 팬더나 호랑이처럼 멸종 위기에 몰린 생물이 아니라 밀처럼 새롭게 수확할 수 있는 무한정한 자원으로 생각하는 경향이 있다. 하지만 해양에서 물고기를 진공청소기처럼 빨아들이는 기술이 발달하면서 멸종 위기에 몰린 어종이 점점 늘어나고 있다. 〈레이철의 환경과 건강 주간지〉는 다음과 같이 지적했다.

요즘 트롤 어선은 바다 밑 1.6킬로미터 깊이에 사는 물고기를 잡아올리기 위해 군사용으로 개발한 기술을 사용하여, 10년 전만 해도 먹지 않거나 이용하지 않던 몇 안 되는 어종까지 씨를 말리고 있다. 이제 소규모 어선들이 하나둘 자취를 감추는 대신, 휠과 롤러를 갖춘 트롤망으로 깊은 바다 밑을 훑어 크기를 가리지 않고 잡아올리고 있는 것이다.

레이저 덕분에 어선이 안개나 어둠 속을 헤집고 다닐 수 있으며, 수중 음파 탐지기로 물고기 떼를 정확하게 찾아낼 수 있고, 위성 위치 확인 시스템(GPS)으로 수자원이 풍부한 지점을 바늘끝 같은 정확성으로 파악할 수도 있다. 전에는 기밀로 취급하던 군사용 지도에는 깊은 바닷물의 흐름과 물고기가 많은 구역까지 표시되어 있다. 특히 새롭고 강한 물질로 제작한 더 큰 어망을 갖춘 요즘 어선들은 전자장치의 유도를 받아가며 바닷속을 싹쓸이하고 있다. 현재 벌어지고 있는 현상이다. 이러한 일들로 인해 어자원은 서서히 모습을 감추고 있다.

1992년 아칸소의 치킨 재벌 돈 타이슨은 아크틱알래스카수산회사와 다른 수산회사를 세 곳 인수했다. 길이가 미식 축구장만 하고, 건조 비용이 4,000만 달러에 달하는 어선들로 구성된 공장식 슈퍼 트롤 선단을 운영하는 회사들이다. 그들은 바닷속으로 수천 킬로미터 길이의 나일론 어망을 던져 항로상의 모든 물고기를 잡아올리는데, 그물질 한 번에 무려 362톤에 달하는 물고기를 잡아올린다고 한다.

연어는 오랫동안 인간의 상상력을 사로잡아 왔다. 삶의 일부는 강에서, 일부는 바다에서 보내는 연어는 개보다 1,000배나 예민한 후각을 이용하여 알을 낳기 위해 자신이 태어난 고향으로 돌아온다. 하지만 최근 연어의 수가 급락하고 있다.

1994년 워싱턴주의 스네이크 리버에 서식하는 연어를 보호하기 위해 수억 달러를 사용했지만, 결과는 실패였다. 그곳으로 돌아온 것은 치누크족 800여 명과 붉은 연어 한 마리뿐이었다.

참으로 비극적인 결과인데, 이것은 연어에만 해당하는 것이 아니다. 건강하고 풍부한 야생 연어는 강, 호수, 숲과 같은 다양한 생태계의 기능에 중요하고도 절대적인 역할을 한다. 데이비드 스즈키는 그

메커니즘을 다음과 같이 설명했다.

연어는 자신이 태어난, 숲이 우거진 깊은 산속의 강 상류에서 수천 킬로미터나 떨어진 바다에서 성장기를 보낸다. 해양 탄소와 질소 원소는 과학자들이 인지할 수 있는 독특한 '서명(signature)'을 남기는데, 세월이 흐르면서 바닷속 연어의 몸에는 이 중요한 원자 요소들이 가득 차게 된다. 성숙한 연어는 고통을 극복하며 바다에서 고향으로 거슬러 올라가 알을 낳고 죽는다. 그 과정에서 곰, 독수리, 늑대 등 다양한 포식자에 잡아먹히거나 물 없는 땅 위로 내던져진다. …… 죽은 연어는 다른 물고기, 숲 속 포유동물과 새들의 배를 불린다. 물속에 버려진 죽은 연어는 각종 균에게 먹히는데, 이는 강물속에서 살아가는 곤충, 요각류(橈脚類:민물은 물론 바닷물에서도 사는 아주 작은 갑각류로, 물고기와 고래 등의 먹이가 된다), 다른 무척추생물을 부양하는 박테리아를 기름지게 한다. 숲 속에 쓰러진 나무토막처럼, 연어의 부패한 살점은 자신이 낳은 새끼들의 먹이가 된다. 물속 자갈 틈에서 얼굴을 내민 치어에게는 축복의 잔이 기다리고 있다. 어린 연어의 몸속에 들어 있는 탄소와 질소 중 25~40퍼센트는 부모에게서 물려받은 것이다. 동위원소에 관한 연구들에 따르면, 수생조류와 곤충의 몸속에 들어 있는 질소와 탄소의 30퍼센트, 강가 식물 속에 들어 있는 질소와 탄소의 18퍼센트가 연어에서 온 것이라고 한다.

숲이 우거지려면 연어가 필요하다. 생물학자들에 따르면, 한 시즌에만 곰 한 마리가 먹다가 숲 속으로 내던지는 연어의 몸통이 700마리 정도라고 한다. 곰(독수리, 늑대, 갈가마귀 등)은 연어를 먹어치운 다음 남은 것을 숲 속에 내던져 나무들에게 질소 비료를 제공하는 역할을 한다. 나이테의 넓이(발육의 척도)와 그해 연어의 성장을 반영하는 해양

탄소와 질소량 사이에는 직접적인 상관관계가 있다.

비록 1931년 오리건주에서 회색곰이 멸종되기는 했지만, 그 동물의 사체를 보관하여 연구한 결과, 곰 몸통에 들어 있는 질소와 탄소의 90퍼센트가 해양생물에게서 얻은 것임이 밝혀졌다.

물고기를 계속 우리의 직접적인 욕구를 충족시키는 존재로 간주한다면, 우리는 그 무지로 엄청난 대가를 치르게 될 것이다.

## 양식업이 해답인가?

감소하는 어자원을 보충하기 위해, 점점 늘어만 가는 인구에게 식량을 제공하기 위해 점점 더 많은 물고기를 양식하고 있다. 오늘날 양식업은 미국을 비롯하여 세계 식량경제 분야에서 가장 빠르게 성장하는 분야다.

1985년만 해도 식품으로 사용하는 전 세계 물고기의 5퍼센트 정도만 양식업으로 조달했다. 하지만 2000년에는 양식업으로 조달한 물고기 양이 전체 소비량의 3분의 1에 이를 만큼 껑충 뛰어올랐다. 미국에서 소비되는 메기는 전부, 무지개송어는 2분의 1, 새우는 2분의 1, 연어는 3분의 1이 양어장에서 생산한 것들이다.

불행하게도, 양식업이 해양생태계의 부담을 덜어줄 것이라는 약속은 지금까지 실망스러운 수준에 머물고 있다. 새우 · 연어 · 송어 · 농어 · 방어를 비롯하여 육식성 물고기의 양식이 양어장 물고기를 먹이기 위해 바다 물고기를 더 많이 잡아야 한다는 압력으로 작용하기 시작했기 때문이다. 양식장에서 단지 453그램의 바다 물고기나 새우를 생산하기 위해서는 무려 2.2키로그램의 야생 물고기가 필요하다.

2000년 스탠퍼드대학 국제관계연구소의 로자먼드 네일러는 〈네이처〉에 커버 스토리로 실린 논문에서 "양식업은 전 세계 어업을 붕괴시키는 주요 요소"라고 주장했다.

그녀와 전 세계 양어연구소를 대표하는 논문 집필자들은 양식업 때문에 청어 · 고등어 · 정어리를 비롯하여 해양먹이망에서 낮은 위치를 차지하는 어종들이 전 세계 바다에서 사라질 위기에 처했다고 덧붙였다.

그 밖에도 양식업은 다른 방법으로도 바다 물고기 감소에 영향을 미친다. 과밀한 양식장 환경 탓에 크게 번진 질병과 기생충이 야생 물고기로 쉽게 번질 수 있기 때문이다. 1975년만 해도 북대서양에는 80만 마리의 야생 연어가 서식했지만 2000년에는 8만 마리로 급감하고 말았다. 세계자연보호기금과 북대서양 연어보호기구는 세 가지 원인을 들었는데, 그중 하나로 양식장 연어로 인한 질병과 기생충의 확산을 꼽았다.

우리에 갇혀 사육당하는 소 · 조류 · 돼지와 마찬가지로, 구속적인 환경에서 키우는 물고기 수가 늘면 물고기들이 스트레스를 받게 되는데, 이것이 양식장 물고기뿐 아니라 주변 바다에서 서식하는 야생 물고기의 질병에 대한 저항력을 떨어뜨린다. 그러다 보니 공장식 축산 농장과 마찬가지로 항생제와 화학물질을 더 많이 사용할 수밖에 없다. 양식업자들은 박테리아를 죽이기 위해, 물속 식물의 성장을 방해하기 위해, 양식 물고기의 질병을 치료하고 기생충을 뿌리뽑기 위해 화학물질과 제초제를 비롯하여 여러 가지 약품을 사용하고 있다.

양식업은 축산업 중에서도 가장 집약적인 형태를 취한다. 한 양식장 울타리 안에 갇히는 물고기 수는 무려 4만 마리에 달한다. 물고기는 한 마리당 목욕탕 욕조의 반을 채울 정도의 물을 배당받아 평생을 보내게 되는 것이다. 야생 연어는 수천 킬로미터를 옮겨 다니지만, 양식장에 갇힌 연어는 갈 데가 없다. 야생 물고기는 크릴새우를 잡아먹어 부분적으로 연분홍색을 띠지만, 양식장 물고기는 백신과 호르몬 외에도 원하는 색깔을 내기 위해 인공 도료까지 받아먹어야 한다.

펄쩍 뛰어오르는 연어, 산과 번쩍거리는 시냇물이 그려진 포장을 보고 연어를 구입하는 소비자들은 그 고기가 어디에서 자랐는지 모르는 경우가 보통이다. 1990년에는 전 세계적으로 소비되는 연어 중 양식장 연어가 차지하는 비중이 6퍼센트에 지나지 않았다. 하지만 1998년에는 40퍼센트로 껑충 뛰어올랐다.

건강식품으로 연어의 가치가 높은 것은 고밀도의 오메가 3 지방산 때문이다. 양식장 연어뿐만 아니라 그 어떤 물고기도 오메가 3 지방산을 만들지 못한다. 하지만 야생 연어는 그 성분을 만드는 중요한 영양소가 포함된 특별한 조류(藻類)를 먹어 오메가 3 지방산을 만든 후 체내 지방으로 저장한다. 야생 연어에는 오메가 3이 풍부하게 들어 있다. 하지만 양식장 연어에는 필수 영양소들이 상대도 되지 않을 만큼 적게 들어 있다.

구속적인 조건에서 자라는 소나 다른 가축도 마찬가지다. 비육장에서 사료를 받아먹고 자란 소의 살에는 방목한 소보다 훨씬 적은 오메가 3가 들어 있다. 비육장에서 사료를 받아먹고 자란 소에서 나온 우유와 그것으로 만든 버터와 치즈에도 오메가 3이 눈에 띄게 부족하다. 슈퍼마켓에서 파는 달걀에는 자유롭게 뛰돌며 자란 닭이 낳은 달걀에 비해 고작 3퍼센트의 오메가 3이 들어 있다.

하지만 공장식 축산농장에서 사육하는 동물과 마찬가지로, 양식장 물고기에도 충분히 들어 있는 물질이 있다. 아쉽게도 인간에게는 바람직하지 않는 것들이다. 축산농장에서 사육하는 소 · 돼지 · 닭과 마찬가지로, 양식장 물고기에게 주는 사료에는 위험 수준의 독극물이 포함되어 있다. 2001년에 캐나다와 스코틀랜드, 미국에서 행한 독자적인 연구 결과에 따르면, 양식장 물고기에는 야생 물고기에 비해 폴리염화 비페닐(polychlorinated biphenyls: PCBs) 등 유해물질이 열 배나 더 들어 있다고 한다. 밴쿠버의 유전학자이자 생태독극물 전문가인 마이클 이스턴 박사는 "결과는 매우 확고하다"라고 단언했다. "양식장 물고기와 그것들이 받아먹은 사료에는 야생 물고기와는 상대가 되지 않을 만큼 많은 폴리염화 비페닐, 유기염소계 농약, 폴리브롬화 디페닐(polybrominated diphenyl)이 포함되어 있다. 단적으로 말해서, 눈에 확 띌 정도로 명확한 사실이다." 위에서 언급한 오염물질은 중추신경계와 면역 시스템에 악영향을 끼치고, 암도 유발할 수 있는 것들이다.

많은 사람이 양식장 물고기가 환경적으로 유리한 면이 더 많다고 생각한다. 하지만 양식업과 축산농장에는 한 가지 일치하는 점이 있다. 엄청난 쓰레기 방출이 바로 그것이다. 일례로, 스코틀랜드에서는 연어 양식장에서 800만 인구가 배출하는 쓰레기 양과 맞먹는 쓰레기를 배출하여 스코틀랜드 해안을 오염시키고 말았다. 스코틀랜드 전체 인구는 500만 명도 채 되지 않는다.

연어에만 해당하는 문제가 아니다. 지난 수십 년 동안 인간의 손이 많이 들어가는 새우 양식업이 심각한 문제를 일으켜왔다. 일례로, 에콰도르는 2,023제곱킬로미터를 새우 양식업에 이용하고 있다. 생산량의 80퍼센트를 외국으로 수출하는데, 그중 절반 이상을 미국에 수출한다. 하지만 새우 양식업은 해안 오염과 지역 주민의 이주, 엄청난 면적의 맹그로브(mangrove : 열대의 강가 따위 습지에 널리 밀생하는 삼림성 식물) 숲 파괴 같은 희생을 초래했다.

그동안 수많은 어종의 산란처인 맹그로브 숲이 양식장으로 전환되어 왔고, 그로써 해안 어획량이 급감했다. 필리핀에는 원래 5,058제곱킬로미터에 달하는 맹그로브 숲이 있었다. 하지만 지금은 겨우 364제곱킬로미터만 남아 있으며, 나머지는 수출용 새우 양식장으로 변하고 말았다.

2000년 〈뉴 인터내셔널리스트New Internationalists〉에 실린, '양식장으로 인한 환경 피해를 목축업으로 인한 열대우림의 파괴와 비교한' 논문에 따르면 양식장, 특히 새우 양식으로 인한 생태계 파괴가 엄청나다는 것을 알 수 있다.

물론 양식업의 목적은 사람이 먹을 식품을 더 많이 생산하는 것이다. 하지만 인력 집중적인 새우 및 참새우 양식업은 보통 벼—세계 인구 중 가장 많은 사람의 주식—를 재배하는 농경지에 자리 잡는다. 새우 양식장 하나가 생길 때마다 논이 사라지게 되고, 따라서 그 지역 사람이 먹을 주식이 사라지게 되는 것이다.

지금까지 양식업은 지구, 동물, 빈곤층을 희생하며 주로 부유층을 먹이는 목축업계의 발자취를 그대로 따라왔다. 장미셸 쿠스토(Jean-Michel Cousteau : 저명한 해양탐험가)는 "양식업은 가난한 사람들이 섭취하는 작은 바다 물고기를 대량으로 잡아들여 산업국가의 부유층이 주로 즐기는 대형 물고기를 생산하기 위해 사용하는 것을 의미한다"라고 적었다.

한편, 돼지와 소를 사육하기 위해 사용한 야생 물고기의 양이 1997년에만 2,200만 톤에 달한다. 이는 미국 전체 인구의 몸무게를 합친 것보다 더 무거운 분량이다.

## 모든 사람이 굶주리지 않을 수 있다

법은 부자나 가난한 사람을 가리지 않고 교량 밑에서 잠을 자거나, 거리에서 구걸을 하거나, 빵을 훔치는 것을 똑같이 금하고 있다.

-아나톨 프랑스

기아 확산의 흐름을 되돌리는 것이야말로 인류에게 주어진 가장 중요한 과제다. 이는 부가 소수 특권층에만 집중되는 현상을 막고, 모든 인간이 서로 연결되어 있다는 확실성 위에 우리 삶을 구축하는 것을 의미한다.

인류가 마침내 기아라는 성가시고 불명예스러운 문제를 벗어던지게 된다면, 이것은 식품을 다른 상품처럼 취급하기보다는, 또 식품을 생산하기 위해 필요한 자원들을 상품 생산을 위해 필요한 원료처럼 취급하기보다는 식품을 가장 기본적이고 보편적인 인간의 권리로 여기기 때문일 것이다. 또 지구촌의 인구를 안정적으로 유지하고, 깊이 상처받은 지구의 생명 유지 시스템를 치유할 수 있는 방법을 찾았기 때문일 것이다. 또 기아를 두려워하는 사람이 단 한 명도 없을 때에만 모든 이가 진정으로 평화를 찾을 수 있다는 깨달음을 얻었기 때문일 것이다. 그리고 더 많은 사람이 먹을 수 있도록 하는 식물 위주 식단으로 복귀했기 때문일 것이다.

식물성 음식을 섭취하는 사람이 많아지는 대신 동물성 식품을 섭취하는 사람이 적어질 때에만 기아 문제에 대한 환경적으로 영구적인 해결책이 나오리라는 점이 차츰 분명해지고 있다. 세계적인 기아 문제에 가장 적절한 해결책을 제시하는 음식을 선택하는 것이 환경에 희생을 가장 적게 강요하는 길이요, 인간의 장기적인 건강을 보장해 주는 가장 확실한 방법이요, 우리와 같은 생명체인 다른 동물을 대하는 가장 안전하고 동정적인 행위라는 사실이 내 마음을 움직인다.

기아 확산의 흐름을 되돌리는 것은 인간 영혼의 협조와 확신을 바탕으로 세상을 창조하는 길을 터득하는 것을 의미한다. 모든 사람에게 자연과 조화를 이룬 건강하고 생산적인 삶의 기회를 보장해 주는 방법으로 우리 사회를 체계화하는 것을 의미한다. 가능한 한 많은 사람에게 더 나은 세상을 위한 메시지를 전하고자 하는 소망에 따라 우리의 공공 정책과 개인적인 삶의 방식을 검증하는 것을 의미한다.

> 기아가 지구상에서 뿌리 뽑히는 날, 세상은 한 번도 경험해 보지 못한 위대한 영적 폭발을 경험하게 될 것이다. 인간은 그 위대한 혁명의 날에 세상에 충만할 기쁨을 상상하지 못할 것이다.
>
> – 프레데리코 가르시아 로르카, 스페인의 저명한 시인이자 극작가

Part 4

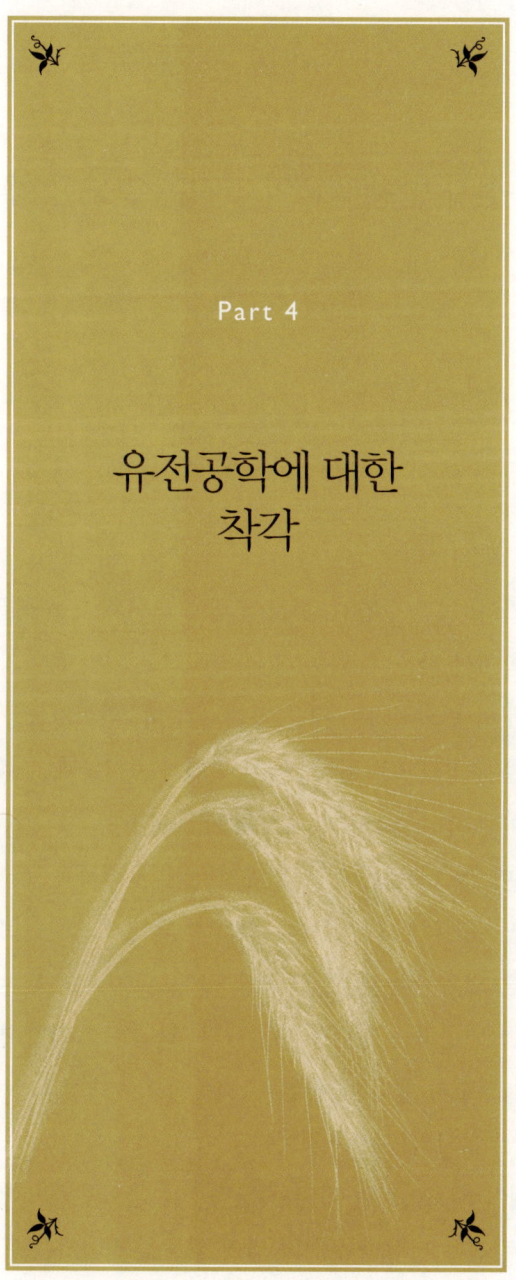

# 유전공학에 대한 착각

# 유전자 변형 식품이 가져온 얼룩진 희망

"이미 1999년에 전세계적으로
유전자 변형 작물을 재배하는 경작지의 면적이
40만 620제곱킬로미터를 넘었다."

세계의 기아, 인간의 건강, 환경 문제에 대한 해답을 식품 공급처라는 유전공학에서 찾을 수 있을까? 유전공학은 씨앗 하나의 유전적 설계도를 영구히 변화시키는 것을 전제로 한다. 과학자들은 씨앗의 유전적 구성을 수정함으로써 씨앗에서 발아하는 식물과 그 후손들이 영구적으로 어떤 특성을 가지게 되기를 희망한다.

일례로, 미국에서 팔린 최초의 유전자 변형 식품은 '플래버세이버' 토마토였다. 칼진사(지금은 몬샌토의 자회사)는 숙성 효소를 결정하는 토마토 유전자를 소외시킨 다음, 그 효소의 발현(expression)을 억제하기 위해 유전자를 변형하는 방법을 개발했다. 칼진은 그러한 방법으로 저장기간을 늘리고자 했다. 수확한 후 지속적으로 숙성되기보다는 생생하게 남아 있게 되기를 바란 것이다.

플래버세이버 토마토는 화려한 팡파르를 받으며 1995년에 얼굴을 내밀었고, 칼진은 다양한 유전자 변형 식품을 미식가를 위한 고급 식품으로 시장에 선보일 계획이었다. 하지만 모든 일이 그러한 계획을 세운 사람들의 소망대로 진행되지는 않았다. 그 토마토는 산출량이 적고 질병 저항성이 떨어지는 것으로 나타났다. 칼진의 예상과 달리 너무나 쉽게 무르고 상해 신선한 식품으로 소비자에게 다가가지 못한 것이다.

칼진은 처음에는 토마토에 유전자 변형 식품이라는 라벨을 붙였는데, 라벨이 풍기는 과학적인 채취가 토마토 수요를 끌어올려 더 비싼 가격에 팔릴 것이라는 기대감 때문이었다. 하지만 소비자들은 칼진뿐만 아니라 전체 유전자 변형 식품 기업들이 결코 잊을 수 없는 교훈을 터득할 수 있도록 조심스러운 반응을 보였다. 그 후 관련 회사들은 자사 제품에 유전자 변형 식품이라는 라벨을 붙이지 않는데, 이는 도를 넘어선 행위다. 관련 기업들은 정치적 동료를 규합해 유전자 변형 식품에 라벨 부착을 의무화 하는 데 반대하는 투쟁을 끈질기게 벌이고 있다.

플래버세이버 토마토가 유전자 변형 식품이라는 사실을 소비자에게 알림으로써 낭패를 본 칼진은 바로 그 토마토를 친근감 있게 들리는 '맥그리거'라는 브랜드로 다시 판매하려고 했다. 새로운 이름은 토마토의 게놈(유전염색체의 한 조)을 변형한 사실을 감추기 위해 신중하게 채택한 것이었다. 칼진은 이미 은폐의 가치를 터득한 것이다.

유전자 변형 식품에 붙는 이름은 다양하다. '유전적으로 변형된(genetically modifies)' '유전적으로 조작된(genetically altered)' '형질 전환된(transgenic)' '바이오테크(biotech)' 식품 등 다양한 이름이 붙기는 하지만 의미는 동일하다. 물론 의미는 같아도 이름에 따라 풍기는 정서상 느낌은 다르다. 유전자 조작 식품을 생산하는 기업들은 전적으로 '바이오테크'라는 단어를 선호하며, '유전자 변형 물질(genetically modified organisms)', 곧 GMOs처럼 '정서적으로 부담을 주는 라벨'보다는 자사를 미국인에게 '생명공학' 산업체로 알리기 위해 수천만 달러를 쏟아부어 왔다.

하지만 소비자들이 그 식품이 유전자 변형 식품이라는 것을 몰랐는데도 맥그리거 토마토 역시 실패하고 말았다. 칼진이 이룩한 유전적 '기적'의 참담한 실패는 기업 측의 의도와 달리 유전자 변형 식품에 수많은 부작용이 뒤따르는 것으로 드러났기 때문이다. 유전자 변형 토마토는 겉으로는 그럴듯해 보였지만, 영양가 면에서 심각한 문제점들이 대두되었다. 게다가 그 토마토를 먹으면, 인간의 내장에 잠복해 있던 병원성 박테리아가 항생제에 내성을 가지게 되는 것으로 밝혀졌다.

플래버세이버(혹은 맥그리거) 토마토는 세상에 얼굴을 내민 지 1년 만인 1996년 시장에서 모습을 감추었다. 바로 그해 몬샌토가 칼진을 인수했다.

## 과장된 희망

오랜 세월 농부들은 바라는 결과를 얻기 위해 식물의 특성에 변화를 주는 노력을 지속해 왔다. 하지만 그것은 식물 속에 이미 있는 특성을 이용하는 것에 지나지 않았다. 오렌지를 다른 종류의 오렌지와 교합할 수는 있지만 고릴라와 교합할 수는 없었다. '사과를 다른 사과를 통해' 변형하는 행위밖에 할 수 없었던 것이다.

그와는 반대로, 유전공학에서는 하나의 생물체에서 유전인자들을 추출한 후 원하는 특성을 옮기기 위해 다른 생물체에 투입한다. 일례로, 플래버세이버 이후 상업적으로 재배한 유전자 변형 식품으로 북극 지방의 물고기(가자미)에서 추출한 유전인자를 투입한 딸기를 들 수 있는데, 이는 딸기에 서리에 강한 내구성을 주기 위해서였다. 하지만 그 계획 역시 실패하고 말았다.

유전공학이 여전히 상대적으로 유아기에 머물러 있는데도(상업적인 목적을 위해 유전적으로 처리한 식물을 대량으로 재배하기 시작한 것은 1996년) 많은 사람이 유전자 변형 식품이 인류의 기도에 대한 응답이라는 환상을 가져왔다. 세계 기아에 대한 해결책이요, 기생충을 박멸하는 길이요, 제3세계 국가군이 산업혁명의 환경 파괴 요소들을 뛰어넘어 더 밝고 건강하고 생존 가능한 미래로 도약할 수 있도록 도와 줄 수 있으리라는 환상을 가져왔던 것이다.

2000년에 〈타임〉은 '희망의 곡물들(Grains of Hope)'이란 기사를 커버스토리로 다루었다. 기사는 '황금쌀(golden rice)'라 불리는 유전공학적 발전을 흥분된 논조로 상세히 소개했다. 그 쌀에 황금쌀이란 이름을 붙인 것은 여러 바이러스와 나팔수선화에서 유전인자를 추출하여 쌀에 집어넣음으로써, 전에는 어떤 쌀에도 들어 있지 않던 베타카로틴(beta-carotene)을 함유시켰기 때문이다. 〈타임〉은 쌀을 주식으로 삼는 세계 인구의 절반에 해당하는 사람들에게 황금쌀은 신이 내린 축복이라고 주장했다. 비타민 A 부족으로 해마다 거의 100만 명의 어린이가 사망하고, 35만 명이 실명하고 있다. 인간의 몸은 베타카로틴을 비타민 A로 전환한다.

〈타임〉의 그 기사는 유전자 변형 작물이 영양실조를 줄여준다는 매력적이고 용기를 주는 증거처럼 보였다. 〈타임〉은 모든 사람이 위기에 처해 있음을 상기시키면서 지미 카터의 말을 인용했다. "우리의 적은 믿을 수 있는 생명공학 기술이 아니다. 우리의 적은 기아다."

황금쌀을 둘러싼 여러 내용에서도 몇 가지 사실은 분명하게 설명되지 않았다. 그중 하나는 유전자 변형이 세계의 기아를 해결할 보장이 없다는 것이었다. 과학자들은 국제쌀연구소가 보통 농경지에서 재배할 수 있는 황금쌀을 생산하기까지 수백만 달러의 예산과 수십 년의 개발 기간이 필요하다고 주장한 사실을 지적했다. 게다가 그 개량종이 트림없이 엄청난 양의 물을 소비할 텐데, 비타민 A 부족이 문제가 되는 지역에는 그만한 물이 없다고 주장했다.

그뿐만 아니라 황금쌀에 대한 허풍 광고가 간과한 것은 비용이 적게 들면서도 유전자 변형 식품이 지닌 위험 요소들을 내포하지 않은 비타민 A 보충 방법이 여럿 있다는 사실이다. 일례로, 유엔 식량농업기구는 1993년 방글라데시에서 그러한 프로젝트를 시작한 바 있다. 그들은 헬렌 켈러 국제조직과 다른 비정부기관들의 협조를 받아 개량한 재배법을 이용하여 작은 집 뜰에 정원을 개발하는 프로그램을 소개했다. 집에 뜰이 있는 사람들은 비타민 A가 풍부한 식물(호박, 스쿼시, 콩)들을 지붕 꼭대기까지 키우는 법을 전수받았다. 건강에 도움이 된다는 사실이 분명해지면서 그 프로그램은 곧 관심을 끌게 되었다. 1998년 현재 그 프로그램에 따라 집 안에서 비타민 A가 풍부한 식물을 재배하게 된 사람이 무려 300만 명에 달한다. 독립 연구 결과들은 작은 마당에서도 비타민 A를 충분히 생산해 낼 수 있다는 사실을, 사람이 먹을 수 있는 좀 더 다양한 채소와 과일을 재배할 수 있게 되어 비타민 A 외에도 필수 비타민을 더 많이 섭취할 수 있다는 사실을 밝혀냈다. 이러한 프로그램으로 가난한 사람이 얻는 건강상 혜택은 엄청나다.

유전공학 옹호자들은 유전자 변형 식품에 대한 거부감을 극복하지 못하면 제3세계 어린이들이 시력을 잃게 될 것처럼 말한다. 2001년 3월 4일, 〈뉴욕타임스 매거진〉(일요일에 발행되는 뉴욕타임스 부록 잡지)과 〈세인트루이스 포스트 디스패치St. Louis Post Dispatch〉는 열한 살 된 어린이가 황금쌀로 하루에 필요한 최소한의 비타민 A를 섭취하려면 밥을 무려 27~54그릇을 먹어야 한다는 사실을 폭로했다.

그리고 이보다 더 큰 문제는 황금쌀이 인류에게 혜택을 주는 유전자 변형 식품의 좋은 예로 소개되기는 했지만, 유전공학계 전체를 대표하기에는 너무나 허점이 많다는 사실이다. 황금쌀과 같은 '기적의 곡물(wonder crops)' 연구는 주로 몇 안 되는 독립 기관이 자선금이나 공공 재정에 의존하여 실시한다. 하지만 그러한 연구에는 규범성이 부족하다. 이는 유전공학 연구가 대부분 몬샌토 같은 기업으로부터 재정 지원을 받아 사적인 영리를 목적으로 진행되기 때문이다.

공공을 엄청난 혼란으로 몰아넣는 전략으로, 바이오테크 기업들은 유전공학에 대한 일반 대중의 수용성(public acceptance)을 높이기 위한 광고에 자신들의 노력이 전혀 엉뚱한 목표를 겨냥한 것이라는 사실을 생략한 채 황금쌀과 같은 곡물을 언급하는 것을 주저하지 않는다.

## 바이오테크 산업

몬샌토사는 한 화학자가 최초의 인공 감미료인 사카린을 제조하기 위해 1901년에 창립한 기업으로 현재 세계 최대의 유전공학 기업이 되었다. 몬샌토의 최고경영자 보브 샤피로는 1999년 이렇게 주장했다. "우리 회사가 전적으로 생명공학에 헌신할 것이라는 점을 강조하는 바입니다. 생명공학이 농업과 영양학, 인간의 건강과 식량, 섬유질에 대한 세계의 수요를 충족해 주는 안전하고 생존력 있고 유용한 도구라고 믿기 때문입니다."

세계를 돕는 것이 그의 목적인 양 들리게 하는 주장이다. 하지만 아스트라제네카, 뒤퐁, 노바르티스, 아벤티스와 다름없이 몬샌토 역시 사적인 동기에 사로잡혀 있을 뿐이다. 이 상위 다섯 개 바이오테크 기업의 유전자 변형 종자 시장점유율은 100퍼센트라 해도 과언이 아니다. 그들은 또 전 세계 살충제 시장의 60퍼센트를 장악하고 있을 뿐 아니라, 최근의 인수합병 태풍으로 상업적인 종자 시장의 23퍼센트를 점하고 있다.

광고로는 별별 주장을 다 내걸지만, 그들은 기업 이윤이란 목적을 겨냥하여 정책을 수립하며, 그것에만 초점을 맞추고 있다. 황금쌀 개발자와는 달리, 그들은 더 나은 세상에 기여할 생각이 없다. 돈을 버는 것만이 그들의 목적이다.

필 베리아노는 워싱턴대학 테크니컬 커뮤니케이션 교수로서 책임 있는 유전공학위원회(유전공학이 사회 · 윤리 · 환경에 미치는 영향을 다룸)의 창립에 일조한 바 있다. 그는 이런 질문을 던진다. "기업 내에서 그들이 추구하고자 하는 유전공학의 형식에 대한 설계 기준을 누가 정한단 말인가? 바로 돈벌레들이다. …… 그들은 손익 계산에 따라 그 문제를 다룬다. 확증된 인간의 욕구를 충족시키는 것이 아니라, 가장 많은 이익을 산출할 것 같은 프로젝트가 바로 그들이 개발하고자 하는 것이다."

일반 대중은 대부분 적어도 미국(유전공학 산업의 메카)에서만큼은 유전공학 기술이 건강에 더 좋은 식품을 생산하고, 소득을 늘리고, 더 맛있는 식품을 생산하고, 살충제 사용량을 줄이고, 인간이나 환경에 보탬이 되는 장점들을 강화하기 위해 사용된다고 믿는다. 불행하게도, 최근까지 보인 기업들의 행동방식은 그렇지 않다.

그렇다면 기업들은 어떤 행태를 보이고 있는 것일까? 어떤 곡물들을 키우고 있는 것일까? 1999년만 해도 형질 전환 작물을 키우는 전 세계 경작지(거의 80퍼센트)에서는 대부분 농약회사들이 유전자를 변형한—그 회사들이 생산하는 제초제를 다량으로 살포해도 생존할 수 있도록 개량한—콩, 옥수수, 면, 캐놀라(채소의 일종)를 재배했다. 살충제의 일종인 제초제는 식물을 죽이거나 식물의 광합성 작용을 방해하여 '잡초 킬러'라 불리는 화학물질이다.

최근까지 농부들은 파종 전에는 제초제를 살포할 수 있지만 그 후에는 그럴 수 없었는데, 그것은 제초제가 키우고자 하는 식물마저 죽이기 때문이다. 농부들은 다른 방법으로 잡초들과 전쟁을 벌여야만 했다. 하지만 요즘에는 유전공학 덕분에 곡물 성장기에 제초제를 아무리 많이 뿌려도 재배하는 식물이 죽지 않게 되었다. 하지만 제초제에 내구성이 생기도록 유전자를 변형한 식물을 재배할 때만이다.

바이오테크 기업들은 소비자들이 자사 제품이 인류에 도움이 된다고 믿게 하기 위해 유전자 변형 곡물에는 살충제를 적게 써도 된다고 거듭 주장한다. 그 말이 사실이라면 얼마나 좋을까마는 현실은 전혀 다르다.

이른바 제초제 저항성 작물(herbicide-tolerant crop)이 아니라면, 주요 작물에는 거의 피해를 주지 않으면서 주변 잡초만 제거하기 위해 제초제를 과도하게 살포할 수는 없다. 따라서 형질 전환 작물을 재배하는 전 세계 경작지의 80퍼센트가량에는 특정 제초제를 무한대로 살포해도 견딜 수 있는 작물만 재배하는 셈이다.

그렇다면 형질 전환 작물을 재배하는 전 세계 경작지 중 20퍼센트에는 어떤 작물을 재배하는 것일까? 평생 모든 세포를 통해 살충제를 생산해 내도록 유전자를 변형한 작물을 재배한다.12 그중에서 몬샌토가 '새로운 잎(New Leaf)'이라는 친근감 있는 이름을 붙여준 감자종이 대표적이다. '새로운 잎'이라는 이름은 건강식품 판매점에서 찾을 수 있는 유기농 식품을 연상시킬 목적으로 지은 것 같다. 하지만 몬샌토의 '새로운 잎' 감자 테크놀로지—풍뎅이가 한 입만 베어 먹어도 바로 죽게 만드는—는 환경보호청에 의해 살충제로 기록될 수밖에 없는 존재다.

## 이윤 추구

2000년 현재, 제초제 저항성 콩과 옥수수, 캐놀라 등 유전자 변형 작물을 심은 경작지는 전 세계적으로 32만 3,750제곱킬로미터로서 영국의 면적보다도 넓다. 한편 변종 작물을 만들어내고 판매하는 농약회사들이 예외없이 바로 그에 적절한 제초제도 제조하여 팔고 있다.

세계 5대 바이오테크 기업이 세계 5대 제초제 생산업체들로서 세계적인 살충제 기업이기도 한 사실은 결코 우연이 아니다. 그들이 개발한 유전자 변형종들은 그들의 농약을 지속적이고 포괄적으로 팔 수 있는 시장을 제공하는 셈이다.

제초제 중 세계적으로 가장 많이 팔리고 있는 것은 몬샌토의 라운드업(Roundup)이다. 2000년에 몬샌토가 이 제초제 하나로만 벌어들인 수입은 30억 달러로서, 앞으로도 판매를 대대적으로 신장하기 위해 계획을 수립 중이다. 어떻게 그럴 수 있을까? '라운드업 레디(Roundup Ready)'라는 브랜드가 붙은 몬샌토의 콩과 옥수수, 캐놀라 종이 전 세계 형질 변경 작물을 재배하는 경작지 중 50퍼센트가 넘는 곳에 심어지기 때문이다.

라운드업 레디 품종은 지속적으로 라운드업을 사용해도 견딜 수 있도록 유전자를 변형한 식물이다. 농부가 아무리 많이 라운드업을 농경지에 살포해도 라운드업 레디 품종에는 해를 주지 않고 잡초만 제거한다고 한다. 이 품종이 농부에게 줄 수 있는 혜택은 그것뿐이다. 라운드업 레디에 적절한 라운드업을 살포하지 않고는 농사를 지을 수 없다.

1998년 몬샌토는 라운드업 생산량을 늘리기 위해 전 세계에 새로 공장을 짓는 데 무려 10억 달러를 지출했다. 라운드업에 대한 미국 특허권이 2000년에 만료되었는데도 그들은 시설 확장을 계속하고 있다. 제초제에 대한 독점권을 무한정 연장하는 영악한 계획을 꾸민 몬샌토에게 특허권 만료가 문제일 수 없었다. 그들의 해답은 아주 단순하다. 몬샌토 라운드업 레디를 재배하는 농부들은 예외없이 몬샌토 제초제도 사용할 의무가 있다는 계약서에 서명하도록 하는 것이다. 황금쌀 개발자들은 기아 종식이라는 고상한 이상을 품고 있었지만, 몬샌토는 저급한 동기만 가지고 있는 듯하다.

그렇다면 라운드업은 안전한가? 살충제 기준으로 판단하면 비교적 양호한 제초제로서, DDT나 알라클로르, 부타클로르—역시 몬샌토에서 생산하는—와 같은 독성 수준에는 포함되지 않는 것이 분명하다.

그렇다고 해서 해가 없다는 의미는 아니다. 사실 미국 어자원 및 야생동물 서비스는 라운드업의 주요 성분인 글리포세이트(glyphosate)로 인해 잠재적으로 생존 위협을 받고 있는 74종의 식물종을 확인한 바 있다. 글리포세이트는 100만 분의 10파트(part)만으로도 물고기를 죽이고, 지렁이의 성장을 방해하면서 사망률을 높이고, 흙에서 양분을 취하는 식물에 도움이 되는 토양 미생물에 독성을 발휘한다. 1990년대 초반 글리포세이트는 캘리포니아주(이런 통계를 기록하는 유일한 주)에서 발생하는 모든 살충제 관련 질병의 세 번째 원인으로 보고된 바 있다. 증상으로는 눈과 피부 자극, 심장기능 저하, 구토 등이 포함된다.

1997년 뉴욕주 검찰청이 독극물로 인한 사망의 아홉 번째 원인으로 지목한 라운드업의 비활성 요소들의 독성을 공개적으로 언급하자 몬샌토는 어쩔 수 없이 라운드업이 '전체적으로 완전하다'거나 '환경친화적'이라고 주장하는 광고를 중단할 수밖에 없었다. 게다가 연구결과들은 글리포세이트 노출이 특히 젊은이들에게 많이 발생하고, 미국에서 발생률이 세 번째로 빠르게 상승하는 암인 악성 림프종 발생 위험의 상승과 관련이 있음을 밝히고 있다.

몬샌토의 라운드업 판매전략은 농부들에게 한두 번만 라운드업을 살포해도 잡초 문제를 깨끗이 해결할 수 있다고 말하는 것이다. 몬샌토는 신문광고에서 농부들에게 라운드업이야말로 '당신에게 영구적으로 필요한 유일한 잡초 통제수단'이라고 주장해 왔다. 하지만 캘리포니아대학의 생화학 및 분자생물학 교수인 J. B. 닐런즈 박사는 "몬샌토가 꿈꾸는, 라운드업 레디 작물종(변종)들에 사용할 라운드업의 분량은 상상을 초월하는 것이다"라고 주장한다.

라운드업 레디 작물에 살포하는 라운드업의 양은 엄청나다. 수확한 작물의 잔여량이 가장 최근에 나온 법적 허용치를 훨씬 웃돌 정도다. 그 유전자 변형 테크놀로지가 상업적으로 생존력을 갖출 수 있도록, 식품의약국이 곡물에 남아 있을 수도 있는 라운드업 활성 요소의 잔여 허용치를 3배나 올렸기 때문이다. 많은 과학자가 기업의 성공을 돕기 위해 잔여 허용치를 올리는 것은 기업의 이익을 공공의 안전보다 우선시하는 자세라고 항변하지만, 새롭게 올린 잔여 허용치는 여전히 유효하다.

농부들에게 라운드업 레디 종자를 심으라고 설득하는 광고들과 화려한 브로셔들은 자랑스럽게 '깔끔한 농경지'를 모토로 내걸고 있는데, 여기에서 '깔끔한(clean)'의 의미는 콩 · 옥수수 · 캐놀라 외에는 아무것도 자라지 않는 광활한 밭을 의미한다. '깔끔한'이 판매 포인트로서 많은 농부를 현혹했지만, 사실은 교묘한 말장난에 지나지 않는다. 그들의 경작지는 지나치게 많은 화학물질을 포함하고 있어서 사실상 불모의 땅이며, 다양한 생물이 공존하는 건강한 생태계하고는 닮은 점이 하나도 없는 땅이다. 부패하는 식물이 거의 없는, 벌레와 곤충 등이 먹이로 삼는 박테리아조차 사라져서 메마른 농경지는 사실상 화학비료에만 의존하게 된다.

아이러니컬하게도, 우리는 불필요한 최신 과학기술을 사용할 목적으로 독극물을 농경지와 식품에 뿌리는 셈이다. 잡초 문제 해결책으로는 노틸 농경법(no-till farming: 일정 기간 땅을 메지 않는 농사법), 멀칭(mulching: 농작물을 재배할 때 토양의 표면을 덮어주는 것), 섞어짓기(companion cropping: 두 종류 이상의 작물을 동시에 같은 경작지에 재배하는 것)을 포함하여 좀 더 단순한 방법들이 있다. 물론 지구 친화적인 방법들 중 그 어느 것도 특허의 대상이 되거나 이익을 목적으로 팔 수 있는 것은 없다. 일방적인 단일 문화(mono-culture)와 화학물에 의존하는 것도 없다. 따라서 유전공학 사업을 지배하는 몬샌토를 비롯한 농약회사들에게 이익을 안겨줄 만한 소지가 없는 방법인 셈이다.

몬샌토가 우리에게 영양 부족의 종언을 고하는 데 도움을 줄 것으로 말하는 잡초가 없는 깨끗한 농경지는 다르게 설명할 수도 있다. 인도의 과학 · 테크놀로지 · 자연자원 정책 연구재단 소장인 반다나 시바는 "농경지에서 잡초를 완전히 뽑아내는 행위는 가난한 자에게서 중요한 영양분을 갈취하는 행위나 마찬가지다"라고 주장했다. "인도에서는 영양분의 80~90퍼센트를 농업계에서 '잡초'라고 부르는 것들에서 얻습니다. 애그리비즈니스는 잡초가 그들의 몫을 도둑질한다는 생각에서, 부인네들이 식품이나 약품, 여물 등 다양한 용도로 사용할 수 있는 200여 가지 생물이 살고 있는 농경지에 라운드업 같은 제초제들을 마구 뿌려대는 것이지요."

시바 소장은 비타민 A 결핍으로 고생하는 사람들이 많은 것은 황금쌀을 구하지 못해서가 아니라 농경지에 화학물질을 지나치게 많이 살포하기 때문이라고 주장한다. 그녀는 "현재 40여 만 명의 인도 어린이가 비타민 A 결핍으로 시력을 잃어가고 있습니다. 그것은 산업화한 농업이 가난한 시골 사람들에게는 유일한 비타민 A 공급원인 수많은 야생식물을 파괴하기 때문이지요. 생명공학 덕에 이런 미친 짓은 더욱 극성스러워질 것입니다"라고 주장했다.

한편, 환경기구들은 라운드업 사용량을 늘리는 것이 야생생물을 위협하는 것이라고 말한다. 제초제가 죽이는 수많은 식물은 다른 생물의 먹이가 된다. 영국 왕립조류보호협회는 라운드업을 비롯하여 제초제 사용을 늘리는 것은 곤충의 생명을 유지하고, 새들이 먹는 씨를 생산하는 식물을 죽이는 행위라고 경고했다. 산업화한 농사법으로 그렇지 않아도 감소하고 있는 수많은 조류—종달새 포함—가 멸종될 수 있다는 것이다. 같은 조직의 수석 대표 그레이엄 윈은 이렇게 말했다. "유전공학적 제초제 저항성 작물에 살포할 수 있는 제초제를 사용하여 농경지에서 모든 잡초를 제거하는 능력은 농지에서 모든 야생생물을 사라지게 할 것이며, 이미 감소하고 있는 수백만 종의 새와 식물에게 저주가 될 것이다."

몬샌토에만 해당하는 얘기가 아니다. 그 밖에도 자사의 제초제만 사용할 수 있는 유전공학적 작물을 생산하기 위해 발빠른 움직임을 보이고 있는 농약회사가 한둘이 아니다. 예를 들어, 아그레보사는 제초제 글루포시네이트를 제조한다. 아그레보는 글루포시네이트에 저항성을 가진 유전자 변형 작물을 개발 중이며, 앞으로 수년 내에 그 제초제의 판매고가 5억 달러 이상 증가할 것으로 예상하고 있다.

그 회사는 글루포시네이트가 '환경 친화적'이라고 주장한다. 하지만 환경보호청은 그 물질이 극히 소량으로도 다수의 수생 · 해양 무척추 생물에 치명적일 수 있다고 말한다. 글루포시네이트는 물에 녹아 쉽게 지하수로 스며 들어간다.

이와 마찬가지로, 칼진/몬샌토사는 독성의 잡초제 브로목시닐(bromoxynil : Buctril이란 상표로 팔림)을 직접 살포해도 견딜 수 있는 목화(BXN Cotton) 종을 개발했다. 환경보호청은 브로목시닐이 발암물질이며 테라트로겐(teratrogen : 기형아 출산과 연관된)임을 확인했다.

환경보호청은 몬샌토의 유전자 변형 목화에 브로목시닐 사용을 승인하면서, 브로목시닐이 인간의 먹이연쇄에 끼어들지 못하리라 생각했다. 하지만 남부의 한 지방에서 비육장의 소들에게 목화 잔가지와 조각들이 50퍼센트 정도 함유된 사료를 먹이는 일이 벌어졌다. 따라서 브로목시닐이 소고기를 통해 인간의 먹이연쇄에 진입한다는 말이 성립되는 것이다.

## 세계 기아와 유전공학

전 세계적으로 유전자 변형 작물을 재배하는 면적은 유전자 변형 식품을 대대적으로 판매하기 시작한 1996년 이래 3년 동안 25배나 급증했다. 그런데도 엄청난 성장세가 거의 대부분 세 나라에 국한되어 왔다. 1999년의 경우, 미국에서의 판매고가 전 세계 총판매량의 72퍼센트를 점했고, 아르헨티나는 17퍼센트, 캐나다는 10퍼센트 정도였다. 이 세 나라가 전 세계 유전자 변형 식품 판매고의 99퍼센트를 차지하고 있는 것이다.

몬샌토를 비롯하여 생명공학을 옹호하는 사람들은 공공을 대상으로 인구 증가에 맞춰 세계 식량 공급량을 늘리기 위해서는 유전공학이 필요하다고 끈질기게 설득하고 있다. 하지만 2000년 현재 재배면적이 40만 4,685제곱킬로미터에 달하고, 미국의 곡물 생산량 중에서 4분의 1이 유전자 변형 곡물이지만, 그들의 제품이 기아 확산의 흐름을 되돌릴 만한 영향을 미친 바는 전혀 없다. 더 많은 열매를 산출하기 위해, 영양가를 높이기 위해 유전자를 변형한 작물을 심는 농경지는 없다. 세계의 가난한 사람들에게 돌아갈 식품의 양은 오히려 줄어든 상태다. 사실, 엄청난 농경지에서 가축의 사료로 사용하기 위해 형질을 변형한 콩과 옥수수를 재배하고 있다.

유전자 변형 식품에 관한 귀에 거슬리는 논쟁에서 가장 투명하면서도 독립된 목소리를 내는 매체로 메릴랜드 아나폴리스에 있는 환경연구재단이 발간하는 〈레이철의 환경과 건강 주간지〉를 들 수 있다. 1999년에 이 저널은 다음과 같이 기록했다.

> 몬샌토를 비롯하여 그 어떤 유전공학 기업도 세계 식량 부족을 해결할 만한 유전자 변형 작물을 개발하지 못한 것으로 보인다. 그 반대가 정답이다. 만약 유전자 변형 작물이 허기진 사람을 먹이기 위한 것이라면, 몬샌토를 비롯한 관련 기업들은 다음과 같은 특성을 지닌 품종을 개발해야 한다. (a) 표준 이하나 최저 수준의 토양에서 성장할 수 있는 능력, (b) 값비싼 기계, 화학물질, 비료, 물을 사용하지 않고도 단위 면적당 수확량을 끌어올릴 뿐만 아니라 고품질 단백질을 생산하는 능력, (c) 대형 농장보다는 작은 농장에 대한 선호, (d) 제약적인 라이선스 없이 값싸고 자유롭게 구할 수 있는 씨앗, (e) 동물이 아닌 사람의 식량. 지금 구할 수 있거나 개발 중인(발표에 의해) 유전자 변형 작물 중에서 위에 적은 바람직한 특성을 지닌 것은 하나도 없다. 그 반대가 정답이다. 새로운 유전자 변형 작물은 사람에게 단백질을 제공하기 위한 것이 아니라 고기를 얻기 위해 동물의 사료로 사용된다. 유전자 변형 혁명은 세계 기아 문제와는 전혀 상관이 없다.

유전자 변형 작물이 세계의 기아를 해결하기 위한 것이라면, 당신은 그것들로부터 더 많은 수확을 기대할 수 있어야 한다. 하지만 그런 증거는 보이지 않고, 오히려 그 반대의 증거들만 늘어나고 있다. 위스콘신대학 농학과의 에드 오플링거 교수는 지난 25년 동안 종류별로 콩 생산량을 비교 분석해 왔다. 1999년 미국 콩 종류의 80퍼센트를 재배하는 12개 주의 콩 산출량을 분석한 그는 유전자 변형 콩의 산출량이 전통 종에 비해 4퍼센트 적다는 사실을 밝혀냈다.

다른 과학자들은 몬샌토의 형질 변경 콩(유전자 변형 콩 중 경작지 단위면적당 세계 최고의 품종)들과 같은 조건에서 자란 전통 종들을 비교한 결과, 유전자 변형 콩들의 생산량이 10퍼센트나 적다는 사실을 밝혀냈다. 그뿐만 아니라, 네브래스카대학 연구팀도 2000년 유전자 변형 콩이 전통 종에 비해 산출량이 6퍼센트에서 11퍼센트 적다는 것을 밝혀냈다.

연구 결과들이 발표되었다고 해서 관련 업계의 대변인 격인 바이오테크놀로지 산업기구가 자신들의 주장을 멈춘 것은 아니다. 같은 기구의 딕 고드다운 부회장은 "유전공학은 지구의 거주자인 우리가 지구에 의존하여 살고 있는 사람들을 먹이기 위해 품을 수 있는 가장 훌륭한 희망이다. 유전공학의 잠재성은 가히 경이적이다"라고 말한다.

만일 그 말이 사실이라면, 만일 유전자 변형 식품이 세계의 기아를 해결하는 방법이라면, 힘있고 호소력 있는 주장들이 그들 편에 설 것이고, 따라서 나는 관련 업계에 고개를 숙일 것이다. 절망적인 상태에서 굶주리는 사람들을 먹이겠다는데 누가 방해할 수 있단 말인가? 하지만 세계 기아 문제와 형질 변형 작물에 관한 한 세계 최고 권위자인 반다나 시바 박사는 그들의 말을 신뢰하지 않는다. 수많은 유전공학 관련 저서와 논문을 발표해 온 그녀는 생명공학이 세상 사람들을 먹여살릴 수 있다는 주장을 인정하지 않는다. 그녀의 변은 이렇다. "그들의 주장은 모든 면에서 기만적이다. 첫째, 그들이 생산하는 것들로는 제3세계를 먹일 수 없다. 콩은 북반부에 살고 있는 돼지나 소들의 사료로 사용된다. 농업에 대한 투자는 전부 농약 판매를 늘리고 독점

권 행사를 강화하기 위해서일 뿐이다. 이러한 사태는 자선사업이라고는 모르는 기업, 즉 사적인 영역 안에서만 벌어지고 있다. 그들은 그저 파는 사업만 할 뿐이다. 그들이 생산하는 식품은 더욱더 비싸질 것이다."

아프리카 18개국 대표들도 유엔 식량 및 농업 기구총회에 참석하여 몬샌토의 광고 내용에 반대한다는 뜻을 분명히 했다. "우리는 …… 가난하고 굶주린 아프리카 사람들의 이미지를 안전하지도 않고 환경 친화적이지도 않으며 경제적으로 도움이 되지도 않는 과학기술을 강요하는 거대 다국적기업이 사용하는 것에 적극 반대한다. 우리는 그러한 기업이나 유전자 조작 기술이 농부들이 식품을 더 많이 생산하는데 도움을 준다고 믿지 않는다. 그와는 반대로 우리의 식량 생산 능력을 약화시킬 것이다." 에티오피아 대표는 "우리는 유럽인이 공익을 빌미 삼아 우리의 빈곤을 남용하는 것에 분노한다"라고 덧붙였다.

그렇다고 이성을 되찾을 몬샌토가 아니다. 그들은 여전히 유전공학을 세계 기아의 해결책이라고 선전하고 있다.

> 생명공학은 지금 우리 손에 들려 있는 내일을 위한 도구 가운데 하나다. 그 점을 인정하는 데 게으른 것은 굶주린 세계가 용납할 수 없는 사치일 뿐이다.
>
> –몬샌토의 광고

> 유전자 변형 작물을 창출한 것은 그것이 생산적이기 때문이 아니라 특허권을 딸 수 있기 때문이다. 그것의 경제적 가치는 자립자족하고자 하는 생계형 농부가 아니라 이미 비만상태인 가축에게 더 많은 사료를 먹이는데 있다.
>
> –애모리와 헌터 로빈스(자원정책연구소인 로키 마운틴 연구소의 창설자들)

한 가지는 분명하다. 몬샌토를 비롯하여 생명공학 기업들이 유전자 변형 식품이 세계 기아 문제를 완화해 줄 것이라는 주장을 쉽게 포기하지 않는다는 점이다. 2000년, 바이오테크 기업들은 연합하여 미국에서 번지고 있는 유전자 변형 식품에 대한 두려움을 없애기 위한 캠페인에 5,000만 달러를 쏟아부었다. 텔레비전 광고와 신문광고가 포함된 그 캠페인에 자금을 지원한 기업들은 몬샌토, 다우케미컬, 뒤퐁, 스위스 기업 노바르티스, 영국 기업 제네카, 독일의 BASF, 프랑스의 아벤티스다. 부드러운 톤으로 찍은 농경지와 미소 짓는 어린이가 등장하는 그 광고는 '더 나은 미래를 위한 해결책'이라는 문장을 담았고, 공공을 대상으로 생명공학 식품이 세계 기아 종식에 기여할 것이란 점을 설득하려 시도했다.

## 자살 씨앗

완전한 식물로 성장하여 다시 수천 개의 씨앗을 생산해 내는 작은 생명체 단위인 씨앗에는 완전무결하고 기적 같은 특성이 숨어 있다. 씨앗은 생명의 기본적인 미스터리의 하나이며, 자연의 생명을 존속시키는 가장 우아한 방법 중 하나다. 이집트 무덤에서 발굴된 씨앗들은 수천 년 동안 잠을 잤지만 여전히 생존력을 지니고 있다.

오랜 세월 농부들은 한 해의 수확물에서 다음 해에 경작할 씨앗을 추려 저장하는 방식으로 인류를 먹여살려 왔다. 하지만 가난한 사람들을 배불리 먹이는 것이 목적이라고 주장하는 몬샌토는 씨앗에서 재생능력을 박탈하는 '테크놀로지 보호 시스템'이란 것을 개발했다. 흔히 '터미네이터 기술(terminator technology)'이라 한다. 농무성으로부터 국민이 낸 세금을 지원받고, 델타 앤드 파인 랜드사(몬샌토의 자회사)의 지원을 받아 개발한 이 기술은 영구적으로 재생능력을 갖추지 못하도록 씨앗의 유전자를 변형하는 과정이다. 만약 이 기술을 이용하게 되면, 농부들은 다음 해에 심을 씨앗을 보관할 수 없게 되어 해마다 새로운 씨앗을 사기 위해 몬샌토를 방문해야 한다.

분자생물학자로서 터미네이터 기술을 창안한 멜빌 J. 올리버는 적어도 자신의 기술이 기아 확산을 저지하는 데 도움이 될 것이라고 주장하지는 않는다. "우리의 사명은 외국과의 경쟁에서 우리를 경쟁 우위에 올려놓는 것이다."

비평가들은 그 유전자 변형 씨앗을 '자살 씨앗(suicide seeds)'이라고 부른다. 세계개발운동의 엠마 머스트는 "생명공학 다국적기업들은 자살 씨앗을 팔아치움으로써 온 세상의 가난한 농부들을 유전적 노예상태라는 새로운 틀 안에 가둬두려 한다"라고 주장한다. "현재 개발도상국에서 사용하는 씨앗의 80퍼센트는 농부가 직접 보관한 것입니다. 작물에서 씨앗을 추출하여 보관할 수 없다는 것은 생사를 가를 만큼 중요한 사안입니다."

1999년 10월, 몬샌토는 터미네이터 기술에 대한 집중적이고 끈질긴 반대 여론에 시달린 끝에 마지못해 당장은 터미네이터 씨앗을 상업화할 계획이 없다고 발표했다. 그 기술을 반대한 사람들의 승리라고 해야 옳을 것이다. 하지만 몬샌토는 그 자리에서 종자 재생산에 꼭 필요한 유전적 특성을 소멸시키는 연구를 계속할 것이라고 덧붙였다.

씨앗에서 재생산능력을 제거한다는 몬샌토의 계획을 처음 들었을 때, 나는 등골이 오싹해지는 것을 느꼈다. 하지만 그런 연구를 하는 기업이 몬샌토뿐만이 아니라는 사실을 알게 되었을 때에는 공포에 빠져버렸다. 경악스럽게도 생명공학 산업계에서는 그러한 기술을 잠재적인 이윤 추구 수단으로 생각하며, 비슷한 야망에 사로잡힌 기업이 한둘이 아니다.

예를 들어 아스트라제네카 사는 식물의 성장과 발아를 자사에서 생산하는 화학물질의 반복적인 사용에 의존하도록 하는 유전기술을 특허 신청했다. 마찬가지로, 노바르티스 사도 식물이 수없이 많은 바이러스와 박테리아에 대항하여 싸우기 위해 의존해야 하는 유전인자를 소멸시키는 기술을 특허 신청했다. 자, 보시라! 그 유전인자를 되살리는 유일한 방법은 노바르티스 사에서 파는 화학물질을 사용하는 것뿐이다.

1999년 현재, 12개 기업이 유전적으로 재생산능력을 없애는, 화학물질에 의존하는 씨앗에 관한 기술에 대해서만 무려 20여 개가 넘는 특허를 받아놓은 상태다. 그 기술을 사용할 생각이 아니라면 거금을 들이면서까지 특허를 받아놓을 이유가 없다. 이 애그리비지니스 기업들은 자사의 유전기술을 널리 차용하는 어느 국가의 식품공급망을 근본적으로 통제할 수 있는 수단이 가공할 정도의 이윤으로 연결될 것임을 인정한다.

그들에게 터미네이터를 비롯한 씨앗 불임 테크놀로지는 이윤을 추구하기 위해 디자인된 단순한 비즈니스 벤처일 뿐이다. 따라서 그들에게는 농부들에게 도움을 주고, 소비자에게 영양가를 제공한다는 의식조차 존재하지 않는다. 〈레이철의 환경과 건강 주간지〉는 '몬샌토의 목적은 현재 세상의 식량창고 역할을 하는 수많은 주식(主食)을 효과적으로 통제하는 것'이라고 주장한다.

몬샌토의 농업 부분 부사장인 로버트 T. 프레일리는 〈레이철〉의 주장에 동의하는 듯한 자세를 취했다. 그는 또 다른 논쟁거리인 다른 씨앗의 개발을 끝내고 "이는 씨앗 회사들의 단순한 결속에 관한 문제가 아니다. 이는 전체 먹이망의 결속에 관한 것이다"라고 말했다.

몬샌토 기업의 솔로건에 재미있는 문구가 들어 있다. "일을 훌륭하게 처리하는 것이 일을 잘하는 것이다(Doing well by doing good)."

## 위험은 과장된 것인가

유전자 변형 식품의 안전에 관한 논의는 치열하다. 생명공학 옹호자들은 늘상 위기가 과장되었다고 주장한다. 영국 바이오테크 기업 애드벤타 홀딩스의 대변인은 "지금까지 전 세계적으로 유전자 변형 작물에 대해 2만 5,000번이나 실험을 했지만, 단 한 번도 위험하다는 결과가 발표된 적이 없었다"라고 강조한다. "당신은 그것이 만약 위험한 기술이라면 지금쯤 실패로 끝났어야 당연하다고 생각할 것이다." 조지 W. 부시도 2000년 대통령 선거운동 중 "연구를 거듭해 보았지만 위험하다는 증거는 나타나지 않았다"라고 말했다. 클린턴 행정부 당시 농무성장관을 지낸 댄 글리크먼은 '엄격한 일련의 실험을 통해' 유전자 변형 식품의 안정성이 증명되었다고까지 확언했다.

과연 그럴까? 불행하게도 '걱정하는 과학자들의 모임'의 원로 과학자 제인 리슬러 박사에 따르면 그렇지 않다. 식물병리학으로 박사학위를 받고, 환경보호청에서 4년간 생명공학에 관한 규정을 수립한 바 있으며, 바이오테크 과학과 정책에 관한 논문을 10여 편 이상 집필하기도 한 그녀는 유전자 변형 식품의 환경적 위험성에 대해서는 미국 최고의 권위자다. 리슬러 박사는 그들의 실험과 연구를 면밀히 관찰해 온 인물이다. 그녀와 그녀의 동료인 마거릿 멜런 박사(농무성 농업 부분 생명공학에 관한 자문회의 회원)는 "아무런 하자도 발견하지 못했다는 연구 결과는 결코 만족스러운 것이 될 수 없다"라고 주장한다. "많은 사례에서, 부작용이 너무 미미해 연구영역을 스캔하는 것만으로는 기록하지 못할 정도였다는 사실이 드러났다. …… 실지 실험(field test)은 안전에 관한 정보를 제공하지 못한다. 관찰하지 못하는 연구로는 결과를 찾아낼 수 없다."

과학자들이 현실을 정직하게 관찰했다면 경악스러운 결과를 얻어냈을 것이다. 몇 년 전에 독일의 한 바이오테크 기업은 목재 칩(wood chips)과 옥수수 줄기, 목재 쓰레기와 농업 쓰레기를 분해하는 방법으로 에탄올을 생산하기 위해 가장 흔한 토양 박테리아인 클레브시엘라 플란티쿨라(Klebsiella planticula)에 유전공학 기술을 적용한 적이 있다. 이는 엄청한 성공을 거둔 것처럼 보였다. 유전공학 처리한 클레브시엘라 박테리아는 부패 중인 유기물질을 분해할 수 있었고, 그 과정에서 가솔린이 아닌 다른 연료를 생산해 냄으로써 온실 가스 배출량을 줄일 수 있을 것으로 기대를 모았다. 그리고 처리한 쓰레기는 퇴비처럼 토양에 덧입힐 수 있을 것으로 보았다. 정말 그렇다면 모든 사람이 혜택을 입게 될 것이다. 그 회사는 환경보호청의 승인을 받아 오리건주립대학에서 그 박테리아에 대한 실지 실험을 실시했다.

부패 중인 유기성 쓰레기를 없애고 에탄올을 생산하는—에 관한 한 유전공학 처리한 박테리아는 성공적이었다. 하지만 그 성공은 박사과정 학생인 마이클 홈스가 처리한 쓰레기를 실제로 살아 있는 토양에 뿌려서 아무도 예상하지 못한 결과를 얻을 때까지만이었다. 유전공학 처리한 클레브시엘라가 포함된 토양에 심은 씨앗이 발아한 것까지는 좋았다. 하지만 그 후 단 하나의 예외도 없이 모조리 죽고 만 것이다.

그렇다면 무엇이 그것들을 죽게 했단 말인가? 유전공학 처리한 클레브시엘라가 자연적인 토양 미생물과 치열하게 싸워 토양의 번식력에 필수적인 활동을 억누르는 것으로 나타났다. 식물은 '미코리살(mycorrhysal)'이라 불리는 곰팡이균의 도움으로 흙에서 질소를 비롯하여 자양분을 취한다. 미코리살균은 흙 속에 살면서 식물의 뿌리가 자양분을 취할 수 있도록 도움을 아끼지 않는다. 하지만 유전공학 처리한 클레브시엘라가 흙 속에 들어오자 토양 속 미코리살의 개체수가 급속히 줄고 말았다. 건강한 미코리살균이 없는 토양에서는 어떤 식물도 살아남지 못한다.

유전공학 처리한 클레브시엘라가 식물의 성장을 방해한다는 메커니즘의 발견은 나에게는 과학의 위대함을 일깨워준 사건이었다. 작은 티스푼에 담긴 비옥한 흙 속에는 수천 종의 미생물이 살아 있으면서 수조(兆) 가지 방법으로 상호 작용한다.

하지만 과학자들은 클레브시엘라에 관한 실험에서 중요한 무엇, 등골을 오싹하게 하는 무언가를 발견하고 말았다. 유전공학 처리한 클레브시엘라 박테리아가 일단 뿌려지고 나면, 그 속에 정착할—그 후에는 사실상 제거 불가능한—확률이 높아질 뿐만 아니라 그 흙 속에서 끝까지 버텨낸다는 발견이었다.

마이클 홈스의 클레브시엘라 연구를 지도한 오리건주립대학 토양병리학자 일레인 잉햄은 "데이터가 처음 나왔을 때, 환경보호청은 우리의 연구가 적절히 이루어지지 않았다고 비난했어요. 하지만 그들은 우리 연구 결과를 정밀히 검토해 보고도 실험 디자인에서 전혀 하자를 찾아내지 못했어요. 그들은 우리 실험이 잘못되었다는 것을 증명하기 위해 할 수 있는 행동을 다 취했습니다. …… 우리 실험이 아니었다면, 클레브시엘라는 상업용으로 판매 승인을 받아냈을 거예요"라고 말했다.

유전학자 데이비드 스즈키는 현실에서 벌어지는 현상을 불길한 징조로 받아들인다. "유전공학 처리한 클레브시엘라는 지구상의 생물들을 모조리 죽일 수 있다. 이 한 건의 사례만으로도 소름 끼치는 결과를 예측하기에 부족함이 없다."

그런데도 몬샌토를 비롯한 바이오테크 기업들은 시장에 내다 팔 목적으로 유전자 변형 유기체 개발에 전념하고 있다. 그렇다면 그것의 안전 여부는 어떻게 알 수 있단 말인가? 데이비드 스즈키는 "우리는 알지 못한다. 그것이 이미 널리 퍼지고 나서 몇 년이 흘러야 간신히 알게 될 것이다"라고 말한다.

유전공학은 우리의 걱정을 줄여주고, 전체적인 미래에 대한 자신감을 회복해 주는 계획일 수 없다. 유전공학으로 인한 위기가 현실에서 벌어지고 있다는 사실이 믿어지지 않는다. 단언하건대, 나는 위기 상황에서 그들이 지구상의 생명에 위협이 되는 행동을 하지 않으리라 확신했다. 단언하건대, 그러한 기업을 운영하거나 그들을 감독하는 공무원들이 위험한 일이 발생하도록 방관만 하지 않으리라 확신했다. 단언하건대, 나는 유전공학의 위험성이 그리 크지 않으리라 확신했다.

하지만 나의 믿음이 단지 소망일 뿐이라고 밝혀진 것은 이번이 처음은 아니었다. 몬샌토 같은 기업들이 모든 사람의 삶을 행복하게 해

줄 것이라는 약속과 함께 내놓은 신상품들이 그들 말과는 다른 것으로 드러난 것도 이번이 처음은 아니었다. 우리에게 폴리염화 비페닐과 에이전트 오렌지(Agent Orange)를 내놓은 기업이 바로 그 유전공학 기업이다. 그 회사가 처음으로 내놓은 인공 감미료 사카린조차 나중에 발암물질로 밝혀졌다.

물론 몬샌토는 이번에도 걱정할 필요가 없다고 말한다.

> 유전자 변형 상품들은 전적으로 안전하다. 대개의 경우 당신은 유전자 변형 식품을 먹더라도 그런 사실을 모를 것이다. 하지만 중요한 것은 당신이 그런 사실을 구태여 알 필요가 없다는 점이다.
>
> – 브라이언 헐리, 몬샌토 대변인

## 아무도 신뢰하지 않는 유전공학 기업

우리는 생명공학 업계로부터 귀에 못이 박이도록 유전자 변형 작물이 전적으로 안전한 식품이라는 말을 들어왔다. 예를 들어 바이오테크놀로지 산업 기구의 말을 인용해 보자. "곡물과 식품은 생명공학을 바탕으로 믿을 수 없을 만큼 정밀한 수정 과정을 거쳐 개량되었다. 인류 역사상 이처럼 사전에 심도 있고 세밀하게 연구한 적은 없었다. …… 시장에 판매할 수 있게 허용된 식품은 하나하나 이미 소비자들이 먹고 있는 식품 못지않게 아주 안전한 것들이다."

하지만 보험업계는 동의하지 않는 것 같다. 현재 바이오테크 업계와 계약을 맺겠다고 나서는 보험회사는 한 곳도 없다.

데이비드 스즈키는 "손해배상에서 상업적 이득을 수호하는 방법은 무엇인가?"라고 묻는다. "보험을 통해서다. 사실 우리 사회에서 안전에 대한 리트머스 시험지는 보험뿐이다. 보험료를 지불할 수 있는 한 거의 모든 것을 보장받을 수 있지 않은가. 하지만 보험회사가 어떤 상품이나 기술의 보호에 돈을 투자할 의사가 없다면, 그들이 그 도박을 받아들일 수 없을 만큼 위험성이 지나치게 높거나 불확실하다는 것을 의미한다."

형질 변경된 유기체를 환경과 인간의 먹이연쇄에 끌어들이는 것에서 파생될 수 있는 재앙적인 손실이나 비극에 대해 어떤 식으로든 보상해 주겠다고 나선 보험회사는 지금까지 한 곳도 없다. 보험업계가 그로써 잠재적인 손실에 보험금을 지불할 의사가 없음을 지속적으로 밝히고 있는 셈이다.

유럽 공동체도 우려를 표명하기는 마찬가지다. 1999년 런던의 일간지 〈인디펜던트Independent〉는 "유럽 국가 정부들이 유전자 수정 유기체(GMOs)에 관해 핵전쟁 비상사태에 준하는 비상계획을 수립 중"이라는 사실을 보도했다. "유럽연합이 수립한 다섯 가지 비상대책 계획은 유전자 수정 식물이 질병의 확산이나 야생생물의 죽음을 초래하는 경우에 대처하기 위해 마련한 것이다. …… 인간의 건강을 재앙으로부터 보호하고 유전자 변형 식물이 자연적인 생물과 교배되는 것을 막기 위한 것이다."

# 파마게돈, 최후의 농업전쟁

"전 세계 인구 중 음식을 과다하게 섭취하면서도
영양실조 상태에 있는 사람은 12억 명이다."

나는 유전공학 때문에 일어날 수 있는 난국이나 위험을 관조하며 즐길 생각이 전혀 없다. 그 기술이 더 밝은 미래로 향하는 문을 열어 준다고 생각하면 훨씬 흥분될 것이다. 그 기술이 야기할 장점, 인간 능력의 확장, 잠재적 가능성은 상상만 해도 기분이 좋아진다. 업계는 바나나 같은 일반 상품에 백신을 주입하여 수백만 종의 생명체를 구할 수 있다고 말한다. 더 빨리 성장하는 물고기, 독성 없는 배설물을 배출하는 돼지, 메탄 가스를 덜 배출하는 소를 얻게 된다고 한다. 황금쌀 같은 식품에는 우리가 원하는 비타민 같은 것이 더 많이 함유되고, 원하지 않는 콜레스테롤이나 포화지방 같은 것들은 덜 들어가도록 디자인될 것이란다. 돼지를 인간의 장기 이식을 위한 장기 공급용으로 키울 것이란다. 과학자들은 심지어 마스토돈(mastodon : 코끼리를 닮은 고대의 대형 포유동물)과 네안데르탈인(구석기인)처럼 오래전에 멸종된 동물들을 재현할 수 있다는 희망으로 그것들의 DNA를 추출하고 있다.

세상에는 한계가 없다는 말로 들린다. 유전공학과 바이오테크 기업들이 약속의 땅으로 들어가는 열쇠를 지니고 있는 것처럼 들린다.

데이비드 스즈키 박사는 한때 캐나다 최대의 유전학 연구소를 운영한 인물로서 세계에서 가장 인기 있는 유전학 입문서의 공동 집필자이기도 하다. 그는 균형 잡힌 시선으로 유전학에 대해 언급했다.

> 유전학에는 엄청난 의미들이 포함되어 있다. 인간의 삶을 풍요롭게 하고 삶의 질을 높인다는 약속으로 가득 차 있으면서도, 한편으로는 그에 못지않게 파괴적이고 전례가 없는 고통을 안겨줄 수 있는 잠재성도 포함되어 있다. ……'공학(engineering)'이라는 단어는 도로, 교량, 빌딩을 연상시킨다. …… 세밀한 시방서에 따라 디자인하고 건설한. 하지만 유전학자인 나는 유전공학이 정밀성에 의존하기보다는 시행착오에 더 의존하는 학문이란 점을 말해 두고자 한다. 예를 들어 어떤 과일에서 유전인자 하나를 추출하여 나팔수선화에 집어넣고자 할 때, 그 인자만 추출하는 것이 불가능한 것은 말할 것도 없고 그것을 집어넣고자 하는 지점에 정확히 자리 잡게 할 수 없다는 것이다. 유전공학 테크닉은 그런 식으로 움직이지 않는다. 학자들은 유전인자들을 세포 속으로 집어넣기 위해 심지어 분자 산탄총을 사용하기도 한다. 물론 그들은 인자가 어느 구석에 처박히는지 알 도리가 없다.

사람들은 대부분 어떤 특성을 관장하는 유전인자를 하나의 종에서 다른 종으로 옮기면 그 특성마저 옮겨간다고 생각한다. 하지만 그것이 그렇게 간단하지 않다. 예를 들어 성장을 조절하는 인자를 쥐에서 추출한다고 하자. 그렇다고 그 인자가 다른 종에 들어가서도 역시 성장을 조절한다는 보장은 없다. 전혀 다른 결과를 낳을 수도 있지만,

무슨 수로 그것을 알아내겠는가. 유전인자를 하나의 종에서 다른 종으로 옮기는 경우, 그 결과는 오리무중이다. 유전과학은 유전인자들이 특정 종 안에서 어떻게 표현되는지를 예측할 수 있게 해준다. 하지만 종 영역을 넘어서는 경우, 스즈키의 말에 따르면, 유전공학 테크닉은 "무슨 일이 벌어질지 알 수 있는 이론을 전혀 제공하지 못한다."

설상가상으로, 환경조건들도 하나의 인자가 하나의 식물 안에서 표현되는 방식에 영향을 미친다. 토양, 기후, 화학물질에 대한 노출, 수많은 환경적 변수들로 다양한 결과가 나타날 수 있다. 작은 시험포(test plot)에 심어 예측 가능하고 안전하게 보이던 식물이 실제 사회의 다양한 조건에서는 전혀 다른 결과를 낳는 것도 이 때문이다.

스즈키는 인류가 자신의 행위에 대한 충분한 이해 없이 정체를 알 수 없는 막강한 테크놀로지를 향해 달려가는 것을 우려하고 있다. "생명공학은 그런 문제들을 제기하는 사람을 히스테리컬하게 만든다." 그는 이어서 "역사는 석유화학 제품, 클로로플루오로카본(CFC), 유독성 폐기물, 핵 발전—우리가 축복이라고 생각하기도 했던—같은 것들이 극히 위험한 것임을 증명해 왔다. 역사는 막강한 새 테크놀로지를 채택할 때는 상당히 신중해야 함을 일깨워주고 있다"라고 말한다.

쥐에서 '눈 인자(eye genes)'를 추출하여 과실파리 DNA에 집어넣으면 눈이 더 많이 달린 과실파리를 생산해 낼 수 있을 것이라는 유전공학자들의 가설은 맞았다. 하지만 온몸이 눈으로 뒤덮인 파리였다. 과학자들은 얼마나 많은 눈이 어디에 생성될지 예측도, 통제도 할 수 없었다. 그들이 창조한 것은 심지어 다리와 날개에도 눈이 달린 파리였다.

그러한 가외의 눈들은 인간의 눈으로 직접 볼 수 있었고, 그래서 명확했다. 하지만 그 외에도 파리에게 어떤 변화가 일어났는지에 대해서는 아는 바가 없다. 이와 마찬가지로, 우리가 지구 생태계로 내보내 수천만 헥타르의 농경지에서 자라게 하고있는 형질을 변경한 식물들 역시 처음에는 우리 눈에 보이지 않던 참담한 하자들을 내포하고 있을 확률이 매우 높다.

물론 유전공학에서 나타난 정밀성과 확실성의 결핍은 다른 방면의 새 테크놀로지에서도 으레 나타나는 현상이다. 하지만 잠재적으로 엄청난 결과를 초래할 수 있는데도 유전공학에서는 어떤 식으로든 장기적인 연구 절차를 밟지 않고 수만 헥타르에 달하는 농경지에 유전자 변형 작물을 재배하게 했다는 점에서 다른 부문의 새 테크놀로지 등장과 다르다.

유전공학 옹호자들은 유전공학이야말로 문명이 시작된 이래 인간이 추진해 온, 한 번도 멈추지 않았던 생명공학—빵과 포도주를 만드는 것에서부터 선발 육종(選拔育種, selective breeding)에 이르는—의 연속 선상에 얼굴을 내민 가장 최근의 존재일 뿐이라고 말한다. 그들은 유전공학에 위험이 없다는 식으로는 말하지 않는다. 그들은 그 위험이 전통적인 방법을 사용하는 유사한 식물 육종들과 다를 바 없다고 주장한다. 하지만 유전공학에서는 하나의 종에서 유전인자를 추출하여 전혀 다른 종에 주입한다.

인간은 가자미에서 인자를 추출하여 토마토에 주입한다. 인간의 몸에서 인자를 추출하여 연어에 집어넣는다. 박테리아나 생쥐의 인자를 브로콜리에 주입한다. 1999년 미국의 전체 콩작물 중 절반 이상, 옥수수 작물 중 3분의 1을 점했던 라운드업 레디 변종들에는 바이러스들과 피튜니아(댕강나무메꽃)의 인자들이 포함되어 있었다.

이는 자연 종(種)의 한계를 침범하고 위반하며 유전공학을 유례가 없으면서도 엄청나게 막강한 존재로 만드는 행위다. 하지만 유례가 없을 만큼 위험한 행동이기도 하다.

자연은 종의 한계를 침범하는 것을 용납하지 않는다. 개는 고양이와 교배할 수 없다. 물고기와 토마토는 말할 나위도 없다. 하지만 유전공학은 '벡터(vector:병원균 혹은 매개 동물)'를 창조함으로써 자연이 구축해 놓은, 지구상에서 수십억 년 동안 살아온 생물들의 형질을 변경하기 전에는 한 번도 시도된 적이 없는 경외스러운 장벽을 뛰어넘으려 한다. 바이러스와 박테리아에서 추출한 벡터들은 종의 장벽을 부수고, 다양한 종 사이를 오갈 수 있도록 특별히 디자인된다.

유전공학에서는 벡터들을 옮길 유전인자에 부착해 받아들일 종의 유전물질에 발사한다. 이는 유전공학 기술의 핵심이다. 하지만 이는 옮기고자 하는 유전적 특성이 새 집에서 다른 유기체로 전이될 확률을 높이기도 한다. 따라서 유전자 변형 작물에서 반드시 끝난다고 볼 수 없다. 하나의 특성을 형질 변경한 유기체에 옮겨놓도록 작용한 벡터가 그 지점에서 다시 그 특성을 번식시킬 수 있기 때문이다.

가능성 있고 악몽 같은 시나리오는 상상하는 것만으로도 전율을 일으킨다. 나는 마음 한구석으로는 그런 일이 벌어지지 않기를, 다른 한편으로는 제발이지 유전공학적 연구가 문제 없이 잘 진행되기를 소망한다. 나는 인류가 혼돈과 실수를 일으키겠지만, 그래도 헤쳐나가리라 믿고 싶다.

아마도 그럴지 모른다. 하지만 모든 생명의 원인이 되는 코드를 바꾸고자 한다면, 우리 자신이 무엇을 하는지부터 알아야 하는 것이 아닐까? 시작한 지 4년 만에 무려 40만 4,685제곱미터의 농경지에 형질 변경 작물을 재배하게 된 지금 그 위험성을 고려해야 하는 것이 아닐까?

바이오테크 업계는 자신들의 일을 의혹 어린 시선으로 바라보는 사람들이 이성보다는 감정에 따라 반응을 보이며, 안전이나 건강에 대한 그들의 우려는 비이성적이고 과장된 것이라는 듯 말한다. 하지만 나는 알면 알수록 그만큼 더 내 눈으로 똑똑히 과학적 불확실성, 건강상의 위기, 환경적인 위험성을 목격하게 된다. 그와 동시에, 그 이유가 정서에 휩쓸려 유전공학을 반대하는 사람들 때문이 아니라 가장 오래되고 신성불가침한 자연의 영역을 극복하겠다는 흥분으로 앞뒤 재지 않고 앞으로만 달려드는 사람들 때문인 것처럼 느껴진다.

존 페이건은 국립보건원(NIH)의 재정 지원을 받아 20년이 넘도록 유전공학 실험을 해온 분자생물학자다. 하지만 그는 1994년 60만 달러의 연구비를 NIH에 돌려준 뒤 125억 달러 규모의 연구계획안을 취소하고 말았다. 그 후 그는 유전공학의 위험성을 대중에게 경고하기 위한 범세계적인 캠페인을 시작했다. 페이건 박사의 말을 인용해 보자.

> 유전공학자들은 실험관 안에서는 유전인자들을 매우 정밀하게 베고 접합할 수 있다. 하지만 그 인자들을 살아 있는 유기체에 집어넣는 과정은 극도로 부정확하고, 정밀하지 못할 뿐 아니라 통제 불가능한 것이다. 그러한 조작으로 그 유기체의 기능을 손상시키는 변종이 출현할 수 있다. 일단 유기체로 들어간 인자는 예상하지 못한 부작용을 일으킨다. 변종과 부작용들은 유전자 변형 식품에 독성과 알레르겐(allergens:알레르기를 일으키는 물질)이 들어가게 하고, 영양가를 떨어뜨린다.

리처드 스트로먼은 저명한 분자생물학자다. 세계적으로 유명한 캘리포니아대학 버클리 캠퍼스 분자생물학과 학과장인 그는 페이건 박사의 의견에 동의한다. 그는 "유전공학의 문제점은 그것이 종종 제대로 작동하지 않는다는 점이다. 생명 있는 존재를 환경이나 인간의 몸에 주입하면서 확신이 들지 않을 경우—내 의견이긴 하지만 당신은 결코 자신이 하는 일을 알지 못할 것이다—당신의 능력으로 인한 피해는 매우, 매우 엄청날 것이다"라고 말했다.

스트로먼을 비롯한 학자들은 유전자 접합 테크닉이 위험한 요소를 안고 있다고 경고한다. 과학자들이 어느 유기체에서 DNA 한 조각을 잘라내어 다른 유기체에 집어넣으면, 그 DNA 조각만 들어가는 것이 아니다. 바이러스 같은 유전적 기생충들도 휩쓸려 들어가게 된다. 유전적 기생충은 원래 특정 종에서만 살게 되어 있다. 종은 유전적 종간벽(species barriers)에 둘러싸여 있는데, 자연의 법칙이 종간벽이 손상당하거나 침범당하지 않도록 보호하는 것도 바로 그런 이유 때문이다. 하지만 우리는 유전공학을 이용하여 항상 존재하게 마련인 유전자 주입벽(gene-transfer barriers)을 침범하고 있다. 하지만 많은 과학자의 눈에는 그 방법이 매우 위험한 것으로 비춰지는데, 지난 몇 년 동안 유전공학의 기본이 되는 수평적(종간을 뛰어넘는) 유전자 주입 같은 행위에서 새로운 세균들이 발견되고 있다는 보고가 늘고 있기 때문이다.

지난 25년 동안 인간에게는 에볼라, 에이즈, C형 간염, 라임병(Lyme disease), 한타 바이러스 같은 새로운 질병이 몰아닥쳤는데, 앞으로도 틀림없이 더 많은 질병이 새롭게 출현할 것이다. 우리는 새롭게 등장하는 질병들에 대한 정보를 많이 가지고 있지 못하지만, 그 질병들이 우리에게 엄청난 고통을 안겨주리라는 것만은 잘 알고 있다. 그리고 또 우리는 새로운 질병 중 다수가 수평적 유전자 주입에서 비롯되었다는 사실도 알고 있다. 이는 다른 종에서 기인한 병이 직접 우리를 공격할 수 있게 되었음을 의미한다.

그 질병이 현실에서 발생하는 경우가 매우 드문 것은 다행이지만, 일단 발생하면 그 결과는 엄청나다. 전 세계적으로 2,200만 이상의 인명을 앗아간 1918년의 전염성 독감은 수평적 유전자 주입 때문에 생성된 것으로 믿는다. 에이즈균은 침팬지에서 비롯되어 침팬지를 먹거나 그 동물과 피를 교환하는 과정을 통해 인간을 직접 공격할 수 있게 된 것으로 믿는다. 요즘에는 광우병도 양을 죽이는 전염성 단백질을 수평 주입한 결과라는 것이 일반적인 의견이다.

문제가 너무 심각해 유전공학과 관련된 모든 것이 결국 인간에게 나타나지 않을까 걱정할 것이다. 물론 그럴 수 있다. 다시 말하지만 그렇지 않을 수도 있다.

> 업계에 종사하는 우리는 안심해도 좋다. …… 결국 우리는 전문가 아닌가. 우리는 우리의 생각이 맞다는 사실을 안다. '반대만 일삼는 자'들은 과학도 모르면서 숨겨진 논쟁감만 끄집어내려 한다. 자본주의를 파괴하려는 술책일 것이다.
>
> –보브 샤피로(몬샌토사 최고경영자)

> 유전공학은 우리 사회에 과학의 역사뿐만 아니라 지구 위에서 살아온 생명의 역사상 유례가 없던 문제점들을 안겨주고 있다. 유전공학은 인간의 손에 살아 있는 유기체— 30억 년이란 긴 세월을 진화해 온—를 새롭게 다지인할 수 있는 능력을 쥐어준다. …… 지금까지 살아 있는 유기체들은 아주 서서히 진화해 왔고, 새로운 생명체가 자리를 잡기 위해서는 엄청난 시간이 필요했다. 이제는 단백질 전부가 하룻밤 사이에 전혀 새로운 유기체로 옮겨질 수 있게 되었지만, 그 결과를 아는 사람은 한 명도 없다. …… 그

쪽으로의 진행은 현명하지 못할 뿐만 아니라 위험할 수도 있다. 새로운 동물과 식물의 질병, 새로운 발암 원인, 전혀 새로운 전염병을 야기할 잠재성이 있는 것이다.

-조지 월드 박사(노벨 의학상 수상자. 하버드대학 생물학과 교수)

유전공학은 장기적인 실험을 거치지 않고, 관련된 사람들의 동의나 지식을 얻어내지 못한 상태에서 이행되고 있는 실험에 불과하다.

## 유전자 룰렛 게임

의학계에서는 전체 인구 중 4분의 1이 한 가지 이상의 식품—대개는 유제품, 달걀, 밀, 견과류—에 알레르기 반응을 일으키는 것으로 본다. 우리는 어떤 사람에게는 알레르기 반응이 일어나고, 어떤 사람에게는 일어나지 않는 이유를 아직 밝혀내지 못했다. 하지만 그 결과는 매우 심각할 수 있고, 생명을 위협하는 과민성 쇼크 같은 수많은 문제로 이어질 수 있다.

1996년 파이오니어 하이브레드 연구원들은 브라질산 견과류에서 단백질을 추출하여 콩에 주입하는 실험을 한 적이 있었다. 유전자 변형된 콩을 자연산 콩과 동일시하던 터라 파이오니어 하이브레드는 인간의 몸에 대한 알레르기 반응 테스트를 이행할 의무가 없었다. 하지만 네브래스카대학 연구원들은 브라질산 견과류에 알레르기 반응을 보이는 사람들에게서 추출한 혈액 샘플에 유전자 변형 콩을 적용해 본 결과, 그 사람들이 유전자 변형된 콩을 먹으면 치명적인 알레르기 반응을 보일 수 있다는 사실을 밝혀냈다. 파이오니어 하이브레드는 그 콩의 생산을 포기하고 말았다.

과학자들은 〈뉴잉글랜드 의학 저널〉에서 그 상황을 논하면서 유전자 변형 식품에 대한 알레르기 반응을 조사할 때 실험용 동물을 사용하는 것이 적절하지 않다는 사실을 강조했다. 오직 인간만이 실험 대상이 되어야 한다는 주장이었다.

다행스러운 일이다. 파이오니어 하이브레드는 브라질산 견과류가 알레르기 반응을 일으킨다는 사실을 안 후 자발적으로 실험에 들어갔다. 종간(across boundaries)을 뛰어넘어 주입하는 박테리아와 바이러스로, 유전자 변형 식품이 그것에 의심을 품지 않은 일반 대중에게 심각한 부작용을 일으키는 것은 시간문제로 보인다. 그 근본 원인을 추적하는 것이 불가능하기는 하지만, 이미 그런 일이 벌어지고 있을 수 있다.

오늘날 식품의약국은 유전자를 추출한 유기체가 알레르겐으로 알려진 경우 그것에 대한 알레르기 검사를 의무화하고 있다. 하지만 몬샌토의 라운드업 레디 콩의 경우, 유전공학 처리과정에서 피튜니아와 바이러스에서 추출한 유전인자들을 콩에 주입했는데도 피튜니아와 바이러스들이 알레르겐으로 알려지지 않았다는 이유만으로 알레르기 검사대상에서 제외한 상태다. 물론 그럴 수밖에 없었을 것이다. 피튜니아와 바이러스를 먹은 사람이 하나도 없으니까. 피튜니아에 알레르기 반응을 보인다는 것을 무슨 수로 알 수 있을까? 콩 식품이 이미 미국식 식단에 널리 포함되어 있는 상황에서 형질 변경 식품의 해악성을 실험하기 위해 일반 대중이 이용당하고 있다는 것도 충분히 가능성 있는 얘기다.

현재로서는 그저 그에 따른 부작용이 이미 나타나기 시작했을지도 모른다는 추측만 할 수 있을 뿐이다. 관련 사항을 알려주는 라벨을 붙이지 않도록 허용한 조치는 이러한 식품의 소비가 인간의 건강에 미치는 영향을 관찰하지 못하도록 효율적으로 방해하는 행위나 마찬가지다.

로라와 로빈 티치아티는 1998년에 발간한 《유전자 변형 식품 Genetically Engineered Foods:Are They Safe? You Decide》의 저자들이다. 그들은 다음과 같이 묻는다.

유전자 변형 식품이 전혀 안전하지 않다는 사실을 20년 후에나 알게 되면 어떻게 되는 것일까? 다음 세대에서나 발생할 정체 불명의 질병들이 오늘날 우리가 먹는 샐러드에 뿌리는 기름(콩 혹은 캐놀라)과 관련이 있다는 사실이 밝혀지면 어떻게 되는 것일까? 지난주 우리 아이들이 게걸스럽게 먹어치운 감자튀김 요리가 우리 손자녀석들의 기형과 관계가 있다면 어떻게 되는 것일까? 우리가 먹는 식품의 DNA 조작이 태아에 결정적인 영향을 미친다는 사실이 밝혀진다면? 유전자 변형 식품에 치유 불가능한 정체 불명의 알레르겐이 포함되어 있다면?

한 대형 유전자 변형 씨앗 회사의 대변인이 로라와 로빈 티치아티에게 전화를 걸어 그들이 사용한 '…알게 되면…'이란 표현을 비꼬면서 '자동차가 달려와 치게 되면'이란 생각에 사로잡혀 길 건너는 것을 두려워하는 사람들이 바로 당신들이라고 말했다 한다. 그러자 그들은 이렇게 대답했다.

"우리는 길을 건너기 전에 먼저 양쪽 방향을 살펴보거든요. 당신은 그렇게 하지 않나 보죠?"

## L-트립토판 이야기

식품 보조제 L-트립토판은 긴장 완화와 수면 촉진제로 수십 년간 사람들의 사랑을 받아왔다. 이 식품 보조제 생산과정에는 한 특정 박테리아가 관련되어 있다. 단적으로 말해서, 그 박테리아가 L-트립토판(L-Tryptophan)을 생산한다 해도 과언이 아닐 정도였다.

1989년 일본의 쇼와덴코사가 L-트립토판 생산량을 대대적으로 늘리기 위해 관련 박테리아(Bacillus amyloliquefaciens)에 대한 유전자 변형을 시도했다. 그 일이 있은 지 얼마 되지 않아 그 회사에서 생산한 L-트립토판을 복용한 수천 명이 심각한 호산구 근육통 증후군(EMS)을 앓기 시작했는데, 그중 37명이 사망하고, 수천 명이 신체마비를 비롯하여 영구 장애를 떠안게 되었다.

유전자 변형 처리한 L-트립토판에 정상적으로 생산한 제품에 붙는 라벨을 부착했기 때문에, 그러한 질병이 발병한 지 한참 지나서야 원인 파악에 들어갈 수 있었다. 조사가 시작되면서 쇼와덴코는 유전자 변형 박테리아를 사용하여 생산한 제품을 폐기처분하는 것말고는 별다른 조치를 취하지 않았다. 그 후 유전자 변형 박테리아를 사용하여 생산한 L-트립토판에서 비유전자 변형 박테리아 상품에서는 찾아볼 수 없는 극히 위험한 독성 화합물(Peak E, Peak 97과 EBT)들이 발견되었다. 비유전자 변형 박테리아를 사용하여 생산한 L-트립토판을 복용하여 EMS에 중독되었다는 보고는 지금까지 단 한 건도 없다.

쇼와덴코가 유전자 변형 박테리아를 사용하여 생산한 L-트립토판 제품들은 다른 유전자 변형 생산품과 마찬가지로 정상적으로 생산한 L-트립토판 제품과 '본질적으로 동일한' 제품으로 여겨졌으며, 따라서 당국으로부터 특별한 검사를 받을 필요조차 없었다.

그 후 L-트립토판은 미국에서 판매 금지되었다. 하지만 불행하게도 L-트립토판 참사는 앞으로 닥쳐올 엄청난 불행의 시작에 불과할 수도 있다. 박테리아는 비타민을 생산하는 데에도 이용된다. 1996년 영국은 유전자 변형 처리한 박테리아를 사용하여 리보플라빈(비타민 B2)을 생산하는 새로운 기술을 승인했다. 그 속에 독성 화학물질들이 포함되었다고 주장하는 데이터가 전체 데이터의 최대 0.1퍼센트에 지나지 않는다는 점에 기인한 것이었다. 그러나 L-트립토판에 포함된 독성 화학물질이 전체 생산량의 0.01퍼센트에 지나지 않는데도 엄청난 참화를 불러일으켰다는 점에서, 유전자 변형 제품에 대한 그 정도의 검사 기준은 충분하다고 말할 수 없다. 유전공학의 권위자이자 집필가인 루크 앤더슨은 "현재와 같은 국제 안전규정 아래서는 유전자 변형 처리한 L-트립토판에서 발견되는 것과 유사한 위험물질이 들어 있는 제품들이 사람을 위한 안전한 제품으로 통과될 여지가 있다"고 주장한다.

제품에 적절한 라벨을 부착하지 않는 상황에서, 소비자들은 불행하게도 비타민이나 식품 보조제가 유전자 변형 박테리아를 사용하여 생산한 것인지를 알아낼 방도가 없다. 일리노이주 블루밍데일에 있는 나우 식품사는 비유전자 변형 방식으로 비타민을 생산하기 위해 라인을 증설하기 시작했다. 그 회사의 품질 담당 부장 제임스 로자는 "그러한 도전(유전자 변형을 통한)은 아주 위험한 짓이다. 옥수수와 콩 같은 원료의 내용물을 걱정해야 할 뿐만 아니라 비타민 생산에 이용하는 모든 유전자 변형 기술을 우려하지 않을 수 없다"라고 주장한다.

나는 유전자 변형 기술을 전혀 사용하지 않은 비타민 제품을 여러분에게 소개할 수 있었으면 하고 소망한다. 하지만 그럴 수 있는 입장이 아니다. 사람들이 더 안전한 자동차, 더 연비가 좋은 자동차는 구입하려 하면서 유전자 변형 제품에는 별로 신경을 쓰지 않는다니 아이러니컬하기만 하다. 우린 얼마든지 에너지 효율이 좋은 냉장고를 구입할 수 있다. 하지만 식품은 적당한 라벨을 부착하지 않아 유전자 변형 물질이 포함되지 않은 식품이나 식품 보조제를 선택하는 것이 어렵기 그지없다.

## 약물 중독된 소가 생산하는 우유

우유 생산을 촉진하기 위해 BGH(bovine growth hormone : 소 성장 호르몬)를 사용하는 일이 종종 있었다. 이 호르몬은 몬샌토가 유전자 수정 호르몬인 rBGH(recombinant bovine growth hormore)에 파실락이란 상표를 붙여 판매하기 전까지는 너무 비싸서 널리 사용하지 못했다. 하지만 지금은 미국 목장에서 사육하는 젖소의 4분의 1 정도에 이 유전자 변형 호르몬을 주사하고 있다.

rBGH가 우유 증산과 관련이 있느냐에 대해서는 의문의 여지가 없이 관련이 있다. 하지만 짚고 넘어가야 할 문제점들이 있다. 첫째, 1950년 이래 미국의 우유 생산량이 소비를 훨씬 앞지르는 상황에서 과연 그런 기술이 필요한지다. 사실, 1986과 1987년에 연방 정부는 우유 생산량을 줄이기 위해 소를 도살하고 5년 동안 낙농업을 중단해야 한다며 목장주들에게 돈을 지불하기도 했다. 그때 젖소 150만 마리가 도살당했다. 하지만 이 극단적인 프로그램으로도 우유 초과 생산 문제를 해결할 수는 없었다.

또 다른 문제점으로 몬샌토의 유전자 변형 호르몬 rBGH를 주사한 소에서 짠 우유에는 정상적인 소에서 짠 우유보다 IGF-1(인슐린과 유사한 성장 요소)이 무려 2배에서 10배가량 많이 포함되어 있다는 점이다. 60대 이상의 남성으로서 IGF-1 수치가 높은 사람의 전립선암 발생률이 그렇지 않은 사람의 8배에 달한다는 점에서 이는 매우 중요한 문제다. 그뿐만 아니라 폐경기 전 여성의 혈액에 IGF-1이 극히 소량만 증가해도 유방암 발생률이 무려 7배나 높아진다.

몬샌토로부터 연구를 의뢰받은 컨설턴트들은 IGF-1을 주사한 젖소가 생산하는 우유는 소독과정을 거치면서 IGF-1이 파괴되기 때문에 안전하다고 주장한다. 그와는 정반대로, 식품의약국 연구원들은 소독과정을 거치더라도 IGF-1이 파괴되지 않는다는 보고서를 내놓았다.

몬샌토는 또 IGF-1이 소화효소의 작용으로 완전히 분해되기 때문에 인간의 장관(intestinal tract)으로는 스며들지 않는다고 주장한다. 하지만 몬샌토와 관련이 없는 과학자들은 IGF-1의 완전한 소화가 가능하지 않을 수도 있으며, 그로써 일부가 결장으로 침투하거나 창자벽을 뚫고 혈관으로 스며들 수도 있다고 말한다.

여러분은 경악을 금치 못할 것이다.

한편 유전자 변형 호르몬 주사를 맞은 소들은 그렇지 않은 소보다 유방염에 걸릴 확률이 25퍼센트, 파행(lameness) 질환에 걸릴 확률이 50퍼센트나 높다. 몬샌토가 제시하는 rBGH로 인한 문제의 해결책은 항생제 사용량을 늘리는 것뿐이다. 아주 공교롭게도 몬샌토는 농부들에게 사용하라고 추천해 마지않는 항생제까지 팔고 있다.

## 유전자 변형 식품으로 발생하는 건강상의 문제점

유전자 변형 식품이 사람들에게 잠재적인 위험을 안겨주는 것일까? 2001년 〈로스앤젤레스타임스〉는 몬샌토의 연구진이 그 회사에서 생산하는 라운드업 레디 콩의 안전에 의문을 제기하는 결과를 내놓았다는 기사를 게재한 바 있다. 놀랍게도, 식품의약국은 몬샌토의 콩을 시장에 유통하기 위해서는 더 많은 실험을 거쳐야 한다고 주장하지 않았다. 미국에서 경작하는 콩의 절반 정도가 몬샌토의 라운드업 레디 종이고, 그 콩은 다양한 처리과정을 거쳐 우리의 식단에 오른다. 따라서 수천만의 인구가 무의식으로 그 실험적인 식품을 매일 섭취하는 셈이다.

몬샌토의 자체 연구 결과에 따르면, 보통 콩에 비해 라운드업 레디 콩에는 두뇌의 자양분이 되는 콜린(choline:비타민 B 복합체의 하나)이 29퍼센트 적게, 단백질 소화를 방해하는 잠재적 알레르겐의 하나인 트립신 억제제(trypsin inhibitor:콩 단백질을 분해하는 트립신의 활동을 방해하는 요소)가 27퍼센트 많이 포함되어 있다고 한다. 콩 식품을 장려하는 이유는 그 속에 피토에스트로겐(phytoestrogen)이 풍부하기 때문이다. 하지만 몬샌토의 자체 연구 결과에 따르면, 유전자 변형 콩에는 피토에스트로겐 수치에 영향을 미치는 필수 아미노산인 페닐알라닌(phenylalanine)이 적게 들어 있다고 한다. 게다가 종종 알레르겐 역할을 하는 렉틴(lectine)의 함유량은 보통 콩의 두 배에 이른다고 한다.

트립신 억제제와 렉틴이 많이 들어 있는 콩을 먹으면 어떤 일이 발생할까? 적어도 어린이 성장 지체가 일어나는 것은 틀림없다. 그뿐만 아니라 예상하지 못한 아주 위험한 알레르기 반응이 발생할 수도 있다.

스코틀랜드 애버딘에 있는 로웨트연구소의 아르파드 푸스차이 박사는 렉틴에 관한 논문을 270여 편이나 발표한 세계적인 전문가다. 그는 유전자 변형 감자를 쥐에게 먹이는 실험에 착수할 때만 해도 유전자 접합 생명공학 기술의 '열렬한 지원자'였다고 한다. 하지만 유전자 수정 감자를 먹은 쥐들이 작은 간장, 작은 심장, 작은 두뇌, 허약한 면역 시스템 등 예상하지 못한 다양한 장애요인을 나타내자 그는 "쥐에게 형질을 변경한 감자를 먹이면 대개의 경우 일부 혹은 대부분의 장기의 무게가 심각할 정도로 줄어들게 된다"라고 결론지었다. "특히 우려되는 것은 부분적으로 간장위축증이 발생한다는 점이다. …… 비장과 흉선(胸腺) 같은 면역을 담당하는 장기들이 쉽게 영향을 받는다." 유전자 수정 감자를 열흘간 쥐에게 먹인 결과, 애처롭게도 성장이 장애를 받고, 종양이 발생하고, 두뇌 크기가 눈에 띄게 줄어드는 현상이 발생했다.

나는 실험과정에서 상당수 동물이 잔인하고 불공정한 대우를 받을 뿐만 아니라, 그 실험이 인간과 관련된 것인지조차 의심스럽다는 사실을 알고 나서 동물을 이용한 연구에 반대하는 입장을 취하고 있다. 그런데도 푸스차이 박사의 연구 결과는 나에게 충격적이었다. "나는 완전히 절망하고 말았다. 의심할 여지가 없었다. 실험에 매달리면 매달릴수록 나는 그 실험이 마음에 들지 않았다." 푸스차이 박사는 영국의 영향력 있는 텔레비전 프로그램 중 하나인 〈움직이는 세계World in Action〉에 출연했을 때 단도직입적으로 유전자 변형 식품을 먹느냐는 질문을 받고 "아니요"라고 답하고는 "우리의 동료 시민인 기니피그를 실험용으로 사용하는 것은 절대로, 절대로 공정하지 않습니다"라고 덧붙였다.

이 일로 푸스차이 박사는 느닷없이, 이해할 수 없는 이유로 해고당하고 말았다. 나중에 밝혀진 사실이지만, 로웨트연구소는 몬샌토로부터 부분적으로 재정 지원을 받고 있었다.

하지만 세계 13개국 출신 20여 명의 과학자로 구성된 패널은 푸스차이 박사의 데이터와 연구 결과를 뒷받침했고, 그로써 연구소는 어쩔 수 없이 그를 다시 채용할 수밖에 없었다. 그와 동시에, 영국에서는 유전자 변형 작물의 재배를 3년 동안 금지하는 규정이 발효되었다.

지금 영국에서는 유전자 수정 식품에 적절한 라벨 부착을 의무화하는 규정을 시행 중이며, 거의 모든 식품 체인이 유전자 변형 식품을 취급하지 않겠다고 공약하고 있다. 하지만 놀랍게도 미국의 관련 업계는 뻔뻔스럽게도 라벨을 부착하지 않으려는 노력을 지속하고 있다. 게다가 연방 정부는 업계를 조사하고 규제하는 대신 치어리더 역할까지 서슴지 않고 있다.

세계적으로 명망 있는 의학 저널의 하나인 〈란셋Lancet〉은 현재 상황을 다음과 같이 솔직하게 표현하고 있다.

> 식품의약국이 유전자 변형 식품에 대한 자세를 바꾸지 않았다는 사실이 경악스럽다. 정부는 건강에 미치는 영향을 철저히 조사하지 않은 식품이 식품 체인망에 들어서도록 허용해서는 안 된다.

## 감독기관들

미국에서는 식품의약국, 농무성, 환경보호청 등 연방기구 세 곳이 유전자 변형 작물과 식품을 각기 다른 방법으로 규제한다. 당신은 이 기관들이 공익을 보호하고 공동의 목적을 추구하리라 생각할 것이다. 하지만 〈레이철의 환경과 건강 주간지〉는 다음과 같이 적고 있다.

> 이 세 기구의 수장들은 신기하고 막강한 신기술에 대해 공정한 심판관 역할을 하기보다는 한결같이 유전공학을 응원하는 치어리더처럼 일방적으로 편드는 소리를 하고 있다. 세 기구는 아래와 같은 정책을 시행하고 있다.
>
> • 농장은 사용하는 유전자 변형 씨앗에 대해 공식적인 기록을 남길 필요가 없다.
>
> • 작물을 농부에게서 사들여 식품 제조업체나 식품 체인점에 파는 기업들은 유전자 변형 식품을 전통적인 식품과 구별하여 다룰 의무를 지지 않는다. 따라서 소비자는 유전자 변형 식품을 가려낼 방법이 없다.
>
> • 아무도 씨앗, 작물, 식품에 유전자 변형 사실을 알리는 라벨을 부착할 의무를 지지 않는다. 따라서 식품점에 들어간 소비자는 정보를 알고 있더라도 선택할 방법이 없다.

이러한 정책들은 두 가지 면에서 중요한 영향을 미친다. 우선 소비자들이 형질 변형 식품이 자신들의 식탁을 아주 빠르게 점령해 가고 있다는 사실을 알지 못하게 한다. 정책으로 누가 새로운 유전자 변형 식품에 노출되었고 누가 노출되지 않았는지 알 수 없기 때문에, 유전병 학자들은 그 근원을 추적할 수 없다.

연방 정부 기구들이 유전자 변형 식품을 대수롭지 않게 대한다는 사실은 경악스럽다. 식품의약국은 유전자 변형 식품이 처음 시장에 나오기 전부터 그런 식품이 전통 식품과 '본질적으로 동등하다'는 결정을 내린 적이 있다. 유전자 변형 식품은 그 후 전통 식품 차원에서 평가되고 규제되어 왔다. 현재 미국에서는 영양소 조성상에 현저한 변화가 있거나, 알레르기 반응을 일으키는 것으로 알려진 특정 단백질이 포함된 경우를 제외하고는 어떤 형질 변형 식품도 시판 전 승인 절차나 일반 고시, 라벨 부착의 대상이 되지 않는다.

정부는 식품의약국과 논의해야 할 시기를 바이오테크 업계에 일임하고 있는 실정이다. 업계가 모든 안전 검사를 스스로 실시하며, 그들은 문제가 있다고 보일 때에만 식품의약국에 보고할 의무를 진다. 따라서 우리는 이익을 추구하는 기업이 자사 제품이 위험한지를 스스로 결정하는 상황에서 살고 있는 셈이다.

유전공학에 관한 공공 정책의 목적이 바이오테크 기업에 관한 규제 비용을 줄이기 위한 것이라면, 그 목적은 분명 성공했다. 하지만 일반 대중을 해로운 것으로부터 지키는 것이 목적이라면?

식품의약국은 너무나 간단하게 몬샌토를 비롯한 바이오테크 기업들에게 자사 제품이 '일반적으로 안전한 것으로 인정되는지'를 결정할 수 있는 권한을 부여했다. 기업들이 안전한 식품으로 인정하게 되면, 그 신제품은 어떠한 안전 검사도 거치지 않고 식품공급망으로 흡수된다.

우리가 그런 결정을 내리는 기업들을 신뢰할 수 있을까? 몬샌토의 라운드업 레디 콩에 대한 조사 결과를 검증한 독립적인 연구자들은 실험대상인 콩이 식품점에서 팔리는 콩이 아니라는 사실을 밝혀냈다. 농경지에서 라운드업(제초제)을 사용하지 않고 라운드업 레디 종을 재배하는 것이 불가능한데도 실험대상인 콩은 제초제를 전혀 사용하지 않은 것이다. 한 독립적인 연구기관의 조사는 현실에서 재배되는, 제초제를 사용한 유전자 변형 콩에는 심장질환, 골다공증, 유방암을 예방하는 영양소인 피토에스트로겐이 12~14퍼센트가량 적게 들어 있음을 밝혀냈다. 수잔 위슬리는 환경보호청에서 13년째 근무하고 있는 독극물 학자다. 그녀는 다음과 같이 말한다.

> 권위 있는 과학자들이 우려하는데도, 상반된 데이터들이 존재하는데도 인간의 건강과 환경을 보호해야 할 바로 그 조직들이 유전공학 기술을 선전하고 있다. 내 생각의 골자는 우리가 한 번도 경험해 보지 못한 막강한 테크놀로지가 대두하고 있으며, 또 그에 따른 결과를 깊이 생각해 보지 않은 채 그 테크놀로지가 급속히 파급되고 있다는 것이다.

그 무엇이 이러한 정책을 합리화하는 것일까? 식품의약국과 바이오테크 업계는 라벨 부착과 실험이 유전자 변형 식품과 그렇지 않은 식품 사이에 '현실적인 차이'가 있음을 암시함으로써 사람들을 '현혹'할 수 있다고 주장한다. 그들은 형질을 변형한 식품이 자연산 식품과 '본질적으로 동등하다'는 고집을 꺾지 않는다. 여러 기관에 속해 있는 수많은 과학자가 형질을 변형한 작물의 안전성에 의문을 표했는데도, 모든 세포에 살충제가 포함되도록(토마토딱정벌레를 죽이기 위해) 유전자를 변형한 몬샌토의 새로운 잎(New Leaf) 품종을 환경보호청이 살충제로 등록했는데도 식품의약국은 줄기차게 그들의 입장을 편들고 있다.

식품의약국과 바이오테크 업계가 자기 배만 불리기 위해 서로 협조한다는 결론을 피할 수 없는 실정이다. 형질을 변형한 식품이 전통적인 식품과 '본질적으로 동등'하기 때문에 라벨을 부착하거나 어떤 방식으로든 추적당할 필요가 없다는 것이다. 하지만 그런 식품은 분명히 전혀 새로운 유기체다. 따라서 특허의 대상이며, 이윤 추구의 대상이다.

1999년 후반에 생명공학을 지원하는 대기업들의 컨소시엄은 클린턴 대통령에게 다음과 같은 내용의 서한을 발송했다.

> 만약 식품의약국이 정책을 바꾸어 바이오테크 식품에 특정 라벨의 부착을 의무화한다면, 그로써 소비자들은 바이오테크 식품이 전통 식품과 다른 식품이거나, 위험성이 있거나, 그럴 잠재성이 있는 것으로 오인할 수 있을 것이다. …… 바이오테크 식품에 혼란 방지를 목적으로 하는 라벨을 부착하는 것이 오히려 소비자들에게 혼란을 야기할 수도 있다. 현재의 정책을 바꾸어 라벨 부착을 의무화한다면 바이오테크 식품의 안전에 대한 소비자의 인식에 엄청난 영향을 미칠 뿐만 아니라 식품의약국이 현재 누리고 있는 신뢰성에도 손상을 입게 될 것이다. 게다가 정책 변경은 현대 생명공학 반대자들이 제기하는 비난과 주장을 인정하는 꼴이 될 것이다.

이 서한에 서명한 기구들은 미국 작물보호협회(살충제 제조업체들의 컨소시엄), 미국 육류연구소, 전국 칠면조연맹, 바이오테크놀로지 산업협회, 미국 양계협회, 국제유제품협회, 전국 닭고기협의회를 포함하여 모두 38곳이었다.

유전공학 옹호자들은 비판에 신사적인 자세를 취하지 않는다. 2000년 바이오테크에 관한 법률안 제안자로서 공화당 부통령 후보였던 잭 켐프는 유전자 변형 식품에 대한 안전도 검사와 라벨 부착 의무를 주장하는 사람들의 이름을 열거하면서 "그들은 무분별하고 반진보적이고 좌익이며, 독단적이고 반테크놀로지 운동가들입니다"라고 주장했다.

미국 정부가 어떻게 바이오테크 업계의 손아귀에서 놀아날 수 있는

지, 공익을 보호한다면서 정책 변경에는 어떻게 그렇게 무관심할 수 있는지 의아스러울 지경이다. 미국 정부가 어떻게 바이오테크 업계에 유전자 변형 식품의 필요성과 안정성에 대한 증거를 요구하기보다 일반 대중의 반발을 정복해야 할 대상으로 삼을 수 있는지 의아스러울 지경이다. 여론수렴 과정을 거치지도 않고, 라벨을 부착하지도 않은 채 어떻게 그런 식품들을 시장에 내놓을 수 있단 말인가? 유전자 변형 식품 섭취를 거부하는 사람들을 도외시한 채 어떻게 두꺼비나 물고기의 유전인자를 받아들인 새로운 바이러스, 박테리아, 채소들을 만들어낼 수 있단 말인가?

식품의약국, 환경보호청, 농무성 같은 정부 규제기관의 고위 직원들이 몬샌토와 듀퐁 같은 바이오테크 기업의 임원으로 옮겨가는 것은 부끄러운 일이다. 상무성장관과 클린턴 행정부에서 무역대표부를 맡은 바 있는 미키 캔터는 몬샌토의 이사로 임명되었다. 환경보호청의 수석 행정관이었던 윌리엄 러클스하우스도 역시 몬샌토의 임원이 되었다. 농무성장관을 지낸 클레이턴 예우터는 다우 아그로사이언시스 소유 마이코겐사의 중역이 되었다. 대통령 보좌관과 정부 간 업무실장을 지낸 마르시아 헤일은 백악관을 떠나 몬샌토의 국제 정부 간 업무부장으로 취임했다. 백악관의 생산국장으로 일한 조시 킹은 몬샌토의 글로벌 커뮤니케이션 국장으로 자리를 옮겼다.

정부기관과 바이오테크 기업 간의 자리 이동은 조지 W. 부시가 대통령에 취임한 2001년까지 계속되었다.

환경보호청의 이인자 자리에 임명된 린다 피셔는 몬샌토의 정부 및 행정 업무국 부국장이었다. 부시 행정부의 국방성장관으로 임명된 도널드 럼스펠드는 몬샌토의 자회사가 된 기업의 회장이었다. 신임 법무장관 존 애슈크로프트는 역사상 몬샌토로부터 정치헌금을 가장 많이 받은 인물로 유전자 변형 식품을 인정하도록 유럽에 압박을 가하는 정책의 대표적인 옹호자였다. 부시 행정부의 신임 보건후생성장관으로 임명된 토미 톰프슨은 위스콘신 주지사로 있을 당시 주 재원(財源)을 사용하여 3억 달러 규모의 바이오테크 존을 설립한 인물로서, 유전자 변형 곡물의 장점을 소비자들에게 홍보하기 위한 캠페인—몬샌토가 필요 경비의 일부를 지원한—을 주도한 소수의 주지사 중 한 명이었다.

그 무엇보다도 중요한 사실로, 부시 행정부의 농무성장관 앤 비니먼은 몬샌토의 자회사 중 하나인 바이오테크 기업 칼진의 중역이었는데, 그녀가 취임하자마자 직전 장관인 댄 글리크먼이 충격적인 사실을 폭로했다. 〈세인트루이스 포스트 디스패치〉와 인터뷰하면서 그는 최정상급 농림 관계 공무원들조차 공익을 위한 발언이나 행동을 할 수 없을 만큼 유전자 변형 식품에 관한 정부 내 분위기가 압도적으로 바이오테크 편향적임을 시인했다.

> 나는 유전공학은 무조건 훌륭하며, 그 외의 발언은 비도덕적이라는 사람들의 태도만 지켜보았을 뿐이다. 엄청난 거금이 투자된 그 분야에 반대하는 목소리를 냈다가는 러다이트(Luddites: 영국 산업혁명 당시 실직을 두려워하여 기계 파괴 폭동을 일으킨 직공 단원)나 멍청이란 소리를 듣기 십상이었다. '이 부서에 근무하는 이상 ……'이란 말들이 들릴 정도였다. 유전공학 관련 이슈들을 공개적으로 떠들었다간 이방인이나 배신자 취급을 당한다. 따라서 나도 주변에 있는 사람들이 떠드는 방식대로만 떠들었다. 내 발언은 그곳 분위기를 그대로 반영한 것이었다.

글리크먼이 농무성의 바이오테크 편향적 분위기를 폭로한 바로 그 날, 공교롭게도 〈뉴욕타임스〉는 정부가 레이건 행정부 이래 몬샌토의 손아귀에서 놀아났다는 사실을 폭로하는 특집 연재기사를 게재하기 시작했다.

> 1986년 후반에 농업 부문 생명공학 기업의 선두 주자인 몬샌토의 임원 4명이 비정상적인 일을 시도하기 위해 백악관으로 조지 부시 부통령을 찾아갔다. …… 그로부터 몇 개월 만에 백악관은 목적을 달성하기 위해 움직이던 몬샌토—워싱턴과 정치적으로 깊은 관련을 맺고 있는 실력자를 찾고 있던—를 돕기로 결정했다.
>
> 그러한 결정은 행정부가 세 번이나 바뀐 지금까지 반복되어 왔다. 몬샌토—넓게 생각하면 바이오테크 업계—는 워싱턴으로부터 원하는 것을 얻었다. …… 오랫동안 워싱턴 실력자로 군림해 온 인사들조차 시작된 지 얼마 되지 않은 이 업계가 관련 규제기관—환경보호청, 농무성, 식품의약국—에 행사한 영향력은 경악할 만한 수준이었다고 말할 정도다.
>
> 후버 연구소의 수석 연구원으로 1979년부터 1994년까지 생명공학 문제를 다룬 헨리 밀러 박사는 "미국 정부기관들은 거대 유전공학 기업들이 원하는 것을 다 들어주었다"라고 실토했다.

## 원칙에 따른 라벨 부착

1995년만 해도 판매를 목적으로 유전자 변형 작물을 재배하는 경우는 거의 없었다. 그러던 것이 4년 후에는 전 세계적으로 40만 4,685제곱킬로미터, 그중에서도 28만 3,280제곱킬로미터의 미국 땅에서 유전자 변형 작물을 재배하는 상황이 되었다. 2000년 현재, 미국에서 생산되는 콩과 목화의 절반 이상, 옥수수의 3분의 1이 유전자 변형 처리한 것들이다. 캐나다에서 생산되는 캐놀라(혹은 평지씨)의 상당 부분도 유전자 변형 처리한 것들이다.

식품의약국은 소비자들의 저항을 최소화하면서 빠른 변화를 이끌어내기 위해 유전자 변형 식품임을 알리는 라벨을 부착해서는 안 된다는 주장을 꺾지 않았다. 라벨을 부착했다면 지금과 같은 변화는 있을 수 없었을 것이다. 여론조사들은 한결같이 80~95퍼센트에 이르는 미국인이 유전자 변형 식품에 라벨을 붙이는 것에 찬성한다는 결과를 내놓았다.

미국 소비자는 또 유전자 변형 소 성장 호르몬인 rBGH 처리한 우유에 라벨을 부착하는 것에 절대적인 지지를 보내고 있다. 하지만 식품의약국은 라벨을 부착하면 rBGH 우유를 건강하지 못한 식품으로 오인할 수 있다고 주장했다. 식품의약국에서 라벨 부착 책임을 맡고 있는 사람은 마이클 R. 테일러다. 그는 식품의약국에 들어가기 전까지 몬샌토를 대변하는 법률회사의 파트너로 있었다. 몬샌토가 식품의약국에 rBGH 사용신청서를 제출했을 때에도 그는 그 법률회사에서 근무했다.

이러한 문제들에 관한 몬샌토의 기록은 어딘가 구린 냄새를 풍긴다. 캐나다 정부가 몬샌토의 rBGH 사용신청서를 과학적으로 평가하고 있을 때, 캐나다 보건 공무원들은 몬샌토가 자신들을 뇌물로 매수하려 했다고 주장했다. 정부 측 과학자들도 상층부로부터 과학적 평가를 무시하고 rBGH 신청서를 승인하라는 압력을 받았다고 폭로했다. 캐나다는 미국 못지않게 바이오테크를 열성적으로 지지하는 태도를 취해왔다. 하지만 1999년 캐나다 보건 당국은 8년간의 심사 끝에 몬샌토의 rBGH 사용신청서를 기각했다. 그 일을 계기로 캐나다는 과학적으로 드러난 보건문제를 이유로 유럽연합, 일본, 오스트레일리아, 뉴질랜드와 마찬가지로 rBGH 사용을 법으로 금지했다.

하지만 미국에서는 유전자 변형 호르몬 처리를 한 우유가 합법적일 뿐 아니라 라벨을 부착할 필요도 없다. 몬샌토는 라벨 부착 의무를 지지 않는 것에 만족하지 않고 우유가 유전공학 처리되었다는 사실조차 드러나지 않도록 투쟁하고 있다.

rBGH를 사용하지 않고 우유를 생산하는 업체들—텍사스 와코에 있는 퓨어 밀크 사, 아이오와 데번포트에 있는 스위스 밸리 팜스 등—은 자사의 우유에는 rBGH가 들어 있지 않다는 사실을 광고에 이용해왔다. 몬샌토의 반응은 그러한 진실을 소비자에게 알리지 못하도록 관련 기업들을 고소하는 것이었다.

몬샌토의 행동과 그에 따른 법적 소송은 새로운 형식의 명예훼손이다. 진실을 말해서는 안 된다는 주장은 이번이 역사상 처음있는 일일 것이다. 몬샌토는 그 진실로 소비자들이 몬샌토의 제품에 대한 신뢰를 상실할 수 있을 뿐 아니라 그로써 재정적인 손해가 발생할 수 있다면서 진실된 주장이 허위 광고가 될 수도 있다고 주장했다.

현재 미국에서는 rBGH 처리하거나 다른 방식으로 유전공학 처리한 우유 중 어떤 것에도 라벨을 부착하지 않는다. 이 문제에 깊이 관여하고 있는 생물학자 브라이언 굿윈은 그 영향을 다음과 같이 이해한다.

> 당신이라면 상품에 분명한 라벨을 부착하지 않아 기업이 생산하고자 하

는 것이 무엇인지도 모른 채, 생산지와 생산조건을 파악하지도 않은 채, 방법의 출처에 관한 정보도 없이 신약품 생산을 승인하지는 않을 것이다. 잠재적인 위험성 때문에 유전자 변형 식품은 마땅히 의약품으로 분류되어야 한다. 인간이 평생 섭취하는 식품의 양이 의약품보다 훨씬 많다는 점에서 사실상 유전자 변형 식품은 의약품보다 더 위험한 존재다. 그 부작용이 미미하다 할지라도 세월이 흐르면서 축적될 수 있기 때문이다. 따라서 사람들에게는 이렇게 말할 수 있는 권리가 있어야 한다. "이 식품이 평생 안전하다는 보장이 없기 때문에 나는 유전자 수정 식품을 먹지 않겠다."

민주 시민으로서 우리는 우리 몸 안에 들어오는 물질을 선택할 권리를 지닌다. 그렇게 하기 위해서는 우리가 먹는 음식에 무엇이 들어 있는지 알지 않으면 안 된다. 이는 식품에 라벨을 부착했음을 의미한다. 유전자 변형 식품을 확인할 수 없다면, 그것을 기피하기가 상당히 어려워진다.

유전자 변형 식품에 라벨을 부착하고 싶어하지 않는 사람들에게도 나름의 논리가 있다. 영국의 새로운 식품 및 가공처리법에 관한 자문위원회의 자넷 베인브릿지 회장은 민주적인 선택을 존중하지 않는 듯한 발언을 했다. "대다수 사람들은 유전인자가 무엇인지도 모른다. …… 내 어린 아들도 때에 따라서는 위험한 도로를 건너고 싶어한다. 마찬가지로 우리도 때에 따라서는 사람들이 가장 듣고 싶어하는 소리만 하지 않으면 안 된다."

유전인자가 무엇인지도 모르는 사람들이 있다는 그녀의 주장은 맞을지 모른다. 하지만 나는 여러분이 일단 유전공학 기업들의 실체를 알게 되면 그들이 무모하고 이기적인 존재라는 사실도 알게 될 것이라고 장담한다. 영국에서는 유전자 변형 식품에 대한 반대 여론이 고조되어 왔다. 몬샌토 본사 직원들조차 자기 회사에서 만든 제품에 자신감을 가지지 못하는 실정이다. 1999년 12월, 몬샌토의 영국 본사 카페에 게시된 성명서 한 장은 나를 상념에 잠기게 했다. 그 내용은 다음과 같다.

> 소비자들이 제기하는 우려에 대한 반응으로 …… 우리는 가능한 한 우리가 운영하는 레스토랑의 메뉴에서 유전자 변형 콩과 옥수수를 철수해야만 한다. 유전자 변형 콩과 옥수수를 전통적인 콩과 옥수수로 대체해야 할 것이다. …… 소비자들로 하여금 우리 식품을 믿도록 하기 위한 조치들은 도를 넘어선 것들이다.

# 괴물이 되어가는 식품들

"양배추를 생산하면 23명이 에너지를 얻을 수 있고,
소고기를 생산하면 1명이 에너지를 얻을 수 있다."

1999년 수십만 달러 상당의 토르티야칩(tortilla chip) 8만 7,000봉지를 그 안에 형질을 변형한 DNA가 들어 있다는 이유로 폐기처분한 일이 있다. 그 옥수수는 28만 3,280제곱킬로미터에 달하는 텍사스 주의 농경지에서 유기농법으로 재배한 것이었지만, 유전자 변형 옥수수를 재배하는 이웃 농장에서 날아온 꽃가루 때문에 타가수분(他家受粉:같은 종류의 식물에서 한 그루의 꽃가루가 다른 그루의 암술머리에 묻는 현상)으로 오염되었음이 밝혀졌다. 당신은 그런 일이 있고 나서 바이오테크 업계가 최소한 유감은 표명했으리라 생각할 것이다. 하지만 관련 업체들은 그런 식으로 반응하지 않았다. 난처해하기는커녕 오히려 더 탐욕스러운 계획을 들고 나왔다. 몬샌토가 타가수분으로 피해를 본 옥수수 농장주들을 법원에 고소한 것이다. 믿어야 할지 말아야 할지 모르겠지만, 농부들이 특허 상품을 훔쳤다는 것이 고소 내용이었다.

퍼시 슈마이저는 서스캐처원의 서스카툰에서 5.6제곱킬로미터의 농경지에 40년 동안 캐놀라를 재배해 온 농사꾼이었다. 1997년 들어 그런 그의 눈에 이상한 현상이 들어오기 시작했다. 전봇대 주변에 몬샌토의 제초제 라운드업을 살포했는데, 빽빽하게 심은 캐놀라를 빼고는 잡초가 모두 죽어버린 것이다. 오랜 세월 농부들이 해온 방식대로 매해 추수를 하면 그중에서 씨앗을 저장했다가 자신의 캐놀라를 이종교배하는 일을 30년 넘게 해온 슈마이저는 어쩌면 프랑켄슈타인 같은 변종도 등장할 수 있겠다는 생각이 들었다. 그는 그런 생각을 지역 사람들에게 들려주었다.

그다음에 벌어진 일은 몬샌토가 고용한 사립 탐정들이 느닷없이 농장으로 들이닥쳐 그의 작물에서 샘플을 채취한 것이었다.

말할 필요도 없이 샘플에는 몬샌토의 라운드업 레디 캐놀라종과 유전적으로 유사한 것들이 포함되어 있었다. 회사는 자사의 씨앗을 '훔치고' 특허권을 침해했다는 이유로 슈마이저를 고소했다. 몬샌토는 슈마이저에게 그가 거둬들일 1998년 수익금 전부, 형벌성 손해배상, 법원 소송비를 지불하고, 그 일을 함구할 것을 요구하는 비공개 합의서에 서명하라고 압박했다.

하지만 몬샌토는 상대를 잘못 골랐다. 슈마이저는 7년 동안 브루노 마을의 시장을 지낸 인물로 서스캐처원 지역 의회 의원이었다. 장엄한 에베레스트산에 세 번이나 도전한 강인한 산악인이었다. 조금도 위축되지 않은 슈마이저는 역소송을 통해 무단 침입, 작물 오염, 명예훼손 혐의로 캐나다 돈으로 1,000만 달러의 손해배상을 요구했다. 그는 몬샌토가 '오만불손하고, 독단적이며, 충격적인 행위를 즐기고, 환경 보호에 무관심한 업체'라고 비난했다.

슈마이저는 자신은 단 한 번도 몬샌토의 씨앗을 구입한 적이 없으며, 그 회사의 유전자 변형 품종을 재배할 의사도 없다고 말했다. 그는 자신은 훔친 테크놀로지로 이득을 챙기려는 범죄자가 아니라 오히려 농경지와 작물을 침해한 그 기술의 희생자라고 주장했다. 슈마이저에 따르면, 주변에 유전자 변형 캐놀라를 재배하는 농경지가 많아 그 꽃가루가 사방으로 날아다닌다는 것이었다. "꽃가루는 도랑에도 도로변에도 있다. 방풍림(防風林)에도 있다. 정원에도 있다. 사방 천지에 널려 있다. …… 지금까지 드러난 라운드업 유전자 변형 캐놀라에 의한 농경지 오염 실태는 빙산의 일각에 불과하다."

2000년 10월 2일, 마하트마 간디 탄생 131주년 기념식에서 간디 가족은 그 농부에게 저명한 마하트마 간디 상을 수여했다. 30여 만 명의 인도 농부가 슈마이저의 말을 들으면서 그를 격려했다.

나는 몬샌토가 그들의 곡물이 슈마이저의 경작지에 들어가 있다는 이유로 슈마이저를 고소했다는 말을 듣고 처음에는 믿지 않았다. 우스운 주장처럼 들렸다. 하지만 몬샌토가 자사에서 생산하는 유전자 변형 소 성장 호르몬을 사용하지 않는다는 사실을 용기 있게 소비자에게 알린 농장주를 같은 방식으로 고소한 사실이 떠올랐다.

나에게는 항상 긍정적인 자세를 취하려는 친구가 있다. 여러분도 좋아할 만한 사람이다. 어떤 상황에서도 미소를 짓는 그녀의 목소리에는 인간에 대한 깊은 애정이 깃들어 있는 것 같다. 나는 그녀에게 몬샌토와 그들의 위협적인 전략에 대한 내 느낌을 들려주었다. 그러자 그녀는 내 태도가 '지나치게 부정적'이라고 질책했다.

"그들이 좋은 의도를 가지고 있는 것만큼은 틀림없어요. 그런 사람들을 사랑해야죠." 그녀는 훈계까지 했다.

나는 몬샌토의 직원들도 다른 사람과 마찬가지로 사랑을 받아야 할 대상이라는 그녀의 말에 동의한다. 하지만 보건, 선택의 자유, 생태적 안정성(ecological stability) 등에 관한 이슈들을 짓밟으면서 돌이킬 수 없는 유전적 오염이라는 엄청난 폐해를 유발하는 업체에는 어떤 조치가 필요하다고 생각한다.

그들의 행위는 중단되어야 한다.

## 누출되는 유전인자들

몬샌토의 유전자 변형 캐놀라는 슈마이저의 농경지에 분명히 그가 재배 중인 전통 종을 타가수분시킴과 동시에 그 회사가 생산하는 제초제에 내성을 가지도록 하는 유전자 변형 특성을 퍼뜨렸다. 조만간 상업적 목적을 위해 형질을 변형한 작물의 특성이 이웃집의 농경지뿐만 아니라 야생식물과 잡초에까지 옮겨가는 것은 피할 수 없는 사실이다.

2000년 정부의 재정 지원을 받는 영국 국립농식물학연구소의 과학자들은 영국에서 최초로 유전자 수정 잡초인 슈퍼위드(superweed)가 발견되었다고 발표했다. 실험용 유전자 수정 캐놀라 작물의 꽃가루가 야생 순무 단지로 날아든 것이다. 〈인디펜던트〉는 "부모에게서 유전자 수정 제초제 내성 유전인자를 물려받은 일부 '프랑켄슈타인' 식물이 번식할 수 있다는 사실을 알려주는 것이다"라고 보도했다.

유전공학이 도래한 이래, 과학자들은 제초제에 내성을 띠도록 유전자를 변형한 작물이 제초제가 죽여야 하는 잡초에게까지 그 특성을 옮길 수 있다고 경고해 왔다. 하지만 우리는 언제 그런 일이 발생할지 알지 못했다. 결국 예상보다 빠르게 그러한 일이 발생한 것이다.

형질 변형 작물이 상업화된 지 2년 만인 1998년 캐나다 농부들은 잡초가 제초제에 내성을 띠게 되었다면서, 잡초 제거 노력이 물거품이 되었을뿐더러 유전적 오염의 두려움이 현실화되었음을 보고했다. 제초제 내성 유전인자들이 유전자 수정 작물 속으로 전이되어 제초제에 내성을 띠는 쓸모없는 슈퍼위드를 탄생시킨 것이다. 2000년 현재 잡초들(특히 햄프위드와 명아주)이 라운드업에 내성을 키우고 있다는 보도가 늘고 있다. 통제대상인 잡초들이 제초제에 내성을 키워가는 상황에서 어떻게 그것들을 통제할 것인가? 대개의 경우 농부들은 더 중독성이 강하고, 비싸고, 독성이 많이 내포된 제초제를 더 많이 살포하게 될 것이다.

유전적 특성을 새로운 유기체에 전이하는 유전자 수정 유기체의 문제점은 식물에만 국한되는 것이 아니다. 전 세계적으로 50군데가 넘는 연구소에서 형질 변형 물고기를 연구하고 있다. 닭, 인간, 소, 쥐 등에서 인자를 잘라내어 잉어, 메기, 송어, 연어 같은 것에 접합하는 것이다.

이러한 행위가 일으킬 수 있는 가장 심각한 문제점의 하나로 '트로이 물고기 증후군(Trojan Fish Syndrome)'이라는 것이 있다. 인간의 성장 호르몬(혹은 다른 성장 호르몬)을 물고기에 집어넣게 되면, 그 물고기는 보통 물고기보다 훨씬 크게 성장한다. 빠른 성장이 바로 그러한 행위의 주된 목적이다. 하지만 그러한 행위는 예기치 못한 결과를 초래한다. 다른 종(인간의 것일 수도 있음)으로부터 유전인자를 몸속 구석구석으로 받아들여 거대해진 물고기는 자연의 균형을 무너뜨린다. 자연적인 물고기들은 이 거대해진 물고기에 매혹당해 교접한다. 이 과정에서 유전자 변형 물고기가 선택적으로 우성이기 때문에, 자연적인 물고기보다 새끼를 더 많이 낳게 되는 것이다. 하지만 유전자 변형 물고기 새끼들이 죽는 비율은 그렇지 않은 물고기보다 훨씬 높은 것으로 밝혀지고 있다.

식품의약 안전청의 법률부장 조셉 멘델슨은 "그러한 행위를 시도하는 사람들의 머리에는 다윈의 진화론만 가득 차 있다. 유전자 변형 물고기가 번식 면에서는 선택적 우성을 보이지만 새끼들은 거의 다 죽어간다. …… 과학자들은 유전자 변형 물고기 60마리를 자연산 물고기 6만 마리 속에 집어넣으면 물고기들이 완전히 멸종하는 데 겨우 40년밖에 걸리지 않는다는 사실을 밝혀냈다"라고 주장한다.

18개월 된 보통 연어의 몸무게는 227그램 정도다. 하지만 과학자들이 유전자공학으로 키운 연어는 18개월이 되면 몸무게가 무려 3.1킬로그램에 달할 정도로 빨리 자란다. 많은 과학자가 만일 유전자 변형 연어가 해결책이라면, 야생 물고기들은 그것들과의 교합으로 멸종될 것이라고 말한다. 국립수산업서비스의 양식업 담당자 에드윈 로즈는 "형질 변형 물고기가 자연산 물고기와 교합하지 않는다는 확증을 갖추지 않으면 안 된다"라고 말한다.

하지만 양식 연어는 항상 그물에 갇혀 있어 파도나 야생 물고기에 약한 것으로 유명하다.

그렇다면 양식 연어가 그물에서 탈출하는 비율은? 1,000마리에 10마리 정도라고 한다. 매해 노르웨이에서만 거의 100만 마리의 양식 연어가 그물을 뚫고 바다로 탈출한다. 사실, 요즘 노르웨이의 일부 해안에서는 탈출한 양식 연어의 수가 자연산 연어의 5배에 달한다고 한다.

한편, 유전자 변형으로 치누크연어를 몸무게가 249킬로그램에 이를 정도로 성장시키는 연구에 몰두하던 한 기업은 교합과정에서 머리와 복부에 심각한 기형이 발생하고 있다는 비밀문서가 폭로되면서 그 연구를 중단하지 않을 수 없었다.

## 프랑켄 식품(Frankenfoods)

나는 현 상황에서 인류를 새로운 기술로 진입시킨다는 핵시대가 도래하던 때를 상기하게 된다. 인류는 핵의 위력을 처음 접하고 그 어마어마한 잠재력에 열광했다. 항상 위대한 것만 생각하는 몬샌토는 연료 재보급 없이 물을 100년 동안 끓게 할 수 있는, 에너지를 플루토늄에 의존하는 커피 포트를 기획했다.

그 가능성에 황홀해진 우리는 원자력이 '너무 싸서 값조차 매길 수 없는' '무한정한 에너지'를 제공해 줄 것이라 믿었다. 하지만 당연하게도 그런 일은 현실화되지 않았다. 그 대신 원자력은 우리에게 너무 독성이 강해 폐기할 수 없는, 장구한 세월 동안 효력을 발휘하여 안전하게 저장할 수 없는 방사선 쓰레기를 안겨주었다. 장기적인 환경적 희생을 당연시한다면, 그 희생은 시작에 불과할 뿐이다. 그런 점에서 원자력은 상상할 수 없을 만큼 값비싼 에너지다.

현재와 같은 지식을 토대로 다시 결정을 내릴 수 있다면, 우리를 맹목적으로 앞으로 질주하게 하는 '평화적인 원자'의 가능성에 그처럼 열광하지는 않을 것이다. 지금까지 터득한 배움을 토대로 다시 결정을 내릴 수 있다면, 우리는 분명 훨씬 더 조심스러워할 것이다.

유전자공학이 초래하는 문제점은 원자력보다 훨씬 심각하다. 유전공학은 자기 계획에 따라 움직이기 때문이다. 메디컬 생명공학은 의도적으로 창조물을 내부적으로 국한한다. 하지만 농업 생명공학은 의식적으로 창조물을 자연세계에 노출한다. 환경 속으로 풀려난 새로운 생명 유기체와 박테리아, 바이러스는 심지어 핵오염으로도 이룰 수 없는 것들까지 해낸다. 자신만의 특성을 다른 유기체 속으로 집어넣는 것이다.

과학자들은 아주 엄격하게 통제되는 의료실험실에서 유전인자를 접합하고 변형한다. DNA를 이용하여 무서운 질병들을 치료할 수 있는 방법을 찾아낼지 모른다. 하지만 엄격하게 통제되는 의료 연구 조건에서의 엄청난 약속들은 공개된 세계의 농장들에서는 보통 전혀 다르게 나타난다. 의료 연구는 시행착오를 거듭하면서 발전하고, 실수는 새로운 통찰력과 이해를 선사한다. 하지만 유전자 변형 생명체의 경우, 일단 실수가 일어나 그 결과가 환경에 노출되면 그것으로 인한 피해, 즉 재생산되어 사실상 영구적으로 지속될 피해는 예측할 수 없다.

프랑켄슈타인 이야기는 100년이 넘는 세월 동안 우리 문화의 상상과 꿈속에서 중요한 자리를 차지해 왔다. 한 미친 과학자가 자신만의 광적인 열정에 빠져들어 실험실에 갇혀 새로운 생명체 창조에 매진하지만, 그 생명체가 결국에는 그와 모든 인류에게 피해를 주게 된다는 이야기다. 프랑켄슈타인 이야기가 우리 문화에 그토록 강력하게 살아남을 수 있었던 것은 혹시 인간이 자신의 과학적 위업에 자만하고 매혹된다면 그 창조물이 오히려 우리를 파괴할 수 있다는 경고 메시지를 담고 있기 때문이 아닐까?

원자력뿐만 아니라 CFCs에 관한 최근의 경험은 우리에게 조심할 필요성이 있음을 강력하게 시사하는 것들이다. 하지만 인류 역사상 가장 막강한 테크놀로지인 유전공학은 역사적으로 연이어 대형 재해를 안겨줘 온 바로 그 기업들에 의해 무서운 속도로 번져나가고 있다.

레이첼 카슨이 이미 고전으로 자리를 굳힌 자신의 저서 《침묵의 봄 Silent Spring》을 출간함과 동시에 미국에서 환경운동을 시작하자, 몬샌토는 그녀의 결론을 비웃고 그녀의 순수성을 공격하면서 살충제를 사용하지 않으면 곤충이 번식하여 지구를 파괴할 수 있다고 암시하는 전면 광고를 신문에 싣는 방식으로 대응했다. 몬샌토의 방식은 모든 농업을 농약과 살충제에 의존하게 함으로써 해충이 화학물질에 내성을 지니는 결과를 초래했다. 해마다 수백만 킬로그램의 화학물질을 살포하는데도, 요즘 해충들은 중세시대 못지않게 엄청난 양의 곡식을 먹어치우고 있다.

몬샌토는 에이전트 오렌지(고엽제)와 폴리염화 비페닐로 우리에게 고통을 안겨준 바로 그 기업으로, 그것들을 금지하기 전까지 그 물질들이 안전하다고 끈질지게 주장하던 기업이다. 요즘에도 몬샌토는 북미 지역에서는 사용이 금지된 살충제를 생산하여 미국처럼 규정이 까다롭지 않은 나라에 수출하고 있다. 그 물질은 과일이나 채소 등에 사용하는데, 그중 상당 분량이 독극물 순환 사이클에 따라 미국으로 수입돼 의심하지 않는 소비자의 입으로 들어간다. 멕시코 같은 열대 나라에서 수입하는 모든 비유기농 과일과 채소에 미국에서 금지한 살충제 성분이 남아 있을 수 있는데도 여전히 살충제를 가공 생산하고 있는 것이다.

몬샌토는 미국 법률에 따라 적어도 4개 범죄 혐의로 기소된 바 있다. 혐의 내용에는 정확하지 않은 정보에 대한 부주의, 그것의 광범위한 유포, 백혈병으로 사망한 텍사스 직원에 대한 1억 800만 달러의 손해배상 등이 포함된다. 환경보호청은 전국에서 독극물을 가장 많이 배출하는 업소로 몬샌토를 꼽고 있다.

그러면서도 몬샌토는 먹이연쇄의 전체적 통합과 통제를 언급한다. 몬샌토는 정부의 감시가 소홀한 틈을 타서 인류 역사상 가장 경악스러운 테크놀로지를 손아귀에 쥔 기업이다.

## 모든 세포 속으로 파고드는 살충제

2000년 전 세계적으로 40만 4,685제곱킬로미터에 달하는 농경지에서 재배하는 형질 변형 작물 중 몬샌토의 이른바 '내충성(곤충 저항성)' 작물이 차지하는 비중은 거의 4분의 1에 달한다(전 세계 농경지 중 나머지 4분의 3에는 제초제 내성 작물, 주로 라운드업 품종들을 재배한다).

내충성 작물은 Bt(Bacillus thuringiensis)라는 자연적으로 생성된 토양 유기체에서 추출한 유전인자를 포함한다. 몬샌토를 비롯한 유전공학 기업들은 Bt—잎을 갉아먹는 수많은 쐐기벌레 종류를 죽이는 자연적인 살충제—를 만드는 유전인자를 옥수수와 목화에 주입하여 유럽산 조명충나방(corn borer)과 면화씨벌레(cotton bollworm)에 독성이 있는 작물을 생산했다. 그 작물의 세포 하나하나에 Bt 인자가 스며들고, 그 세포는 Bt 독성을 생성하여 잎을 갉아먹는 쐐기벌레를 죽이는 것이다.

하지만 여기에도 문제점이 있다. 수십 년 동안 Bt는 유기농업과 그 밖의 저투입 지속 가능한 친환경 농업(low-input sustainable farming) 기법에서 중요한 역할을 해왔다. 화학비료 사용을 최소한으로 줄이고 싶어하는 농부들은 작물의 잎이 쐐기들에게 지나치게 많이 먹히는 것을 방지하기 위한 방편으로 정기적으로 Bt를 뿌리는 방식에 의존해 왔다. 살충제 사용에 신중했기 때문에 벌레들은 저항성을 키울 수 없었다. 하지만 Bt 독성을 생성하도록 유전자 변형한 작물은 지속적으로 또 모든 세포 안에서 그 물질을 생산한다. 이는 곤충들이 지속적으로 그 물질에 노출되고, 그로써 내성을 지니게 된다는 것을 의미한다. 그 식물을 먹어치우고도 살아남는 곤충은 그 살충제에 이미 내성을 키운 녀석들이다. Bt 함유 작물을 생산해 낸 다우 케미컬의 과학자들은 1998년 수많은 벌레가 그 독극물에 내성을 키우고 있기 때문에 앞으로 10년 안에 Bt가 무용지물이 될 것이라고 주장한 바 있다.

앞으로 일어날 일은 전적으로 실현 가능한 것이며 이론의 여지가 없는 것이다. 일단 곤충이 내성을 키우게 되면, Bt는 유기농업에 더는 유용할 수 없다. 유전자 변형 Bt 작물은 오랫동안 유기농업을 뒷받침해 온, 그 밖의 저살충제(low-pesticide) 농업방식의 근간이었던 자연적 살충제의 유용성을 파괴할 것이다.

1999년 유기농업운동 국제연맹은 식품의약 안전청 및 그린피스와 공동으로 유전자 변형 Bt가 포함된 목화, 옥수수, 감자를 승인함으로써 "세계에서 가장 중요한 생물학적 살충제를 '무자비하게 파괴'하도록 방치한다"라는 내용으로 환경보호청을 고소했다.

요즘에는 내충성 진행을 늦추기 위한 노력의 일환으로, 환경보호청이 농부들에게 유전자 변형 작물을 '피난 지역(refuse area)'이라 불리는 비Bt 보호 작물(non-Bt protected crops)로 에워쌀 것을 요구하고 있다. 그 지역 안으로 들어간 곤충들은 내성을 키우지 않고도 안전하게 먹이를 취할 수 있다. 이 곤충들이 Bt 내성을 가진 곤충들과 교배하여 진화 중인 내성을 희석해 주었으면 하는 것이 우리의 바람이다. 하지만 Bt

내성이 우성이고, 불행하게도 이로써 내성 방지 조치는 실패할 수밖에 없는 실정이다.

1999년 몬샌토의 최고경영자 보브 샤피로는 자사의 내충성 목화를 재배하는 농부들이 그렇지 않은 농부들보다 살충제를 80퍼센트가량 적게 사용한다고 자랑했다. 그의 말이 사실이라면, 몬샌토의 내충성 목화야말로 위기에 처한 생태계와 모든 인류에 하나의 축복이 아닐 수 없다.

하지만 슬프게도 그의 말은 사실과 다르다. 몬샌토가 내충성이라 부르는 식물은 사실 '살충제 생성' 식물이다. Bt 식물 속의 독성이 자연적으로 생성되는 Bt보다 독성이 강하기 때문에, 그것에게 피해를 입는 곤충의 범위가 그만큼 넓은 것이다. 예를 들어, 작물 해충들을 잡아먹는 풀잠자리는 도움을 주는 곤충이다. 한 스위스 연구소가 1998년에 실시한 조사는 Bt 옥수수밭에서 자란 조명충나방을 잡아먹은 잠자리가 대부분 죽는다는 사실을 밝혀냈다.

무당벌레 역시 이로운 곤충이다. 풀잠자리와 마찬가지로, 무당벌레는 모기를 통제하는 데 도움을 줄 뿐만 아니라 진딧물 수를 조정하는 데 중요한 역할을 한다. 하지만 1997년 〈뉴 사이언티스트〉에 실린 스코틀랜드 연구진의 논문은 Bt 유전인자를 도입하여 내충성이 강하도록 유전자 변형한 감자를 먹은 진딧물을 잡아먹은 무당벌레가 알도 적게 낳을 뿐 아니라 수명도 절반밖에 되지 않는다고 밝혔다. 벌레들을 본질적으로 Bt 내성을 가진 종으로 개량함으로써, 그 벌레의 자연적인 포식자를 전멸시킴으로써, 우리는 미래의 농업에 계산할 수 없을 정도의 잠재적인 타격을 가하고 있는 셈이다.

유익한 곤충으로 벌이란 녀석도 있다. 계산해 본 결과 여름의 하루,

그것도 뉴욕주에서만 벌들이 수분시키는 꽃의 수가 무려 1조 송이에 달한다고 한다. 하지만 한 연구는 벌이 더 활성적인 Bt 유전자 변형 꽃에 노출되면 꽃 향기를 구별하는 능력이 손상된다고 밝혔다.

아마 제왕나비에 대해 들어보았을 것이다. 1999년 과학 저널 〈네이처〉에 실린 한 논문에 따르면, Bt 옥수수 꽃가루가 제왕나비 애벌레를 죽인다고 한다. 제왕나비 애벌레는 옥수수 주변이나 한복판에서 자라는 밀크위드(milkweed: 유액을 분비하는 식물)를 먹고 자란다. Bt 옥수수 꽃가루가 여름마다 밀크위드 식물로 날아가면, 그것을 받아들인 밀크위드 식물은 옥수수 꽃가루인 것처럼 위장하게 되고, 그 잎을 먹어치운 제왕나비 애벌레는 죽게 되는 것이다.

2000년, 전 세계적으로 따져보았을 때 Bt 독성을 함유한 작물을 키우는 농경지의 면적은 유기식물을 재배하는 농경지보다 넓었다. 몬샌토는 유전공학적 작물의 장점을 자랑하지만, 전혀 다른 얘기들도 폭로되고 있다.

자연적으로 생성된 Bt는 토양 미생물에 의해 감성(degrade)되지만, 유전공학적인 더 활성적인 Bt는 훨씬 강하기 때문에 오랫동안 토양 속에 살아남을 뿐 아니라 벌레를 죽이는 더 강력한 능력을 지니고 있다. 농부가 추수 후에 유전자 변형 Bt 옥수수 물질을 농경지로 끌어들이면, 독성이 축적되어 건강한 토양 태계 유지에 도움을 주는 박테리아, 곰팡이, 그 밖의 미생물에 치명적인 위험을 주게 되는 것이다. 우리는 더 활성적인 Bt가 토양에 쌓이게 되면 어떤 일이 벌어지게 될지 아직 실감하지 못하고 있다.

그 정도로 끝나는 것이 아니다. 세포 구석구석에 Bt가 스며들도록 옥수수를 비롯한 식물의 유전자를 변형하면, Bt 독성은 결국 우리의 먹이연쇄에까지 스며들게 된다. 그러한 독성과 유전인자들이 인간의 소화기관에서 살고 있는 박테리아와 그 밖의 유기체들에 어떤 영향을 미칠 것인가? 또 고기와 유제품 등에 축적되어 응집된 Bt가 인간과 먹이연쇄에 미치는 영향으로는 어떤 것들이 있을까?

Bt 독성—Bt를 생성하는 박테리아 속에서 자연적으로 발생하는—은 인간의 몸에 비교적 안전한 것으로 여겨지고 있다. 박테리아가 생성한 독성은 '초급 독성(protoxic)'의 형태로 존재하는데, 곤충의 소화기 내에서 위축되거나 '활성화'될 때에만 위험한 존재로 탈바꿈하게 된다. 하지만 유전자 변형 작물은 그와는 정반대로 처음부터 활성적인 형태로 독성을 생성한다. 인간은 최근에야 일부 곤충의 소화기에 축적되는 것으로 알려진 이 독성에 대해 거의 경험이 없는 상태다.

설상가상으로, 유전자 변형 Bt 곡물을 먹은 사람은 전례가 없을 정도로 엄청난 양의 Bt 독극물을 섭취하는 셈이다. 과거에는 어떤 사람도 이렇게 엄청난 Bt 독극물을 소화시킨 적이 없다. Bt 독극물이 우리의 일상적인 식단에 진입하면, 우리는 음식을 먹을 때마다 그 독극물에 노출되는 셈이다. 모든 식단의 세포 구석구석까지 침투되도록 유전자 변형한 살충제를 식사 전에 제거한다는 것은 불가능하다.

몬샌토의 보브 샤피로는 Bt 목화에 경탄을 금치 못하면서도 한 가지 사실에 대해서는 입을 열지 않는다. 그와 그의 기업이 추구하고 노력하는 모든 것이 우려를 낳고 있다는 점에서 그의 그런 자세는 충분히 이해할 수 있는 것이다.

몬샌토의 Bt 옥수수나 목화 같은 작물처럼 스스로 살충제를 생성하도록 유전자를 변형한 옥수수가 경작지 주변 들판의 식물이나 삼림에 유전자를 퍼뜨릴 위험성이 상당히 높다. 이는 샤피로가 결코 보고 싶어하지 않는 결과이자 월드워치연구소의 에드 아이레스가 '테크놀로지의 혼란—독극물을 재생산하는—이 야기할 가장 무서운 악몽' 라는 현상을 초래할 것이다.

우리는 곤충을 성가신 존재로 여겨 그 녀석들을 제거하는 것이 좋다고 믿는다. 하지만 식물이 자양분을 취하도록 돕는 곰팡이처럼, 비타민 B 종류가 생성되는 내장 속에서 살고 있는 박테리아처럼, 곤충들은 더 큰 테두리 안에서 나름의 역할을 해내고 있다. 만약 Bt 작물로 무당벌레, 제왕나비, 풀잠자리, 벌의 숫자가 줄어든다면, 가축 사료를 저렴한 옥수수에 의존하는 농부들, 더 적은 인원을 고용하여 목화밭을 경작하는 애그리비지니스는 엄청난 타격을 받게 될 것이다.

생명의 구조가 밝혀지면 밝혀질수록, 인간의 삶의 근간은 그만큼 더 힘을 잃게 된다. 2억 달러를 들여 애리조나 사막에 바이오스피어 Ⅱ라는 실험용 버블을 설치하여 그 속에 8명이 살게 한 계획이 실패로 끝난 주요 원인은 토양 속의 유기체와 박테리아, 그 밖의 미생물을 잘못 배합했기 때문이다. 바이오스피어 II 속의 환경이 시간이 지나면서 점점 인간의 삶에 적합하지 않은 방향으로 진행되었던 것이다.

유전자 변형 식품을 재배하려는 조급증 때문에 우리가 지구라고도 부르는 바이오스피어 I을 이용하여 인간의 생명 유지 시스템을 벼랑 끝으로 몰고 가는 실험을 해야만 하는 것일까?

틀림없이 우리는 죽었거나 죽어가는 제왕나비, 풀잠자리, 무당벌레들에게 Bt 독성을 함유한 유전자 변형 작물이 전통 품종과 다름없다고 설득할 수는 없을 것이다.

## 식품점과 레스토랑

미국에서는 식품에 유전자 변형 사실을 알리는 라벨을 부착하지 않는다. 따라서 유전자 변형 식품이 미국 식품 체인점 진열대를 얼마나 많이 차지하고 있는지 아는 사람은 거의 없다. 나는 유전자 변형 식물이 미국 슈퍼마켓의 3분의 2 정도에 진출해 있다는 말을 처음 들었을 때 경악을 금할 수 없었다. 그러면서도 그 수치가 과장되었다는 느낌을 받았다. 하지만 나는 그 수치가 진실임을 알게 되었다.

그 수치가 엄청나게 불어나는데도 대중이 그 사실을 모르는 이유는 세 가지로 좁혀 생각할 수 있다. 첫째, 미국 콩 농경지의 절반 이상, 옥수수 농경지의 3분의 1 이상에서 유전자 변형 작물을 재배하기 때문이다. 둘째, 콩과 옥수수를 식품 처리 과정에서 널리 사용하기 때문이다(콩기름이 미국의 전체 식물성 기름 소비량의 80퍼센트를 차지하며, 다양한 형태의 콩 시럽은 감미료로 널리 사용하고 있다). 셋째, 미국에서는 유전자 변형 식품에 그런 사실을 알리는 라벨을 부착하지 않는다. 따라서 소비자는 유전자 변형 식품을 점점 더 많이 먹게 되면서도 그런 사실조차 모르고 있다.

예를 들어, 소금을 가미한 옥수수 칩에는 그런 사실을 알리는 라벨이 붙는다. 라벨이 그 식품에 포함된 나트륨의 양을 알려주기 때문에, 소비자는 그 정보에 따라 선택을 할 수 있다. 하지만 예를 들어서 옥수수가 유전자 변형된 것인지를 알려주는 라벨은 부착하지 않는다.

2001년 식품의약국은 현재 상황을 개선하는 데 전혀 도움이 되지 않는 정책을 내놓았다. 그 정책에 따르면, 유전자 변형 식품 중 어떤 것도 그런 사실을 알리는 라벨을 붙일 필요가 없다는 것이다. 그 대신 식품의약국은 유전자 변형 기술을 사용하지 않는 식품 공급업자들을 골탕먹이기 위한 방편으로 그들로 하여금 원하면 'GE Free(유전자 조작을 하지 않은)' 라벨을 부착할 수 있게 하였는데, 그 라벨을 사용하기 위해서는 상품에 대한 검증과 테스트를 거쳐야 한다는 것이었다. 물론 많은 기업이 식품에 'GE Free' 라벨을 부착하기 위해 엄청난 시간과 경비, 실험과 검증이라는 부담을 질 수 있는 처지가 아니었다.

식품의약국은 유전자 변형 식품에 대한 강제적인 라벨 부착을 무슨 이유로 반대하는 것인가? 그들은 라벨이 우려감을 동반할 수 있고, 따라서 소비자를 오인하게 할 위험성이 있다고 말한다.

현재 미국에서 유전자 변형 식품 섭취를 피할 수 있는 유일한 방법은 유기농 식품을 섭취하는 것뿐이다. 유기농 식품은 형질을 변형한 작물로 만들지 않는다. 하지만 유기농 식품만 먹는 것은 불가능하다. 따라서 될 수 있는 한 라벨을 조심스럽게 들여다보고 어떤 식품에 유전자 변형 물질이 포함되어 있는지 기억하는 수밖에 없다. 주목해야 할 식품으로는 다음과 같은 것들이 있다.

## 식물성 식품

• **콩**: 콩은 형질 변형 작물 가운데 가장 많은 경작지에서 재배하고 있다. 또 콩 성분은 수많은 식품 처리 및 제조 과정에 사용된다. 따라서 라벨을 신중하게 관찰하지 않으면 안 된다. 콩가루, 콩기름, 레시틴(lecithin: 유제화와 안정제로 사용), 콩 유리 단백질(protein isolates)과 콩 농축 단백질(protein concentrates)을 신중하게 살펴봐야 한다. 게다가 식물성 단

백질(TVP), 확인되지 않은 모든 식물성 기름, 모든 형태의 마가린도 신중하게 조사해 봐야 한다. 유전자 조작 물질이 포함되지 않은 콩 제품은 유기농 콩, 'GMO-free'나 'Non-GMO'라 불리는 콩으로만 만든 것이어야 한다.

• 옥수수: 형질 변형 작물 중 콩 다음으로 많이 재배하는 작물이 바로 옥수수다. 옥수수 가루, 옥수수 전분, 옥수수 기름, 옥수수 감미료(옥수수 시럽이나 고과당 시럽 포함)를 신중하게 관찰하지 않으면 안 된다. 옥수수 성분은 수많은 식품 처리와 제조 과정에서 사용한다. 유전자 조작 물질이 들어 있지 않은 옥수수 제품은 '유기농', 'GMO-free'나 'Non-GMO'라 불리는 옥수수로만 만든 것이어야 한다.

• 캐놀라유: 미국에서 소비되는 캐놀라유(油)는 대부분 캐나다산이다(canola의 can은 Canada의 앞부분에서 따온 것이다). 캐나다산 캐놀라는 대부분 유전자 변형된 것들이다. 형질 변형된 캐놀라 씨앗은 그렇지 않은 씨앗과 섞이기 때문에, GMO-free라는 라벨이 붙어 있지 않는 한 캐놀라유가 든 식품에는 모두 유전자 조작 물질이 포함되어 있다고 보면 된다. 유기농 캐놀라유, 전통적인 개량방법을 사용하여 부엌에서 연기를 피우지 않고 프라이할 수 있게끔 열기에 강하도록 개발한 '슈퍼 캐놀라유'에는 물론 유전자 변형 물질이 들어 있지 않다.

• 감자: 2001년 현재 상업적으로 판매하는 유전자 변형 감자는 버뱅크 러셋뿐이다. 하지만 감자 전분과 가루를 신중하게 관찰해야 한다.

• 파파야: 하와이에서 재배하는 비유기농 파파야는 대부분 유전자 변형 종이다.

• 면실유: 미국에서 재배하는 목화의 절반 이상이 형질 변형 종이다. 따라서 면실유가 들어간 제품에는 유전자 변형 물질이 들어 있게

마련이다.

• 호박류: 시장에서 팔리는 크루크넥(crookneck)과 주키니(zucchini) 품종 중 일부는 유전자 변형 종이다.

• 기타: 상당히 많은 종류의 식물이 유전자 변형 과정을 거치고 있다.

## 동물성 식품

95퍼센트 정도의 미국산 콩과 옥수수가 가축 사료용으로 사용되고 있다. 따라서 비유기농 소고기, 조류 식품, 유제품, 달걀 제품은 사실상 유전자 변형 물질을 함유하고 있다. 미국 남동부의 비육장과 공장식 농장에서는 계절적으로 목화 목초를 사료로 사용하는데, 이로써 동물들은 유전자 변형 물질을 그만큼 더 많이 접촉하게 된다.

라운드업이 콩껍질에 축적되고, 그 껍질을 동물 사료로 사용하면 그 고기를 먹는 미국 시민들은 육식을 통해 제초제에 노출되는 일이 많아지는 것이다. 유전자 변형 콩을 영양학적인 시각에서 분석한 마르크 라페 박사는 다음과 같이 주장했다.

> 제초제 내성 곡물을 사용함으로써 소고기, 조류, 돼지고기에는 이전보다 특정 살충제 성분이 틀림없이 더 많이 들어 있게 될 것이다. 목초에 남아 있는 라운드업 제초제 내성 성분은 동물 사료용으로 사용하는 라운드업 레디 콩의 분량을 늘리기 위한 것이다.

2000년 수백만 헥타르에 이르는 미국의 콩 경작지 중 절반 이상에 라운드업 레디 품종을 심었다. 비육장과 공장식 농장 주인들은 사료용으로 벌써부터 이 콩을 사들이고 있는데, 앞으로 비유전자 조작 콩식품에 대한 소비자의 요구는 늘어나게 될 것이고, 이에 따라 유전자 콩과 옥수수의 가격은 전통 품종 밑으로 떨어지게 될 것이다. 과거 경험에 비추어보았을 때, 비육장과 공장식 농장 농부들은 비용을 절감하기 위해 유전자 변형 콩과 옥수수 사용량을 늘리게 될 것이고, 그로써 소고기를 비롯한 동물성 식품은 그만큼 더 위험한 식품이 될 것이다.

라벨 부착을 강제적으로 실시한다면, 인간이 유전자 조작 콩과 옥수수를 소비하는 양은 극적으로 줄어들게 될 것이다. 하지만 미국산 소고기, 조류 식품, 유제품, 달걀 제품을 소비하는 사람들은 무의식적으로 그 어느때보다 더 많은 유전자 변형 물질을 섭취하게 되는 셈이다. 동물에 유전자 변형 물질이 어떻게 주입되었는지 알려주는 정보를 담지 않는 한, 라벨을 부착한다고 해서 고기와 유제품을 섭취하는 사람들을 보호할 수는 없다.

영국의 맥도날드는 유전자 변형 사료로 키운 동물의 고기를 사용하지 않겠다고 약속했다. 하지만 미국의 육류업계는 정반대의 길을 걷고 있다. 〈육류 판매 및 테크놀로지〉의 편집장 댄 머피는 2000년 후반에 발간된 이 매체에 미국 육류업계가 얼마나 치열하게 생명공학을 지향하게 되었는지, 아래와 같은 질문을 던지는 사람들에게 얼마나 적대적인 자세를 취해왔는지를 다룬 에세이를 실었다.

> 나와 대화를 나눠본 육류업계 임원들은 대부분 반바이오테크 운동가들에게 극단적으로 경직된 자세를 드러낼 것이다. 누가 그런 육류업계 인사들을 비난할 수 있단 말인가? 바이오테크가 나쁘다는 태도는 사려 깊거나

이성적인 사고가 아니라 기업적이고 기술적인 것은 모두 나쁘다는 혐오감에 의거한 것이다. …… 유전공학 반대운동은 우리가 한때 원자폭탄에 느꼈던 공포를 대신할 어떤 심리적 요인을 붙들고 투쟁하는 것을 삶의 목적으로 삼는 운동가들이 추진하는 것이다.

rBGH를 주사한 소에서 생산된 유제품의 25퍼센트, 우유, 아이스크림, 요구르트, 미국에서 팔리는 치즈에는 대부분 유전자 변형 물질이 포함되어 있다.

유전자 변형 물질을 동물에게 주입하는 것에서 끝나는 것이 아니다. 동물이 유전적으로 변형되기도 한다. 소, 돼지, 닭이 공장식 농장의 비좁고 비위생적인 조건에 더 '잘 적응하도록 하는 것'이 목적이기 때문이다. 애그리비즈니스는 하마처럼 덩치가 크고 민달팽이처럼 온순한 돼지, 깃털이 없어 털을 뽑을 필요가 없고 부리로 쪼아대지도 않는 닭을 꿈꾸고 있다.

일반 대중의 인식이 두려워 공개적으로 알리지도 않은 채, 인간의 유전인자를 돼지 속에 이식하는 실정이다. 인간의 유전자를 이식받은 돼지들은 심각한 관절염, 척추 기형 등을 앓을 뿐만 아니라 거의 대부분 눈조차 보이지 않는다.

공포영화 같지만 빠르게 현실화되고 있는 사실이다. 워싱턴 DC에 있는 국제기술평가연구소의 앤디 킴브렐 소장은 현실에서 일어나고 있는 사실을 다음과 같이 설명한다.

식품의약국은 국민에게 알리지도 않은 채 형질 변형 실험과 관련된 동물들을 도살장이나 음식 연쇄에 접근하도록 허락해 왔다. 그 속에는 세포

하나하나에까지 외부 인자를 받아들인, 주요한 기업의 실험대상이었던 동물들이 포함되어 있다. …… 인간의 유전인자를 받아들인 동물이 존재하는 것이다. 인간의 유전인자 속에서 살고 있는 다양한 바이러스에 감염된 동물이 존재하는 것이다. 의회와 상의조차 하지 않고 이런 일을 벌이고 있는 것이다. 국민에게 알리지도 않은 채 이런 일을 벌이고 있는 것이다. 그런 동물이 먹이 연쇄 속으로 끼어든 것은 1995년부터다.

이 주장이 사실이라면, 미국산 소고기와 육제품을 먹는 사람은 사전 지식도 없이, 승인 절차도 거치지 않은 채 잔여 제초제나 유전자 변형 물질보다 더 위험한 물질에 자신을 노출하는 것이다. 인간이 인간의 유전인자를 DNA 속으로 받아들인 동물을 먹을 수도 있는 것이다.

킴브렐 소장은 그의 의견에 동조하는 다른 사람들과 마찬가지로 격노하고 있다.

우리는 유전공학을 이용하여 인간의 유전인자를 동물 속으로 집어넣을 수 있는지에 대해 투표권을 행사한 적이 없다. …… 그렇다면 인간, 동물, 식물의 유전인자를 무한한 유전공학 기술로 다루는 것을 원한단 말인가? 우리 세대 혹은 후손들이 동물의 왕국 전체를 새롭게 프로그램화하고, 증식하고, 특허화하는 수많은 기계의 하나로 생각하게 되기를 바라는 것일까?

# 형세의 전환

"미국인이 먹어치우는 소고기 양은
전 세계 소고기 소비량의 23퍼센트다."

유전자 변형 식품이 자랑스럽게 모습을 드러내는 동안, 식품과 농업에 관한 전혀 상이한 또 다른 접근 방법이 이 세상과 식단에 상당한 영향력을 끼치기 시작했다. 인내심과 끈기를 가지고 계절 사이클를 다 거치도록 하면서, 느리면서도 꾸준하게 진행되는 유기적 농업이 힘을 얻고 있는 것이다. 최근 들어 유기농은 세계 식품 생산에서 상당한 영향력으로 자리를 잡아가고 있다.

> 점증하는 소비자의 요구와 전통적인 농사법에 대한 불만이 팽배한 가운데 유기농업의 인기가 하늘로 치솟고 있다.
>
> – 월드워치연구소

새로운 천년에 들어서면서 유기작물 농경지의 면적이 6만 8,800제곱킬로미터에 달하게 되었다. 아직은 형질 변형 작물 재배면적의 5분의 1에도 미치지 못하지만, 10년 전과 비교하면 무려 10배나 늘어난 면적이다. 그뿐만 아니라 연간 유기농 식품 시장의 규모가 220억 달러 규모로 커졌다.

전 세계적으로 유기농 붐을 촉발한 것은 유럽연합이었다. 유럽에서의 유기작물 재배면적은 지난 15년 사이 무려 35배나 불어났다. 1999년 현재, 유럽연합 전체 농경지 중 유기농이 차지하는 면적은 3퍼센트인 4만 470제곱킬로미터였다. 스웨덴, 핀란드, 스위스, 이탈리아 같은 나라에서는 그 비율이 조금 더 높아 5~10퍼센트다. 오스트리아에서는 무려 13퍼센트가 유기농 재배지인데, 지역에 따라서는 50퍼센트를 웃도는 곳도 있다. 지난 4년 사이 영국에서는 유기농 재배면적이 무려 10배나 늘어났다.

21세기로 접어들면서 월드워치연구소는 2010년까지 유럽연합 전체 농경지 중 유기농이 차지하는 비율이 30퍼센트에 달할 것이라고 전망했다.

우간다에서도 유기농이 폭발적인 인기를 모으고 있다. 1999년 현재 전 세계 유기 목화 생산량 중 이 나라가 차지하는 비중이 10퍼센트였다. 차 마시는 것이 일상적인 이집트에서 가장 잘 팔리는 상품은 세켐의 공인된 유기 차(organic tea)였다.

비율로는 많은 나라에 뒤처져 있지만, 캐나다에서도 유기농이 빠르게 성장하고 있다. 1999년 현재 캐나다의 농경지 중 유기농이 차지하는 비중은 1.3퍼센트다. 미국에서도 1999년 현재 유기농이 국내 전체 농경지의 0.2퍼센트에 불과할 정도로 다른 나라들에 새까맣게 뒤처져 있기는 하지만 유기농 식품 판매와 생산은 가파른 성장곡선을 그리고 있다.

미국과 캐나다는 뒤처져서 달리고 있다. 하지만 유기농 식품 판매고와 생산량은 해마다 20퍼센트라는 괄목할 만한 성장세를 보이고 있으며, 1999년 현재 총판매고는 100억 달러에 달했다.

당신은 미국이 다른 나라들에 비해 유기농이 상대적으로 뒤처진 이유가 무엇일까 하고 의아해할 것이다. 유전자공학은 정부의 지원을 받아 빠르게 성장한 반면, 유기농에는 정부의 지원이 없었기 때문이다. 1990년대 농무성이 실시한 유기농 관련 연구 프로젝트는 전체 프로젝트의 0.1퍼센트에도 미치지 못했다.

사실 농무성은 중금속 성분이 가득한 하수 침전물을 뿌린 농경지에서 재배한 식품뿐만 아니라 유전자 변형 식품조차 유기농 식품으로 분류하도록 허용함으로써 유기농업을 완전히 황폐화할 수도 있는 연방 유기표준(federal organic standards)의 확립을 기도한 바 있었다. 그렇게 되면 소비자는 유기농 라벨을 전혀 신뢰하지 못하게 된다. 농무성은 그 방법이 유기적인 것의 전통을 깨뜨리는 것인데도, 유기 식품을 소중하게 생각하는 소비자들에게 상처를 입히는 일인데도, 전국적으로 통용되는 '유기적인 것(organic)'의 정의를 세우기 위해 의회가 확립한 유기적 표준위원회의 건의사항을 위반하는 것인데도, 지나칠 정도로 불투명해진 그 표준을 현실에 적용하겠다는 의도를 가지고 있었다.

하지만 미국의 시민운동 역사상 중요한 사건 중 하나로, 소비자가 일어나 자신들의 목소리를 높이기 시작했다. 엽서를 보내고, 농무성 홈페이지에 의견을 게재하고, 분명한 견해를 담은 장문의 서한을 작성하여 우송하고, 의회 의원들에게 전화를 걸어 지원을 요청하고, 클린턴 대통령에게까지 편지를 보냈다. 자연식품 기업과 건강식품 전문점은 전단, 포스터, 광고, 웹사이트, 편지를 이용했다. 메시지를 상품 포장지에 인쇄하였으며, 다양한 방법으로 사람들을 교육했다. 그 계획이 무산될 때까지 농무성에 밀어닥친 메시지는 27만 5,000통에 이르렀는데, 거의 대부분 농무성에 대한 분노를 담은 것이었다. 그로써 '유기적인 것'에 대한 희석된 정의에 기초하여 마련한 표준 계획이 서둘러 철회되었고, 새롭고도 합법적인 국가 차원의 유기적 표준의 수립을 모색하게 되었다.

1993년 유럽연합이 '유기적인 것'의 정의를 확립한 후, 유럽에서 유기농이 급성장했다는 점에서 이는 상당히 중요한 의미를 지닌다. '유기적인 것'의 정의가 확립되자마자 소비자들의 유기 식품에 대한 인식과 신뢰가 빠르게 성장하게 되었고, 초기에 경작지를 유기농으로 전환하는 농부들에 대한 보조, 유기농법을 연구하는 농과대학에 대한 지원책을 포함하여 추가로 도움을 받을 수 있는 길을 열어놓았다.

2000년 12월 20일, 농무성은 미국 역사상 최초로 공식적인 유기 표준을 발표했다. 공식적으로 2001년 2월 19일에 발효된 규정은 유기 운동을 지향하는 과정에서 얻은 중요한 승리의 하나였다. 농약회사들과 유전자 변형 기업들은 치열하게 반격을 가하면서, 유기 식품이 전통 식품보다 안전하지 않을 뿐만 아니라 영양가도 없다는 주장을 개진함으로써 유기농에 대한 라벨 부착 무효화를 쟁취하기 위해 안간힘을 다했다. 하지만 농무성은 결국 그들의 요구를 기각하고 말았다. 유기농식품통상협회의 캐서린 디마테오 실장은 "농무성은 유기농을 최대한 진작하기 위한 노력의 일환으로 엄격한 유기 표준을 제정했다"라고 밝혔다.

## 소중한 부식토

그렇다고 해서 모든 미국인이 유기농업의 번성을 좋아하는 것은 아니다. 2000년 ABC-TV의 〈20/20〉 프로그램은 존 스토셀의 사회로 유기농에 극단적으로 비판적인 내용을 방영한 적이 있다. 프로그램은 작가인 데니스 에이버리의 의견을 집중적으로 다룬 것이었다. 그러면서도 프로그램은 그의 최근 저서가 《지구를 살충제와 플라스틱으로부터 구하기Saving the Planet with Pesticides and Plastic》이며, 그가 몬샌토, 아그레보, 노바르티스, 다우, 제네카를 포함한 화학 및 유전공학 기업들로부터 재정 지원을 받는 허드슨연구소에 재직 중이란 사실을 밝히지 않았다.

에이버리는 살충제와 암을 비롯한 질환의 관련성을 전면 부인했다. 그러면서 유기 식품으로 생명을 잃을 수도 있다고 주장했다. 에이버리는 "유기 식품과 자연식품을 섭취하는 사람들이 새로운 E. coli 박테리아에 감염될 위험성은 그렇지 않은 사람들에 비해 8배나 높다"라고 주장한다. 유기 식품을 치명적인 E. coli균을 포함한 동물 배설물로 재배하기 때문이라는 것이 그의 변이었다. 그렇다면 그럴 만한 증거는 있을까? 그는 질병통제연구센터(CDC)의 전염병 학자 폴 미드 박사의 데이터가 그 증거라고 밝혔다.

하지만 미드 박사는 그의 말이 사실이 아니라고 지적한다. CDC 데이터가 에이버리의 주장을 뒷받침해 주지 않는다는 것이다.

CDC의 식인성 질병 부서 책임자인 로버트 톡스 박사도 에이버리의 주장이 "전혀 사실이 아니다"라고 밝혔다.

〈20/20〉은 시청자들에게 ABC-TV가 테스트해 본 결과 살충제 잔여

성분이 전통 식품이나 유기 식품에서 모두 발견되지 않았다고 주장했다. 하지만 ABC의 부탁으로 실험에 응한 마이클 도일 박사와 레스터 크로퍼드 박사는 농산물에 남아 있는 살충제에 관한 실험을 행한 적이 없었다고 말했다. 크로퍼드 박사는 닭만을 대상으로 실험해 본 결과, 전통적인 닭에서는 살충제 잔여 성분이 발견됐지만 유기 식품에서는 발견되지 않았다고 밝혔다.

〈20/20〉 프로그램은 하수 침전물에 오염된 양상추를 먹고 병든 어린 소녀에 대해 언급했다. 시청자들은 프로그램의 편집 탓에 그 양상추가 유기 식품이라는 느낌을 받았다. 하지만 유기 인정 규정(organic certification practice)은 분명히 하수 침전물 사용을 금하고 있다. 토양을 바꾸기 위해 하수 침전물을 사용하는 사람은 유기 농부가 아니라 상업적인 목적만을 노리는 경작자들이다.

ABC-TV 〈20/20〉의 공동 진행자로서 유기 식품을 공격하는 프로그램의 진행을 맡은 존 스토셀은 그 뒤 방송에서 엉터리 보고서와 조작된 실험 결과에 의존하여 방송한 것을 전국의 시청자들에게 사과했다. 그는 ABC로부터 질책을 들었고, 담당 프로듀서는 한 달 정직처분을 받았다. 많은 사람은 '언론의 정확성'을 위해 스토셀을 해고했어야 했다고 주장했다.

그렇다면 스토셀의 동기는 무엇이었을까? 불행하게도 스토셀은 화학업계, 식품 조사(照射: 보존을 위해 감마선을 쪼이는), 대규모 애그리비즈니스의 편을 들어왔고, 자신의 우익 성향 이데올로기를 알리기 위한 수단으로 정확성을 희생한 오래고 골치 아픈 과거사를 가진 인물이었다. 그는 한때 '시장은 불가사의한 존재로서 소비자의 가장 든든한 보호막'이라고 언급한 적이 있다. "자유시장의 미덕을 설명하는 것이 내 의무다." 불행하게도 스토셀은 자유방임적 자본주의를 신봉하는 언론인으로서의 임무—진실을 찾아 알리는 것—를 종종 망각했다. 미국의 언론 감시 단체인 FAIR(Fairness and Accuracy in Reporitng : 공정 보도)의 제프 코언 소장은 '스토셀은 가장 편향적인 자세를 가진 비즈니스 관련 언론인'이라고 주장한다.

스토셀이 공개적으로 사과했지만, 그 프로그램을 시청한 많은 사람은 여전히 혼란스러워하지 않을 수 없었다. 유기 농부들이 농약 대신 거름을 선호하는 탓에 그들이 생산하는 유기 식물을 통해 E. Coli균에 감염될 위험성이 높다는 오해 때문이었다. 에이버리와 스토셀이 그 프로그램에서 그 점만큼은 정확하게 언급했다고 볼 수 있다. 거름을 사용하는 것은 사실 유기 농업이나 전통 농업이나 마찬가지다. 차이라면 유기 농부들은 유기 인정 규정에 따라 삭지 않은 거름을 사용할 수 없다는 것이다. 먼저 퇴비화하거나 작물을 수확하기 훨씬 전에 밭에 뿌려 유기 농장의 비옥한 토양에서 살고 있는 수많은 토양 미생물을 통해 O-157을 포함한 세균성 미생물이 무독성 물질로 변하도록 해야만 하는 것이다. 그와는 반대로, 전통 농부들은 수확시기가 가까울 때조차 아직 삭지 않은, 퇴비화 과정을 거치지 않은 거름을 밭에 뿌린다.

농무성 자료에 따르면, 아이러니컬하게도 O-157 박테리아 확산의 원인이 되는 곡물을 비육장 소들에게 제공하는 것이 상업적인 육류업계의 관행이라고 한다. 그러한 곡물을 먹는 소의 내장은 점점 산성화되는데, 그 산성화된 내장이 바로 병원성 E. Coli 박테리아가 살기 좋은 환경이라는 것이다. E. Coli 박테리아 같은 병원성 세균은 유기농 생산과정에서처럼 소들이 넓은 초지에서 풀을 뜯어먹거나 여물을 받아먹는 경우에는 발생하지 않는다. 〈20/20〉 프로그램이 방영된 지 몇 개월 후에, 유엔 식량농업기구는 유기 식품이 E. Coli 감염에 더 취약하다는 에이버리와 스토셀의 주장을 정면으로 반박하는 자료를 발표했다. 자료는 "주로 여물을 먹는 소의 E. Coli 생성률은 곡물을 먹는 동물의 1퍼센트에도 미치지 않는다"라고 밝혔다. "유기농이 잠재적으로 E. Coli 감염률을 낮출 수 있다는 결론에 도달했다."

살충제가 과연 O-157을 비롯한 병원성 세균을 방역하는 데 도움이 되는 것일까? 곤충과 잡초를 죽이도록 제작한 농약이 과연 병원성 박테리아도 죽이는 것일까? 천만의 말씀. 캐나다 위니펙에 있는 마니토바대학에서 실시한 연구 결과에 따르면, 해마다 뿌리는 살충제로 생명을 위협하는 박테리아가 더욱더 곡물에 의존하여 살 수 있는 힘을 얻게 된다고 한다. 다수의 살충제 속에서 번성하는, 인간의 생명을 위협하는 미생물들을 발견한 수석 연구원 그레그 블랭크는 "O-157이 천 배나 증가할 수 있다"라고 말한다.

유기 농업의 장점은 토양 부식 감소, 대폭적인 토양 건강 증진, 지구온난화 방지, 수질 오염 감소 등을 포함하여 상당히 많다. 〈응용영양학 저널Journal of Applied Nutrition〉에 실린, 2년에 걸쳐 유기적 · 전통적 방식으로 재배한 사과, 감자, 배, 밀, 사탕옥수수의 미네랄 성분을 분석한 연구 보고서에 따르면, 유기 식품이 영양학적으로도 장점이 많다고 한다.

유기농이 유전공학과 가장 뚜렷하게 다른 점이 있다면, 공동체 개념을 인간과 지구를 공유하는 모든 생명체에게까지 넓히는, 알도 레오폴드가 '토지 윤리(a land ethic)'라 일컫는 표현의 하나라고 보는 부분이다. 유기농의 개념은 "생물공동체(biotic community)의 순수성, 안전성, 아름다움의 보전을 지향하는 것이 바람직하다. 그렇지 않은 방향은 옳지 않다. …… 땅을 우리가 속한 공동체로 인식하는 것이야말로 지구를 사랑과 존중을 바탕으로 사용하기 시작한다는 뜻"이라는 레오폴드의 주장과 궤를 같이한다.

유기농과 유전공학의 차이는 엄청나다. 유전공학에서는 자연세계를 인간이 이용할 자원의 보고라고 생각한다. 유기농에서는 자연세계를 우리가 속한, 우리가 삶을 의존해야 하는 살아 있는 공동체로 본다. 유전공학에서의 인간은 자연을 지배하는, 자연으로 하여금 스스로 비밀을 내놓고 인간의 의지에 순응토록 강제하는 방식으로 힘을 추구한다. 유기농에서의 인간은 생명에 반응하고, 생명을 보육하며, 생명과 협동하고, 생명을 돌보며, 자연계를 소중히 여기는 방식으로 힘을 추구한다. 유전공학과 유기농의 차이는 '살충제로 우리의 식품과 물을 오염시키는 것'과 '비옥하고 살아 있는 토양에 의존하여 생존 가능하고 건강한 농업을 개발하는 것'의 차이이다. 또 유전자 룰렛 도박 게임과 신중한 연구와 조사를 통해 진정으로 더 건강한 품종을 개발하는 것의 차이이다.

하나의 접근방법은 살충제로 바람직하지 않은 곤충뿐만 아니라 인간에게 도움을 주는 곤충과 새들까지 죽이고, 곤충들로 하여금 점점 더 많이 사용하지 않으면 안 되는 독극물에 내성을 키우도록 자극하는 행위다. 또 다른 방법은 새들이 번창할 수 있도록 생태계를 건강하게 지원하는 행위다. 그 어떠한 곤충도 새에 대한 내성을 키우지 않는다.

전 농무성 장관 얼 버츠는 미국이 유기농을 진지하게 고려하기 전에 유기농으로 5,000만 명에서 6,000만 명의 미국인이 굶주리게 될 것이라고 말하곤 했다. 그의 태도는 정부와 애그리비즈니스가 지금까지 취해온 태도—유기농은 사람들에게 충분한 식품을 공급할 수 없는

| 전통 식품과 비교한 유기 식품 속의 미네랄 성분 | |
|---|---|
| 칼슘 | 63% |
| 크롬 | 78% |
| 요오드 | 73% |
| 철 | 59% |
| 마그네슘 | 138% |
| 포타슘 | 125% |
| 셀레늄 | 390% |
| 아연 | 60% |

사치에 불과하다—를 대변하는 것이었다.

하지만 수많은 연구 결과가 유기농으로 거둔 생산량이 전통적인 방법으로 얻은 생산량과 비슷하며, 특히 장기적으로는 더 유리하다는 사실을 밝혔다. 중서부에서의 곡물과 콩에 관한 최근의 연구 결과는 유기적 시스템이 전통적 시스템보다 더 높은 이윤을 안겨준다는 사실을 밝혀냈다. 유기농이 일반적으로 더 높은 생산비용을 필요로 한다는 주장조차 맞지 않는다. 곡물과 콩을 키우는 유기농이 전통적 방식보다 낮은 투자비용이 필요하면서 나쁜 기후조건에서도 훨씬 안정적인 소출을 안겨주기 때문이다.

1995년 로데일연구소는 옥수수에 대해 유기적 농사법과 농약을 이용한 농사법을 비교하는, 14년에 걸쳐 실시한 광범위한 조사의 1단계를 끝마쳤다. 연구소는 "14년에 걸쳐 1단계 조사를 실시한 결과, 화학살충제와 비료를 사용하지 않고도 사용할 때와 다름없는 수확을 얻을 수 있다"라는 사실을 밝혀냈다고 주장했다. 사실, 건조시기에는 유기 농경지가 전통 농경지보다 소출이 더 많았다.

세인트루이스—공교롭게도 몬샌토의 본사가 있는 곳—에 있는 워싱턴대학 생물 시스템연구소에서 유기 농업의 가능성을 평가하는 완벽한 실험 중 하나를 실시한 적이 있다. 그들은 농장들을 유사한 토양 조건, 작물, 재배 면적별로 구분한 다음, 그것을 다시 화학물질을 사용한 농장과 유기 농법을 사용한 농장으로 구분했다. 연구를 마치고 나서 연구소 소장은 이렇게 결론지었다. "5년치 평균을 계산해 본 결과 유기농이 헥타르당 이윤 면에서 전통 농업과 동일한 이윤을 안겨주는 것으로 밝혀졌다. 산출량 면에서는 유기농이 10퍼센트 정도 적었다. 그러면서도 경제적으로 성공할 수 있었던 것은 화학물질 구입 비용을 절약할 수 있었기 때문이다."

당신은 10퍼센트 정도 적은 산출량이 식량 부족을 야기한다고 생각할 수 있다. 하지만 미국 농업은 대부분 인간의 식품을 생산하기 위한 것이 아니다. 동물의 사료를 재배하기 위한 것이며, 인간은 그 동물의 고기, 젖, 달걀을 소비한다. 육식을 조금만 줄여도, 전체 농경지를 유기 농경지로 전환할 수 있을 뿐만 아니라 살충제와 유전공학의 위험으로부터 우리 자신과 환경과 후손을 구하고, 더 건강한 식품을 대량으로 공급받을 수 있다.

## 형세의 전환

미 농무성이 '유전적인 것'의 정의에 유전자 조작 유기체, 방사선 조사

식품, 맹독성 하수 침전물로 키운 식품을 포함시키려 기도한 1990년대 후반 미국에서 발발한 시민 저항운동은 미국 농업의 진로를 바꾸어놓았다. 하지만 그보다 더 강력하고 역사적으로 의미 있는 사건은 유전자 조작 식품에 반대하여 전 세계적으로 발생한 봉기다. 몬샌토는 '생명공학에 대한 긍정적인 사고를 장려하기 위한' 대대적인 광고 캠페인을 시작하면서, 빌 클린턴과 토니 블레어의 선거 자문관으로 일한 적이 있는 스탠리 그린버그를 채용했다. 그는 몬샌토에 유전공학에 대한 일반 대중의 인식을 증진하는 데 노력을 집중하라고 조언했다. 그로부터 몇 개월 후, 그린버그는 "식품 유전공학에 대한 지지 기반이 범사회적으로 붕괴하면서 그들의 광고 캠페인이 효력을 발휘하지 못했다. 막강한 세력들이 유전공학에 대한 여론을 긍정적으로 변화시켜 줄 것이라는 주장조차 의문스럽다"라고 말했다.

그렇다면 '막강한 세력'이란 무엇을 말하는 것일까? 당신이나 나 같은 사람들이 바로 그 세력이다. 교회조직, 환경단체, 보건기구, 과학자, 농부, 소비자단체, 요리사, 식품 관련 저술가, 지구상의 모든 시민이 바로 그들이다. 몬샌토의 한 임원은 "그들은 대가를 바라지 않고 일한다. 무슨 수로 그들을 저지할 수 있단 말인가?"라고 하소연했다.

분노하는 사람들도 있다. 영국, 인도, 아일랜드에서 봉기한 농부들은 몬샌토의 실험실로 쳐들어가 불을 지르고 파괴하는 행위를 서슴지 않았다. 인도의 몬샌토는 방탄 플라스틱으로 만든 온실에서 유전자 변형 작물을 재배해 왔다. 남부의 카나타카주에서 '몬샌토 화형 작전'이라 불리는 봉기를 시작한 농민단체들이 필드 테스트장에 쳐들어가 유전자 변형 작물을 뽑아버리고 불태워버렸다.

봉기는 전 세계로 번져나갔다. 프랑스에서는 120여 명의 농부가 바이오테크 기업 노바르티스의 창고로 쳐들어가 유전자 변형 옥수수 30톤을 파괴했다. 미국, 독일, 네덜란드에서도 성난 시민들이 유전자 변형 작물을 파괴했다. 뉴질랜드, 오스트레일리아, 브라질, 그리스에서는 유전자 변형 농경지를 불태웠다(나는 그러한 폭력행위를 지지하지 않지만 농부들의 좌절감은 이해할 수 있다).

1999년 유럽 여섯 나라의 7개 대형 식품 체인점(Tesco, Safeway, Iceland, Marks & Spencer, the Co-op, Waitrose)은 대중에게 'GMO free'를 공언한 후, 비유전자 변형 옥수수와 토마토, 콩, 밀 생산업자들과 판매계약을 맺기 시작했다. 그러자 도미노 현상처럼 다른 기업들도 뒤를 따랐다. 그로부터 며칠 되지 않아, 다국적 식품 유통 회사로서 유전공학에 대한 가장 적극적인 지원 세력 중 하나인 유니레버사마저 타월을 던지고 'GM-free' 컨소시엄에 합류했다. 그 다음날, 스위스 기업 네슬레가 뒤를 따랐다. 또 그 다음 날에는 또 다른 공룡 식품기업 캐드버리슈엡스도 'GM-free' 대열에 합류했다.

영국의 슈퍼마켓 체인 테스코사의 대변인은 "가능한 지역에서는 유전자 변형 식품을 전면 철수하고, 그렇지 않은 지역에서는 유전자 변형 식품에 라벨을 부착할 것입니다. 나는 조만간 유전자 변형 물질이 포함된 식품이 서서히 줄어들어, 어쩌면 아주 사라질 수도 있다고 생각합니다"라고 말했다.

한편, 유럽 최대 은행 도이치방크는 유전자공학 관련 기업의 주식을 모두 팔아버리라고 조언하면서, "유전자 변형 사업은 죽었다(GMOs Are Dead)"라고 선포했다. 은행이 발간한 보고서는 형질 변형 작물이 전통 품종보다 낮은 가격에 팔리는 이중적 상품시장의 형성을 예측했다. 도이치방크 보고서의 잉크가 채 마르기도 전에 세계 최대 곡물 유통업체 아처 다니엘스 미드랜드사는 유전자 변형 콩 수매가를 전통 품종보다 부셸(8갤런)당 18센트 낮게 지불하기 시작했다.

동시에, 일본에서 가장 큰 양조회사인 기린 맥주와 삿포로 맥주는 자사에서 생산하는 맥주에 유전자 변형 옥수수를 사용하지 않겠다고 선언했다. 지구상의 모든 식품 제조회사와 음료 생산업체, 음식점이 GMO-free를 향해 가는 추세다. 11만 5,000여 명의 의사로 구성된 막강한 영국 의사협회를 포함한 전 세계 수천 개의 조직은 모든 유전자 변형 작물에 대해 모라토리엄(moratorium: 일시적인 활동 정지) 선포를 요구했다. 20만 스페인 농부를 대변하는 COAG(Committee on Agriculture)를 포함하여 위와 같은 목소리를 내는 조직들이 나라마다 생겨나고 있다.

브라질 최대 콩 생산지의 하나인 리우그란데델술의 주지사는 자신의 주 전역을 GMO-free지역으로 선포했다. 인도의 최고 법원은 GM(유전자 변형) 곡물에 관한 실험을 금지했다. 프랑스, 이탈리아, 덴마크, 그리스, 룩셈부르크 정부는 유럽연합에서 새로운 유전자 변형 품종이 승인되는 것을 저지하겠다고 발표했다. 일본, 한국, 오스트레일리아, 멕시코는 유럽연합의 뒤를 이어 유전자 변형 식품에 라벨 부착을 의무화하는 대열에 합류했다.

이러한 물결을 저지하기 위해 바이오테크 업계는 한 연구 조사를 재정적으로 지원했고, '미국 소비자의 3분의 2가 식품 생명공학에 긍정적'이라는 결과를 목청 높여 발표했다. 〈타임 매거진〉이 미국인의 81퍼센트가 유전자 변형 식품에 라벨 부착을 원한다는 사실을 밝힌 지 얼마 되지 않은 상황에서, 스위스 제약회사 노바르티스가 미국 소비자에 대한 설문조사를 실시하여 미국인의 90퍼센트 이상이 라벨 부착을 원한다고 발표한 상황에서, 바이오테크 업계의 그러한 발표문은 이해할 수 없는 것이다.

그렇다면 그들의 조사 결과가 왜 이처럼 다르게 나타난 것일까? 미국인이 바이오테크를 선호한다는 설문조사는 자신들이 원하는 답을 얻기 위해 질문을 편향적으로 설계했다. 설문에는 "토마토와 감자 같은 식품 중에서도 유전자 변형된 것들이 더 맛이 있고 더 신선하다면 당신은 어느 쪽 농산물을 구입하겠습니까?" 그리고 "곤충의 피해를 방지하고 살충제를 더 적게 살포하기 위해 식품의 유전자를 변형했다면, 당신은 어느 쪽 농산물을 구입하겠습니까?"라는 질문이 포함되어 있었다. 남캘리포니아대학 커뮤니케이션학과의 한 교수는 설문을 "긍정적인 답변을 얻기 위해 유도심문식으로 설계했기 때문에 그 결과는 아무런 의미가 없다"라고 지적했다. UCLA의 한 교수는 '더 맛있고 더 신선한 식품, 곤충 피해로부터 식품 보호, 장점이 많은 식품'에 대해서만 언급하는 질문으로 가득 차 있었다고 덧붙였다. 그러면서 그는 다른 요인들이 설문에 포함되었다면 결과는 다르게 나타났을 것이라고 주장했다.

대중에게서 인정받는 것이 점점 더 부담스러워지는 상황에서 유전공학 업계는, 그들의 말에 따르면, 더 건강한 마가린과 쇼트닝(제과용 재료의 버터 · 라드 따위)을 만들 수 있는 기름과 오랫동안 보관할 수 있는 채소를 포함하여 건강상 여러 가지 장점을 지닌 제2세대 유전자 변형 식품을 개발하기 시작했다. 하지만 비평가들은 그러한 장점들은 전통적인 육종방법을 통해서도 얻을 수 있다고 지적한다. 또 다른 비평가들은 그 어떤 기술적 장치로도 건강 식단을 대신할 수 없다면서 업계가 내세우는 새로운 식품은 건강 증진을 위한 진정한 길이라기보다는 속임수 판매전략에 지나지 않는다고 주장한다.

몬샌토는 유전공학이 세상에서 가장 골치 아픈 다수의 건강문제를 풀 수 있는 해결책이란 것을 내세우기 위해 백신이 포함된 바나나를 증거로 제시했다. 하지만 또 다른 비평가인 분자생물학자 D. P. 위츠키 박사는 그들의 말에 동의하지 않았다. "백신이 포함된 바나나는 그 이미지를 한꺼풀 벗길 때까지는 대단한 식품처럼 보인다. 전염병에 가장 취약한 빈곤층과 굶주린 사람들이 무슨 수로 어느 날 갑자기 유전적으로 백신 처리한 간식을 사먹을 수 있단 말인가? 그 바나나의 외양이 보통 바나나와 다를 바 없다면, 무슨 수로 백신 과다 섭취를 막을 수 있단 말인가? 그 바나나 유전자가 주식용 바나나 작물로 누출되는 것을 어떻게 막을 수 있단 말인가? 경계심을 품지 않은 농부와 소비자들을 어떻게 보호할 수 있단 말인가?"

대중의 불신이 고조되자, 업계의 한 인사는 기막힌 아이디어를 내놓았다. 그는 광적으로 외쳤다. "GMOs라는 단어는 치워버려라. 대신 GIFTS(genetically improved foods through science:과학을 통해 유전적으로 개량한 식품)란 단어를 사용하라."

바이오테크 업계가 갖은 묘책을 꺼내어 실행에 옮겼지만, 역전된 형세는 어쩔 수 없었다. 캐나다 작가 그윈 다이어는 현실을 이렇게 표현했다. "유전자 조작 작물을 전 세계에 빠른 속도로 퍼뜨리기 위한 전략이 역사상 가장 참혹한 실패를 안겨준 홍보전략이었음이 드러나고 있다. 외국에서는 유전자 변형 작물을 의심하는 사람의 수가 기하급수적으로 늘고 있는데, 그 이유는 너무나 뚜렷하다. 바이오테크 업계가 선택의 기회나 정보도 주지 않고 사실상 소비자들의 숨통을 조였기에 그런 일이 발생하고 있는 것이다."

농업 부문의 생명공학이 성공을 거두고 있다는 호언장담이 전 세계에 먹혀들지 않자, 그 충격이 몬샌토의 고향이자 전 세계 형질 변형 작물의 4분의 3을 생산하는 미국에까지 미치고 있다. 1999년 일리노이 디케이터에 있는, 미국 랭킹 3위의 옥수수 납품업체 스탠리 사는 유럽연합의 인정을 받지 않은 유전자 수정 옥수수 품종은 받아들이지 않겠다고 선언했다. 유전자 수정 식품을 오랫동안 열렬히 지지해 왔으며, 클린턴 대통령이 농무성장관으로 임명하기 전까지 몬샌토를 대변하는 법률회사에 근무했던 댄 글리크먼조차 농업 부문 생명공학을 심각하게 훼손된 또 다른 산업—핵발전—과 비교했을 정도였다. 글리크먼은 2001년 행정부를 떠나면서 바이오테크 기업들을 향해 유전자 수정 식품에 라벨을 부착하라고 충고했다.

세월이 지나면서 대중의 저항은 강해졌고, 또 힘을 얻게 되었다. 2000년 〈월스트리트 저널〉은 투자자들이 농업 부문 생명공학에 대한 신뢰를 철회하기 시작했다고 보도했다. 그 경제 일간지는 "유전자 수정 식품에 관한 논쟁이 전 세계로 번져나가는 상황에서, 농업 부문 생명공학 기업들의 주가가 하락하는 상황에서, 장기적인 면을 고려하더라도 그런 회사들에 투자하는 것이 바람직하다고는 말할 수 없다"라고 주장했다.

〈월스트리트 저널〉은 한 가지 사실을 지적했다. 1996년 미국은 유럽에 30억 달러어치의 옥수수와 콩을 수출했다. 하지만 유럽 소비자들의 저항운동이 힘을 얻어가던 2~3년 사이에 수출고는 10억 달러 선으로 하락하고 말았다. 미국이 유럽에 선적한 옥수수 양은 1998년에는 200만 톤이었지만, 1년 후에는 13만 7,000톤으로 급락하고 말았다. 1년 사이에 수출량이 93퍼센트나 하락했다는 것은 무슨 말로도 설명하기 어렵다. 다우존스 지수가 평균 15퍼센트 올랐는데도, 1999년 2월 주당

50달러였던 몬샌토의 주가는 2000년 하반기에는 절반 이하로 추락하고 말았다.

농업 부문 생명공학 사업의 실패로 유전자 변형 작물 분야에서는 세계적으로 독보적인 위치를 차지하고 있던, 전 세계 형질 변경 농경지의 5분의 4에 종자를 제공하던 몬샌토는 사세를 유지할 수 없었고, 결국 뉴저지 제약회사 파마시아에 합병되고 말았다.

그와 동시에 미국 농부들은 법적 책임 문제에 우려감을 느끼기 시작했다. 전국가족농장연합과 미국 옥수수재배업자협회를 포함한 미국의 30개 농부 조직으로 구성된 협의체가 농부들에게 유전자 조작 씨앗에 대한 불충분한 테스트는 형질 변형 작물이 초래할 손해에 대한 엄청난 책임으로 이어질 수 있다는 사실을 경고하고 나섰다. 또 미국의 콩 재배업자들도 몬샌토 같은 기업들이 "인간의 건강과 환경에 관한 충분한 안전성 검사 없이 …… 유전자 수정 종자를 시장에서 억지로 팔게 했다"라고 주장하면서 바이오테크 업계를 상대로 수십억 달러에 달하는 손해배상을 청구했다.

그러는 사이에 스타링크라 명명된 형질 변형 Bt 옥수수 품종을 개발한 아벤티스는 식품의약국이 인간의 식용으로는 적합하지 않다고 분류한 유전자 변형 옥수수 900만 부셸이 국내 식용분과 뒤섞이는 참사를 해결하기 위해 수백만 달러를 지출했다. 300여 종의 타코셸(taco shells), 토르티야 칩(tortilla chips), 토스타다(tostada)를 식품점에서 리콜하기도 했다. 한 대형 법률회사는 미국 농부들을 대신하여 아벤티스를 상대로 전국 규모의 대표 소송(class-action)을 제기했다.

2000년 후반에는 심지어 바이오테크 기업을 운영하는 사람들조차도 자신들이 하는 일에 자신감을 상실하기 시작했다. 미국민의 3분의 1이

유전자 수정 작물 재배를 일절 허용하지 말아야 한다고 말할 정도였다.

한편 맥도날드와 버거킹 같은 패스트푸드 체인들도 유전자 변형 감자를 더는 구매하지 않겠다는 뜻을 공급업자에게 밝히기 시작했다. 아이다호 보이시에 자리 잡은 대형 감자 유통업체인 심롯사의 대변인은 "사실상 모든 패스트푸드 체인이 비유전자 변형 감자를 선호한다고 볼 수 있다"라고 밝혔다. 프링글스 감자칩 제조업체인 프록터 앤드 갬블사는 유전자 변형 감자를 전면 리콜했다. 레이스 앤드 러플스(Lay's &Ruffle's)란 감자칩을 판매하는 프리토레이사는 농부들에게 유전자 변형 감자를 더는 재배하지 말라고 조언하고 있다.

소비자는 '프랑켄 식품'을 먹고 싶어하지 않는다는 메시지가 점점 더 많은 기업에 파고들기 시작했다. 프리토레이는 옥수수를 경작하는 농부들에게 도리토스(Doritos), 토스티토스(Tostitos), 프리토스(Fritos)용 옥수수로 유전자 변형 종은 안 된다는 방침을 전달했다. 거버사는 세계 최대 바이오테크 기업의 하나인 노바르티스의 자회사임에도, 유아 식품에서 유전자 변형 성분을 완전히 제거하겠다고 선언했다. 와일드 오츠(Wild Oats)와 홀 푸즈 마켓츠(Whole Foods Markets)를 포함한 미국의 자연식품 전문점에서도 유전자 변형 식품에 자사 브랜드 부착을 금지했고, 공급업자들에게도 같은 조치를 취해달라고 요구했다. 미국 최대 우유 소비업체의 하나인 스타벅스는 미국 내 3,000여 지점에 rBGH가 들어 있는 유제품을 포함하여 모든 유전자 변형 식품의 사용을 금지했다.

유전자 변형 식품이 기차 화물칸에 실려 있다면 담벼락과 충돌하기 직전인 상황에 처한 듯하다. 2000년을 앞둔 3년 동안 20배 이상 성장했던 형질 변경 농경지가 어느 날부터 갑자기 사라지고 있다. 2000년에만 형질 변경 농경지의 면적이 25퍼센트나 줄어들었다. 한 번도 바이오테크놀로지에 반대한 적이 없던 로마 교황까지 유전자 조작 식품이 신의 뜻에 어긋난다고 주장하고 있다.

"프로젝트를 진행하는 동안, 우리는 항상 더 내려갈 곳이 없을 정도로 추락했으며 머지않아 여론도 잠잠해지리라 억지로 생각했다." '소비자들에게서 인정받는다(consumer acceptance)'는 골치 아픈 이슈에 관한 조언을 하기 위해 고용된 전문가들이 몬샌토에 해준 말이다. "하지만 우리는 아직도 최저점에 도달하지 못했다. 최근 조사에 따르면, 수년 동안 완만한 곡선을 보이던 하강 추세가 최근 들어 더욱 가파른 곡선으로 바뀌고 있는 듯하다."

몬샌토의 최고경영자 샤피로는 거부(denial)란 단어에 새로운 정의를 부여하면서 "유전자 변형 식품이야말로 쟁기를 포함시키더라도 농업 역사상 가장 성공적인 테크놀로지의 시작을 말해주는 것이다"라고 선언했다.

그의 말은 미국산 유전자 변형 옥수수 수입을 407 대 2로 부결시킨 유럽 의회를 겨냥한 것이었을지도 모른다. 그리고 "유럽에서는 대중의 유전자 변형 식품에 대한 감정이 극도로 악화되어 그런 작물을 재배하거나 판매할 수 없다"라고 보도한 〈뉴욕타임스〉를 겨냥한 것이었을지도 모른다.

몬샌토를 포함하여 바이오테크 기업들이 그러한 움직임을 저지하기 위해 안달하는 동안에도 세계는 끊임없이 깨어나고 있다. 1999년 영국의 토니 블레어 수상은 유전자 변형 식품의 섭취를 망설이지 않는다고 말했다. 하지만 그로부터 1년 후에 총리는—그 자신 오랫동안 적극적으로 바이오테크를 지지해 온 사람이었음에도, 또 몬샌토로부터 선거자금을 지원받았음에도—"유전자 변형 식품과 작물이 인간에 대한 안정성 및 환경의 다양성 면에서 잠재적인 위험성이 있다는 것에는 의문의 여지가 없다"라고 말했다.

무엇보다 중요한 것은 미국의 극렬한 반대가 있었는데도 130여 개 나라가 그들에게 유전자 변형 종자, 작물, 동물, 미생물 반입을 거부할 수 있는 권리를 부여하는 역사적인 카르타헤나 생명공학 안정성 의정서에 서명한 것이다. 의정서는 형질 변형 물질을 금지하기 위해서는 그것의 위험성을 증명해야 한다는 미국의 요구사항을 정면으로 배격하면서, 유전자 변형 식품을 널리 유통시키기 전에 안전성부터 증명해야 한다는 부담을 생산자에게 지우도록 했다. 전 세계 국가들이 환경문제가 본격적으로 시작되기도 전에 그 문제들을 미연에 방지해야 한다는 데 의견 일치를 보기는 이때가 처음이었다. 세상은 업계에 그들의 야망을 공익이나 안전보다 우선시하도록 유도한 '지금 분배하고 나중에 물어보라'는 식의 방식에 질렸다고 아우성이다.

미국에서는 비영리단체인 '자연법칙을 위한 어머니 모임'이 유전자 변형 식품에 의무적으로 라벨을 부착하게 하자는 청원서를 의회에 제출했다. 2000년에는 데니스 쿠시니치 의원을 비롯하여 민주당과 공화당 하원의원 55명, 바버라 박서와 다니엘 모이니헌 상원의원이 바이오테크 업계를 위축시킬 만한 안전성 및 의무적인 라벨 부착 법안을 제출했다. 그리고 〈타임 매거진〉은 유전자 변형 식품 라벨 부착 캠페인이 '완만한 속도'로 가열되고 있다고 자신있게 보도했다.

그 움직임은 날이 갈수록 힘을 얻고 있다. 2001년 미국 은퇴자 협회와 소비자동맹을 포함한 270여 친소비자단체로 구성된 막강한 미국 소비자연맹은 유전자 식품에 의무적으로 라벨을 부착하라는 258쪽

길이의 보고서를 발표했다. 그뿐만 아니라 쿠시니치 상원의원과 박서 상원의원은 라벨 부착을 의무화하는 법안을 107번째 회기에 재상정하기도 했다.

정부 측에 기업의 이익을 보건보다 우선시하기보다는 인간의 복지와 환경을 중시할 것을 요구하는 시민들의 목소리가 전 세계적으로 번져나가고 있다. 전 세계 모든 사람이 사회를 향해 환경을 파괴하기보다는 복원할 것을 끈질기게 요구하는 목소리를 내고 있는 것이다.

우리가 요구하는 것들을 과연 달성할 수 있을지 두고 볼 일이다.

Epilogue

# 우리의 음식, 우리의 미래

세상은 눈코 뜰 새도 없이 빠르게 변하고 있다. 《육식, 건강을 망치고 세상을 망친다》를 쓰던 1980년대에도 세월이 참 빠르게 변한다고 생각했다.

당시는 유전자 조작 종자를 상업적인 목적 때문에 땅에 심지 않을 때였고, 유기농이란 너무 힘들고 구태의연한 퇴물이라서 테크놀로지의 장점들을 사용하지 않을 수 없다는 생각이 대두하던 때였다.

그러면서도 미국 사람들은 자기 접시 위에 오른 식품이 참혹한 행위의 결과라는 사실에 대해 손톱만큼도 의심하지 못한 채 송아지 고기를 먹어치웠고, 더군다나 '공장식 농장'이라는 단어가 낯설던 때였다. 유럽에서조차 동물에 관한 감금이나 학대의 허용 수준을 정하지 않던 때였다. 대부분 사람들이 래시와 티미(에릭 나이트의 1938년 작품 〈돌아온 래시 Lassie come-Home〉에 등장하는 콜리종 개와 소년의 이름. 이 작품은 텔레비전 시리즈로 제작되어 많은 사랑을 받았다)가 어울려 뛰노는 모습을 보고 동물들이 아직도 뒤뜰이나 목초지에서 지내는 장면을 그리던 때였다.

1980년대 후반, 사람들은 여전히 햄버거와 열대우림의 파괴, 현대식 육류 생산과 그 밖의 생태계 파괴 사이에 관련성이 있다는 사실을 까맣게 모르고 있었다. 소수의 과학자들만이 지구 온난화에 대해 언급했고, '그 가설(hypotheses)'에 무슨 의미가 내포되어 있는지로 토론을 벌일 뿐이었다.

광우병이니 O-157이니 하는 것은 존재하지도 않았다. 심장 혈관 질환으로 병원에 입원한 환자들이 아침으로 베이컨과 계란을 먹고 있을 때였다. 그리고 딘 오니시 박사가 심장질환 치료에 혁명을 가져다 줄 일을 시작할 무렵이었다.

몇 년 전까지도 채식주의자는 사회의 이방인 취급을 받았고, 건강 · 생태적 생존성 · 사회정의 운동의 주도자로서 인정받지도 못했다.

1999년 후반, 〈타임 매거진〉의 특별히 진보적이라고 볼 수 없는 포럼(여론 광장) 섹션에 월드워치연구소의 에드 아이레스가 쓴 글이 2쪽에 걸쳐 실렸다. 현대식 육류 생산이 초래한 공포스러운 환경 파괴, 그것이 인간의 건강에 미치는 영향, 육류 중심 음식문화의 종말을 데이터에 기초해 예견한 내용이었다. 그로부터 한 달 후 〈뉴욕타임스〉에 비즈니스 칼럼니스트 다니엘 액스트의 글이 실렸다. "당신은 과학자들이 지방 식품이 사람들을 죽인다고 믿고 있다는 사실, 패스트푸드 체인점이 치즈버거 판매에 열을 올리고 있다는 사실을 알고 있다. …… 패스트푸드 희생자들이 고소하는 것은 당연하다. 그것도 빠를수록 좋다. 억지 주장이라고? 왜 그렇게 생각하는가? 이 논리는 담배회사를 상대로 눈부신 성공을 거둔 소송과 궤를 같이한다."

짧은 시간에 발생한 많은 변화를 목격했다면 더 주저할 이유가 없다. 지금 우리는 역사상 유례가 없는 변화 속도를 경험하고 있다. 인류가 탄생한 이래 오늘을 사는 우리에게 일어나는 변화의 속도를 체험한 사람은 단 한 명도 없었다.

앞으로 10년이나 15년 사이에 발생할 변화는 더욱 엄청날 것이다. 나는 종종 앞으로 10년이나 20년 후의 삶이 어떨지 궁금하다. 나는 미래가 개인이 아니라 국가, 생물로서의 종, 지구 전체로서의 우리에게 어떤 모습으로 펼쳐질지 생각해 본다.

몬샌토의 바람대로 인간이 먹는 모든 식품이 형질 변형 종일 정도로 유전공학이 과연 인간사를 처음부터 끝까지 주관할 것인가? 아니면 유기 식품과 농업이 널리 보급되어 표준으로 자리 잡을 것인가?

가장 가난한 사람들의 운명은 어찌될 것인가? 엄청난 비극인 인간의 굶주림을 종식해 달라는 기도를 포기하고 말 것인가? 같은 인간들 사이에 더 높은 담을 치고 말 것인가? 아니라면 고대에 내렸던 천벌과 같은 일이 발생하지 않도록 무언가를 시작하여 우리가 각자 지니고 있는 소중한 보물들을 발견하게 될 것인가?

앞으로 우리는 점점 심해지는 생태계 황폐화 때문에 지금보다 훨씬 파괴적인 폭풍우와 극심한 기후 피해, 높아진 해수면 때문에 수백만 명에 이르는 사람이 고향을 탈출하면서 '신의 징벌'이라고 두려움에 떠는 고통을 겪게 될 것인가? 아니면 에너지원을 태양 · 수소 · 바람으로 바꾸고, 농사를 지을 때 지금보다 석유를 덜 사용하고, 나무를 넉넉하게 심어 대기와 기후를 안정적으로 되돌릴 것인가?

생명의 망(web of life)은 앞으로도 그 비밀을 풀어놓으면서 더 많은 생물을 멸종으로 밀어넣을 것인가? 아니면 우리의 두뇌가 심장과 혈관의 상호 연관적인 기능들에 의존하는 것처럼 우리의 생존을 위해 다른 생물들과의 상호 연관적인 기능에 의존할 수밖에 없다는 것을 깨닫고 야생과 야생동물 서식지를 보호하게 될 것인가?

천문학적인 수치의 물, 에너지, 곡물, 땅을 이용하여 생산한 고기는 앞으로도 슈퍼마켓에서 킬로그램당 몇 달러에 팔려나갈 것인가? 아니면 오염 유발 업계에 대한 지원을 중단하고, 우리가 사고파는 모든 물건의 생산비에 생태적 비용까지 정확하게 포함될 수 있도록 환경세를 제도화할 것인가?

우리는 앞으로도 자연계와 다른 생물체들을 돈으로 환산할 수 있는 상품으로만 간주할 것인가? 아니면 지구상에 살고 있는 생물들을 우리 공동체의 일부, 우리가 삶을 의존해야 할 대상으로 인식하면서 존경심을 품고 살아갈 것인가?

우리는 앞으로도 인간의 식품으로 사용될 동물들을 생물학적인 본성을 침해하고 그것들의 본능과 욕구를 좌절하게 하는 조건 속에 가두어둘 것인가? 아니면 자비의 폭을 넓혀 우리가 누리는 것과 같은 조건 속으로 끌어들일 것인가?

우리는 앞으로도 비자연적인 음식을 먹으면서 비만, 심장질환, 암, 당뇨병 발생률이 치솟는 것을 보게 될 것인가? 아니면 건강에 관한 증거에 관심을 기울이면서 우리와 우리 아이가 건강하고 역동적인 신체를 만들어주는 살아 있는 음식을 먹을 수 있도록 할 것인가?

우리 아이들은 앞으로도 균형 잡힌 식단으로 두 손에 든 빅맥을 생각할 것인가? 아니면 그들을 사랑하고 존경하는 부모들의 가르침으로 빅맥 같은 음식의 출처를 알게 되고, 그 대신 건강식품을 먹게 될 것인가?

앞으로도 우리의 식품에 방사선이 조사되고, 우리는 농약 묻은 식품을 먹기 위해 끼니마다 손, 접시, 칼 등을 물로 씻어야 할 것인가? 아니면 식인성 질병 문제의 근본 원인—비육장, 공장식 농장, 병원균이 생성되어 번식되는 도살장—을 파헤치게 될 것인가?

우리는 우리가 먹는 식품을 지금보다 더 많은 공정, 정제, 섞음질(adulterated) 과정을 거치게 해, 우리 자신을 자연세계와 유리하게 될 것인가? 아니면 우리의 도시를 지붕마다 정원을 갖춘 도시공원으로, 더 많은 사람들이 완전하고, 신선하고, 생명력으로 가득 찬 식품을 즐기는 곳으로 만들 것인가?

## 현재의 지구

우리는 엄청난 위기에 처해 있다. 우리가 원하느냐와 상관없이, 우리가 인정하느냐와 상관없이, 개인이나 집단적으로 내리는 우리의 선택은 앞으로 지구상에 그 유례가 없을 만큼 큰 변화를 초래할 것이다. 그것은 지금 우리가 내리는 선택에 의존하는 개인적인 삶의 질이나 건강 같은 문제 차원에 머물지 않는다. 지구상에 존재하는 생명체 전부의 운명이 달린 문제다. 우리 한 사람 한 사람은 지구의 미래를 결정하는 요소다.

지금 나는 가까이에서 같이 일할 수 있는 특권과 즐거움을 안겨주었지만, 지난 몇 년 사이에 세상을 등진 참으로 훌륭한 사람들을 떠올리고 있다. 시저 차베스, 존 덴버, 라울 줄리아, 린다 매카트니, 헬렌 니어링, 데이비드 브라우어, 도넬라 메도스, 다난 패리, 클리블랜드 애모리 등은 번창하고 생존력 있고 자비심 넘치는 세상을 위해 인내하고 노력하고 헌신한 사람들이다.

이미 세상을 떠났지만 그들의 사랑과 헌신은 여전히 나와 함께하고 있다. 그들이 그립고 그들이 떠났다는 사실이 아쉽기도 하지만, 그들은 여전히 나에게 힘이 되고 있다. 그들이야말로 나의 영웅들이다.

그들은 의미 있고 소중한 삶을 영위하기 위해 알 필요가 있는 두 가지 사항을 나에게 가르쳐주었다. 당신이 망각해서는 안 되는 첫 번째 사항은 영웅적인 사람들은 자신이 살던 시대를 지배하던 풍조에 영합하지 않는다는 사실이다. 다수의 의견에서 벗어난 의견도 개진할 수 있어야 한다. 미국을 건설한 사람들도 그랬다. 식민지 백성들은 대부분 영국의 속국으로 남는 것에 만족스러워했다. 에이브러햄 링컨도 그랬다. 북부인들은 대부분 흑인 노예를 해방하여 자신들과 동등하게 취급하는 것을 원하지 않았다. 수잔 B. 앤터니도 그랬다. 당시 여자들은 대부분 여성의 투표권을 원하지 않았다. 첫 번째 사항은 오늘날에도 여전히 유효하다. 미래를 위해 목소리를 내고 싶다면, 현재의 일시적인 풍조에 구속받는 인간이 되어서는 안 된다.

당신이 망각해서는 안 되는 두 번째 사항은 새벽을 일깨우는 사람이 되고 싶다고 해서, 구태여 완벽한 인간이 되려 애쓸 필요가 없다는 것이다. 내가 알고 있는 세상을 움직인 사람들은 한결같이 당신이나 나처럼 결점이 있는 인간이었다. 그렇다고 해서 결점이 그들의 앞길을 막지는 못했다. 그들은 결점과 상처를 가지고 있었지만, 다른 사람들과 아름다운 지구를 치료하고 보살피는 것이 인간이 누리는 영광의 일부라는 사실을 알고 있었다.

앞으로도 또 다른 헌신적인 사람들이 우리 곁을 떠날 수밖에 없다. 내가 언급한 분들처럼, 어떤 사람은 유명해지고 또 영향력 있는 인물로 인정받게 될 것이다. 하지만 사람들은 대부분 대중의 주목을 받지 못하면서 선택을 하고 일하는, 주어진 환경에서 성취할 수 있고 기원하는 바를 위해 더 위대한 치유 행위를 베푸는 비교적 알려지지 않는 삶을 살게 되리라. 자신의 노력에 대한 비준(比準)이나 인정을 받지 못하면서도 노력하는 사람들, 의심뿐인 곳에 신뢰를 심어주는 사람들, 무관심과 증오만 있는 곳에 사랑을 전파하는 사람들에 대한 인류의 빚은 그 무엇으로도 갚을 수 없다.

죽음을 목전에 둔 사람은 자신의 사회적 지위가 어떠했는지, 혹은 자신이 세상에서 중요하거나 영향력 있는 사람이었는지를 중요하게 생각하지 않는다. 죽음을 앞둔 사람들이 소중하게 생각하는 것은, 사실 항상 중요한 것이지만, 우리가 지향하는 가치관, 우리가 지지하는 원칙과 가능성뿐이다. 죽음 직전에도 중요하고 지금 당장에도 중요한 것은 우리가 세상과 나누는 사랑의 질, 우리의 선택과 삶에 관해 어떻게 말하느냐 하는 것이다.

요즘의 문화는 우리에게 너무나 많은 거짓말을 늘어놓고 있다. '부자이거나 유명'하지 않으면 개인적으로 변화를 초래할 수 없다고 말한다. 하지만 진실을 속일 수는 없다.

당신의 인생은 중요하다. 당신의 인생은 당신이 친근감에 휩싸여 있는지 분노에 휩싸여 있는지를 중시한다. 당신이 동정심을 가지고, 또 인지(認知)하며 살고 있는지, 당신이 오락이나 사소한 일에 정신을 빼앗기며 살고 있는지를 중시한다. 당신이 다른 사람들을 어떻게 대우하는지, 동물을 어떻게 대우하는지, 당신 자신을 어떻게 대우하는지를 중시한다. 당신의 삶은 항상 당신이 하는 것을 중시한다. 당신이 내뱉는 말을 중시한다. 그리고 항상 당신이 무엇을 먹는지를 중시한다.

당신이 생명에 내재된 존엄성을 인정하고 살아 있는 지구의 아름다움, 마력, 신비를 존중하기로 마음만 먹는다면, 당신에게는 어떤 일이 일어나게 된다. 누군가가 당신의 노력을 인정하느냐와 상관없이, 당신이 얼마나 약하고 결점 많은 사람이냐와 상관없이 분명 어떤 일이 일어난다. 그 어떤 일이란 우리 인간들이 알고 있는 모든 눈물과 기도의 가치를 지닌, 미래를 위하여 노력해 온 사람들의 긴 대열에 합류하는 것이다. 당신의 삶이 인간의 가능성을 말해주는 증거가 된다. 당신의 삶이 더 건강하고, 더 동정적이고, 더 생존 가능한 미래를 위한 도구로 사용되는 것이다.

시저 차베스, 존 덴버, 라울 줄리아, 린다 매카트니, 헬렌 니어링, 데이비드 브라우어, 도넬라 메도스, 다난 패리, 클리블랜드 애모리, 리버 피닉스, 그들과 같은 수많은 사람이 우리 곁을 떠났다. 하지만 새로운 영웅은 하루도 빠짐없이 태어나고 있다. 영웅은 나이와 상관없이, 인생의 단계와 상관없이 등장한다. 영웅은 삶에서 미래의 소리를 듣고, 또 들으려 노력하면서 그 말에 반응하는 사람들이다. 당신도 아마 이런 사람을 알고 있을 것이다.

절망이 있는 곳에 희망을, 암흑뿐인 곳에 빛을 던지기 위해 노력하는 당신에게 사의를 표한다. 삶의 목소리에 귀를 기울이는 당신에게 고맙다는 말을 하고 싶다. 그 목적을 위해 행동하는 당신에게 감사하다는 말을 하는 바이다.

모든 사람이 풍족하게 먹게 되기를. 모든 사람이 치유받기를. 모든 사람이 사랑받기를.

옮긴이의 말

# 지구를 구하는 일은 늦지 않았다

공교롭게도 이 책을 번역하는 동안 가까운 두 사람이 병으로 고통을 겪었다. 한 사람은 수술을 받고 치유되었지만, 또 다른 사람은 수년간 말로 형용할 수 없는 고통을 겪다가 3월 청량리에서 세상을 떠났다. 죽은 사람은 한꺼번에 라면 세 개에 계란 다섯 개를 넣어 끓여먹고, 앉은자리에서 소고기나 삼겹살 몇 인분을 게눈 감추듯 먹어치우곤 해, 내 어머니에게서 힘 좋고 먹성 좋다는 칭찬을 받곤 했다. 당뇨병으로 입원했던 그는 온몸에 욕창에 생겨 이를 악물며, 제발 1초라도 빨리 저세상으로 보내달라고 의사에게 매달렸다.

"잘 먹어야 힘을 쓸 수 있는 거야. 그래야 돈도 벌 수 있는 거고."

세상을 더 잘 살기 위해 더 잘 먹어야 한다고 습관처럼 말하던 매형은 간호하다 지친 누나를 슬쩍 쳐다보고는 고통에서 해방되어 기쁘다는 표정으로 눈을 감았다. 그때 나는 엉뚱하게 남에게 도움이 될 만한 지식이나 정보를 알고 있으면서도 발설하지 않는 것이 죄가 될지도 모른다는 생각이 들었지만 이 책에서 알게 된, 저자가 가슴 아파하며 쓴 진실을 누나와 조카들에게 전해줄 용기는 없었다. 그러면서 또 다른 사람에게 약속한 마음이 들었다. 그 사람은 영국인으로 대학에서 강의를 하는 유전공학자다. 그가 매년 한 번씩 한국을 찾아올 때마다 나는 고민에 사로잡힌다. 하룻밤 2만 5,000원짜리 모텔방에서 잠자는 것은 전혀 개의치 않으면서 식물성이 아니면 입에 대지 않는 그의 까다로운 식성 때문이다. 식사 때마다 나는 그를 끌고 여기저기 돌고돌아 풀만으로 상을 채우는 식당을 찾아야만 한다. 그는 설렁탕과 불고기, 심지어 보신탕까지도 먹어치우는 나에게 단 한 번도 육식을 자제하라고 조언한 바 없었다. 이 책을 번역하면서 "자기는 다 알고 있었으면서……" 하고 툴툴거려 보았지만 나 역시 육식의 폐해에 대해 조카들이나 누나에게 입도 뻥긋하지 못했다. "책이 나오면 알게 되겠지. 아니면 누군가 텔레비전에 나와 말해줄 수도 있을 테고……"라는 독백만 남기면서. 하지만 나는 아내와 두 아들에게만은 번역 원고를 미리 보여주었다. 식탁에서 고기와 우유가 떨어지면 큰일이라도 난 것처럼 소동을 피우던 둘째 녀석은 요즘 어쩌다 고기가 등장하면 "이거 얼굴 있는 동물이 올라왔네" 하고, 우유를 마실 때는 "내가 송아지가 된 느낌이야, 아빠"라고 한다. 우유 소비량도 하루 3,000밀리리터에서 1,000밀리리터 정도로 줄었고, 대신 좀처럼 먹지 않던 두유를 마시게 되었다.

육식이 인간의 건강에 좋지 않다는 말은 종종 들은 적이 있다. 그러나 육식이 자연 파괴로 이어져 결국에는 인간의 생존마저 위협하는 결과를 초래한다는 것은 이 책을 읽고서야 비로소 이해할 수 있었다. 축산지역으로 유명한 경기도 모 지역에 작업실을 마련했다는 어느 화가에게서 한 번 와 달라는 전갈을 받고 달려간 적이 있다. 지독한 악취는 지역산업의 특성상 그렇겠거니 하고 이해할 것 같았지만, 동물의 배설물로 오염된 식수와 각종 해충들 때문에라도 도무지 살 수 없을 것 같았다. 화가는 이렇게 말했다. "사람 살 곳이 못 됩니다. 이 집을 팔려고 아무리 애써보아도 와보는 사람조차 없어 그냥 버리고 여길 떠날 생각입니다."

존 로빈스는 인간의 육식에 대한 욕구를 충족해 주기 위한 축산업의 확대가 일부 지역이 아닌 전 세계를, 우리 후손들의 건강과 생명마저 위협한다는 주장을 신뢰성 있는 자료로 증명해 놓았다. 그뿐이 아니다. 유전자를 조작하여 동물과 식물의 성장을 촉진해 식량문제를 해결한다는 일부 과학자들과 관련업계의 주장이 얼마나 기만적이며 위험한 짓인지를 고발하고 있다. 세계 최대 아이스크림 제조업체 배스킨라빈스를 창립한 부모의 사업 상속을 거부하고 자연으로 들어간 저자는 그만큼 지구와 인간의 생존이 벼랑 끝에 매달려 있음을 세상에 경고하고 싶었던 것이다.

그렇다면 파멸로 향하는 시계바늘을 되돌려놓을 수는 없을까. 저자는 무척이나 어려울 것 같은 그 일이 사실은 아주 단순하다는 것을 일깨워준다. 육식 습관을 버리고, 달콤한 환상을 제시하는 유전자 조작 식품을 거부하고, 식물성 위주로 식사하는 것이 바로 그 해결책이라는 것이다. 각종 성인병 발생률이 가파른 상승곡선을 그리고, 자연 파괴라면 그 어떤 나라보다 심각한 한국 땅에 살고 있는 사람들은 마음의 문을 열고 저자의 말에 귀를 기울여야 한다. 이 책의 내용에 비추어보면 우리의 환경은 그 어떤 나라보다 극심한 위험에 처해 있다는 것을 알게 된다.

지금이라도 늦지 않았다. 한순간에 식습관을 바꾸기는 어렵겠지만 그것이 인류가 살고, 또 우리가 사는 길이라면 더 머뭇거릴 이유가 없다.

안의정

옮긴이 **안의정**

정치학 및 조직심리학을 전공했으며, 신문기자 생활을 했다. 현재 작가 및 전문 번역가로 활동 중이다. 지은 책으로는 〈희망을 날리는 아이들〉, 〈아우야, 세상엔 바보란 없단다〉, 〈겨울비〉, 〈펭귄이 날아간 곳은 어디인가〉 등이 있으며 옮긴 책으로는 〈추락하는 여인〉, 〈목수 아버지〉, 〈나는 산사로 출근한다〉, 〈게임의 법칙〉, 〈굿바이 마이 프렌드〉 등이 있다.


존 로빈스의 음식혁명

**개정판 1쇄 인쇄일** 2011년 7월 22일
**개정판 11쇄 발행일** 2025년 5월 1일

**지은이** 존 로빈스
**옮긴이** 안의정

**발행인** 조윤성

**발행처** ㈜SIGONGSA **주소** 서울시 성동구 광나루로 172 린하우스 4층(우편번호 04791)
**대표전화** 02-3486-6877 **팩스(주문)** 02-598-4245
**홈페이지** www.sigongsa.com / www.sigongjunior.com





ISBN 978-89-527-6229-0 13330

*SIGONGSA는 시공간을 넘는 무한한 콘텐츠 세상을 만듭니다.
*SIGONGSA는 더 나은 내일을 함께 만들 여러분의 소중한 의견을 기다립니다.
*잘못 만들어진 책은 구입하신 곳에서 바꾸어 드립니다.